100 种珍本古医籍校注集成

名方类证医书大全

明·熊宗立 辑

陈 曦 刘 派 校注

U0271683

中医古籍出版社

图书在版编目（CIP）数据

名方类证医书大全/（明）熊宗立辑；陈曦，刘派校注．－北京：中医古籍出版社，2012.6

（100种珍本古籍校注集成）

ISBN 978－7－5152－0121－4

Ⅰ.①名… Ⅱ.①熊…②陈…③刘… Ⅲ.①方书－中国－明代 Ⅳ.①R289.348

中国版本图书馆CIP数据核字（2011）第281340号

100种珍本古医籍校注集成

名方类证医书大全

明·熊宗立 辑

陈 曦 刘 派 校注

责任编辑 吴炳银
封面设计 陈 娟
出版发行 中医古籍出版社
社 址 北京东直门内南小街16号（100700）
印 刷 北京金信诺印刷有限公司
开 本 850mm×1168mm 1/32
印 张 20.5
字 数 508千字
版 次 2012年6月第1版 2012年6月第1次印刷
印 数 0001～3000册
书 号 ISBN 978－7－5152－0121－4
定 价 37.00元

《100 种珍本古医籍校注集成》专家委员会

主　任　曹洪欣

副主任　崔　蒙　柳长华

委　员　（按姓氏笔画为序）

马继兴　王玉兴　王者悦　王振国

朱建平　伊广谦　刘从明　刘宏岩

刘国正　刘保延　李经纬　邱德文

余瀛鳌　郑金生　孟庆云　黄龙祥

黄璐琦　常　暖　梁　峻　梁菊生

蒋力生　裘　俭　潘桂娟　薛清录

《100种珍本古医籍校注集成》编委会

名誉主编 房书亭

主　　编 刘从明

副主编 郑　蓉　杜杰慧　郝恩恩

编　　委（按姓氏笔画为序）

于　峥　王小岗　王洪武　王　梅

王惠君　朱力平　刘恩顺　刘　婷

许　霞　孙志波　杨　健　李成龙

李志庸　李艳艳　李德杏　吴炳银

邱　功　张效霞　张　磊　陈　曦

庞连晶　郑　玲　贾小凡　贾萧荣

徐小鹏　黄　涛　黄　鑫　曹　瑛

阚湘苓

序 一

中医药是中华民族的瑰宝，在我国各族人民长期的生产生活实践和与疾病作斗争中逐步形成并不断丰富发展，为中华民族的繁衍昌盛做出了重要贡献。作为中国特色医药卫生体系的重要组成部分，至今仍在维护人民健康中发挥着独特作用。中医药天地一体、天人合一、天地人和、和而不同的思想基础，整体观、系统论、辨证论治的指导原则，以人为本、大医精诚的核心价值，不仅贯穿于中医药对生命、健康和疾病的认知理论和防病治病、养生康复的临床实践，而且深刻地体现了中华民族的认知方式、价值取向和审美情趣，具有超前性和先进性。随着健康观念变化和医学模式转变，中医药越来越显示出其宝贵价值、独特优势和旺盛的生命力。

中医药古籍作为保存和传播中医药宝贵遗产的知识载体，记载了几千年来医药学家防病治病的临床经验、方药研究成果和医学理论体系，是不可再生的珍贵资源，是中医药学继承、发展、创新的源泉，具有重要的历史、文化和科学价值。但是由于种种原因，中医药古籍的保护、整理与利用状况令人担忧。这些珍贵的典籍有的流失海外，国内已不存；有的尘封闭锁，不为人所知所用；有的由于多年的自然侵蚀和保管条件缺乏而面临绝本的危险。抢救和保护好这些珍贵的历史文化遗产已刻不容缓。

国家十分重视中医药古籍的保护、整理和利用。《国务院关于扶持和促进中医药事业发展的若干意见》明确指出，要做好中医药继承工作，开展中医药古籍普查登记，建立综合信息数据库和珍贵古籍名录，加强整理、出版、研究和利用，为做好中医药古籍保护、整理和利用工作指明了方向。近年来，国家中医药管理局系统组织开展了中医药古籍文献整理研究。中国中医科学院在抢救珍贵的中医药孤本、善本古籍方面开展了大量工作，中医古籍出版社先后影印出版了大型系列古籍丛书、珍本医书、经典名著等，在中医古籍整理研究及出版方面积累了丰富的经验。此次，中医古籍出版社确立"100种珍本古医籍整理出版"项目，组织全国权威的中医药文献专家，成立专门的选编工作委员会，多方面充分论证，重点筛选出学术价值、文献价值、版本价值较高的100种亟待抢救的濒危版本进行校勘整理和出版，对于保护中医药古籍，传承祖先医学财富，更好地为中医药临床、科研、教学服务，弘扬中医药文化都具有十分重要的意义。衷心希望中国中医科学院、中医古籍出版社以整理研究高水平、出版质量高标准的要求把这套中医药古籍整理出版好，使之发挥应有的作用。也衷心希望有更多的专家学者能参与到中医药古籍的保护、整理和利用工作中来，共同为推进中医药继承与创新而努力。

中华人民共和国卫生部副部长
国家中医药管理局局长　王国强
中华中医药学会会长

2010 年 1 月 6 日

序 二

中医药学以临床疗效为基础,在累代实践、认识的观察链条中凝结着珍贵的生命科学知识。这些知识记载在中医药古籍文献中,如震惊世界科技界并获 1992 年中国十大科技成就奖之一的青蒿素就是受距今 1600 多年前晋代医家葛洪《肘后备急方》中记载启示研制成功的。因此可以说,中医药学的创新离不开古医籍文献。换句话说,中医药古籍文献是中医药学发展的源头活水。要想很好地发掘利用中医古文献,其前提就是对其进行整理研究。然而,大量古医籍未得到应有的整理和出版,中医古籍中蕴藏的丰富知识财富未得到充分的研究与利用,极大地影响了中医学的继承发展以及特色优势的保持与发挥。为使珍贵中医典籍保存下来,并以广流传,服务于中医临床、科研及教学,中医古籍的整理、研究及出版具有非常意义。

《国务院关于扶持和促进中医药事业发展的若干意见》指出,中医药(民族医药)是我国各族人民在几千年生产生活实践和与疾病作斗争中逐步形成并不断丰富发展的医学科学,为中华民族繁衍昌盛做出了重要贡献,对世界文明进步产生了积极影响。新中国成立特别是改革开放以来,党中央、国务院高度重视中医药工作,中医药事业取得了显著成就。但也要清醒地看到,当前中医药事业发展还面临不少问题,不能适应人民群众日益增长的健康需求。意见明确提出："做好中医药继承工作。开展中医药古籍普查登记，建立综合信息数据库和珍贵古籍名录，加强整理、出版、研究和利用。"

中医古籍出版社承担的"100 种珍本古医籍整理出版项目"，是集信息收集、文献调查、鉴别研究、编辑出版等多方面工作为一体的系统工程，是中医药继承工作的具体实施。其主要内容是经全国权威的中医文献研究专家充分论证，重点筛选出学术价值、文献价值、版本价值较高的100 种亟待抢救的濒危版本、珍稀版本中医古籍以及中医古籍中未经近现代整理排印的有价值的，或者有过流传但未经整理或现在已难以买到的本子，进行研究整理，编成中医古籍丛书或集成，进而出版，使古籍既得到保护、保存，又使其发挥作用。该项目可实现 3 项功能，即抢救濒危中医古籍，实现文献价值；挖掘中医古籍中的沉寂信息，盘活中医药文献资料，并使其展现时代风貌，实现学术价值；最充分地发挥中医药古代文献中所蕴含的能量，为中医临床、科研及教学服务，实现实用价值。

当前，中医药事业正处在战略发展机遇期，愿"100种珍本古医籍整理出版项目"顺利进行，为推动中医药事业持续健康发展、弘扬中华文化作出应有的贡献。

中国中医科学院首席研究员 曹洪欣

2011 年 3 月 6 日

校注说明

《名方类证医书大全》简称《医书大全》，又作《医方大全》。辑者熊宗立，字道轩，自号勿听子，明代福建建阳人。幼时多病，喜读医书，并从刘剡学医卜术，著述较多，涉及范围较广，曾对《内经》、《难经》、《脉经》、《伤寒》、外科、妇科、儿科、本草等方面的医籍加以编著和注释。其编著除了本书外，还有《黄帝内经素问灵枢运气音释补遗》、《勿听子俗解八十一难经》、《伤寒运气全书》、《类证注释钱氏小儿方诀》等。

本书按病证分类，共二十四卷。卷一、卷二为治风、寒、暑、湿方；卷三至卷十六从伤寒、痰饮、脾胃、补虚、痨瘵、五痹、五疸、脚气、消渴、水肿、积聚、癫痫、阴㿉、失血等分门缀附证治效方；卷十七、十八为治眼、耳、鼻、口舌、齿、咽喉、发鬓方；卷十九为治痈疽、疮疖、瘰疬膏药方；卷二十为急救、折伤、蛊毒解毒方；卷二十一至卷二十四为治妇人、小儿方。该书共二千二百余方。

本书为明代前期著作，所收方剂以宋元明为主，在我国医学史上有一定代表性，熊氏藏书颇多，又是一个医家，所选方剂十分切用临床，所以本书是方剂学的重要著作之一。

一、版本：上海科技出版社影印明成化三年丁亥（1467

年）熊氏种德堂刊本为底本。

本书国内刊本仅存一种，故均为他校本。

二、校勘原则：谨依底本，但底本明显有误，或其义难通者，据他校本择善而从。

三、校勘方法：本书国内刊本因仅存一种，故以广泛运用他校为主，谨慎使用本校，理校尽量不用，如有使用，须提出旁证。

四、文字：全书据《简化、繁体、异体汉字综合字表》通作国家规范简化字。特别说明如下：

1. 异体字：无论通作异体，抑或主、异体错出，甚至笔划小异字数无说者，据《汉字综合字表》、《汉语大字典》统改作主体，不出注。"差"和"瘥"、"内"和"纳"、"傅"和"敷"、"傍"和"旁"等，全书错出，改从一律，亦不出注。

2. 通假字：无论通作借字，抑或本、借字错出，借字一般皆改，出注、出书证。

3. 中药名称，或作异名，或写刻作别字而非异体字者，据《中药大辞典》、参酌《汉语大辞典》正名。别字如"紫苑（菀）"、"蝉退（蜕）"、"京（荆）芥"者；字形或读音相近之异名如"瓜蒌（栝楼）"、"黄耆（芪）"、"京（荆）三棱"者，俱改作正名，首字出注，余不注。字形或读音完全不同之异名如"广茂（莪术）"、"麦蘖（麦芽）"，均不改，如有说明必要，出注说明。

4. 校语中论某字致误原因，如形近而讹等，非繁体不能观其变，故在校语中此类情况使用繁体，旁置括号内注简体。

5. 本书中"已"、"己""以"作"巳"，"丸"作"园"、"圆"，根据具体情况径改，不出注。"柏皮"、"黄柏"中"柏"

作"蘗"、"蘗"者，尽改为"柏"。"麦蘖"中"蘖"作"蘗"者，尽改为"蘖"。

6. 段首指上下文意的"左"、"右"，尽改为"上"、"下"。段中"左"、"右"不改。

五、异文：校勘中，他书与底本之间出现异字、异词、异句等异文，如明显错误者，均据他校本改，并出注说明。对于标明方剂来源的方中药物及剂量与所标书中不同者，据所标书改，亦出注说明。对于其中难定何者为是者，或对理解文义有一定参考价值者，或因其资料分散邈难搜寻者，有选择地录入校记，供读者参阅。为避免异文过滥，遵循以下原则：

1. 名词术语异文从宽，一般词语异文从严。

2. 方药本身异文中，方名、药味、剂量、修合、服法、禁忌、加减等，有异必录；因炮制方法多书中相差较大，故炮制从严。

六、注释：对个别冷僻费解之字词进行阐释。

七、标点：遵循标点古籍通例。

八、分段：根据原书分段，有明显分段错误者，可酌情修改。

九、标题目录

1. 正文中表明来源的方剂，总目中往往省略来源，使题面显豁，便于翻检，故不据正文标题改总目。

2. 正文中标题缺失但总目中记录，或总目中标题缺失但正文中记录者，互为根据补缺，并在补缺处出注。

3. 正文与总目中方名有字词不同者，据正文改总目。

十、书名、卷首名称：本书文中名称有多种，卷首名称亦不相同，现将具体内容及修改情况说明如下：

1. 上海科技出版社横版封面名为《名方类证医书大全》，内竖版封面亦名为《名方类证医书大全》，内容提要之前亦名为《名方类证医书大全》，均不改。

2. 作者原序之前名"新刊名方类证医书大全"，不改。

3. 原书目录名"新刊名方类证医书大全"，后有"鳌峰熊宗立道轩编集"字样，均不改。

4. 原书卷之一二三卷前名"新编名方类证医书大全"，其余卷前均为"名方类证医书大全"，故将卷之一二三钱卷名均改为"名方类证医书大全"。

5. 原书卷之一、二、三、七、九，卷十一、十六、十七、二十、二十二、二十三卷首名称后有"鳌峰熊宗立道轩编集"字样，其余卷无，现将无此字样卷首名称后均补上"鳌峰熊宗立道轩编集"。

校注者

新刊名方类证医书大全序

建阳熊均宗立，勿轩后人也。自幼婴疾，甫十岁，受业仁斋刘先生之门，天资颖敏，书无不读，读无不通。早承师训，以医道有活人之功，极留心焉。乃取古人医学源流，所著方书，会同一选，始于风寒暑湿，终于小方脉科，厘为二十四卷，名曰医书大全，刊传四方。予得而读之，如登昆山，琼瑶琅玕，粲然毕陈，如入武库，戈矛甲胄，森然具备。究病之所由起。审药之所宜用，所以体天地好生之仁在是，所以广圣朝一视同仁之心，亦在是矣。嗟夫人生两间阴阳，风雨晦具感其外，男女饮食之欲伤其内，疾疢生焉。扁鹊思邈之良，世不常有治病者，其可以无方乎。然古今专门名家，或得此失彼，家无全书，人无全见，临证用药，几何不至于误耶。宗立自幼至长，采摭之勤，服食之精，所谓三折肱而知医之良也。是编之行业术者，得以取众论而折衷，僻远无医者，亦得以依方而救济。仓卒无夭横之忧，顷刻有回生之力，立心何其仁且博哉。其视得一方秘而不以与人者，大有迳庭矣。昔人谓：达则愿为良相，不达愿为良医。夫相之与医，势位虽相悬绝，而其调燮元气，以寿吾民之命脉，心则一也。宗立是编，岂非良医之用心乎！由是推而达之于良相之事，有不难矣。噫相之用心，皆能如宗立之用心，庶乎天下之福乎，宗立以为何如。

时大明天顺二年岁在戊寅六月初吉

赐进士秋官员外太中大夫资治少尹福建等处承宣布政使司右参政惠阳吴高

尚志书

原　序

医善专门，方贵经验。古今方书，传于世者甚众，盖初学之士，犹林海问津，焉能适从哉。书林旧刊文江孙氏《医方集成》，后之名医，续增宣明拔萃等方，又谓之《大成》。是皆经历效验，有不待试而百发百中者，诚卫生之捷径也。然其方中，证类混杂，分两欠明，俾我同志，不无憾焉。余自幼多病，喜读医术，暇日因取前方，删证归类，措方入条，复选诸名方中有得奇效，而孙氏未尝采者，与夫家世传授之秘，总汇成编，凡二十四卷，目之曰《医书大全》。各卷分门，各门析类，各类载方，方名之上，次序顺流，以一二三四之数而标记之，与目录互相贯通。使人展卷，提其纲领而节目分明，治病之际，审其证候而方药备具，得无检阅之繁，庶免狐疑之患。书成藏于家塾，以供自治之需，非敢谓之当也。坊中好事者，固请梓行，与众共之，余不能已，因述其梗概，提诸篇端云。

正统十一年岁在丙寅暮春之初

鳌峰熊宗立道轩序

目　　录

7

名方类证医书大全卷之一

鳌峰熊宗立道轩编集

风

风为百病之长，故诸方首论之。岐伯所谓大法有四，一曰偏枯，半身不遂；二曰风痱，与身无痛，四肢不收；三曰风懿者，奄忽不知人也；四曰风痹者，诸痹类风状。此特言其大概。而又有猝然而中者，皆由气体虚弱、荣卫失调，或喜怒忧思、惊恐劳役，以致真气耗散，腠理不密，邪气乘虚而入。及其中也，重则半身不遂，口眼㖞斜，肌肉疼痛，痰涎壅盛，或瘫痪不仁，舌强不语，精神恍惚，惊惕恐怖。治疗之法，当详其脉证，推其所感之原。若中于肝者，人迎与左关上脉浮而弦，面目多青，恶风自汗，左胁偏痛。中于心者，人迎与左寸口脉洪而浮，面舌俱赤，翕翕①发热，喑不能言。中于脾者，人迎与右关上脉浮微而迟，四肢怠惰②，皮肉瞤动，身体通黄。中于肺者，人迎与右寸口脉浮涩而短，面浮色白，口燥多喘。中于肾者，人迎与左尺脉浮而滑，面耳黑色，腰脊痛引小腹，隐曲不利。中于胃者，两关脉并浮而大，额上多汗，膈塞不通，食寒则泄。凡此风证，或挟

---

① 翕翕　原作"翕又"，据《普济方》卷八十七改。

② 惰　原作"堕"，通"惰"。《普济方》卷八十七："人迎与右关上脉浮微而迟，四肢怠惰，皮肉瞤动，身体通黄。"《列女传·卷之一母仪传·邹孟轲母》："女则废其所食，男则堕于修德，不为窃盗，则为虏役矣。"

寒则脉带浮迟，挟湿则脉带浮涩，二证俱有，则从偏胜者治之，用药更宜详审。若因七情六淫而得者，当先调气，而后治风邪，此严氏至当之论。仓卒之际，救此急证，宜先以皂角、细辛搐入鼻内，通其关窍，此以苏合香丸擦牙，连进以生姜自然汁并三生饮，俟其苏醒，然后次第进以顺气之类、排风续命之类。所中在经络，脉微细者，生。入于脏腑，口开、手散、眼合、遗尿、发直、吐沫、摇头、直视、声如鼾睡者，难治。又有中之轻者，在皮肤之间，言语微謇，眉角牵引，遍身疮癣，状如虫行，目眩耳鸣，又当随证治之。

通治

（一）**乌药顺气散**　治男子、妇人一切风气攻注四肢，骨节疼痛，遍身顽麻。凡卒中、手足瘫痪、言语謇涩者，先宜多服此药，以疏气道，然后随证投以风药。

麻黄去根节，二两　　白僵蚕①去丝、嘴，炒　　川芎各一两　　陈皮去白，二两　　枳壳去瓤，麸炒，一两　　干姜炮，半两　　白芷　甘草炒　桔梗各一两　　乌药去木，二两

上为末。每服三钱，水一盏，姜三片，枣一个，煎七分，温服。如憎②寒状热，头痛，肢体倦怠，加葱白三寸，同煎并服，出汗见效③；或闪挫，身体不能屈伸，温酒调服；遍身瘙痒，抓之成疮，用薄荷叶④煎服。常服能疏风顺气。

---

① 僵蚕　原讹作"姜蚕"，今据《局方》卷之一改。全书错出，改从一律，余不注。

② 憎　原作"盛"，今据《太平惠民和剂局方》（下简称"《局方》"）卷之一改。

③ 见效　原脱，今据《局方》卷之一补。

④ 叶　《局方》卷之一前有"三"。

（二）**人参顺气散** 治感风头疼，鼻塞声重，及一应中风者，先宜服此药疏通气道，然后进以风药。

干姜 人参各一两 川芎去芦 甘草炙 苦梗去芦 厚朴去皮，姜制 白术去芦 陈皮去白 白芷 麻黄去节。各四两 干葛三两半

上㕮咀。每服三钱，水一盏，姜三片，枣一个，薄荷五七叶，同煎八分，不拘时热服。如感风头疼，咳嗽鼻塞，加葱白煎。

（三）**八味顺气散** 凡中风之人，先服此药顺气，次进治风药。

陈皮去白 天台乌药 人参各一两 甘草炙，半两 白术 白茯苓 青皮去白 香白芷各三两

上为细末。每服三钱，水一盏，煎七分，温服，不拘时。仍以酒化苏合香丸间服。

（四）**大醒风汤** 治中风痰涎壅盛，半身不遂，历节痛风，筋脉拘急。

天南星生用，八两 防风生用，四两 独活生用 附子生，去皮、脐 甘草生用。各二两 全蝎微炒，一两

上㕮咀。每服四钱，水一盏，姜十片，煎八分，温服。

（五）**小续命汤** 治中风半身不遂，口眼㖞斜，手足战掉，语言謇涩。

防己 肉桂去粗皮 黄芩 杏仁去皮、尖，炒黄 芍药 甘草 芎藭 麻黄去根节 人参去芦。各一两 防风去芦，一两半 附子炮，去皮、脐，半两

上㕮咀。每服三钱，水一盏，姜五片，枣一个，煎七分，食前热服。

（六）**神效定风饼子** 治风客阳经，邪伤腠理，背脊强直，言语謇涩，体热恶寒，痰厥头痛，肉瞤筋惕，手颤鼻渊，及饮酒

过多，呕吐涎沫，头目晕眩。常服消风去邪。

川乌　南星　川芎　干姜　甘草　半夏　天麻　白茯苓等分，生用①

上为末。姜汁丸如龙眼大，作饼子，生朱砂为衣。每服一饼，细嚼，热生姜汤下，不拘时。

（七）牛黄清心丸　治诸风缓纵不随，语言謇涩，痰涎壅盛，心怔健忘，或发癫狂，并皆治之。

羚羊角末一两　人参去芦，二两半　白茯苓去皮，一两二钱半　芎䓖一两二钱半　防风去苗，一两半　干姜炮，七钱半　阿胶炒，一两七钱半　白术一两半　牛黄研，一两二钱　麝香研，一两　犀角末二两　雄黄研飞，八钱　龙脑研，一两　金箔一千二百箔，内二百箔为衣　白芍药一两半　柴胡去苗，一两二钱半　甘草锉，炒，五两　干山药七两　麦门冬去心，一两半　桔梗一两二钱半　黄芩一两半　杏仁去皮、尖，取②仁，麸炒黄，一两二钱半，另研　大枣一百个，蒸熟，去皮、核，研成膏　神曲研，二两半　大豆黄卷一两七钱半，炒　白蔹③七钱半　蒲黄二两半，炒　肉桂去皮，一两七钱半　当归去苗，一两半

上除枣、杏仁、金箔、二角末及牛黄、麝香、雄黄、龙脑四味别为细末，入余药和匀，炼蜜枣膏为丸，每两作十丸，以金箔为衣。每服一丸，食后温水化下。

（八）排风汤　治中风邪气入于五脏，令人狂言妄语，精神错乱，以至手足不仁，痰涎壅盛。

---

① 白茯苓等分，生用　《仁斋直指方论（附补遗）》（下简称"《直指方》"）卷之三后有"加白附子"，《医方类聚》卷二十所载定风饼子下无此四字。

② 取　《局方》卷之一作"双"。

③ 白蔹　原讹作"白敛"，今据《局方》卷之一改。全书错出，改从一律，余不注。

白鲜皮一两　当归去芦，二两　肉桂去粗皮　芍药　杏仁去皮、尖，麸炒，一两　麻黄三两　甘草　防风去芦。各二两　芎䓖二两　独活去芦　茯苓去皮。各三两　白术二两

上㕮咀。每服三钱，水一盏，姜四片，同煎，温服，不拘时。

（九）侧子散　治中风手足不随，言语謇涩，今用之累验。

侧子一两，炮　附子一两，炮　罗参一两　白术一两，煨　白茯苓一两，去皮　防己七钱半　防风　麻黄　粉草五钱，炙　甘菊花去梗，二两　北细辛去苗，二两　肉桂去皮，一两　赤芍药一两　当归去芦，酒浸，一两　川芎一两　秦艽去芦、土，一两　白茯神去皮、木，二两

上㕮咀。每服五钱，水盏半，姜三片，枣一个，煎，不拘时。

（十）搜风大九宝饮　治挟气中风，痰虽微去，当先服此顺气，并开其关窍，不致枯废，然后进以风药。

天雄大附子代亦可　沉香　防风去芦　南星炮　薄荷叶　地龙去土　木香不见火　全蝎去毒。各等分

上㕮咀。每服两钱，姜五片，水一盏，煎熟入麝香，啜服，不拘时。

（十一）匀气散　此方前代曾服有效风药，服之十三日安。大可治腰腿疼，半身不遂，手足不能屈伸，口眼㖞斜。风与气中风、中气，便用风药治之，十无一愈。当以气药治之，气顺则风散，服之见效。

白术四两，煨　沉香五钱，镑　天麻一两　天台乌药二①两　青

――――――――――

① 二　《瑞竹堂经验方·诸风门》作"三"。

5

皮五钱，去瓤　白芷　甘草各五钱　人参去芦，五钱①

上㕮咀。每服三钱，水一盏半，生姜三片，紫苏五叶，木瓜三片，枣子一枚，煎至七分，去滓，空心温服。

（十二）皂角六一丸　疏风活血。肌肉不紧实者，最宜服之。

川乌　草乌各一两　天台乌药二两　乌豆一升　何首乌二两
猪牙皂角五条，汤泡，去皮、弦　乌梅去核，五十个

上锉如指面大，用无灰酒、酽醋各二升，浸一宿，瓷瓦铫内慢火煎干，取出晒焦，拣何首乌一味，别为末，煮膏，以六味焙干碾末，以前煮药，余酒、醋及何首乌膏和丸。每服三十丸，酒下。

（十三）乌附丸　去风疏气。

川乌二十个　香附子半斤，姜汁淹一宿，炒

上焙干为末，酒糊为丸。每服十数丸，温酒下。肌体肥壮及有风疾者，宜常服。

（十四）杨氏荆芥丸　治一切风邪，上攻头目，咽膈不利，或伤风发热头疼，鼻塞声重，并皆治之。

荆芥穗十二两　天麻去苗　附子炮　白附子炮　乌药　当归洗
川芎各一两

上为细末，炼蜜为丸，每一两作十丸，朱砂为衣。每服一丸，食后细嚼，茶、酒②任下。

（十五）乌荆丸　治诸风缓纵，言语謇涩，遍身顽麻，皮肤瘙痒。又治妇人血风，头疼眼晕。如肠风脏毒，下血不止，服之

---

① 五钱　原脱，今据《瑞竹堂经验方·一、诸风门》补。
② 酒　原作"清"，今据《杨氏家藏方》（下简称"《家藏方》"）卷第二改。

尤效。

川乌炮，去皮、脐，一两　荆芥穗二两

上为末，醋煮面糊为丸，如梧桐子。每服二十丸，温酒、熟水下。

（十六）真方白丸子　治风客常服，永无风痰膈壅之患。

大半夏汤泡七次　白附子洗净，略炮　天南星洗净，略炮　川乌头去皮，略炮　天麻　全蝎去毒，炒　木香　枳壳各一两。去瓤，炒

上为细末，生姜自然汁打糊为丸，如梧桐子大。每服一二十丸，食后临卧茶清、熟水送下；瘫痪风，温酒送下。日进二服。小儿惊风，薄荷煎汤送下二丸。

（十七）大辰砂丸　清头目，化痰涎。及感冒风寒，鼻塞声重，头目昏眩，项背拘急，皮肤瘙痒，并皆治之。

天麻去苗，一两　防风去芦，二两　细辛去苗、土，半两　薄荷叶半两　川芎一两　甘草炙，一两　吴白芷一两　朱砂一两，为衣

上以七味为细末，炼蜜丸如弹子，朱砂为衣。每服一丸，细嚼，食后生姜汤下，茶清亦可。

（十八）千金保命丹　治诸风瘫痪，不能语言，心忪健忘，恍惚去来，头目晕眩，胸中烦郁，痰涎壅塞，抑气攻心，精神昏愦。又治心气不足，神志不定，惊恐怕怖，悲忧惨戚，虚烦少睡，喜怒不时，或发狂颠，神情昏乱。及小儿惊痫、惊风，抽搐不定，及大人暗风，并羊癫、猪癫，发叫如雷，此药大能治之。

朱砂一两　真珠三钱　南星一两　麻黄去根节　白附子炮　雄黄　龙脑各半两　琥珀三钱　僵蚕炒　犀角　门冬子去心　枳壳　地骨皮　神曲　茯神　远志去心　人参　柴胡各一两　金箔一百①

---

① 百　原作"伯"，今据文意改。

片　牛黄三钱　天麻半两　胆矾五钱　脑子少许　麝香①少许　牙硝四钱　天竺黄　防风　甘草　桔梗　白术　升麻各一两　蝉蜕各半两　黄芩二两　荆芥二两

上为细末，炼蜜为丸，如弹子大。每服一丸，薄荷汤化下，不拘时候。忌猪、羊、虾、核桃动风引痰之物及诸生血。

更加大川乌炮，去皮、脐　半夏生姜汁浸　白芷　川芎各一两　猪牙皂角一两

上和前药作末为丸。

（十九）神柏散　治中风不省人事，涎潮口噤，语言不出，手足战曳。得病之日，便进此药，可使风退气和，不成废人。卒有此证，无药去处，用之得力。

柏叶一握，去枝　葱白一握，同根

上细切如泥，用无灰酒一升，同煎一二十沸，去渣。温服无时。

（二十）去风丹　治瘫风、痪风、大风，一切诸风。仍治脚气，并跌扑伤折及破伤风。服过百粒，即为全人，尤能出汗。

紫背浮萍，以七月半旬或望日采，择净者，不以多少，先以盆盛水，以竹筛盛萍，于水盆上晒干，研为末，炼蜜丸如弹子大。每服一粒，豆淋酒，空心食前化下。

虚证

（二十一）星附汤　治中风痰壅，六脉沉伏，昏不知人。

附子生用，去皮　天南星生用。各一两　木香半两，不见火

上㕮咀。每服四钱，水一大盏②，姜九片，煎七分，去滓温

---

①　麝香　原作"射香"。射，通"麝"。晋·李石《续博物志》卷二"以射香、硃砂涂之，愈。"全书同改，余不注。

②　一大盏　《济生方·诸风门》作"二盏"。

服。虚寒甚者，加天雄、川乌，名三建汤。痰涎壅盛，声如牵锯，服药不下，宜于关元、丹田二穴多灸之。

（二十二）三生饮 治卒中昏不知人，口眼㖞斜，半身不遂，并痰厥、气厥。

南星生用，一两　川乌生用，去皮，半两　附子生用，去皮，半两
木香二钱半

上㕮咀。每服五钱，水二盏，姜十片，煎八分，温服。不省人事者，以苏合香丸擦牙，灌以生姜自然汁。

（二十三）二香三建汤 治中风虚极，言语謇涩，手足偏废，六脉俱微者，不可一向攻风，止用此药扶虚。

天雄　附子　川乌各一两，并生用　木香半两，不见火　沉香旋磨，水入

上㕮咀。每服四钱，水盏半①，姜十片，煎七分，温服。

（二十四）附子汤 治中风挟寒，手足不仁，口眼㖞斜，牙关紧急。

附子炮，去皮、脐　干姜炮　桂心　人参　细辛去苗　防风去叉②。各半斤

上㕮咀。每服四钱，水盏半，姜五片，枣一个，煎七分，食前服。

（二十五）星附散 治中风虽能言，口不㖞斜而手足觯曳者。

天南星　半夏二味切，姜汁制　黑附子　白附子　白茯苓　川乌　白僵蚕　没药　人参各等分

---

① 盏半　《普济方》卷八十八作"二盏"。
② 叉　原作"义"，今据《普济方》卷八十八改。

上㕮咀。每服三①钱，水、酒各一盏，煎八分，热服并进，得汗为愈。

（二十六）雄附醒风汤　治中风涎潮，牙关紧急，不省人事。

附子一个，七钱②重　天雄一个　南星一个。各一两重，并生用，去皮、脐　蝎梢半两

上㕮咀。每服五钱，水盏半，姜七片，煎七分，不拘时。

（二十七）羌活散　治中风偏废。

附子一个　羌活　乌药各一两

上㕮咀。每服四钱，水一盏，煎七分，去滓温服。

（二十八）是斋回阳汤　治风中气中，手足瘫缓，口眼㖞斜，言语謇涩。

川乌炮　益智　附子一个，七八钱重者，生用　干姜各一两　青皮半两

上㕮咀。每服半两，水二盏，姜十片，枣一个，盐少许，空心温服。

（二十九）真珠丸　治肝虚为风邪所干，卧则魂散而不守，状若惊悸。

真珠母三分，研细，同碾　当归　熟地黄各一两半　人参　酸枣仁　柏子仁各一两　茯神　沉香　龙齿各半钱③

上为末，炼蜜为丸，如梧桐子，辰砂为衣。每服四五十丸，金银薄荷汤，食后吞下。

（三十）八宝回春汤　治一切诸虚不足，风疾血气交攻，脉

---

① 三　《普济本事方》（下简称“《本事方》”）卷一作“二”。
② 钱　原作“各”，为“夂”的笔误，今据《普济方》卷八十八改。
③ 半钱　《普济方》卷十四作“半两”，即“五钱”。

络凝滞，拘急挛拳，气不升降，瘫中疼痛，痰涎壅盛，脾胃不和，饮食不进。此药去风、和气、活血，大有神效。凡治风不可专用风药，攻之愈急则愈甚。服此，轻者一月，重者二三月，自然愈矣。

附子炮　人参　麻黄去节　黄芩　防己　香附子去毛　杏仁　川芎　当归　茯神①去木　陈皮　防风各一两　白芍药五两　沉香　川乌炮。各半两　半夏两半　肉桂一两　白术二两　乌药②　干姜各一两　黄芪三两　甘草　熟地黄　生干地黄各一两

上二十四味，八味去风，八味和气，八味活血，同锉散。每三钱，水一盏半，姜三片，枣一枚，煎，空心服。

热证

（三十一）**四白丹**　能清肺气，养魄，中风多昏冒，气不清和。

白术　白茯苓③　白芷各一两　白檀一钱半　人参　缩砂　香附子　甘草　防风　川芎各半两　知母二钱　羌活　薄荷　独活各二钱半　细辛二钱　麝香一钱，另研　牛黄半钱，另研　藿香一钱半　甜竹叶二两　龙脑半钱，另研

上为细末，炼蜜为丸，每两作十丸。临卧嚼一丸，煎愈风汤咽下。能上清肺气，下强骨髓。

（三十二）**川芎石膏汤**　治风热上攻，头目眩痛，咽干烦渴。

---

① 茯神　《世医得效方》（下简称"《得效方》"）卷第十三用"两半"。

② 乌药　《得效方》卷第十三用"半两"，作"天台乌药"。

③ 白茯苓　《普济方》卷八十七后有"各半两"。

川芎　芍药　当归　山栀子①　甘草各三两　黄芩　大黄
菊花　荆芥穗　防风②　人参　白术各半两　滑石四两　寒水石二
两　连翘　薄荷叶各一两　缩砂仁三钱　石膏　桔梗各二两

上为末。每服二钱，水一盏煎，食后服。热甚者，冷水调
下。

（三十三）防风通圣散

防风　川芎　当归　芍药　大黄　薄荷叶　麻黄　连翘
芒硝盆消③是。以上各半两　石膏　黄芩　桔梗各一两　滑石三两
甘草二两　荆芥　白术　栀子各一分④

上为末。每服二⑤钱，水一大盏，生姜三片，煎至六分，温
服。涎嗽，加半夏半两，制。如服药，不可无生姜同煎。

贾同知通圣散

防风　芍药各二钱半　甘草　滑石各三两　薄荷　黄芩⑥　石
膏　桔梗各一两　川芎　当归　大黄　麻黄　连翘⑦各半两　荆芥
三钱半　白术　山栀子各一分

无芒硝，无缩砂。

庭瑞通圣散

有缩砂，无芒硝，其余皆同。

---

① 山栀子　《得效方》卷第十三后有"各半两"。
② 防风　《得效方》卷第十三用"一两"。后"石膏"同。
③ 盆消　原讹作"盆硝"。全书错出，改从一律，余不注。
④ 一分　《直指方》卷之三作"二钱五分"。
⑤ 二　《直指方》卷之三作"三"。
⑥ 黄芩　《黄帝素问宣明论方》（下简称"《宣明论方》"）卷三无。
⑦ 连翘　原讹作"连乔"，今据《宣明论方》卷三改。

缘庭瑞于河间守真先生得①师传之秘②，从二年，始受于方，斯可取为端③，而可准凭以用之。兼庭瑞以用治病，百发百中，何以疑之，因录耳。以前药庭瑞临时以意加减，一依前法，嗽加半夏半两，生姜制。

（三十四）消风散　治诸风上攻，头目昏眩，项背拘急，鼻嚏声重，耳作蝉鸣。及皮肤顽麻，瘙痒瘾疹，妇人血风，头皮肿痒，并治之。

荆芥穗　甘草炒。各二两　陈皮去瓤，洗，焙，半两　人参去芦　茯苓去皮　白僵蚕炒　防风去芦　芎䓖　藿香叶　蝉蜕去土，炒。各二两　厚朴去粗皮，半两，姜制　羌活一④两

上为末。每服二钱。感风头疼，鼻流清涕者，用荆芥汤、茶清调下；遍身疮癣，温酒下。

（三十五）八风散　治风气上攻，头目昏眩，肢体拘急，皮肤瘙痒，瘾疹成疮。及治寒壅不调，鼻塞声重。

藿香去土，半斤　白芷一斤　前胡去芦，一斤　黄芪⑤去芦，二斤　甘草炙，二斤　人参去芦，二斤　羌活去芦，三斤　防风去芦，三斤

上为末。每服二钱，水一盏，入薄荷少许⑥，食后温服。茶清亦可。

（三十六）川芎茶调散　治诸风上攻，头目昏重，偏正头疼，鼻塞声重。

薄荷去根，不见火，八两　川芎四两　羌活二两　甘草二两　细

---

① 得　《宣明论方》卷三作"礼"。
② 秘　《宣明论方》卷三作"随"。
③ 端　《宣明论方》卷三作"瑞"。
④ 一　《局方》卷之一作"二"。
⑤ 黄芪　原作"黄耆"，异名。今作"黄芪"。全书同改，余不注。
⑥ 少许　《局方》卷之一后有"同煎至七分"。

辛去叶，二①两　　防风去芦，两半　　白芷二两　　荆芥去根，四两

上为细末。每服二钱，食后茶清调下。常服清头目。

（三十七）生朱丹　治诸风痰盛，头痛目眩，气郁积滞，胸膈不利。

石膏烧通红，令冷，半斤　　白附子炮，去皮、脐，半斤　　朱砂一两二钱半　　龙脑一字

上为末，烧粟米饭为丸，如小豆大，朱砂为衣。每服三十丸，食后茶、酒任下。

（三十八）羌活愈风汤　治肾肝虚，筋骨弱，语言难，精神昏愦。及治风湿内弱，风热体重，或瘦，一肢偏枯，或肥而半身不遂，心乱则百病生，静则万病息。是以此能安心②养神，调阴阳③，无偏胜。

羌活　甘草炙　防风去芦　黄芪去芦　人参去芦　蔓荆子　川芎　细辛去苗　枳壳麸④炒，去瓤　地骨皮去骨　麻黄去根　知母去皮　甘菊　薄荷去枝　枸杞　当归去芦　独活　白芷　杜仲炒去丝　秦艽去芦　柴胡去苗　半夏汤洗，姜制　厚朴姜制　防己　熟地黄各二两　芍药去皮　黄芩各三两　石膏四两　生地黄四两　白茯苓去皮，三两　苍术四两　桂一两　前胡二两

上锉。每服一两，水二盏，煎至一盏，去滓温服。如遇天阴，加生姜三片煎，空心一服，临卧再煎滓服。更有四时加减洁⑤，详见《袖珍方》一卷。

（三十九）家藏方独活散　消风化痰。治头目眩晕。

---

① 二　《局方》卷之二作"一"。
② 安心　原作"安定心"，今据《直指方》卷之三改。
③ 调阴阳　原作"调阳"，今据《直指方》卷之三改。
④ 麸　原作"面"，今据《直指方》卷之三改。
⑤ 洁　疑衍。据文意，应无此字。

14

细辛去叶、土，一两　　石膏研　甘草炙。各半两　　防风去芦　藁本去土　旋覆花　蔓荆子　川芎　独活去芦。各一两

上为细末。每服二钱，水一大盏，姜三片，煎七分，食后热服。

（四十）家藏方防风散　治头目不清。常服去风明目。

防风去芦　川芎　香白芷　甘菊花　甘草炙

上各等分为末。每服二钱，食后荆芥汤调下。

（四十一）清神散　消风化痰。治头目眩，耳鸣鼻塞，咽嗌不利。

檀香锉，十两　　人参去芦，十两　　羌活去苗，十两　　细辛去苗，洗，焙，五两　　薄荷去土，二十两　　荆芥穗去土，二十两　　甘草炙，二十两　石膏研，五①两　　防风去芦，十两

上为细末。每服二钱，沸汤食后点服，或入茶末尤好，日进二三服。

（四十二）上清散　治因风头痛，眉骨眼眶俱痛不可忍者。

川芎　郁金　芍药②　乳香　荆芥穗③　没药各一钱　脑子半钱　薄荷叶　芒硝各半两

上为细末。每服用一字，鼻内搐。

（四十三）防风汤　治中风挟暑，猝然晕倒，口眼㖞斜。

防风　泽泻　桂心　杏仁面炒，去皮、尖　干姜炮　甘草炙。各等分

上㕮咀。每服四钱，水盏半，煎七分，食前服。

（四十四）星香汤　治中风痰盛，服热药不得者。

---

① 五　《局方》卷一作"四十"。
② 芍药　《御药院方》卷一用"半两"。
③ 荆芥穗　《御药院方》卷一用"半两"。

南星八钱　木香一钱

上㕮咀。每服四钱，姜十片，水一大盏，煎七分，温服。

（四十五）防风天麻散　治风麻痹走注，肢节疼痛，中风偏枯，或暴喑不语，内外风热壅滞。解昏眩。

天麻　防风　草乌头　甘草　川芎　羌活　当归焙　香白芷荆芥穗　香附子各半两　滑石二两

上为末，热酒化蜜少许，调半钱，加至一钱，觉药力运行，微麻为度。或炼蜜为丸，如弹子大，热酒化下一丸或半丸。细嚼，白汤化下亦得。散郁结，宣气道。如甚者，更服防风通圣散。

（四十六）天麻散①　治头项痛，头面肿，拘急，风伤荣卫，发燥热。

川芎　苦参　地骨皮　细辛　威灵仙各一两②　甘草二两，炙何首乌　薄荷叶　蔓荆子　菖蒲　天麻一两③　杜蒺藜　虵蜕草荆芥穗　牛蒡子　防风以上各半两④

上为末。每服二三钱，用蜜水调下，茶、酒任，不计时候。

（四十七）人参羌活散　治风壅痰实，头目昏晕，遍体拘挛，头项强急，肢节烦疼，壮热烦渴。

前胡　羌活　人参　防风　天麻　赤茯苓　蔓荆子　薄荷叶　川芎　粉草　黄芩　枳壳　桔梗　川独活各一两

上锉散。每服四钱，姜三片，桑白皮七寸，煎，不拘时。

---

① 天麻散　《宣明论方》卷三作"川芎天麻散"。
② 各一两　原脱，今据《宣明论方》卷三补。
③ 一两　《宣明论方》卷三无。
④ 半两　《宣明论方》卷三作"一两"。

急救

（四十八）禹功散　治卒暴昏愦，不知人事，牙关紧硬，药不下咽。

黑牵牛末一钱　茴香二钱半

上用生姜汁调少许，灌鼻中，立醒。一方用牵牛、木香，尤妙。

又方　治卒暴痰饮风涎①，不省人事。

上用生麻油②一盏，灌入喉中，须臾逐出风痰，立醒，然后随证用药。

（四十九）解毒雄黄丸　治中风猝然倒仆，牙关紧急，不省人事，并解上膈壅热，痰涎不利，咽喉肿闭，一应热毒。

郁金二钱半　巴豆去皮油，十四个　雄黄研飞，二钱半

上为末，醋煮面糊为丸，如绿豆③大。每服七丸，用热茶清下，吐出顽涎立苏，未吐再服。如牙关紧闭，灌药不下者，即以刀、尺、铁匙斡开口灌下。

（五十）家藏方夺命散　治卒暴中风，涎潮气闭，牙关紧急，眼目上视，破损伤风，搐搦潮作。及小儿急惊风证，并皆治之。

甜葶苈　香白芷　天南星　半夏汤洗，去滑　巴豆去壳，不去油。五味各等分，并生用

上为细末。每服半钱，用生姜自然汁一呷调下。牙关紧急，汤剂灌不下者，此药辄能治之。小儿以利痰或吐为愈。

---

① 风涎　《得效方》卷第十三删。

② 生麻油　《得效方》卷第十三作"清油"。

③ 绿豆　原作"菉豆"。菉，通"绿"。《旧五代史·唐书·莊宗纪》："小菉豆税每亩与减放三升。"全书同改，余不注。

17

（五十一）救急稀涎散 治中风四肢不收，涎潮膈塞，气闭不通。

光明晋矾二①两 猪牙皂角四两②，肥实不蛀者，去黑皮

上为细末，研匀。每服一钱至二钱，温水调下。

痰涎

（五十二）青州白丸子 治男子、妇人手足瘫痪，风痰壅盛，呕吐涎沫。及小儿惊风，并皆治之。

白附子二两，生用 半夏白好者，水浸洗过，七两，生用 天南星二③两，生用 川乌头去皮、脐，半两，生用

上捣罗为末，以生绢袋盛，于井花水内摆出，未出者，更以手揉令出，以滓更研，再入绢袋，摆尽为度。放瓷盆中，日晒夜露，每日一换新水，搅而复澄。春五日、夏三日、秋七日、冬十日，去水晒干如玉片，碎研，以糯米粉煎粥清为丸，如绿豆大。常服二十丸，生姜汤下，不拘时。如瘫痪风，以温酒下。如小儿惊风，薄荷汤下三五丸。

（五十三）苦丁香散 治风涎暴作，气塞卧倒，或有稠涎，诸药化不下者。

上用甜瓜蒂即苦丁香，日干为末。每用一二钱，入轻粉一字，以水半合，调匀灌之，良久涎自出。如涎未出，嚼沙塘一块下药，涎即出，不损人。

（五十四）惊气丸 治心受风邪，涎潮昏塞，牙关紧闭，醒则精神若痴。及惊忧积气，并皆治之。

---

① 二 《得效方》卷第十三作"一"。

② 两 《得效方》卷第十三作"条"。

③ 二 《得效方》卷第十三作"三"。

干蝎去针尾毒，微炒，一钱① 　紫苏子炒，一两　　附子去皮　麻黄去根节　　花蛇酒浸，炙熟，去皮、骨。各半两　　朱砂研，一分半，为末　南木香一两　　天麻去苗　　天南星浸洗，薄切，姜汁浸一夕。各半两　　橘红一两　　白僵蚕炒，半两

上为末，如脑、麝少许，同研极匀，炼蜜杵丸，如龙眼大。每服一丸，用金银薄荷汤化下，或温酒亦可。

（五十五）加减青州白丸子　治卒中风邪，半身不遂，口眼㖞斜，痰涎闭塞。及小儿诸风，并皆治之。

白附子　　天南星　　半夏　　川姜各二两　　天麻　　白僵蚕　　全蝎各一两　　川乌头去皮、尖，半两

上为末，醋糊为丸，如梧桐子。每服三十丸，温酒下，不拘时。

瘫痪

（五十六）四生丸　治中风左瘫右痪，口眼㖞斜。

川乌去皮　　五灵脂　　当归　　骨碎补各等分

上为末，用无灰酒打糊，丸如梧桐子。每服十丸，加至十五丸②，温酒下。服此药不可服灵宝丹。

（五十七）和剂方　左经丸　治中风左瘫右痪，手足颤掉，言语謇涩。

草乌炮，四两　　川乌炮，二两　　乳香研　　没药各一两　　生乌豆一升，以斑蝥二十一个，去头、足，同煮，候豆肥为度，去斑蝥，取豆焙干入药

上并生用，为细末，面糊为丸，如梧桐子。每服三五十丸，生姜汤下，不拘时。如瘫风，温酒下。如小儿惊风，薄荷汤下。

---

① 钱 《局方》卷之一作"分"。

② 每服十丸，加至十五丸 《局方》卷之一作"每服七丸，加至十丸至十五丸"。

（五十八）大铁弹丸 治诸瘫痪。

川乌炮，去皮、脐，一两半　乳香　没药各一两　生麝一钱　川五灵脂四两

上为末，滴水丸，弹子大。每服一丸，薄荷酒磨下。

㖞斜

（五十九）牵正散 治中风口眼㖞斜，半身不遂。

白附子　白僵蚕　全蝎去毒。并生用

上等分为末。每服二①钱，热酒调下，不拘时。

（六十）稀莶丸 治中风口眼㖞斜，时吐涎沫，语言謇涩，手足缓弱。

稀莶草一名火锨②草，生于沃土间，带猪苓气者是

上五月五日、六月六日收采，洗去土，摘其叶，不拘多少，九蒸九曝。每蒸用酒蜜水洒之，蒸一饭久，曝干为末，炼蜜丸如梧桐子。每服百丸，空心温酒、米饮任下。

（六十一）是斋方三圣散 治中风手足拘挛，口眼㖞斜，脚弱行步不正。

当归洗，炒　肉桂去粗皮　玄胡索微炒。并为末，各等分

上每服二钱，空心温酒调下。

（六十二）省风汤 治中风痰涎壅盛，口眼㖞斜，半身不遂。

半夏生用　防风各一两　甘草炙，半两　全蝎去毒，三个　白附子生用　川乌生用　木香　天南星生，各半两

---

① 二　《家藏方》卷第一作"一"。

② 锨　原作"炊"，为"枚"之误。枚，同"锨"。

20

上㕮咀。每服半两，水一①盏，姜十片煎，温服。

（六十三）天仙膏 治卒中风，口眼㖞斜。

南星大者，一个　白及一钱　草乌大者，一个　僵蚕七个

上为末，用生鳝鱼血调成膏，敷㖞处，觉正便洗去。

又方　灸法，治口㖞斜。

耳垂下，麦粒大艾炷三状，左灸右，右灸左。

不语

（六十四）独活散 治风懿不能言，四肢不收，手足嚲曳。

白芍药　栝楼②根　独活　桂心各二两　甘草三两

上㕮咀。每服四钱，姜五片，水一盏煎，入生葛汁一合，和服。

（六十五）小竹沥汤 治中风涎潮不语，四肢缓纵不收。

秦艽去苗、土，锉　防风去芦，锉　附子炮，去皮、脐　独活各一钱③

上水四盏，煎二盏，入生地黄汁、竹沥各半盏煎，分四服。

（六十六）资寿解语汤 治心脾中风，舌强不语，半身不遂。

附子炮　防风去芦　天麻　酸枣仁各一两　羚羊角屑　官桂各七钱半　甘草　羌活各半两

上㕮咀。每服四钱，水一盏，煎八分，去滓。入竹沥两匙，再煎数沸，温服无时。并载取竹沥法。用筀竹数竿，截长一尺余许，劈破作片，用砖两口对立，置竹在上，其下着火，砖外两头

①　一　《济生方·诸风门》作"二"。

②　栝楼　原讹作"括娄"。全书错出，改从一律，余不注。

③　钱　《三因极一病证方论》（下"简称《三因方》"）卷之二作"分"。

各置盏，以盛竹沥，沥尽，以绢滤澄清。夏秋须沉冷水中，防沥酸。大热有风疾人，亦可单服。冷暖随意，勿过度。荆柴烧沥法同。

（六十七）正舌散 治中风舌本强，难转语。

蝎梢去毒，一分　茯苓一两　龙脑薄荷二两，焙

上为末。每服二钱，温酒下，或擦牙颊亦可。

（六十八）独行散 治失音不语。

槐花一味，炒香熟。三更后床上仰卧，随意服。亦治咯血。

麻痹

（六十九）治麻痹方① 治十指疼痛，麻木不仁。

附子　木香各等分

上哎咀，用姜如常法煎，木香随气虚实加减。足弱，去附子用乌头。

（七十）加减三五七散 治八风五痹，肢体不仁。大治风寒入脑，阳虚头痛，畏闻人声，目旋运转，耳内蝉鸣。应湿痹，脚气缓弱，并治。

山茱萸去核，三斤　细辛一斤半　干姜炮，三斤　防风去芦，四斤

附子三十五只，炮，去皮、脐　茯苓去皮，三斤

上为细末。每服二钱，温酒食前调服。

（七十一）五痹汤 治风寒湿气客留肌体，手足缓弱，麻顽不仁。

片子姜黄一两，洗去灰土　羌活　白术　防己各一两　甘草微炙，半两

---

① 治麻痹方　此处方名原脱，今据原书目录补。

22

上吹咀。每服四钱，水盏半，姜七①片，煎八分，去滓。病在上，食后服；病在下，食前服。

（七十二）家藏方蠲痹汤 治风湿相搏，身体烦疼，手足冷痹，四肢沉重。

黄芪蜜炙　防风去芦②　羌活　白芍药③　姜黄　当归酒浸。各二两半④　甘草炙，半两

上吹咀。每服半两⑤，水二⑥盏，姜五片，煎至一盏⑦，温服。

（七十三）乌头汤 治风寒冷湿，留痹筋脉，拘挛不得转侧。

大乌头　细辛　川椒　甘草　秦艽　附子　官桂　白芍药各七分⑧

上吹咀。每服三钱，水一盏⑨，枣二枚煎，空心服。

（七十四）木瓜煎 治肝肾二脏受风，筋急项强，不可转侧，挛痹。

宣州木瓜两个，取盖，去瓤　没药二两，研　乳香一分，研

上二味入木瓜内，用盖子合了，竹签定之，饭上蒸三四次，研烂成膏子。每服三五匙，用生地黄汁半盏、无灰酒二盏拌和，

---

① 七　《局方》卷之一作"十"。
② 去芦　原后有"各二两半"，今据《家藏方》卷第四删。
③ 白芍药　原作"赤芍药"，今据《家藏方》卷第四改。
④ 二两半　原作"二两"，今据《家藏方》卷第四改。
⑤ 半两　原作"三钱"，今据《家藏方》卷第四改。
⑥ 二　原作"一"，今据《家藏方》卷第四改。
⑦ 至一盏　原作"七分"，今据《家藏方》卷第四改。
⑧ 七分　《本事方》卷第一作"得分"。
⑨ 盏　《本事方》卷第一作"盏半"。

暖热化膏吞下。

（七十五）神授丸　治诸风痹半身麻木。兼治白虎历节痛甚，肉理枯虚生虫，游走痛痒。（方见劳瘵门）

（七十六）解风散　服之治风成寒热，头目昏眩，肢体疼痛，手足皆麻痹，上膈壅滞。

人参　川芎　独活　麻黄去节，汤洗，焙。各一两　细辛去苗，半两　甘草①

上为末。每服三钱，水一盏半，生姜五片，薄荷叶少许，同煎至八分，不计时候。

痛痒

（七十七）虎骨散　治风毒邪气乘虚攻注经络之间，痛无常处，昼静夜甚，筋脉拘挛，不得屈伸。

苍耳子微炒，三两　五加皮一两　骨碎补三两　虎胫骨酥炙，二两　没药　当归去苗。各三两②　天麻一两　自然铜醋淬，细碎　防风去苗　肉桂去粗皮。各三两③　败龟酥炙，二两　麒麟竭④细研　白芷⑤　赤芍药　白附子炮。各三两　槟榔一两　羌活去芦，一两　牛膝去苗，二⑥两

上为末，入研药令匀。每服一钱，温酒调下，不拘时。

（七十八）七圣散　治风湿流注经络间，肢节缓纵不随，或脚膝疼痛。

_____

① 甘草　《宣明论方》卷二无。
② 两　《局方》卷之一作"分"。
③ 两　《局方》卷之一作"分"。
④ 竭　原作"碣"，今据《局方》卷之一改。
⑤ 白芷　《局方》卷之一用"三两"。
⑥ 二　《局方》卷之一作"一"。

续断　独活　防风　杜仲　萆薢　牛膝　甘草

上件修事焙干，各等分，为细末。每服二钱，温酒调下。

（七十九）追风散　治诸风上攻，头疼目眩，鼻塞声重，皮肤瘙痒，眉角牵引。妇人血风及一切头风，并治之。

白僵蚕去丝、嘴，炒，二两　川乌炮，四两　防风去芦叉，四两　石膏烂研，四两　全蝎炒，一两①　川芎三两　麝香一两，研　甘草炙，二②两　荆芥二两

上为末。每服半钱，食后临卧，茶调下。

（八十）四生散　治男子、妇人肝肾风毒上攻，眼赤痒痛，羞明多泪，下疰，脚膝生疮，及遍身风癣，两耳内痒，服之尤效。

黄芪　川羌活　蒺藜　白附子并生用

上等分为细末。每服二钱，薄荷酒调下。如肾脏风下疰生疮，以猪腰子劈开，入药末二钱在内，合定，裹煨熟，空心细嚼，用盐酒下。

（八十一）蠲痛丸　治诸风历节，疼痛肿满。

川乌一钱③，生用　黑豆七十④粒，生，去皮　全蝎二七个，去毒　麝香半钱，研　地龙去土，半两

上为细末，酒糊为丸，如绿豆大。每服十五丸至二十丸，临卧用冷酒吞下，微汗不妨。

（八十二）趁痛丸　治走注历节，诸风软痛，卒中倒地，跌

---

① 两　《直指方》卷之十五作"钱"。

② 二　《直指方》卷之十五作"一"。

③ 钱　《济生方·诸风门》作"枚"。

④ 七十　《济生方·诸风门》作"七七"。

仆①伤损。

草乌头三两，不去皮　熟地黄或用生者②　南星　半夏曲　白僵蚕　乌药各半两，并日干

上为末，酒糊为丸，如梧桐子，晒干。每服五七丸，空心温酒下。如跌扑伤损，姜汁和酒研十数丸，涂伤处。如卒中倒仆，姜汁、茶清研五七丸，灌下立醒。《本事方》谓是大智禅师方。

（八十三）贴敷③芫花散　治臂腿间忽一两点痛，着骨不可忍。

芫花根研为末，米醋调，随大小敷之。

（八十四）枳实酒　治遍身白疹，瘙痒不止。盖风邪客于肌肤，相搏凝滞而成疮。天色冷则重，天晴暖则轻。用此神效。更宜服乌药顺气散。

枳实麸炒黄，切，锉散。每服二大钱，用酒浸少时，去枳实，但饮酒④最妙。然后用枳实煎水洗患处佳。

偏枯

（八十五）虎胫骨酒　治中风偏枯，四肢不遂，一切诸风挛拳者，并治。

石斛去根　石楠叶　防风去芦　虎胫骨酥炙　当归去芦　茵芋叶　杜仲锉，炒　川牛膝去芦　川续断　芎䓖　金毛狗脊燎去毛　川巴戟去心。各一两

上件锉如豆大，以绢袋盛药，用酒一斗，渍之十日。每服

---

① 仆　原作"蹼"，今据《本事方》卷第三改。下同。
② 或用生者　《本事方》卷第三作"酒洒，九蒸九曝，焙干"。
③ 敷　《得效方》卷第十三作"药"。
④ 酒　原脱，今据《得效方》卷第十三补。

26

一盏，烫热服，不拘时。

（八十六）全①生虎骨散　治半身不遂，肌肉干瘦，名曰偏枯。忌用麻黄发汗，恐津液枯竭，惟当润筋去风。

当归二两　赤芍药　川续断　白术　藁本　虎骨各一两　乌蛇肉半两

上为末。每服二钱，温酒食后调下。骨中疼痛，加生地黄一两。脏寒自利者，加天雄半两。

鹤膝

（八十七）大防风汤　去风顺气，活血壮筋。又治痢后脚痛缓弱，不能行履，名曰痢风。或两膝肿痛，脚胫枯腊，名曰鹤膝风。

熟地黄洗，二两　白术二两　羌活去芦，一两　人参去芦，一两　川芎洗　附子炮，去皮、脐。各一两半　防风去芦，二两　牛膝去芦，酒浸，一两　川当归去芦，酒浸，焙，一②两　黄芪去芦，炙，二两　白芍药二两　甘草一两　杜仲去粗皮，炒令丝断，二两

上㕮咀。每服四③钱，水盏半，姜七片，枣一枚，煎八分，食前温服。

鸡爪

（八十八）治鸡爪风④　手口摇动，不能举物。

五加皮　海桐皮　川乌炮　牡丹皮　川芎　赤芍药各五钱

---

① 全　《校注妇人良方》作"金"。

② 一　《局方》卷之一作"二"。

③ 四　《局方》卷之一作"五"。

④ 治鸡爪风　方名原脱，今据目录补。《得效方》卷第十三作"川芎散"。

干姜　肉桂各一钱

上为末。每服三钱，水一盏，将古铜钱一个入清油内浸，每煎药，入此钱同煎，不拘时。

白虎

（八十九）独活寄生汤　治白虎历节甚痛，及①风寒暑湿之毒。（方见腰胁痛门）

（九十）白虎风走注痛痒方

上用三年酽醋五升，热煎三五沸，切葱白三升，煮一沸，漉出，布帛热裹病处，熨之。

大风

（九十一）遇仙丹　治大风。

人参　紫参各一两　苦参　白僵蚕去嘴。各二两

上为末，面糊丸，梧桐子大。每服三十丸，温盐汤吞下，食前，日二服。

（九十二）仙方　治大风发毛、眉毛自落，肌肤疮如苔藓，势不可救。服此方效。

皂角刺三斤，炭火蒸久，晒干为末。浓煎大黄汤下一匕。服旬日间，眉发再生，肌肤润，眼目明。

（九十三）洗方②　治疠风，即大风恶疾，癞是也。

上用桑枝灰一斗，热汤淋取汁，洗头面。次用大豆及绿豆浆添熟水，三日二③浴，一日一洗面。却用侧柏叶蒸，晒干，白

---

①　及　《得效方》卷第十三作"解"。

②　洗方　《得效方》卷第十三作"得效第一方"。

③　二　《得效方》卷第十三作"一"。

胶香等分为末，蜜丸。温水下三七粒，日三服。

（九十四）八叶汤　淋洗大风。

桑叶　荷叶　地黄叶　皂角叶　蒴叶　苍耳叶　菖蒲叶
何首乌叶

上等分，晒干，烧存性，为末，如面药。用洗手面、浴身
体甚效。切须忌口、戒盐。

癜风

（九十五）追风丹　前大军库张提领患白癜风，服之愈。

苍术米泔浸一宿，焙　何首乌　荆芥穗　苦参以上各等分

上件为细末，好肥皂角三斤，去皮弦，于磁器内熬为膏，
和为丸，如梧桐子大。每服三五十丸，空心酒、茶任下。忌一切
动风之物。

（九十六）何首乌散　治肌肉顽麻，紫、白癜风。

荆芥　蔓荆子　蚵蚾草　威灵仙　何首乌　防风　甘草炙。
各等分

上为末。每服二钱，食后温酒调下。

（九十七）如圣膏　治癜风。

诗曰：紫癜白癜两般风，附子硫黄最有功，姜汁调匀茄蒂
蘸，擦来两度更无踪。

先以布擦洗疮，令损，却用茄蒂蘸药汁擦之。一说白癜风
用白茄蒂，紫癜风用紫茄蒂。

（九十八）又方　硫黄一两，米醋煮一日，海螵蛸一①个，

---

① 一　《得效方》卷第十三作"二"。

并为末。浴后以生姜蘸药热①擦，避风少时，效。

（九十九）又方

雄黄　硫黄　黄丹　密陀僧　南星

上为末，用姜汁擦患处，次用姜片蘸药末，擦后渐黑，次日再擦，黑散则无恙矣。

（一百）灸法　治癜风，灸左右手中指节宛中三壮，未瘥，再报之。凡有赘疣诸痣，但将艾炷于上灸之，三壮即愈。

---

①　热　原作"熟"，为"热"繁体字的误字，今据《得效方》卷第十三改。

名方类证医书大全卷之二

龟峰熊宗立道轩编集

寒

寒为天地杀厉之气，故见于冬则为冰、为霜，草木因之而摧败，鸟兽各巢穴以自居。气体虚弱之人，或调护失宜，冲斥道途，一时为寒气所中，则昏不知人，口噤失音，四肢僵直，挛急疼痛，或洒洒恶寒，翕翕发热，面赤。若有汗，五脏之虚者，皆能有所中也。其脉多迟而紧。挟风则脉带浮，眩晕不仁；兼湿则脉濡而四肢肿痛。治疗之法，只宜以姜附之药，温散寒气，切不可妄有吐下。如舌卷囊缩者，难治。

中寒

（一）**姜附汤**　治体虚中寒，昏不知人。及脐腹冷痛，霍乱转筋，一切虚寒，并皆治之。

干姜一两　附子生，去皮、脐，细切，一枚

上㕮咀。每服三钱，水盏半，煎七分，食前温服。

（二）**理中汤**　治五脏中寒，口噤失音，四肢强直。

人参　干姜　甘草　白术各等分

上㕮咀。每服四钱，水一盏，煎服。《三因方》加附子，名附子理中汤。

（三）**葱熨法**　治中寒，气虚阳脱，气息欲绝，不省人事，

31

及伤寒阴厥，百治不效。

葱一握，以索绳缠如饼馅大，去根叶，惟存白，长二寸许。先以火燔一面，令通热，勿令灼人，乃以热处着病人脐下，上以熨斗盛火熨之，令葱饼热气透入腹内，更作三四饼。遇一饼坏，不可熨，即易一饼。候病人醒，手足温，有汗乃瘥[①]。更服姜汤一盏，良，或四逆汤之类。若熨而手足不温者，不可治。

（四）又方　中寒熨法

宜以吴茱萸二[②]升，酒略煮湿，以绢袋盛，蒸令极热，熨心腹及脚手心，候气通畅，匀暖即停止，累用有效。

感冒

（五）正气散　治伤寒阴证，憎寒恶风，正气逐冷。

半夏　厚朴各三两，为末，生姜四两，研烂，同为饼子，微炒　藿香叶　陈皮各一两　甘草七钱，炒

上为细末。每服二钱，生姜三片，枣一枚，水一盏，煎七分，食前稍热服。常服顺气宽中，辟除瘟疫。

（六）生料五积散　治感冒寒邪，头疼身痛，项背拘急，恶寒呕吐，或有腹痛。又治伤寒发热，头疼恶风。无问内伤生冷，外感风寒，及寒湿客于经络，腰脚酸疼，及妇人经血不调或难产，并治之。

白芷三两　陈皮去白，六两　厚朴去皮，姜制，四两　桔梗去芦，十二两　枳壳去瓤，麸炒，六两　川芎　甘草炙　茯苓各三两　苍术米泔浸，去皮，二十四两　当归去芦，三两　麻黄去节，六两　肉桂去皮

---

①　瘥　原作"着"，今据《三因方》卷之四、《普济方·针灸》卷十、《活人书》卷第十六改。另《得效方》卷第一、《普济方》卷一百廿一作"止"。

②　二　《证类本草》卷第十三及《太平圣惠方》卷第十一作"一"。

芍药各三两　干姜四两　半夏汤洗，三两

　　上㕮咀。每服四钱，水一盏，姜三片，葱白三个，煎七分，热服。冒寒用煨姜；挟气则加茱萸；妇人调经催产则入艾醋。

通治

　　（七）**大已寒丸**　治沉寒痼冷，脏腑虚惫，心腹疠痛，胁肋胀满，泄泻肠鸣，自汗自利。(方见泻门)

暑

　　暑之为气，在天为热，在地为火，在人脏为心。是以暑之中人，先着于心。凡中之者，身热头痛，烦渴口燥，甚则昏不知人，手足微冷，或吐或泻，或喘或满。入肝则眩晕顽痹，入脾则昏睡不觉，入肺则喘满痿躄，入肾则消渴，其脉多沉伏。一时昏中者，切不可便与冷水，并卧湿地。古法当以热汤先灌，及用布衣蘸热汤，熨脐下及气海，续续以汤淋布上，令暖气透彻脐腹，俟其苏省，进以黄连香薷散、五苓散。若体虚者，冷香饮子；霍乱吐泻，来复丹、二气丹；夹食，则用胃苓汤；若挟风，则其脉沉而浮，证有搐搦，当与黄连香薷散内加羌活煎服，却不可作惊痫治之，多致不救，此方乃严氏累用之而有验者。若旅途中猝然晕倒，急扶在阴凉处，掬道上热土于脐上，拨开做窍，令人尿于其中，以代①求热汤，并生姜或大蒜各一块，嚼烂，以汤送下，立醒。

冒热

　　（八）**白虎汤**　治伏暑呕吐。

------

　　①　代　原作"待"，今据《得效方》卷第一、《三因方》卷之二改。

石膏四两　　知母一两①　　甘草一分②　　粳米一合

上锉散，每服水煎热服。如伏暑作寒热未解，宜和五苓散同煎服。伏热后，或冷水沐浴，或吃冷物，清气在脾，不觉解，令日作，寒惨壮热，浑身洒淅，宜加桂煎服，出汗便解。

（九）白虎加人参汤　治太阳中暍，脉弦细芤迟，小便已，洒然毛耸，口开板齿燥③者。缘腠理司开阖，寒则皮肤急、腠理闭，热则皮肤缓、腠理开，开则洒然寒，闭则热而闷。即白虎汤内加人参。

（十）黄龙丸　治伏暑发热，呕吐恶心。

黄连去须，三十二两　　好酒五升

上黄连以酒煮干，研为细末，面糊为丸，如梧桐子。每服三十丸，热水吞下。

（十一）益元散　治中暑身热，小便不利。此药性凉，除胃脘积热。

滑石六两，好者　　甘草微炒，一两

上为末。每服三钱，加蜜少许，热汤、冷水任下④。如欲发汗，以葱白豆豉汤调下。

伤冷

（十二）二气丹　治伏暑伤冷，二气交错，中脘痞结，或泄或呕。

硝石　　硫黄各等分

---

①　两　《普济方》卷一百十七作"两半"。

②　分　《普济方》卷一百十七作"两"。

③　燥　原脱，今据《得效方》卷第二、《普济方》卷一百廿一、《金匮要略》卷上补。

④　热汤、冷水任下　《局方》卷之二作"温水调下"。

上为末，于银石器内，火炒令黄色，再研，用糯米糊为丸，梧桐子大。每服四十丸，新井水下，不拘时。

（十三）**冷香饮子** 治虚中伏暑，烦躁引饮，服凉药不得者。

草果仁三两 附子炮，去皮 橘红各一两 甘草炙，半两

上㕮咀。每服一两，水二碗，姜十片，煎一半，沉冷，不拘时。

（十四）**冷香汤** 治夏秋伤暑引饮，过食生冷无度，脾胃不和，或成霍乱之证。

良姜二两 檀香二两 附子炮，去皮，二两 丁香二钱 川姜炮，三分 甘草炒赤，二两 草豆蔻五个，去壳

上为末。每服五钱，以水二升，煎十数沸，贮瓶内，沉井底，代熟水服。大能消暑止渴。

冷热不调

（十五）**大顺散** 治冒暑伏热，引饮过多，脾胃受湿，水谷不分，霍乱呕吐，脏腑不调。

甘草三十斤 干姜四斤 杏仁去皮、尖，炒，四斤 肉桂去粗皮，四斤

上先将甘草用白砂炒，及八分黄熟，次入干姜同炒，却入杏仁，候杏仁不作声为度，用筛筛净，后入肉桂一处捣罗为末。每服三钱，水一中盏，煎七分，温服。如烦躁，井花水调下，不计时候，以沸汤点服亦可。

（十六）**来复丹** 治上盛下虚，里寒外热，伏暑泄泻如水。

硝石二两，同硫黄为末，入锅①内，以微火炒，用柳篦搅，不可火太过，恐伤药力，再研极细，名二气末　大阴玄精石研飞，一两　五灵脂水澄，过砂石，晒干，二两　舶上硫黄透明者，一两　青皮去白，二两　陈皮去白，二两

上用五灵脂、二橘皮为末，次入玄精石末及前二气末拌匀，好醋打糊为丸，豌豆大。每服三十丸，空心米饮下。

霍乱

（十七）解暑三白散　治冒暑伏热，霍乱呕吐，小便不利，头目昏眩。

泽泻　白术　白茯苓各等分

上㕮咀。每服四钱②，水一盏，姜五片，灯心十茎，煎八分，不拘时。

（十八）桂苓甘露饮　治伏暑引饮过度，腹肚膨胀，霍乱泻利，并皆治之。

白茯苓去皮　白术　猪苓③去皮　滑石研。各二两　寒水石研甘草炙　泽泻各一两　肉桂去皮，半两

上为末，拌匀。每服三钱，热汤、冷水任下，入蜜少许亦好。

（十九）香薷散　治伏暑引饮，口燥咽干，或吐或泻，并皆治之。一方又加黄连四两，用姜汁同炒，令黄色，名黄连香薷散。如有搐搦，加羌活煎服。

白扁豆微炒，半斤　厚朴去皮，姜汁炙熟，半斤　香薷去土，一斤

---

①　碟　原作"揲"，今据《局方》卷之五改。另《得效方》卷第八、《直指方》卷之三作"碟"，《本事方》卷第九作"鲽"。

②　四钱　《局方》卷之二作"半两"，即五钱。

③　猪苓　《御药院方》卷二用"一两"。

上咬咀。每服三钱，水一盏，入酒少许，煎七分，沉冷，不拘时。

烦渴

（二十）桂苓丸 治冒暑烦渴，饮水过多，心腹胀满，小便赤少。

肉桂去皮 赤茯苓去皮。各五两

上为末，蜜丸，每两作十丸。每服一丸，细嚼，白汤、冷水任下。

（二十一）缩脾饮 消暑气，除烦渴。

缩砂仁 干葛 乌梅肉① 白扁豆各二两 草果煨，去壳 甘草炙。各四两

上咬咀。每服四钱，水一大碗，煎八分，以水沉冷服。

（二十二）枇杷叶散 治中暑伏热，烦渴引饮，呕哕恶心，头目昏眩。

枇杷叶去毛，炙，半两 香薷三分 白茅根 麦门冬去心 丁香② 甘草炙 干木瓜各一两 陈皮去白，焙，半两 厚朴去皮，姜汁炙，半③两

上为末。每服二钱，水一盏，姜二片煎。烦躁，冷水调下。

（二十三）五苓汤 治伤寒中暑，大汗后胃中干，烦躁不得眠。

猪苓去皮 茯苓去皮 白术各半两 桂一分，去皮 泽泻一两

上为末。每服二钱，热汤调下愈妙，加滑石二两甚佳。喘

----

① 乌梅肉 《局方》卷之二与"缩砂仁"均用"四两"。

② 丁香 《局方》卷之二用"半两"。

③ 半 《局方》卷之二作"四"。

咳烦心不得眠者，加阿胶半两，煨①，夏月大暑，新水调服立愈。

（二十四）竹叶石膏汤　治中暑不恶寒，烦渴不已。（方见伤寒门）

（二十五）小柴胡汤　治中暑烦渴口干，急用冷服。（方见伤寒门）

通治

（二十六）消暑丸　治伏暑引饮，脾胃不利。

半夏霜煮，一斤　甘草生用　茯苓去皮。各半斤

上为末，姜汁煮糊为丸，如梧桐子。每服五十丸，热汤下。

（二十七）大黄龙丸　治中暑，身热头疼，状如脾寒，或烦渴呕吐，昏闷不食。

舶上硫黄　硝石各一两　白矾　滑石各半两　白面四两　雄黄半两

上五味研末，入面和匀，滴水丸如梧桐子。每服三十丸②，新水下。

（二十八）十味香薷饮　消暑气，和脾胃。

香薷一两　人参去芦　陈皮汤泡，去白　白术　黄芪　白扁豆炒，去壳　甘草炙。各半两　厚朴姜汁制，炒黑色　干木瓜　白茯苓各半两③

上为末。每服二钱，热汤、冷水调下。

（二十九）五苓散　治中暑烦渴，身热头痛，霍乱吐泻，小

---

① 煨　《宣明论方》卷五作"枯"。

② 三十丸　《是斋百一选方》（下简称"《百一选方》"）卷之七作"十九至二三十丸"。

③ 各半两　原脱，今据《直指方》卷之三补。

便赤少。如心神恍惚，加辰砂，又名辰砂五苓散。

泽泻_{二十五两} 肉桂_{去粗皮，十两} 赤茯_{去皮，十五两} 白术_去芦，_{十五两} 猪苓_{去皮，十五两}

上为细末。每服二钱，热汤调下，不拘时。

（三十）桂苓甘露散

官桂_{半两} 人参 藿香_{各半两} 茯苓 白术 甘草 葛根泽泻 寒水石_{各一两} 滑石_{二两} 木香_{一分}

上为细末。每服三钱，白汤下，新水、生姜汤亦可。

救急

（三十一）皂荚汤 治中暑不省人事。

猪牙皂荚_{烧灰} 甘草_{炒①}

等分为末。每服二钱，温熟水调下。

（三十二）中暑闷乱方_{凡三道②} 治夏月途中猝然中暑闷绝。

令患者仰卧，以道中热土铺放腹上及心头，立苏。如无热土，令患者仰卧，以热尿烫脐腹中间亦良。

又方 治中暑迷闷。

取蒜研，热汤灌之，立愈。或用连皮生姜一大块，研烂，热汤灌下亦苏。卒急不得热汤，以冷水研亦可。

又方 用道上热土同大蒜研烂，以冷水和，去滓，饮之即瘥。

湿

湿之为气，冲溢天地之间，流注四时之内。体虚之人，或

---

① 炒 《得效方》卷第二后有"各一两"。
② 中暑闷乱方凡三道 此处方名原脱，今据原书目录补。

为风雨所袭，或卧卑湿之地，远行涉水，或感山泽蒸气，或汗出衣里冷，则浸渍脾肾，皆能有所中伤。着肾者，腰痛身重，如坐水中，小便不利。着脾，则四肢浮肿，不得屈伸。若挟风，则眩晕呕哕，心间烦热。兼寒则拳挛掣痛，无汗恶寒。带暑则烦渴引饮，心腹疼痛，面垢恶寒。凡感湿之证，其脉多沉缓而微，其证多四肢倦怠不举。法当疏利小便为先决，不可轻易汗下并用火攻。若有泄泻等证，又当于各类求之。

风湿

（三十三）**羌附汤** 治风湿相搏，手足掣痛，不可屈伸，或身微浮肿。

羌活去芦 附子炮，去皮、脐 白术 甘草各等分

上㕮咀。每服四钱，水一盏半，姜五片，煎七分，温服，不拘时。

（三十四）**薏苡仁散** 治湿气伤肾，肝气不调，自然生风，遂成风湿，流注四肢，肌肉疼痛。

薏苡仁一两 当归 小川芎 干姜 茵芋 甘草 官桂 川乌 防风 麻黄 人参 羌活 白术 独活各半两

上为细末。每服三①钱，空心临卧酒调下，日三服。

（三十五）**麻黄白术散** 治感风湿，身体烦疼，无汗恶寒，发热者。

麻黄去节，汤浸，三两 杏仁十六②个，去皮、尖 甘草炙，二③两 白术四两 桂心一④两

---

① 三 《本事方》卷第三作"二"。
② 十六 《三因方》卷之五作"二十"。
③ 二 《三因方》卷之五作"一"。
④ 一 《三因方》卷之五作"二"。

上咬咀。每服四钱，水盏半，煎七分，食前服。

（三十六）白术茯苓干姜汤　治感风湿挟暑，烦渴引饮，恶风微汗。

白术　茯苓　干姜　细辛　乌梅　桂心　干葛　甘草　陈皮　豆豉各等分

上为末。每服二钱，白汤调下。

（三十七）四物附子汤　治风湿相搏，骨节烦疼，四肢拘急，不得屈伸。

附子炮，一钱　肉桂八钱　白术六钱　甘草四钱

上咬咀。每服半两，水一盏，姜五片，煎八分，温服。

（三十八）术附汤　治风湿相搏，腰膝疼痛，四肢重着，不呕不渴，大便坚硬，小便自利。

甘草炙，二两　白术四两　附子炮，去皮、脐，薄切片，一两半

上咬咀。每服三钱，水一盏①，姜五片，枣一枚，煎七分，空心温服。

（三十九）防己黄芪汤　治风湿相搏，客在皮肤，四肢少力，关节烦疼。

防己四两　黄芪五两　甘草炙，二两　白术三两

上咬咀。每服三钱，水一盏②，姜枣同煎七分，热服，不拘时。

（四十）木瓜丸　治风湿客搏，手足膝腰不能举动。

以木瓜一枚，去瓤、皮，开窍填吴茱萸一两，线系定，蒸熟研烂，入盐半两，研匀，糊丸梧子大。每服四十丸，茶酒

---

① 盏　《局方》卷之二作"盏半"。
② 盏　《局方》卷之二作"盏半"。

吞下。

（四十一①）桂枝附子汤　治风湿相搏，身体烦疼。（方见伤寒门）

寒湿

（四十二）渗湿汤　治寒湿所伤，身体重着，如坐水中，小便赤涩，大便溏泻。

　　苍术　白术　甘草炙。各一两　茯苓去皮　干姜炮。各二两　橘红　丁香各一分

　　上㕮咀。每服四钱，水一盏②，枣一枚，姜三片，煎七分，食前温服。

（四十三）肾着汤　治肾虚伤湿，身重腰冷，如坐水中，不渴，小便自利。

　　干姜炮　茯苓各四两　甘草炙　白术各二两

　　上㕮咀。每服四钱，水一盏③，煎七分，空心温服。

（四十四）渗湿汤　治坐卧湿地，或为雨露所袭，身重脚弱，关节疼痛，发热恶寒，或多汗恶风，或小便不利，大便溏泻。

　　白术二两　人参半两　干姜炮　白芍药　附子炮，去皮、脐　白茯苓去皮　桂枝不见火　甘草炙。各半两

　　上㕮咀。每服四钱，水盏半，姜五片，枣一枚，煎八分，不拘时。

---

①　四十一　原作"四十"，与前方编码重复，据前文改，后顺次修改。

②　盏　《局方》卷之二作"盏半"。

③　盏　《三因方》卷之五作"盏半"。

（四十五）生附汤　治受湿腰痛。

附子生，二钱半　苍术炒　杜仲姜炒。各半两　牛膝酒浸，焙　厚朴制　干姜生　白术　茯苓　甘草炙。各二钱半

上㕮咀。每服三钱，姜三片，枣一枚，食前煎服。

（四十六）芎术除眩汤　治感寒湿，头目眩晕。

甘草炙　附子①炮　白术　官桂各二钱半　川芎半两

上㕮咀。每服三钱，姜七片，食前煎服。

（四十七）麒麟竭散　治寒湿传于经络，疼痛不可忍。

血竭　南乳香　没药　白芍药　当归②　水蛭杵碎，炒令烟尽　麝香各二钱③　虎脑④骨酥炒黄，五钱

上八味为末，和匀。每服三钱，温酒调下，食前。

（四十八）除湿汤　治寒湿所伤，身体重着，腰脚酸疼，大便溏泻，小便或涩或利。

半夏曲炒　厚朴姜制　苍术米泔制。各二两　藿香叶　陈皮去白　白茯苓去皮，各一两　甘草炙，七钱　白术生用，一两

上㕮咀。每服四钱，水一盏，姜七片，枣一枚，煎七分，食前温服。

暑湿

（四十九）五苓散　治伤湿有热，小便赤少。（方见中暑门）

（五十）苓术汤　治暑湿郁发，半身不遂，口眼㖞斜。

附子炮，去皮、脐　茯苓　白术　干姜炮　泽泻　桂心各等分

---

①　附子　《普济方》卷一百十八用"半两"。后"白术"同。

②　当归　《普济方》卷一百十八后有"各六两（钱）"。

③　二钱　《普济方》卷一百十八作"一（二）钱"。

④　脑　《御药院方》卷一作"胫"。

上咬咀。每服四钱，水一盏①，煎七分，空心服。

（五十一）茯苓白术汤 治感湿挟暑，汗未干而浴，暑湿相搏。

茯苓 白术 干姜炮 甘草炙 桂心各一两

上咬咀。每服四钱，水一盏，煎七分，食前服。

（五十二）大橘皮汤 治证同上。

橘皮半两 木香一分 滑石六两 槟榔三钱 茯苓一两 猪苓去黑皮 泽泻 白术 官桂各半两 甘草二钱

上为末。每服五钱，水一盏，生姜五片，煎至六分，去滓，食后服。

通治

（五十三）苍耳丸 治一切风寒暑湿，四肢拘急挛痹。

苍耳子洗焙为末，糊丸梧子大。每服五十丸，日三。又方，取苍耳子以水煎服亦可。

（五十四）白术酒 治中湿骨节疼痛。

白术一②两，酒三盏，煎一盏，顿服。不能饮酒，以水代之。

（五十五）赤茯苓丸 治脾湿太过，四肢肿满，腹胀喘逆，气不宣通，小便赤涩。

葶苈四两 防己二两 赤茯苓一两 木香半两

上为细末，枣肉为丸，梧子大。每服三十丸，煎桑白汤下，食后。

---

① 盏 《得效方》卷第二作"盏半"。
② 一 《三因方》卷之二作"半"。

44

名方类证医书大全卷之三

蘸峰熊宗立道轩编集

伤　寒

伤寒之证固有，天疫流行，一时所感，病无老少，率相似者。然多是体虚劳役之人，冬月冲斥道途，不谨调护，以至为风寒所伤，其毒藏伏于内，不即发见，或为热所击博，然后发而为病。故经云：冬感寒，春发温者是也。其为证，有阳有阴，有表有里，又当知受病不同，传变不一。其发也，未有不自头疼发热、自汗恶寒而始者。若发于太阳，即热而恶寒；发于太阴，恶寒而不发热也。传阳则潮热，狂言如有所见，其脉多长浮；变阴则舌强不语，手足厥冷，多有自利，其脉多沉细。伤寒为治，虽曰有法，又须问证以察于外，切脉以审于内。故在表宜汗之，在上宜吐之，在里宜下之，在半表半里者，和解之。此固一定之法，然又须考得病之日，传变之期，方可施治。一日至三日，病在皮肤者，为表，宜麻黄、桂枝之类驱散寒邪，得汗之后，脉静为愈。有汗不得服麻黄，无汗不得服桂枝，此仲景至切之论，不可不谨。四日、五日之间，病在胸膈，痰气紧满于上，当以瓜蒂、豆豉之类吐之而愈。六日、七日之间，其病入腹传胃，脏腑结燥，狂言潮热，须大黄、芒硝之类下之而愈。古今治法总曰如此，却又有得病之日便四肢厥冷，名为阴厥。欲绝者，丹田、气海穴灸之。又有经日微厥，而后发热者，为热厥。热甚舌黑鼻燥者，今人多以水渍布帛重叠搭之于胸，频频更换，以拔去热气，亦良法也。又有不厥而即变阳证，或胸腹恚闷，牵引疼痛，坐卧不安，喘息，则又不可拘以日数，即宜下之。又有六七日，大腑结燥，上不能食，其脉细紧，皆曰当下。却有头痛恶寒，项上有汗，或小便清利，乃表证未除，仍宜汗之。或里寒表热，或里热表寒，皆当先救其里，后治其表。应汗而反下之，则热蓄于里，或为瘀血，发而为狂证者有之，结而为痞、为结胸者有之。结胸者，心下紧满而痛，按之如石，手不可近。痞者，但紧满而不痛。证虽相类，用药却有不同。若应下而反汗之，则津液枯竭。又有亡阳谵语者，谵语为实，郑声为虚。若应吐而反温之，则毒气郁结于胃，发而为斑，其色如锦纹者生，黑者即死。临证用药，若不辨其阴阳，观其传变，审而行之，则必致错乱，怪证百出，流而为坏证伤寒，甚至不救。以此伤寒一证，不可不谨。病愈之后，切不可轻用补药，尤忌房室、劳伤、饮食过度，倘因之再作，未易治也。致有脚气、痰饮、食积、虚烦，四证与伤寒相类，更宜审之。但脚气则脚膝软痛，卒起即倒；痰饮则头不痛、项不强；食积则身不痛，左手脉平和；虚烦则不恶寒，身不痛为异，决不可有误作伤寒治之。其中变易，非止一端。兹略举其说，以备仓卒，其详又当于仲景论中、千金百问内求之。且感冒本与伤寒治证一同，但有轻重之分耳，故重者为伤，轻者为感。感冒之中，有风有寒，又须详别。夫感寒则必恶寒，面色黯惨，项背拘急，亦或头痛发热，其脉沉迟，当以五积散、藿香正气散、养胃汤表之。感风则必恶风，面色光浮，身体发热如疟，鼻塞声重，时引清涕，或咳唾稠粘，其脉多浮数，当以十神汤、败毒散治之。或风寒兼之，又当用和解之药。体虚之人不可过于发散，恐致他疾。并述于后，审之审之。

宜汗

（一）麻黄汤 治伤寒头痛，发热恶风，骨节疼痛，喘满

46

无汗。

杏仁七十个，去皮，炒，别研如膏　麻黄去节，三两　甘草炙，一两
肉桂去皮，二两

上为粗末，入杏仁膏令匀。每服三钱，水一盏①，煎八分，
温服，以汗出为度。

（二）十神汤　治时令不正，瘟疫妄行，感冒发热，或欲出
疹。此药不问阴阳两感风寒，并宜服之。

川芎　甘草　麻黄去根。各四两②　干葛十四两③　紫苏　升麻
赤芍药　白芷　陈皮　香附子各四两④

上㕮咀。每服三钱，水盏半，姜五片，煎七分，去滓热服，
不以时候。如发热头痛，加连须葱白。中满气实，加枳壳煎。

（三）葛根解肌汤　治伤寒头痛，发热恶寒，肢体拘急，胸
膈烦闷。

葛根四两　麻黄去节，三两　肉桂去皮，一两　甘草炙　黄芩
芍药各二两

上㕮咀。每服三钱，水一盏⑤，枣一枚，煎八分，去滓热
服。

（四）葱白散　治四时伤寒，头痛壮热，肢体烦疼，小便赤
涩。及伤风鼻塞，咳嗽痰涎，山岚瘴气，并皆治之。

川芎　苍术米泔浸　白芷各二两　麻黄去根节，三两　甘草　石
膏　干葛各一两

上㕮咀。每服二钱，水一盏，姜三片，葱白二寸，煎七分，

①　盏　《局方》卷之二作"盏半"。
②　各四两　原脱，今据《局方》卷之二、《得效方》卷第二补。
③　十四两　原脱，今据《局方》卷之二、《得效方》卷第二补。
④　各四两　原脱，今据《局方》卷之二、《得效方》卷第二补。
⑤　盏　《局方》卷之二、《得效方》卷第三作"盏半"。

热服，不拘时候。如欲汗，并进数服。

（五）小青龙汤　治伤寒表证不解，心下有水气，干呕发热，咳嗽微喘。又治肺①经受寒，咳嗽喘急。

半夏汤洗七次，二两半　干姜炮　细辛去叶　麻黄去根、节　肉桂去皮　芍药　甘草炒。各三两　五味子二两

上㕮咀。每服三钱，水盏半，煎七分，去滓，食后温服。

（六）大青龙汤　治伤寒头痛，发热恶寒，无汗烦躁，六脉浮紧。

麻黄三两　桂枝去皮　甘草炙。各一两　杏仁去皮，二十个　大枣五个　生姜一两半　石膏半个鸡子大

上㕮咀。每服五钱，水盏半，煎八分，去滓温服，取汗为度，不可过汗，恐亡阳也。若汗多不止，用温粉扑之。

宜下

（七）大柴胡汤　治伤寒十余日不解，邪气结在里，身热烦躁，语言谵妄，大便不通，绕脐刺痛。

枳实去瓤，麸炒，半两　柴胡去芦，半斤　大黄二两　赤芍药黄芩各三两　半夏汤洗七次，二两半

上㕮咀。每服三钱，水一盏，姜五片，枣一枚，煎七分，去渣温服。此药治伤寒内热里实，若身体疼痛，是表证未解，不可服之，宜解表。

（八）小承气汤　治伤寒潮热，谵语如有所见，大便六七日不通，是有燥粪结滞，此药主之。

枳实一枚，麸炒，去瓤　大黄去皮，一两　厚朴去皮，姜制，一两

上㕮咀。每服五钱，水盏半，煎八分，去滓温服，以利

---

① 肺　原作"胎"，今据《局方》卷之二、《得效方》卷第三改。

48

为度。

（九）柴胡饮子　治内实大便难，不恶寒反恶热。

柴胡　人参　黄芩　甘草　大黄　当归　芍药各半两

上为粗末。每服三钱，水一盏，生姜三片，去滓温下。

（十）防风当归饮子　治身热大便秘，不恶寒而烦渴。

柴胡　人参　黄芩　防风　滑石　甘草　芍药　大黄　当归等分①

上为粗末。每服三五钱，生姜三片，水一盏，煎至七分，去滓温服，不拘时候。

（十一）调胃承气散　治阳明不恶寒反恶热，大便秘，谵语，呕。

大黄　甘草　朴硝各五钱

上为粗末。每服五七钱，水一大盏，煎三五沸，去滓温服，食后。

（十二）调中汤　治秋夏之间，暴寒折于盛热，热结于四肢则壮热头痛，寒伤于胃则下利，或血或水，脉数者，宜此下之。

大黄去皮，三分②　葛根　黄芩　藁本择真者　白术　芍药　桔梗　茯苓去皮　甘草炙。各半③两

上㕮咀。每服五钱，水盏半，煎八分，移时再服，得利即止。

（十三）脾约麻仁丸　治伤寒燥热粪结，大便秘，小便自利。（方见秘结门）

_____

① 等分　《儒门》事亲》卷十二作"各一两"。

② 分　《普济方》卷一百四十三作"两"。

③ 半　《普济方》卷一百四十三作"一"。

（十四）蜜导法　治秘结服药不得通利，宜此导之。（方见秘结门）

宜吐

（十五）瓜蒂散　治伤寒四五日，病在胸膈，痰气紧满于上，不得息者，当以此吐之。

瓜蒂一两，炒黄　赤小豆一两

上㕮咀。每服三钱，水盏半，入豉一合同煎至六分，去滓温服，以吐得快为度。亡血、体虚者，不可服。

（十六）稀涎散　治伤寒脉大，胸满痰多，涎病头疼。（方见风门）

宜温

（十七）五积散　治伤寒头痛，发热恶寒，身痛恶寒，及脏腑素寒，服凉剂不得者。（方见中寒门）

（十八）阳旦汤　治伤寒肢节疼痛，内寒外热，心下虚烦。

芍药　甘草各二两　干姜　黄芩各三两　桂心四两　大枣十五个

上㕮咀。每服五钱，水一盏①，煎八分，温服频进，令少汗。

（十九）茯苓四逆汤　治伤寒汗下之后，病证不解而烦躁者。

附子一个，去皮，生破八片，只用二②片　人参二钱半③　甘草三

---

① 盏　《得效方》卷第一作"盏半"。
② 二　《普济方》卷一百卅二作"一"。
③ 二钱半　《普济方》卷一百卅二作"一两"。

50

分① 干姜三钱② 茯苓—③两

上㕮咀。每服五钱，水一盏，煎八分，温服。

（二十）桂枝附子汤 伤寒八九日不解，风湿相搏，身体烦疼。

桂枝—两三钱 甘草六钱，二字 附子—个，炮

上㕮咀。每服五钱，水一盏，姜四片，煎八分，温服。

（二十一）小建中汤 治伤寒阳脉涩，阴脉弦，腹中急痛，法当先与小建中汤。若不瘥者，小柴胡汤主之。

桂枝去皮，两半 芍药三两 甘草—两 生姜两半 胶饴半斤，旧有微溏或呕者，去胶 大枣六个

上锉。每服五钱，水盏半，姜三片，大枣一枚，煎八分，去渣，下胶饴两匙许，再煎化，温服。尺脉尚迟，加黄芪末一钱煎。

和解

（二十二）和解散 治四时伤寒，头痛，烦躁，自汗，咳嗽，吐，痢。

陈皮洗 厚朴去皮，制。各四两 藁本 桔梗 甘草各半斤 苍术去皮，一斤

上为粗末。每服三钱，水盏半，姜枣④煎七分，不拘时热服。

（二十三）消风百解散 治四时伤寒，头疼发热，及寒壅咳嗽，鼻塞声重。

---

① 三分 《普济方》卷一百卅二作"二两"。
② 三钱 《普济方》卷一百卅二作"一两半"。
③ 一 《普济方》卷一百卅二作"四"。
④ 姜枣 《局方》卷之二作"姜三片，枣二枚"。

荆芥　白芷　陈皮_{去白}　麻黄_{去节}　苍术_{各四两}　甘草_{炙，二两}

上㕮咀。每服三钱①，水一盏②，姜三片，葱白三个③，煎七分，不拘时。如咳嗽，加乌梅煎。

（二十四）八解散　治四时伤寒，头疼体热，恶风多汗，呕逆恶心。

人参_{去芦}　茯苓　甘草　陈皮_{去白}　藿香_{去土}　白术　厚朴④半夏_{汤洗七次。各一两}

上㕮咀。每服五⑤钱，水一盏，姜三片，枣葱同煎，不拘时。

（二十五）家藏方十味和解散　治头疼发热。发散寒邪。

白术_{二两}　桔梗_{一两}　人参_{去芦}　甘草_炙⑥　当归_{洗，焙}　陈皮_{去白}　枳壳_{去瓤，炒}　赤芍药_{各一分}⑦　厚朴_{姜制，半两}　防风_{一分}⑧

上㕮咀。每服五⑨钱，水一盏半⑩，姜五⑪片，葱白三寸⑫，煎热服，不拘时。

（二十六）香苏散　治四时伤寒，头痛发热恶寒。

---

① 三钱　《局方》卷之二作"二大钱"。

② 一盏　《局方》卷之二作"一大盏"。

③ 个　《局方》卷之二作"寸"。

④ 厚朴　《局方》卷之二用"二两"。

⑤ 五　《局方》卷之二作"二"。

⑥ 炙　原作"炙。各一分"，今据《家藏方》卷第三删"各一分"。

⑦ 各一分　原脱，今据《家藏方》卷第三补。

⑧ 一分　原脱，今据《家藏方》卷第三补。

⑨ 五　原作"四"，今据《家藏方》卷第三改。

⑩ 盏半　原作"盏"，今据《家藏方》卷第三改。

⑪ 五　原作"三"，今据《家藏方》卷第三改。

⑫ 寸　原作"个"，今据《家藏方》卷第三改。

紫苏　香附子各二①两　陈皮一②两　甘草炙，半③两

上㕮咀。每服四④钱，水一盏，姜葱煎七分，空心热服。如头疼，加川芎、白芷，名芎芷香苏散。

徐同知加减香苏散法

头痛，加川芎、白芷。头痛如斧劈，加石膏、连须葱头。偏正头风，加细辛、石膏、薄荷。太阳穴痛，加荆芥⑤穗、石膏。伤风自汗，加桂枝。伤风无汗，加麻黄去节并干葛⑥。伤风恶寒，加苍术。伤风发热不退，加漳柴胡、黄芩。伤风咳嗽不止，加半夏、杏仁去皮、尖。伤风胸膈痞塞，加制枳壳。伤风鼻塞声重，咽膈不和，加苦梗、旋覆花。伤风痰涎壅盛，加白附子、天南星。伤风鼻内出血，加茅花。伤风气促不安，加大腹皮、桑白皮。伤风鼻塞不通，头昏，加羌活、荆芥。伤风不散，吐血不时，加生地黄。伤风不解，耳内出脓疼痛，加羌活、荆芥。伤风不解，咽喉肿痛，加苦梗。伤风中脘寒，不思饮食，加去白青皮、枳壳。伤风呕吐，恶心不止，加丁香、半夏。伤风头晕眼花，颠倒支持不住，加熟附子。伤风时作寒剽，加桂枝。伤风痰壅，呕恶不止，加白附子、旋覆花、半夏。伤风后，时时作虚热不退，加人参。伤风饮食不能消化，加缩砂仁、青皮。伤风一向不解，作潮热，白日至日中不退，日日如是，加地骨皮、漳柴胡、人参、菴芦。初感风，头痛作热，鼻塞声重，加羌活、川芎。感风腰疼不能伸屈，加官桂、桃仁。感风浑身痛不止，加赤

---

① 二　《局方》卷之二作"四"。

② 一　《局方》卷之二作"二"。

③ 半　《局方》卷之二作"一"。

④ 四　《局方》卷之二作"三"。

⑤ 荆芥　原讹作"京芥"，今据《普济方》卷一百四十七改。全书错出，改从一律，余不注。

⑥ 干葛　《普济方》卷一百四十七作"干姜"。

芍药、紫金皮①。感风颈②项强急，不能转头，加羌活、官桂。腹肚疼痛，加木香。腹肚疼刺不可忍，加姜黄、茱萸七粒。小腹疼痛无时，不可忍，加木香、姜、枣。妇人忽然大便痛肿，不能下地，加木香、木瓜、茱萸。妇人被性所苦，胸膈痞疼，胁肋刺痛，小便急疼，加木香、枳壳。妇人被气疼所苦，加木香、缩砂仁。脾胃不和，中脘不快，加谷芽、神曲。伤食吐呕，泄泻腹痛，加干姜、木香。心卒痛者，加延胡索、酒一盏。饮酒太过，忽遍身发疸，或两目昏黄，加山茵陈、山栀子。中酒吐恶，加乌梅、丁香。妇人经水将行，先作寒热，加苏木、红花。妇人产后作虚热不退，烦渴，加人参、地黄。产后发热不退，加人参、黄芪。产后腰疼不已，加当归、官桂；冷嗽不已，加干姜、五味子、杏仁。脾寒，加良姜、青皮、草果。脚气，加木香、木瓜、牛膝、紫荆皮、茱萸、川楝子③。感风寒，发热头疼，加不换金正气散。感寒头痛，壮热恶寒，身痛不能转动，加生料五积散。饮食不下，欲吐不吐，加丁香与萝卜子。感寒头痛，发热身疼，分阴阳，加败毒、石膏。妇人产后风，脚手疼痛，生料五积散、人参败毒散加木瓜、不换金正气散加生地黄、川芎同煎。

（二十七）十味芎苏散　治四时伤寒，发热头痛。

川芎七钱　紫苏叶　干葛　桔梗生，二钱半　柴胡　茯苓各半两　甘草三钱　半夏六钱　枳壳炒，三钱　陈皮三钱④

上㕮咀。每服三钱，姜枣煎服。

---

① 紫金皮　《普济方》卷一百四十七作"紫荆皮"。下同。

② 颈　原作"胫"，今据《普济方》卷一百四十七改。

③ 川楝子　原讹作"川練（练）子"，今据《普济方》卷一百四十七改。全书错出，改从一律，余不注。

④ 三钱　《普济方》卷一百五十一，此方除"甘草"、"半夏"剂量相同外，其余共作"各等分"。

54

（二十八）麻黄桂枝各半汤　治伤寒七八日，发热恶寒如疟状，但不呕，小便清利，六脉虽微而恶寒，此乃阴阳俱虚，不可更发汗及吐下，此药主之。

桂枝一两　麻黄　芍药　生姜　甘草炙。各五钱　杏仁十二个　大枣二枚①

上吹咀。每服五钱，水盏半，煎八分，温服。

（二十九）柴胡桂枝汤　治伤寒六七日，发热微有恶寒，表证未解者。

柴胡一两二钱　桂枝去皮，半两　黄芩半两　甘草三钱　生姜半两　人参半两　半夏四钱　大枣一枚　芍药二两

上锉。每服五钱，水盏半，煎八分，去滓温服。

阳证

（三十）黄连解毒汤　治伤寒大热，干呕错语，呻吟不眠。

黄连一分　黄芩　黄柏各半两　栀子四个

每服锉五钱，水二盏半，煎七分，去滓温服。

（三十一）栀子仁汤　治伤寒阳毒发狂，烦躁面赤，咽痛热潮。

栀子仁　赤芍药　大青　知母各一钱　升麻　黄芩　石膏　杏仁各二钱　柴胡一钱半　甘草半钱　豉一百粒

上锉。每服五钱，水一盏半，煎七分，去滓温服。

（三十二）小柴胡汤　治伤寒发热如疟，胸膈满痛，小便不利，大便秘涩。

半夏汤洗七次，二两半　柴胡去芦，半斤　黄芩　人参去芦　甘草炙。各三两

---

①　二枚　此方在《伤寒论》中除"桂枝"外，所有药物剂量均加倍。

上咬咀。每服三钱，水一盏①，姜五片，枣一枚，煎七分，热服。

（三十三）柴胡散　治伤寒病后，邪入经络，体瘦肌热，或又咳嗽。

柴胡四两　甘草一两

上为末。每服二钱，水一盏，煎八分，食前热服。

（三十四）白虎汤　治伤寒大汗后，表证已解；或吐下后邪未除，热结在里，心胸烦渴，甚欲饮水。烦渴不止者，加人参。（方见暑门）

（三十五）鹊石散　治伤寒发狂，逾墙上屋。

黄连　寒水石各等分

上为细末。每服二钱，浓煎甘草汤，候冷调服。

（三十六）玄参升麻汤　治伤寒失下，热毒在胃，发斑，甚则烦躁谵语。

玄参　升麻　甘草炙。各等分②

上咬咀。每服四③钱，水一盏④，煎七分，温服。温毒亦能发斑。

阴证

（三十七）葱熨法　治伤寒阴厥，百治不效。（方见寒门）

（三十八）白术散　治阴毒伤寒，心间烦躁，四肢逆冷。

川乌头炮，去皮、脐　桔梗去芦　白术　附子炮，去皮、脐　细

---

① 盏　《局方》卷之二作"盏半"。

② 等分　《三因方》卷之四作"半两"。

③ 四　《三因方》卷之四作"五"。

④ 盏　《三因方》卷之四作"盏半"。

56

辛各一两　干姜炮，半两

上为末。每服二钱，水一盏，煎六分，热服，不拘时。

（三十九）真武汤　治伤寒数日以后，发热腹疼，头目昏沉，大便自利，小便或利或涩，或呕或咳，或已经汗不解，仍复发热，心下松悸，头目眩晕，皆由渴后饮水，停留中脘所致，并皆治。

芍药①　茯苓　生姜②　白术各七钱半③　附子炮，一个

上㕮咀。每服五④钱，水盏半，煎八分，温服，不拘时。咳者，加五味子七钱半⑤，细辛、干姜各二钱半⑥。

（四十）四逆汤　治伤寒自利，脉微欲绝，手足厥冷者。

甘草炙，二两　干姜一两半　附子生，去皮、脐，半两

上㕮咀。每服三钱，水一盏⑦，煎七分，温服，不拘时。

（四十一）姜附汤　治伤寒自利，六脉沉伏，手足厥冷。（方见中寒门）

四时

（四十二）增损白术散　病后最宜服之，生津止渴，顺气下痰。

白术　葛根　茯苓　藿香叶　人参　木香各一两　陈皮二两干生姜一钱

---

① 芍药　《得效方》卷第一用"一两"，后"茯苓"同。
② 生姜　《得效方》卷第一此方"生姜"用"五片"。
③ 七钱半　《得效方》卷第一作"一两"。
④ 五　《得效方》卷第一作"四"。
⑤ 七钱半　《得效方》卷第一作"三分"。
⑥ 二钱半　《得效方》卷第一作"一两"。
⑦ 盏　《局方》卷之二作"盏半"。

上㕮咀。每服四①钱，水一大盏半，煎七分，去滓温服，不拘时。

（四十三）五苓散　治伤寒汗后发渴，小便不利。（方见中暑门）

（四十四）藿香正气散　治伤寒头疼，憎寒壮热，或感湿气，霍乱泄泻。常服除山岚瘴气。

大腹皮　白芷　茯苓去皮　紫苏去土。各三②两　藿香三两　厚朴去皮，姜制　白术　陈皮去白　苦梗　半夏曲各二两　甘草炙，二两半

上㕮咀。每服二钱，水一盏，姜三片，枣一枚煎，热服。

（四十五）僧伽应梦人参散　治伤寒体热头痛，及风壅痰③嗽、咯血等疾。

甘草炙，六两　人参　桔梗　青皮　白芷　干葛　白术各三两　干姜炮，五钱半

上㕮咀。每服三④钱，水一盏，姜二片，枣二枚，煎七分，去滓热服，不拘时。如伤寒，加豆豉煎。

（四十六）不换金正气散　治四时伤寒，瘟疫时气，及山岚瘴气，寒热往来，霍乱吐泻，下痢赤白，并宜服之。

厚朴去皮，姜制　藿香去枝、土　甘草　半夏　苍术泔浸　陈皮各等分

上㕮咀。每服三钱，水盏半，姜三片，枣二枚，煎七分，去滓，食前热服。若出远方，不伏水土者，宜常服之。

（四十七）人参败毒散　治伤寒头痛，壮热恶寒，及风痰咳

---

① 四 《御药院方》卷二作"五"。
② 三 《局方》卷之二作"一"。
③ 痰 原脱，今据《局方》卷之二补。
④ 三 《局方》卷之二作"二"。

嗽，鼻塞声重。如心经蕴热，口舌干燥者，加黄芩。

柴胡　甘草　桔梗　人参　羌活　芎蒡　茯苓　枳壳　前胡　独活_{各等分}

上㕮咀。每服三钱，水一盏，姜三片，薄荷少许，同煎七分，去滓，不拘时。

（四十八）五积交加散　治内感风寒，上膈蕴热。

生料五积散　人参败毒散_{二料等分}

上和匀。每服四钱，水一盏①，姜五片，枣一枚，煎八分，温服。

（四十九）冲和散　治感冒风温之气，头目不清，鼻塞声重，肢体倦怠欠伸，出泪。

苍术_{六②两}　荆芥穗_{二③两}　甘草_{一两一钱半④}

上㕮咀。每服三钱，水一盏，煎八分，去滓热服，不拘时。

（五十）参苏饮　治感冒风邪，发热头疼，咳嗽声重，涕唾稠粘。此药大解肌热，宽中快膈，或欲或劳瘵，潮热往来，并能治之。

木香⑤　紫苏叶　干葛　半夏_{汤洗七次，姜制}　前胡_{去苗}　人参_{去芦}　茯苓_{去皮。各三分}　枳壳_{去瓤，麸炒}　桔梗_{去芦}　甘草_炙　陈皮_{去白。各半两}

上㕮咀。每服四钱，水盏半，姜七片，枣一枚，煎六分，去滓热服，不拘时。《易简方》以气盛者，不用木香。

――――――

① 盏　《岭南卫生方》卷中作"盏半"。

② 六　《百一选方》卷之七作"六十"。

③ 二　《百一选方》卷之七作"三十"。

④ 一两一钱半　《百一选方》卷之七作"十二两半"。

⑤ 木香　《局方》卷之二用"半两"。

疫疠

（五十一）升麻葛根汤　治大人小儿时气瘟疫，头痛发热，及疮疹已发未发，疑似之间，并宜服之。

川升麻　白芍药　甘草炙。各五两　葛根十五两①

上㕮咀。每服三钱，水一盏②，煎七分，去滓热服，不拘时。

（五十二）柴胡升麻汤　治时行瘟疫，壮热恶风，头痛体疼，鼻塞咽干，痰盛咳嗽，涕唾稠粘。

柴胡去芦　前胡去芦。各十两　黄芩去皮，六两半　荆芥去梗，十③两半　赤芍药去芦　石膏各十两　升麻五两　桑白皮六两半　干葛十两

上㕮咀。每服三钱，水一盏④，姜三片，豉十余粒煎，热服。

（五十三）神术散⑤　治四时瘟疫，头痛发热，及伤风鼻塞声重。

苍术米泔浸，五两　藁本去土　香白芷　细辛　羌活去芦　川芎　甘草炙。各一两

上为细末。每服三钱，水一盏，姜三片，葱三寸，煎七分，温服，不拘时。如伤风鼻塞，用葱茶调下。

（五十四）甘桔汤　治四时疫疠咽痛。（方见咽痛门）

---

① 十五两　《普济方》卷一百五十一作"各等分"。

② 盏　《普济方》卷一百五十一作"盏半"。

③ 十　《局方》卷之二作"七"。

④ 盏　《局方》卷之二作"盏半"。

⑤ 神术散　原作"神木散"，今据《局方》卷之二改。

虚烦

（五十五）栀子豆豉汤　治发汗吐下后，虚烦不得眠，及①发颠倒，心中懊恢，栀子豆豉汤主之。若少气绝者，栀子甘草豉汤主之。

肥栀子四个　香豉半两

上锉，水二大盏，先煮栀子至一盏，入豉同煎，取七分，去滓温服，得快吐，止后服。

（五十六）酸枣汤　治伤寒吐下后，心烦乏气，昼夜不眠。

酸枣四升　麦门冬一升，去心　甘草炙，一两　知母二两　茯苓川芎　干姜各三两

上㕮咀。每服四钱，水一盏，煎七分，去滓温服。

（五十七）竹叶汤　治伤寒大霍乱吐泻后，心虚烦闷，内热不解。

竹叶　麦门冬去心　人参　茯苓去皮　小麦炒　半夏汤泡。各一两　甘草炙，半两

上㕮咀。每服四钱，水盏半，姜五片，煎八分，温服。

（五十八）竹叶石膏汤　治伤寒已经汗下，表里俱虚，津液枯竭，心烦发热，气逆欲吐，及诸虚烦热，并宜服之。

麦门冬去心，五两半　人参去芦　甘草炙。各二两　石膏一斤半夏汤洗七次，二两半

上㕮咀。每服三钱，水一②盏，入青竹叶、生姜各五六片，煎一半，去滓，入粳米百余粒再煎，米熟去米，温服，不拘时。

（五十九）温胆汤　治伤寒一切病后，虚烦不得睡卧。兼治

---

① 及　原作"反"，今据《奇效良方》卷之九改。

② 一　《局方》卷之二作"两"。

心胆虚怯。

半夏　枳实各一两　橘红一两半　茯苓三分　甘草四钱

上咬咀。每服四钱，水盏半①，生姜七片，枣一②枚，竹茹一块，煎七分③，去滓，食前热服。

自汗

（六十）温粉　治汗多不止。

白术　藁本　川芎　白芷

等分为末。每末一两，入米粉一两半④和匀，用粉周身扑之。

（六十一）桂枝汤　治伤寒太阳经受病，头疼身痛，或翕翕发热，或洒洒恶风。

桂枝　芍药各三两⑤　甘草一两

上咬咀。每服三⑥钱，水一盏，姜三片，枣二⑦枚，煎七分，去滓温服，不计时候。惟春初可依此方，自春末夏至以前，且加黄芩半两，夏至后加知母半两、石膏二两或升麻半两。若病人素虚寒者，不用加减。无汗休服。

（六十二）黄芪建中汤　治伤寒身痛，尺脉迟，或汗出不止。（方见诸虚门）

---

① 半　原脱，今据《普济方》卷一百四十补。
② 一　《普济方》卷一百四十作"七"。
③ 七　《普济方》卷一百四十作"六"。
④ 一两半　《活人书》卷第十三作"三两"。
⑤ 三两　《局方》卷之二作"一两半"。
⑥ 三　《局方》卷之二作"二"。
⑦ 二　《局方》卷之二作"三"。

自利

（六十三）黄芩汤　治伤寒肠垢，胁热下利，脐下必热。

黄芩三两　芍药　甘草各二两　大枣十二枚

上锉。每服五钱，水一盏半，煎七分，温服。呕者，加半夏、生姜。

（六十四）理中汤　治伤寒鸭溏，胁寒下利，脐下必寒。（方见中寒门）

痞

（六十五）枳实理中丸　治伤寒曾经吐利后，胸痞欲绝，膈高起急痛。

枳实去瓤, 麸炒　茯苓　人参　白术　干姜炮　甘草炙。各等分

上为末，蜜和，一两作四丸，热汤化下。渴则加栝楼①根，下痢加牡蛎粉。

（六十六）半夏泻心汤　治心下痞满而不痛者。

半夏汤洗七次，一两一钱　黄芩　人参　甘草炙　干姜炮。各两半　黄连半两

上咬咀。每服四②钱，水一盏③，姜五片，枣一个，煎七分，温服。或伤寒中风，医反下之，腹鸣心痞，干呕心烦者，加甘草半两、人参一两，名甘草泻心汤。

结胸

（六十七）大陷胸汤　治伤寒表证未解而误下之，则热蓄于

---

① 栝楼　原讹作"括楼"。全书错出，改从一律，余不注。
② 四　《三因方》卷之四作"五"。
③ 盏　《三因方》卷之四作"盏半"。

里，小便不利，身体发黄，为结胸之证，脉沉而紧，心下痛，按之如石，手不可近者，此药主之。

大黄去皮，一两半　芒硝一两八钱半　甘遂一分，为末

上㕮咀。每服五钱，水盏半，煎八分，去滓，再下芒硝，煎一二沸，入甘遂末，温服，得快利为愈。

（六十八）小陷胸汤　治伤寒结胸，心下紧满而痛，按之如石，脉浮者是。

半夏汤洗，秤六钱半　黄连一分　栝楼实一枚，用四分之一

上㕮咀。每服五钱，水盏半，煮栝楼至一盏，却下诸药，取八分，去滓温服，以微吐黄涎为愈。

（六十九）大陷胸丸　治结胸，项强如柔痉状，下之则和。

大黄二两　芒硝九①分　葶苈三分②　杏仁去皮、尖，二③分

上捣罗二味，纳芒硝、杏仁，合研如脂④，如弹丸大一枚，抄甘遂末一字，白蜜少许，水二盏半⑤，煮取一盏服，一宿乃下，如不下，再服。

血证

（七十）犀角地黄汤　治血证，大便黑，或发狂，或发黄，或衄血，或嗽水不欲咽，以上诸证，是皆内有瘀血，此治之。（方见吐血门）

（七十一）桃仁承气汤　治伤寒外已解，小腹急，大便黑，

---

① 九　《三因方》卷之四、《活人书》卷第十三作“三”。
② 分　《三因方》卷之四、《活人书》卷第十三作“钱”。
③ 二　《三因方》卷之四、《活人书》卷第十三作“三”。
④ 脂　原作“肪”，今据《三因方》卷之四、《活人书》卷第十三、《普济方》卷一百廿七改。
⑤ 盏半　《三因方》卷之四、《活人书》卷第十三无“半”。

小便不利，此为血证，宜此药下之。

桃仁五十枚　桂枝　芒硝　甘草各六钱半①　大黄一两三钱

水二升三合半②，煮取一升二合，去滓，纳芒硝微煎，分五服。

（七十二）抵当汤　治瘀血狂言，小腹满，漱水不欲咽。

水蛭　虻虫　桃仁各二十个　大黄一两

水三盏，煎至六分，去滓，分二服。

（七十三）柏皮汤　治伤寒热毒入深，吐血不止。

柏皮三钱　黄芩　黄连各二钱

水二盏，煎至一盏，去滓，入阿胶一钱半，煎烊，温服。

（七十四）茅花汤　治伤寒鼻衄不止。

茅花一大握，无花用根，水三盏，煎至一盏，分二服。

（七十五）桃花汤　治少阴下利脓血。

赤石脂五两三钱，一半为末，一半全用　糯米三合　干姜三钱

水二升三合，煮米令熟，去滓温服二合半，纳赤石脂末方寸匕，日三服，疾止住服。

呕哕

（七十六）③ 经验竹茹汤　治伤寒胃热呕哕。（方见吐呕门）

（七十七）半夏生姜汤　治伤寒诸呕吐，水谷不下及咳逆。

半夏一两　生姜二两

上用水二盏，煎至一盏，去滓温服。

---

① 六钱半　《医学启源》卷之中作"六钱"。

② 三合半　《医学启源》卷之中作"三合"。

③ 七十六　此处编码原脱，今据前文补，后顺次修改。

（七十八）大橘皮汤　治伤寒呕哕，胸满虚烦不安。

陈皮　人参各一两　甘草半两

上锉。每服五钱，姜七片，水一盏半，煎至七分，去滓温服。

（七十九）小橘皮汤　治伤寒呕哕，手足逆冷。

陈皮一两　生姜二两

水三盏，煎至一盏半，去滓，分二服。

（八十）灸期门法　治伤寒咳逆，诸治不效。

穴在妇人屈乳头向下尽处骨间，丈夫及乳小者，以一指为率，男左女右，艾炷如小豆大灸三壮，陷中有动脉是穴。

易病

（八十一）烧裈散　治妇人伤寒病后与男子交接，病名阴易。

上用裈裆烧灰，细研，冷水调服，以小便利为愈。

（八十二）猳鼠粪汤　治男子伤寒病后与女人交接，病名阳易。

韭根去青，一握，约①径寸半　猳鼠粪十四粒，两头尖者

上二味，水一盏，煎六分，顿服，以汗出为愈。

复病

（八十三）白术散　治伤寒病后，气脉不和，食复劳复，病证如初。

桔梗　茯苓各三两　干姜炮，二两　白术四两　白芷　陈皮去白　青皮去白　香附子　甘草　山药各三两

---

① 约　此前原衍"一"，今据《三因方》卷之四删。

上咬咀。每服三①钱，水一盏，姜三片，枣一枚，干木瓜一片，紫苏三叶，煎七分，食前服。若吐泻，入白梅。喘，入桑白皮、杏仁。伤寒劳复，入薄荷。中暑厥逆，入香薷。产前产后血气不和，入荆芥。霍乱，入藿香煎。

杂证

（八十四）金沸草散　治肺经受风，头目昏痛，咳嗽声重，涕唾稠粘。及治时行寒疫，壮热恶风。

旋覆花去梗，三两　荆芥穗四两　麻黄去节　前胡去芦。各三两
甘草炒　赤芍药　半夏汤洗七次，姜汁浸。各一两

上咬咀。每服三钱，水一盏②，姜三片，枣一枚，煎八分，温服。

（八十五）人参养胃汤　治外感风寒，内伤生冷，憎寒壮热，头目昏疼，不问风寒二证，夹食停痰，俱能治之。但感风邪，以微汗为好。

半夏汤洗　厚朴姜制，去皮　苍术米泔浸一宿，炒。各一两　橘红七钱半　藿香叶去土　草果去壳　茯苓去皮　人参去芦。各半两　甘草炙，一③钱半

上咬咀。每服四钱，水盏半，姜七片，乌梅一个，煎六分，热服。兼治饮食伤脾，发为痃疟。寒多者，加附子，为十味，名不换金散。

---

① 三　《局方》卷之二作“二”。

② 盏　《局方》卷之二作“盏半”。

③ 一　《局方》卷之二作“二”。

名方类证医书大全卷之四

鳌峰熊宗立道轩编集

疟

夫疟之为疾，名状不一，有所谓瘴疟、寒疟、湿疟、食疟、牝疟、牡疟，名虽不同，皆由外感风寒暑湿之气，与卫气相搏而后成之。虽经云：夏伤于暑，秋必痎疟。然四时有感，郁积七情，饥饱失时，致令脾胃不和，痰留中脘，皆成疟疾。其初发也，欠伸畏寒，战剽头痛，或先寒后热，或先热后寒，或单寒单热，或寒多热少，或热多寒少。一日一发者，易治，二日、三日一发者，难愈。疟脉自弦，弦数者多热，弦迟者多寒。弦而小紧者，宜下；弦迟者，宜温；浮大者，宜吐。治疗之法，当先发散寒邪，不可骤用截补之药。若截早，则补住邪气，其证变异，不能即愈，致成劳瘵者有之。发散之药，热多，宜小柴胡汤、参苏饮、清脾汤之类；寒多者，宜养胃汤、四兽饮。发散不退，然后以常山饮、胜金丸截之，截而不愈，久则脾气虚败，唯宜多进养脾驱痰之药，脾气一盛，自然平复。此证既愈，尤当节饮食、谨劳伤，防其再作。如烟瘴之地居人，常患疟疾，又当随其方土所宜药性，施以治法。客旅往来瘴地，常宜服平胃散、草果饮，先以防之。

伤风

（一）**桂枝羌活汤**　治疟疾处暑前发，头痛项强，脉浮，恶

68

寒有汗。

桂枝　羌活　防风　甘草各半两

上为粗末，水煎①。如吐者，加半夏曲等分。

感寒

（二）**麻黄羌活汤**　治疟疾，头痛项强，脉浮，恶风无汗。

麻黄去节　羌活　防风　甘草各半两

上为粗末，水煎。如吐，加半夏曲等分。

（三）**正气散**　退寒疟，止胃寒，进饮食。

藿香四两　草果四两　半夏　陈皮　厚朴　缩砂　甘草各一两

上为锉散，生姜、枣子煎，温服。疟疾俟发，日早服。

（四）**五积散**　治体虚作疟，先寒后热，寒则汤火不能温，热则冰雪不知冷，恶寒无汗。（方见伤寒门）

冒暑

（五）**黄连香薷散**　治伏暑发疟，烦渴者。（方见中暑门）

（六）**加减香薷散**②　治伏暑成疟，烦闷多渴，微微振寒，寒罢大热，小便黄赤，或背寒面垢。

香薷半斤　厚朴姜汁炒，六两　扁豆四两　黄连三两　槟榔二两

上锉。每服四钱，水一盏，酒半盏，煎至八分，去滓，沉冷服。

伏湿

（七）**除湿汤**　治疟疾身重，骨节烦疼，胀满自汗，喜呕。

---

①　水煎　《普济方》卷一百九十七作"每服半两，水盏半，煎至一盏，温服"。

②　加减香薷散　《济生方·诸暑门》作"加味香薷饮"。

因汗复浴，湿舍皮肤，或冒雨湿所致。

术附汤　治证同上。（二方并见中湿门）

（八）对金饮子　治寒热疟疾，愈后调理脾胃①。又治湿疟。

厚朴去皮，姜汁炙　苍术泔浸，去皮　甘草炙。各二两　陈皮去白，炒赤黄色，半斤

上㕮咀。每服四钱，水一盏，姜三片，枣一个，煎服。一方加草果，倍用苍术，名草果平胃散。

七情

（九）四兽饮　治五脏气虚，喜怒不节，致阴阳相胜，结聚涎饮，与卫气相搏，发为疟疾。

人参　白术　茯苓　甘草减半　橘红　草果仁　半夏　枣子　生姜　乌梅各等分

上㕮咀，以盐少许腌食倾，用厚皮纸裹，以水温之，慢火炮令香熟，焙干。每服半两，水二盏，煎六分，未发前，并进数服。

热证

（十）白虎加桂汤　治疟疾但热不寒者。

知母六两　甘草炙，三②两　肉桂去皮，二③两　粳米三两④　石膏一斤

上㕮咀。每服五钱，水一盏半，煎服。

（十一）桂枝黄芩汤　治疟服药，寒热转大者，知太阳、阳

---

① 胃　原脱，今据《济生方·诸暑门》补。
② 三　《活人书》卷第十七作"二"。
③ 二　《活人书》卷第十七作"三"。
④ 三两　《活人书》卷第十七作"二合"。

70

明、少阳三阳合病也。

　　甘草　人参　黄芩各四钱半　半夏四钱　柴胡一两①　石膏
知母各五钱　桂枝二钱

　　上为粗末，水煎。

　　（十二）参苏饮　治发疟，热多寒少兼咳嗽者。（方见伤寒门）

　　（十三）小柴胡汤　治疟疾热多寒少，或单热头痛，胸满咽
干。（方见伤寒门）

　　（十四）柴胡加桂枝汤　治疟疾先寒后热，兼治支结。

　　柴胡八两　人参　甘草　半夏泡七次　黄芩　肉桂去皮。各二②
两

　　上㕮咀。每服五钱，水盏半，姜七片，枣二个，煎服。若
渴者，去半夏加人参、栝楼③根，同煎服之。

　　（十五）桂枝石膏汤　治疟先寒后热，热多寒少。

　　桂枝五钱　石膏　知母各一两半　黄芩一两

　　上为末。分三服，水煎服。

　　（十六）清脾汤　治瘅疟，脉来弦数，但热不寒，或热多寒
少，口苦咽干，小便赤涩。

　　青皮去白　厚朴姜制　白术　半夏汤七次　黄芩　草果仁　柴
胡去芦　茯苓去皮　甘草炙。各等分

　　上㕮咀。每服四钱，水盏半，姜五片，煎至七分，去滓温
服，不拘时候。

　　（十七）八正散　治疟发心烦脸赤，声叫烦躁，极热，欲冷

---

①　一两　《普济方》卷一百九十七作"一两二钱"。

②　二　《活人书》卷第十七作"三"。

③　栝楼　原作"瓜蒌"，异名。今作"栝楼"。全书同改，余不注。

地上卧，及饮①冷水，加②灯心、竹茹煎，神效。(方见诸淋门)

(十八) 白虎汤　治热疟，表里俱热，时时恶寒，大渴，口干燥。加人参二钱，或有汗者宜服。(方见暑门)

冷证

(十九) 生熟③附子汤　分利阴阳，止寒热。治疟疾欲作，胸痞痰呕，头眩战掉。

附子二只，一生，去皮用，一盐汤浸，去皮，炮用

上各取二钱，沉香、木香水各一盏，姜七片，枣七枚，煎一盏，当发日空心服。亦宜以此下黑锡丹，可以回元气，坠痰。

痰证

(二十) 胜金丸　治一切寒热疟疾，胸膈停痰，发散不愈者。

槟榔四两　常山酒浸，蒸，焙，一斤

上为末，面糊为丸，如梧桐子。每服三十丸，于发前一日，临卧用冷酒吞下便睡，至四更，再用冷酒吞下十五丸，至午方可食温粥。忌食热物并一切生冷。一方用鸡子清为丸。

(二十一) 雄黄散　治久疟不能食，胸中郁郁欲吐而不吐，此药吐之必愈。

雄黄　瓜蒂　赤小豆④

上为细末。每半钱，温水调下，以吐为度。

---

① 饮　原脱，今据《得效方》卷第二补。
② 加　《得效方》卷第二此下有"牛黄"，疑脱。
③ 熟　原作"热"，今据《永类钤方》卷十三及原书目录改。
④ 赤小豆　《素问病机气宜保命集》卷中后有"各一钱"。

（二十二）**露姜饮**　用生姜四两，和皮捣汁一碗，夜露至晓，空心冷服。大治脾胃聚痰，发为寒热。

食疟

（二十三）**红丸子**　专治食疟。

青皮炒，三两　阿魏三分半①，醋化　荆三棱②醋煮，二两　胡椒一两　蓬术二两

上为末，别用陈仓米，同阿魏醋煮糊为丸，如梧桐子。每服五十丸至百丸，淡姜汤下。或因食生果成疟，用麝香为衣吞下。

（二十四）**清脾汤**　治因食伤脾，停滞痰饮，发为寒热。

厚朴四两，姜制　乌梅去仁　半夏汤去滑　青皮　良姜各二两　草果去皮，一两　甘草炙，半两

上咬咀。每次四钱，水一③盏，姜三片，枣二④枚，煎七分，未发前并三服。忌生冷油腻之物。

瘴疟

（二十五）**地龙散**⑤　治瘴疟及诸疟，大热烦躁。

生地龙三条，研烂

入生姜汁、薄荷汁、生蜜各少许，新汲水调下。如热炽，加脑子少⑥许，更效。

---

① 三分半　《三因方》卷六作"一分"。

② 荆三棱　原作"京三棱"，异名。今作"荆三棱"。全书同改，余不注。

③ 一　《三因方》卷六作"二"。

④ 二　《三因方》卷六作"一"。

⑤ 散　《得效方》卷第二作"饮"。

⑥ 少　原作"小"，今据《得效方》卷第二改。

（二十六）定斋果饮子　快脾治疟。

草果仁　苍术_{油浸}　厚朴_{姜制}　陈皮　半夏曲　甘草　乌梅
各等分

上咬咀。每服半两，水盏半，姜五片，枣二个，同煎七分，
不拘时。寒多者，加干姜、附子。热多者，加柴胡。瘴疟，加槟
榔。

鬼疟

（二十七）麻黄桂枝汤　治疟疾寒热证而夜发，名曰鬼疟。

麻黄_{一两，去节}　炙甘草_{三①钱}　黄芩_{五钱}　桂_{二钱}　桃仁_{三十}
个，去皮、尖

上为末，水煎服。桃仁，散血缓肝。夜发，乃阴经而有邪
也。

久疟

（二十八）人参养胃汤　治疟疾寒多热少者，必须先用此药
发散，然后用四兽饮之类截之。因食，倍加草果。（方见伤寒门）

（二十九）柴胡桂姜汤　治疟疾寒多微热，或但寒不热。并
治劳疟。

柴胡_{四两}　桂枝_{去皮，两半}　黄芩_{一两半}　栝楼根_{二两}　牡蛎②
碎炒　甘草炙　干姜各一两③

上咬咀。每服五钱，水一盏半，煎八分，温服。

（三十）灸法　治疟疾久不愈，不问男女，于大椎中第一骨

---

① 三　《普济方》卷一百九十七作"二"。

② 牡蛎　原讹作"牡砺"，今据《普济方》卷一百二十七改。全书错
出，改从一律，余不注。

③ 两　《普济方》卷一百九十七本方所有"两"均作"钱"。

节尽处，先针，后灸三七壮，立效。或灸第三骨节亦可。

（三十一）碧霞丹 治久疟不愈者。

东方甲乙木巴豆_{取肉，去油，别研细} 南方丙丁火官桂_{去皮}

中央戊己土硫黄_{去砂石，研细}

西方庚辛金白矾_{别研细} 北方壬癸水青黛_{别研细。各等分}

上于五月一日修治了，用纸各裹，以盘盛，依前方位排定，勿令猫犬及夫人见之，安顿神佛前，至端午日午时，用五家粽尖和前药，令匀，丸如梧桐子。令患者以绵裹一丸，塞于鼻窍中，男左女右，于未发前一日安之，约度寻常发过，少许方除。

（三十二）草果饮 治寒热疟疾初愈，服此进食理脾。

紫苏 草果仁 良姜_炒 川芎 青皮_{去白，炒} 甘草_炒 白术_{各等分}

上㕮咀。每服四①钱，水一盏②，煎七③分，热服。

劳疟

（三十三）常山饮 治疟疾发散不愈，渐成劳瘵。

知母 川常山 草果_{各二斤} 良姜_{二十两} 甘草_{炙，一④斤} 乌梅_{去仁，一斤}

上㕮咀。每服水一大盏，姜五片，枣一枚，煎七分，温服。

虚疟

（三十四）⑤分利顺元散 治体虚之人患疟，寒多，不可服

---

① 四 《普济方》卷一百九十七作"三"。

② 盏 《普济方》卷一百九十七作"盏半"。

③ 七 《普济方》卷一百九十七作"八"。

④ 一 《局方》卷之八作"二"。

⑤ 三十四 此处编码原脱，今据前文补，后顺次修改。

截药者。

川乌　附子各一两　南星二两　木香五钱仲①，别锉，临时入

上除木香不见火外，三味各将一半去皮生用，一半炮熟，合和，㕮咀。每服四钱，枣七枚，生姜十片，水一盏，煎七分。当发前一日及当发日早晨，连进二三服。半生半熟，能分解阴阳也。

（三十五）七枣汤　治五脏气虚，阴阳相胜，作为痎疟，发作无时，或寒多热少，或单寒者。

附子一枚，炮裂，以盐水浸，再炮，如此七次，至七次②不浸，去皮、脐。一方又用川乌代附子，以水调陈壁土为糊，炮，浸七次

上㕮咀，分作二服，水一碗，姜七片，枣七个，煎七分。当发日凌③晨，空心温服，未久再进一服。

（三十六）果附汤　治气虚疟疾，寒多热少，或单寒者。

草果仁　附子炮，去皮、脐。各等分

上㕮咀。每服半两，水一④盏，姜七片，枣一个，煎服，不拘时。

（三十七）四将军饮　治寒热疟⑤疾，作而仆厥，手足俱冷，昏不知人。此虽一时救急之方，用之有验。

附子一个⑥，炮，去皮　诃子四个，去核　陈皮四个，净洗　甘草四寸，炙

---

① 仲　疑为"重"之误。

② 至七次　原脱，今据《得效方》卷第二、《三因方》卷之六补。

③ 凌　原作"凌"，今据《得效方》卷第二改。

④ 一　《得效方》卷第二作"二"。

⑤ 疟　原作"痁"，今据《医方大成》卷三、《得效方》卷第二、《普济方》卷一百九十七改。

⑥ 个　《得效方》卷第二、《普济方》卷一百九十七作"两"。

上咬咀，为四服。每服水一盏半①，姜七片，枣七枚，煎取一半，令热灌病者，立可苏省。

（三十八）**大己寒丸**　治疟疾久虚，每发极寒极热，既退则汗出。如雨，生姜枳实汤吞一服，不作。（方见泄泻门）

疟母

（三十九）**鳖甲饮子**　治疟疾久不愈，胁下痞满，腹中结块，名曰疟母。

草果仁　鳖甲醋炙　黄芪去芦　白术　白芍药　厚朴姜制，炒　槟榔　橘红　川芎　甘草炙。各等分

上咬咀。每服四钱，水一盏②，姜七片，枣一枚，乌梅少许，煎七分，温服，不拘时。

（四十）**老疟饮**　治久疟结成癥瘕癖在胸胁，诸药不愈者。

苍术泔浸　草果去皮　桔梗　青皮③　川芎各二钱　陈皮　良姜各半两　白芷　茯苓　干姜炮。各三钱　半夏汤去滑　枳壳麸炒　甘草炙　桂心　紫苏叶各二钱

上咬咀。每服四钱，水一④盏，盐少许，煎七分，空心服。

截法

（四十一）**截疟方**⑤　上用狗蝇一只，去翅足，以蜡丸之，作一丸。当发日，冷酒吞下。

------

① 一盏半　《得效方》卷第二、《普济方》卷一百九十七作"二盏"。

② 盏　《济生方·诸疟门》、《普济方》卷二百均作"盏半"。

③ 青皮　《三因方》卷之六、《普济方》卷二百"苍术、草果、桔梗、青皮"四味药均用"半两"。

④ 一　《三因方》卷之六、《普济方》卷二百作"二"。

⑤ 截疟方　此处方名原脱，今据原书目录补。

77

（四十二）辰砂丸　治一切脾胃虚，疟邪热毒者。

信砒　甘草各一钱　朱砂二钱　大豆四十九粒

为末，滴水和丸，分作四十九丸。当发日，日欲出，煎桃心汤下。忌热物。

（四十三）疟神丹　治诸般疟疾。

信砒一两　雄黄一钱

上以五月五日用粽子尖，左右研三千下，日未出，不令鸡犬、妇人见，丸如桐子大。未发前一日，面东冷水下一丸。

（四十四）七宝饮　治一切疟疾，无问寒热多少，及山岚瘴气，寒热如疟等证。

厚朴姜制　陈皮　甘草炙　草果仁　常山鸡骨者　槟榔　青皮各等分

上咬咀。每服五钱，水一盏半，酒半盏，煎取一盏，露一宿，空心向东温服，睡少顷时。须忌热物。寒多加酒，热多加水。

（四十五）治疟疾良方　今人治疟疾，多用常山、砒霜之类发吐取涎，纵使得安，脾胃不能不损，不若此药，最为稳当。

辰砂光明者　阿魏真者。各一两

上研匀，和稀，糊丸如皂角子大。每服一丸，空心人参汤化下。

痢

今人患痢者，古方谓之滞下是也。得病之由，多因脾胃不和，饮食过度，停积于肠胃之间，不得克化，而又为风寒暑湿之气干之，故为此疾。伤热下痢则赤，伤冷则白，伤风纯下清血，伤湿则下如豆羹汁，冷热交并，赤白兼下，又有如鱼脑髓者。治法当先用通利之药，疏涤脏腑积滞，然后辨以冷热风湿之证，用药调治。热赤者清之；冷白者温之；风湿者分利之；冷热相兼者，温凉以调之。仍须先调助胃气，切不可骤用罂粟壳、诃子之药止涩之，便停滞不能疏泄，未有不致危者。凡下痢之脉，宜微小不宜浮洪，宜滑大不宜弦急。身寒则生，身热则死。间有疟痢兼作者，惟当分利阴阳，理脾助胃。因毒物致痢者，宜解之。不可一概而论。

风

（四十六）胃风汤　治大人、小儿风冷乘虚客于肠胃，水谷不化，泄泻注下，腹胁虚满，肠鸣疠痛，及肠胃湿毒，下如豆汁，或下瘀血。

白术　白芍药　川芎　人参　当归去苗　肉桂去皮　茯苓去皮。各等分

上咬咀。每服四①钱，水一盏，入粟米百余粒，煎服。

寒

（四十七）不换金正气散　治脏腑受寒，下痢赤白，加乌梅、陈米煎。（方见伤寒门）

（四十八）椒艾丸　治脏腑虚寒，泄痢不止。

乌梅去瓤，二两半，醋浸，布裹，蒸　揉成无滓艾一两半　川椒炒，去目　干姜　赤石脂　黑附子炮。各一两

上除乌梅外，同为细末。将蒸过乌梅肉研匀，更入熟枣肉、蜜少许，丸如梧桐子。每服二十丸，米饮下。

---

① 四　《圣济总录》卷第一十七、《普济方》卷九十一、《儒门事亲》卷十二作"三"。

暑

（四十九）六和汤　治冒暑伏热，烦闷烦渴，小便赤。（方见泄泻门）

（五十）生料五苓散　治伏热下痢，分利阴阳。（方见中暑门）

（五十一）黄连香薷散　治感冒下痢鲜血。（方见中暑门）

湿

（五十二）芍药柏皮丸　治一切湿热恶痢，频并窘痛，无问脓血，并宜服之。

芍药　黄柏各一两　当归　黄连各半两

上为末，水丸，小豆大。温水下三四十丸，无时，兼夜五六服。

（五十三）戊己丸　治脾经受湿，泄利不止，米谷不化，脐腹刺痛。

黄连去须　吴茱萸去梗，炒　白芍药各五两

上为末，面糊丸如梧桐子。每服三十丸，米饮空心下。

热证

（五十四）小承气汤　治下痢赤黄，但烦喜饮冷，小便不利，得热则极，烦躁渴甚，先服此一二服荡之。

（五十五）小柴胡汤　治下痢赤白，心中烦躁，潮热。渴者，加赤芍、地榆、麦门冬、淡竹叶煎。（以上二方并见伤寒门）

（五十六）酒蒸黄连丸　治身热，下痢鲜血，烦躁渴多。（方见积热门）

（五十七）三味黄丸子　止诸痢。

黄连八两　枳壳四两　大黄皮柏四两

上件为细末，面糊为丸，空心饭汤下。如里急后重，加枳壳汤下。

冷证

（五十八）大断下丸　治脏腑停寒，脐腹疠痛，下利不已。

高良姜去芦，两半　牡蛎火煅，一两　附子炮，去皮、脐，一两　干姜炮，一两半　细辛去土、叶，七钱半　龙骨研，一两半　赤石脂研，一两半　白矾枯，一两　肉豆蔻面裹煨　诃子煨，去核。各一两　酸石榴皮去瓢，净，米醋浸一①宿，取炙令焦黄色，二两②

上为末，醋煮面糊，丸如梧桐子。每服五十③丸，空心米饮下。

（五十九）当归丸　治冷留肠胃，下痢纯白，腹痛不止。

当归去芦，酒浸　芍药　附子　白术　干姜炮　厚朴姜制　阿胶蛤粉炒。各一两　乌梅肉二两

上为末，醋糊丸如梧桐子。每服五十丸，空心米饮下。

（六十）豆蔻固肠丸　治脾胃虚弱，脏腑频滑，下痢赤白。

木香　赤石脂　干姜　缩砂　厚朴姜制　肉豆蔻面裹煨。各一两

上为末，面糊和丸，如梧桐子。每服六十丸，空心米饮下。

（六十一）木香散　治脾胃虚弱，内挟风冷，泄泻注下，水谷不化，脐下疠④痛，腹中雷鸣，及积寒久痢，肠滑不禁。

---

① 一　原脱，今据《局方》卷之六补。

② 二两　《局方》卷之六作"一两"。《得效方》卷第五、《普济》卷二百九作"一两半"。

③ 五十　《得效方》卷第五、《普济》卷二百九作"三十"。

④ 疠　原作"疠"，今据《局方》卷之六改。

藿香叶洗，焙，四两　赤石脂　附子去皮、脐，醋煮，切，焙。各一两　丁香　甘草　当归去芦，焙　肉豆蔻各二两　诃子皮一两半　木香二两①

上㕮咀。每服三钱②，水一盏③，姜枣同煎，空心温服。

（六十二）诃黎勒散　治脾胃虚弱，内挟冷气，心胁刺痛，呕吐恶心，肠鸣泄利，水谷不化，渐成痢疾。

青皮去瓤　肉豆蔻仁面裹煨　肉桂去皮，五钱④　附子炮，去皮，一两⑤　诃子仁各四两⑥

上为末。每服三钱，水一盏半，姜三片，煎七分，食前温服。

（六十三）香茸丸　治血气衰弱，下痢危困。

麝香半钱，别研，临时入　鹿茸燎⑦去皮毛，酥炙，一两

上鹿茸为细末，方入麝香，以灯心煮枣肉为丸，如梧桐子。每服五十丸，空心米饮下。每料添滴乳香半两尤好。

不调

（六十四）固肠汤　治冷热不调，下痢赤白。

罂粟壳三两，醋浸，炙　枳壳麸炒　白芍药各二两　陈皮⑧　诃

---

① 二两　《局方》卷之六所载此方剂量为本书中十倍。

② 三钱　《局方》卷之六作"一大钱"。

③ 盏　《局方》卷之六作"盏半"。

④ 钱　《局方》卷之六作"斤"。

⑤ 一两　《局方》卷之六作"十斤"。

⑥ 诃子仁各四两　《局方》卷之六中此药在肉豆蔻仁之后，作"诃子皮四十两"

⑦ 燎　原作"撩"，今据《百一选方》卷之六改。

⑧ 陈皮　《三因方》卷之十二用"一两"。

子　白姜炮。各半两　当归　甘草各一①两　人参一①两　木香五钱

上咬咀。每服四钱，水一盏②，煎七分，空心温服。

（六十五）真人养脏汤　治大人、小儿冷热不调，下痢赤白，或如脓血、鱼脑髓，里急后重，脐腹疼痛。如脱肛坠下，酒毒便血，并治之。

罂粟壳去蒂、盖，蜜炙，三两六钱　人参去芦③　当归去芦，洗。各六钱　肉桂去皮，八钱　诃子皮去核，一两二钱　木香二④两四钱，不见火　肉豆蔻面裹煨，半两　白术焙，六钱　白芍药一两六钱　甘草一两八钱⑤，炙

上咬咀。每服四钱⑥，水一盏⑦，煎服。脏寒者，加附子。

（六十六）痢圣散子　治丈夫、妇人远年近日赤白下痢。

黄柏皮去皮　甘草炙　枳壳去瓤　罂粟壳去蒂、盖　御米即罂粟子。各四两　当归去芦　干姜炮。各二两

上咬咀。每服三钱，水一盏⑧，薤白二条，掰碎同煎，空心服。

（六十七）地榆散　治大人、小儿脾胃气虚，冷热不调，下痢脓血，赤多白少，或纯下鲜血，里急后重，小便不利。

地榆炒　干葛各半斤　干姜炮，二两　当归去芦，三两　茯苓去皮　赤芍药各六两　甘草炙，四两　罂粟壳蜜炒，十二两

---

① 一　《三因方》卷之十二作"半"。

② 盏　《三因方》卷之十二作"盏半"。

③ 去芦　《局方》卷之六之后作"一两"。

④ 二　《局方》卷之六作"一"。

⑤ 一两八钱　《局方》卷之六无"一两"。

⑥ 四钱　《局方》卷之六作"二大钱"。

⑦ 盏　《局方》卷之六作"盏半"。

⑧ 盏　《局方》卷之六作"盏半"。

上为末。每服二钱，用温熟水调下，不拘时服。若下痢纯白及紫黑血，并肠滑不禁者，不可服之。

（六十八）神效参香散　治大人、小儿脏气虚怯，冷热不调，积而成痢，或下鲜血，或如豆汁，或如鱼脑，或下瘀血，或下紫黑血，或赤白相杂，里急后重，日夜频数，无问新旧，此能治之。

白扁豆炒　人参去芦　木香各二两　茯苓去皮　肉豆蔻煨。各四两　陈皮去白　罂粟去蒂。各十三①两

上为末。每服三大钱，用温米饮调下，不拘时服。

血痢

（六十九）黄连解毒汤　治热痢纯血。（方见伤寒门）

（七十）槐花散　治血痢久不止，腹中不痛，不里急后重。
青皮　槐花　荆芥穗
上为末，水煎，空心热服。

（七十一）木香散　治隔年痢不止，并治血痢尤佳。
木香半两，用黄连半两，各锉，炒　甘草炙，一两　罂粟壳半两，锉，用生姜半两同炒
上为末，入麝香少许。每服二钱，陈米饮下。此方佛智和尚传。

（七十二）乌梅丸　治热留肠胃，脐腹疗痛，下痢纯血，或过服热药，蕴毒于内，渗成血痢，并能治之。
乌梅肉二两　黄连去须，三两　当归去芦　枳壳去瓤，麸炒。各一两

---

①　十三　《局方》卷之六作"十二"，《普济方》卷二百十一作"二"。

上为末，醋糊丸如梧桐子。每服七十丸，空心米饮下。

气痢

（七十三）**异香散**　治七情忧郁，气滞不散，腹中胀满刺痛，下痢不止。（方见气门）

（七十四）**牛乳汤**　治气痢泄如蟹渤。

荜茇①二钱　牛乳半升

上同煎，减半，空心服。

（七十五）**木香流气饮**　治证同上。（方见气门）

积痢

（七十六）**苏感丸**　去脏腑有积下痢，以苏合香丸与感应丸二药和匀，丸如粟米大。每服五十丸，淡姜汤空心下。

（七十七）**灵砂丹**　治一切积痢。

硇砂　朱砂并研极细，各二钱半②

上用黄蜡半两，巴豆三七粒，去壳、皮、膜，同于银石器内，重汤煮一伏时，候巴豆紫色为度，去二七粒，止将一七粒与前药二味同研极匀，再溶蜡丸药，每旋丸绿豆大。每服三丸至五丸。水泻，生姜汤下；白痢，艾汤；赤白痢，乌梅汤。服时须空心，服毕，一时不可吃食物。若痃痢，乳香汤下。

禁口

（七十八）痢疾不纳饮食者，俗谓之禁口。今人多以四柱③

---

①　荜茇　原讹作"荜撥（拨）"，今据《直指方》卷之十四、《得效方》卷第六改。全书错出，改从一律，余不注。

②　二钱半　《本事方》卷第四作"一分"。

③　柱　原作"桂"，今据《普济方》卷二百十三改。

散、理中汤、参苓散加肉豆蔻、木香，或咽震灵丹等药调之，恐非其治，当以脉证辨之。如脾胃脉不弱，问而知其头疼心烦，手足温热，未尝多服凉药者，此乃毒气上冲心肺，所以呕而不食，宜用败毒散。每服四钱重，陈仓米一百粒，姜三片，枣一枚，水一盏半，煎八分，温服。若其脉微弱，或心腹虚膨，手足厥冷，初病则不呕，因服罂粟、乌梅苦涩凉剂太过，以致闻食先呕，此乃脾胃虚弱。一方用山药一味，锉如小豆大，一半银瓦铫内炒熟，一半生用，同为末，饭饮调下。

（七十九）治禁口痢

石莲捶碎，去壳留心，并肉碾为末。每服二钱，陈米饮调下。此疾盖是毒气上冲心肺，借此以通心气，便觉思食。

（八十）败毒散　加石莲肉。治下痢热毒冲心，不进饮食。
（方见伤寒门）

腹痛

（八十一）姜茶方　治痢下腹痛不止，肚皮热，手不可近。

用生姜切碎，如粟米大，草茶相等，煎服，效。又方，煮茶，白痢用蜜，赤痢用姜。若未效，用真人养脏汤加杨芍药、当归，立止。予每治人下痢腹痛，此二方甚效。如未效，用香连丸良。（方见后）

（八十二）圣枣子　治一切下痢，脐腹疼痛。

木香二钱半　乳香别研　没药别研。各一钱　肉豆蔻二枚，面裹煨

上为末。每服一钱，入干枣一枚，去核，先入一半药末在内，次入水浸巴豆半粒，再入药末半钱，合定，用油饼面裹一指厚，火煨面熟为度，去面并巴豆不用，只细嚼枣药，米饮空心下。

毒痢

（八十三）**茜根丸**　治一切毒痢及蛊注，下血如鸡肝，心烦腹痛。

茜根洗　川升麻　犀角镑　地榆洗　当归去芦，洗　黄连去须　枳壳去瓤，麸炒　白芍药各等分

上为末，醋煮米糊为丸，如梧桐子。每服七十丸，空心米饮下。

休息痢

（八十四）**姜茶丸**　治休息痢，大效。

干姜炮　建茶各等分①

上以乌梅取肉，丸如梧子大。每服三十丸，食前米饮下。

又方　用多年苦株粉，陈仓米饮调下。每服二钱，效。

通治

（八十五）**赤白痢方**②　治赤白痢。

吴茱萸拣净　黄连去须。各等分

上为一处，以好酒浸透，取出，各自拣，焙或晒干，为末，糊丸如梧桐子。赤痢，用黄连丸三十粒，甘草汤下。白痢，用茱萸丸三十粒，干姜汤下。赤白痢，各用十五粒相合，并甘草干姜汤下。

（八十六）**香连丸**　治冷热不调，下痢赤白脓血相搏，里急后重。

黄连去芦，二十两，用吴茱萸十两同炒，令赤色，去茱萸不用　木香

---

① 各等分　《得效方》卷第六作"各一两"。

② 赤白痢方　此处方名原脱，今据原书目录补。

四两八钱八分，不见火

上为细末，醋糊为丸，如梧桐子。每服二十丸，空心饭饮下。

（八十七）水煮木香丸 治一切下痢，赤白脓血相杂，里急后重。

罂粟壳去瓤，一①两八钱　青皮去白，二两四钱　甘草二两四钱　当归洗，去芦，六两　诃子炮，去核，八②两　木香不见火，六两

上为末，炼蜜丸，如弹子大。每服一丸，水八分盏，煎化，温服。

（八十八）驻车丸 治一切下痢，无问冷热。

阿胶捣碎，炒如珠子，为末，十五两，以醋四升熬成膏　黄连去须，十③两　当归去芦，十五两　干姜炮，十两

上为末，以阿胶膏丸如梧桐子。每服三十丸，食前，米饮下。

（八十九）黄连阿胶丸 治冷热不调，下痢赤白，里急后重，脐腹疼痛，口燥烦渴，小便不利。

阿胶炒，二④两　黄连去须，三两　茯苓去皮，二两

上用黄连、茯苓同为细末，水熬阿胶膏搜和，丸如梧桐子。每服三十⑤丸，温米饮空心下。

（九十）阿胶梅连丸 治下痢，无问久新，赤白青黑，疼痛诸证。

---

① 一 《局方》卷之六作"二"。
② 八 《局方》卷之六作"六"。
③ 十 《局方》卷之六作"三十"。
④ 二 《局方》卷之六、《御药院方》卷十一作"一"。
⑤ 三十 《局方》卷之六、《御药院方》卷十一作"二十"。

金井阿胶净草灰炒透明，白^①别研，不细者，再炒研　乌梅肉去核，炒　赤芍药　黄柏锉，炒　黄连　干姜炮　当归焙　赤茯苓各等分

上为末，入阿胶研匀，水丸桐子大。温米饮下十丸，食前，兼夜五六服。小儿丸如绿豆。忌油腻、脂肥诸物也。^②

呕　吐

人身以胃为主，赖之以容受五谷，但有所伤，非不能食，且有呕吐之患。故胃虚之人，或为寒气所中，或为暑气所干，或为饮食所伤，或气结而痰聚，皆能令人呕吐。又有瘀血停积胃口，呕吐之间，杂以涩^③血，当辨其脉证，施以治法。中寒则脉沉紧，四肢厥冷，饮食不下，当以温暖之药调之；挟暑则脉弦数，烦躁而渴，又当清凉之；停食则消化之；痰聚则顺气温胃。停积者，多由忧思过度，损伤经络。其脉实大者难治，虚细者易愈。呕吐之证，名状不一，至若脚气内攻，妇人怀妊，中毒因酒，俱有呕吐，又须各从其类以求之。此证决不可轻用利药，唯腹满膨胀，视其何部不利，然后利之。《三因》详论及此，不可不审。

伤风

（九十一）**藿香散**　治风邪入胃，呕吐自汗，或身疼。

人参　半夏　官桂　粉草^④　厚朴　藿香　陈皮　芍药各等

---

①　白　原作"白"，今据《宣明论方》卷十改。

②　兼夜五六服。小儿丸如绿豆。忌油腻、脂肥诸物也　原书此句为另起一行小字。

③　涩　疑为"鲜"之误。

④　粉草　《得效方》卷第四之后作"各五钱"。

分①

上锉散。每服四钱，生姜五片，红枣一枚，煎服。养胃汤兼用效。

感寒

（九十二）藿香半夏散 治胃虚中寒，停痰留饮，哕逆呕吐。

半夏汤洗七次，炒黄色，二两　丁香皮半两　藿香叶一两

上㕮咀。每服三②钱，水一盏，姜七片，煎七分，食前温服。

（九十三）丁香半夏丸 治胃寒呕吐，吞咽酸水。

丁香不见火，一两　干姜炮　半夏汤洗七次。各二两　白术一两半③　橘红一④两

上为末，生姜自然汁打糊，丸如梧桐子。每服五十⑤丸，姜汤下。

（九十四）理中汤 专治胃虚感寒，呕吐不止。（方见中寒门）

伏暑

（九十五）五苓散 治伏暑呕吐不止，藿香煎汤调下，未效，用生姜汁调下，或消暑丸以姜汤下。

（九十六）香薷散 治伏暑呕吐。（方见中暑门）

---

① 各等分　《得效方》卷第四作"各一两"。
② 三　《局方》卷之三作"二"。
③ 一两半　《普济方》卷二百六作"三两"。
④ 一　《普济方》卷二百六作"二"。
⑤ 五十　《普济方》卷二百六作"三、四十"。

受湿

（九十七）加味治中汤　治体虚感冒雨湿，呕吐。

人参　白术　干姜　青皮　陈皮各一两　半夏　藿香各五钱
甘草三钱

上锉。每服四钱，生姜五①片，枣一枚，煎服。

（九十八）藿香安胃汤　治呕吐不止。

藿香叶一两　半夏二两　陈皮二两，去白　厚朴一两，姜制　苍
术三两　甘草二两，炙

上为粗末。每服五钱，水一盏半，生姜五片，枣二枚，同
煎，去滓，温服。

七情

（九十九）藿香正气散　治七情郁结气呕，大效。（方见伤寒
门）

（一百）大藿香散　治七情伤感，气郁于中，变成呕吐，或
作寒热，眩晕痞满，不进饮食。

白茯苓去皮　桔梗去芦，炒　枇杷叶去毛　人参　官桂不见火
甘草炙。各半两　白术　藿香叶　半夏曲　木香不见火。各一两②

上为末。每服三钱，水一盏，姜五片，枣一枚，煎七分，
温服。

---

①　五　《得效方》卷第四作"三"。

②　枇杷叶（去毛），人参，官桂（不见火），甘草（炙。各半两），
白术，藿香叶，半夏曲，木香（不见火。各一两）　原作"白术，官桂
（不见火），甘草（炙。各半两），木香（不见火。各一两），枇杷叶（去
毛），人参，藿香叶，半夏曲"，今据《济生方·呕吐翻胃噎膈门》改。

痰证

（百一）旋覆花汤　治中脘伏痰，吐逆眩晕。

旋覆花去梗　半夏汤洗七次　橘红　干姜炮。各一两　槟榔　人参　甘草炙　白术各半两

上咬咀。每服四钱，水一盏，姜七片，煎服，不拘时。

食伤

（百二）安脾散　治停饮伤胃，以致食咽醋酸，呕吐黄水不已。

高良姜一两，以百年陈壁土和水煮干，切片　南木香　草果面煨　人参去芦　陈皮去白，各半两　甘草炙，一两半　丁香　胡椒　白茯苓　白术各一两①

上为末。每服二大钱，空心，米饮入盐点服，盐酒亦可。

热证

（百三）竹茹汤　治胃受邪热，心烦喜冷，呕吐不止。

葛根三两　半夏汤洗七次，二两　甘草炙，一两

上咬咀。每服四②钱，水一③盏，入竹茹一小块④，姜五片，煎七分，取清汁冷服，不拘时。

冷证

（百四）丁香煮散　治脾胃虚冷，呕吐不食。

---

①　一两　《百一选方》卷之二、《得效方》卷第五及《普济方》卷三十六作"半两"。

②　四　《济生方·呕吐翻胃噎嗝门》作"五"。

③　一　《济生方·呕吐翻胃噎嗝门》作"二"。

④　一小块　《济生方·呕吐翻胃噎嗝门》作"枣许大"。

丁香不见火　红豆去皮　甘草炙　青皮去白　川乌炮,去皮　陈皮去白　干姜①炮　良姜炮。各四两　胡椒二两　益智②去皮,五两半

上㕮咀。每服三③钱，姜三片，盐一捻，煎七分，空心热服。

（百五）丁附治中汤　治胃冷停痰，呕吐不已。

丁香　甘草④炙　青皮炒　陈皮炒　人参各半两　附子炮　白术煨　干姜煨。各一两

上㕮咀。每服四钱，水一盏，姜五片，煎八分，空心热服。

（百六）玉浮丸　治男子、妇人脾胃虚弱，一切呕吐。

白僵蚕炒去丝　白术　干姜炮　人参　半夏汤洗七次　肉豆蔻面裹煨　橘红　白豆蔻仁　丁香　甘草　附子　木香　南星　麦蘗　槟榔各等分

上为末，入生面一分拌匀，用生姜自然汁搜和，入百沸汤内，煮令浮，疋和丸药如梧桐子。每服五十丸，姜汤吞下，不拘时。病甚者，不过三服。恶热药者，去附子；大便秘者，除肉豆蔻。

（百七）胃丹　治真阳虚惫，心火怯弱，不养脾土，冲和失布，胃气虚寒，胸膈痞塞，或不食而胀满，或已食而不消，痰逆恶心，呕吐不已。一应脾胃虚弱呕吐，将成翻胃之证，并皆治之。

朱砂大块，不夹石者，五十两　高良姜锉，炒　红豆　荜澄茄胡椒　橘红各四两⑤　干姜炮　附子炮　白豆蔻仁　益智仁　丁香

---

①　干姜　原为最后一味，今据《局方》卷之三改。

②　益智　原在甘草之后，今据《局方》卷之三改。

③　三　《局方》卷之三作"二"。

④　甘草　《普济方》卷二百六用"一两"。

⑤　各四两　《济生方·五脏门》无。

不见火　厚朴姜制　藿香叶　白术　草果仁　新罗人参　缩砂仁　肉豆蔻　五味子　麦门冬去心。各一两①

上将人参等二十味，各如法修制，锉如豆大，以银石锅，用白沙蜜五斤，将药一半同蜜②拌匀，入银石锅内，以夹生绢袋盛贮朱砂，悬于其内，以桑柴火重汤煮四日四夜，换蜜五斤，入前药一半和匀，再煮三日三夜，取砂，淘净焙干，入乳钵内，用玉锤研十分细，以米粽为丸，如绿豆大，阴干。每服十粒，加至十五粒，空心用人参汤下，枣汤亦可。如或呕吐，用淡姜汤下。忌食猪羊等物。

（百八）养胃汤　治脾胃虚冷，不思饮食，翻胃呕吐。

丁香　缩砂仁　白豆蔻　人参　麦芽③　粉草炙　沉香　肉豆蔻　炮附子　橘红　麦曲各二钱半

上为细末，姜盐汤调下。每服三钱④。

（百九）四君子汤

茯苓　白术　人参　黄芩各一两

上锉如麻豆大。每服一两，水三盏，生姜五片，煎至一盏，去滓温服。如吐泻转筋，头痛自汗，脉浮者，加桂五钱。如吐泻转筋，头痛无汗，脉浮者，加麻黄五钱。

通治

（百十）青金丹　治一切呕吐。

---

① 一两　《济生方·五脏门》作"四两"。
② 蜜　原作"密"，今据《济生方·五脏门》改。
③ 麦芽　原讹作"麦牙"。全书错出，改从一律，余不注。
④ 每服三钱　原脱，今据《普济方》卷三十六补。

硫黄一两　水银半两①

二味同人乳钵内，擂至黑色，不见星，以姜汁作糊，丸如小豆大。每服二三十丸，米饮下。

（百十一）生姜橘皮汤　治干呕哕，或致手足厥冷。

橘皮四两　生姜半斤

上咬咀。每服水七盏，煮至三盏，去滓，逐旋温服。

---

① 半两　《济生方·呕吐翻胃噎嗝门》、《普济方》卷第四作"八钱"。

名方类证医书大全卷之五

鳌峰熊宗立道轩编集

泄　泻

泄泻之证，经中所谓飧泄、澹泄、洞泄、濡泄、溢泄，水谷注下是也。大肠为五谷传送之官，脾胃虚弱，饮食过度，或为风寒暑湿之气所中，皆能令人泄泻。如伤于风，其脉必浮，下必带血，当以胃风汤等驱散之。如寒气所伤，脉必沉细，腹肚切痛，下必青黑，当以附子理中汤、治中汤等温暖之。若伤于暑，则脉沉微，烦渴引饮，其下如水，当以五苓散、来复丹以分利之。或夹食，则又当以胃苓汤下苏感丸。若湿气所中，其脉沉缓，腰脚冷痹，小便自利，不渴，其下黄黑色，当以渗湿汤、藿香正气散调之。因停食而泄者，下必臭，类抱坏鸡子，或噫气作酸，先服感应丸推其食积，而后理脾。气体虚弱及年高之人，脾气虚败而自利者，又当投以四柱散、豆附丸。若脾肾气虚，清晨泄下一二次，二神、四神丸主之。又有肾气虚而泄者，又须金锁正元丹以固之。凡治泻之法，先理其中焦，分利水谷，然后断下，医之大法如此。若脚气泄泻，各以类求。滑泄一证，最忌五虚，五虚者，脉细、皮寒、少气、前后泻利、饮食不入者是也。若得糜粥入胃，泄泻止，则可治也。

风

（一）**胃风汤**　大人、小儿风冷乘虚客于脾胃，水谷不化，

泄泻注下，腹痛不止。（方见痢门）

（二）火锹①丸　治风气入于肠胃，泄泻不②已。

火锹草，为末，醋糊丸梧子大。每服三十丸，空心米饮下。

寒

（三）理中汤　治脏腑停寒，泄泻不止。（方见中寒门）

（四）大藿香散　治一切脾胃虚寒呕吐，霍乱心腹撮痛，如泄泻不已，最能取效。

陈皮_{去白，炙，一两}　白干姜_{炮，半两}　藿香叶　青皮_{去白，麸炒}　木香　人参_{去芦}　肉豆蔻_{面煨}　良姜_炒　大麦蘖③_炒　神曲_炒　诃子_{煨，去核}　白茯苓　甘草_炒　厚朴_{姜炒。各一两}

上为末。每服四④钱。吐逆泄泻不下食，或呕酸苦水，用水一盏，煨生姜半块，盐一捻，煎服。水泻滑泄，肠风脏毒，陈米饮入盐，热调下。赤白痢，甘草、黑豆汤下。脾胃虚冷，宿滞酒食，痰气作晕，加盐少许，嚼，姜枣汤热服。胃气吃噫，生姜自然汁一呷，入盐点服。此药大能消食顺气，利膈开胃。

暑

（五）加味五苓散　治伏暑发热，及冒湿泄泻，或烦渴，小便不利。

赤茯苓_{去皮}　泽泻　木猪苓_{去皮}　肉桂_{不见火}　白术_{各一两}

---

①　锹　原作"炊"，今据《得效方》卷第五、《普济方》卷二百八改。下同。

②　不　原作"下"，今据《得效方》卷第五、《普济方》卷二百八改。

③　大麦蘖　"麦芽"的异名。

④　四　《百一选方》卷之二、《普济方》卷二十二作"二"。

车前子半两

上㕮咀。每服四钱，水一盏①，姜五片，煎至八分，温服，不拘时。或咽下来复丹亦好。

（六）六和汤 治心脾不调，气不升降，霍乱呕吐，或致泄泻，寒热交作，小便赤涩。

缩砂仁 半夏泡七次 杏仁去皮、尖 人参 甘草各一②两 赤茯苓去皮 藿香叶去土 白扁豆 木瓜各二两 香薷 厚朴姜制。各四两

上㕮咀。每服四钱，水一盏③，姜三片，枣一枚，煎服，不拘时。

（七）胃苓汤 治伤暑，烦渴引饮，所下如水。

五苓散见暑门 平胃散见脾胃门

二散和匀，各一钱合和，乌梅汤下。未效，加木香、砂仁、丁香煎服，来复丹亦可④。

（八）五苓散 去桂。治伏暑泄泻。米饮或车前子煎汤调下。

（九）水浸丹 治伏暑烦渴，频泻。（方见霍乱门）

（十）来复丹 治伏暑泄泻。（方见中暑门）

湿

（十一）藿香正气散 治感湿泄泻。（方见伤寒门）

（十二）戊己丸 脾胃不足，湿热泄泻不止，米谷不化。（方

---

① 盏 《普济方》卷二百九作"盏半"。

② 一 《得效方》卷第二作"三"。

③ 盏 《局方》卷之二、《得效方》卷第二作"盏半"。

④ 亦可 原脱，今据《得效方》卷第五、《普济方》卷一百十七补。

载痢门）

（十三）　曲蒡丸^①　治脏腑受风湿，泄泻不止。

芎蒡　神曲　白术　附子各等分

上为末，糊丸如梧桐子。每服五十丸，米饮下。

热证

（十四）　黄连香薷散　治热泻溏利，大便热，烦躁，小便
赤，喜饮冷。

香薷散每一两，加宣连五钱，灯心二十茎，车前子一撮，
或车前草二根，同煎。

（十五）　一元散　五苓散去桂　皆治热泻烦渴。（三方并见暑门）

冷证

（十六）　椒艾丸　治脏腑虚寒，泄泻不已。（方见痢门）

（十七）　四柱散　治元脏气虚，真阳耗散，脐腹冷痛，泄泻
不止。

白茯苓去皮　附子炮，去皮　人参　木香湿纸裹，火煨^②

上等分，㕮咀。每服四^③钱，水一盏^④，姜五^⑤片，盐少许，
煎七分，空心温服。一方加肉豆蔻、诃子，名六柱散。

（十八）　豆附丸　治肠胃虚弱，内受风冷，水谷不化，泄泻
注下。

---

①　曲蒡丸　《得效方》卷第五、《普济方》卷二百八及原书目录作
"曲芎丸"。

②　火煨　《济生方·大便门》、《局方》卷之三此后有"各一两"。

③　四　《济生方·大便门》作"三钱"，《局方》卷之三作"二"。

④　盏　《济生方·大便门》作"盏半"。

⑤　五　《局方》卷之三作"二"。

肉豆蔻面煨，四两　　木香不见火，二两　　白茯苓焙，四两　　干姜炮
肉桂各二两　　附子炮，去皮、脐，四两　　丁香不见火，一两

上为末，姜汁面糊，丸如梧桐子。每服五十丸至百丸，用生姜汤下，粥饮亦可。

（十九）大已寒丸　治沉寒痼冷，脏腑虚惫，心腹疠痛，胁肋胀满，泄泻肠鸣，自利自汗。

荜茇　　肉桂各四两　　干姜炮　　高良姜各六两

上为末，水煮面糊，丸如梧桐子。每服三十粒，空心米饮下。

（二十）厚肠丸　治泄泻不止。

白龙骨　　干姜炮　　附子炮，去皮、脐　　厚朴姜制　　诃子炮，去核
肉豆蔻面煨　　陈皮各等分

上为末，酒糊丸如梧桐子。每服五十丸，米饮下。

（二十一）火轮丸　治肠胃虚寒，心腹冷痛，泄泻不止。

干姜炮　　附子炮，去皮、脐　　肉豆蔻面裹煨。各等分

上为末，米糊为丸，如梧桐子。每服五十丸，空心米饮下。

（二十二）禹余粮丸　治肠胃虚寒，滑泄不禁。

禹余粮石煅　　赤石脂煅　　龙骨　　荜茇　　诃子面裹煨　　干姜炮
肉豆蔻面煨　　附子炮，去皮、脐。各等分

上为末，醋糊丸如梧桐子。每服七十丸，空心米饮下。

（二十三）豆附丸　治脏腑虚寒，泄泻不止，气体羸困，不进饮食。

肉豆蔻面煨　　附子炮　　良姜炒　　诃子面煨　　干姜炮　　赤石脂煅
阳起石煅　　龙骨生用　　白矾枯。各三①两　　白茯苓去皮　　桂心不见火

---

① 三　《济生方·痼冷积热门》、《普济方》卷二百十一作"二"。

细辛洗。各一两

上为末，酒煮面糊，丸如梧桐子。每服七十丸，空心米饮下。

（二十四）诃黎勒丸　治大肠虚冷，泄泻不止，胁腹引痛，饮食不下。

诃黎勒面煨　附子炮　肉豆蔻面煨　木香不见火　吴茱萸去梗，炒　龙骨生用　白茯苓去皮　荜茇各半两

上为末，姜煮糊，丸如梧桐子。每服七十丸，空心米饮下。

脾泄

（二十五）六君子汤　治脏腑虚怯，呕吐不食，肠鸣腹胀，脾泄。四君子汤内加肉豆蔻、诃子，各等分①。（方见脾胃门）

（二十六）二神丸　治脾肾虚弱，全不进食。

破故纸炒，四两　肉豆蔻二两，生

上为末，以大肥枣四十九枚、生姜四两，切，同煮，枣烂去姜，取枣肉研膏，入药和丸，如梧桐子。每服五十②丸，盐汤下。

（二十七）四神丸　治脾泄、肾泄。

肉豆蔻生，二两　破故纸炒，四两　木香不见火，半两　茴香一两，炒

上为末，生姜煮枣肉为丸，如梧子大，盐汤下。一方去木香、茴香，入神曲、麦蘖，如前作丸。

---

① 各等分　原为小字。

② 五十　《本事方》卷第二、《普济方》卷二十三、《御药院方》卷六作"三十"。

肾泄

（二十八）五味子散　治五更天明溏泻一次，名肾泄，感阴气而然。

五味子二两　吴茱萸半两

上同炒香，研为末。每服二钱，陈米饮下，空心服。或加破故纸炒香、肉豆蔻煨，同为末，蒜丸如梧子大。每服三十丸，米饮下。

（二十九）金锁正元丹　治肾虚泄泻，小便频数，盗汗遗精。一切虚冷之证，并治之。

五倍子　茯苓各八两　龙骨煨，别研　朱砂别研。各三两　紫巴戟去心，十六两　补骨脂酒浸，炒，十两　肉苁蓉洗，焙　胡芦巴①炒。各一斤

上为末，入研药令匀，酒糊丸如梧桐子。每服三十丸②，空心温酒、盐汤任下。

滑泄

（三十）豆③蔻散④　治肠胃滑泄。

陈米一两　赤石脂研　五味子各半两　肉豆蔻煨，半两

上为末。每服二钱，粟米汤调下，日三。

（三十一）补脾丸　治滑泄不禁。

——————————

①　胡芦巴　原作"葫芦巴"，异名。今作"胡芦巴"。全书同改，余不注。

②　三十丸　《局方》卷之五、《得效方》卷第八作"十五丸至二十丸"。

③　豆　原作"荳"，今据《百一选方》卷之六改。

④　散　原作"丸"，今据此方剂型及《百一选方》卷之六改。

附子炮，去皮、脐，半两　赤石脂　麦糵①各炒　肉豆蔻面煨　川厚朴去皮，姜制　川白姜炮。各一两　荜芨　神曲　白术②各半两

上为末，醋糊丸如梧桐子。早晚空心五十丸，米饮下。

（三十二）肉豆蔻散　治脾胃虚弱，腹胁胀满，水谷不消，脏腑滑泄。

苍术米泔浸，切，八两　干姜炮　肉桂③去皮　肉豆蔻面煨　厚朴去皮，姜制　川乌④炮，去皮、尖　陈皮去白。各四两　茴香炒　甘草⑤　诃子皮各二两

上为末。每服二钱，水一盏，姜三⑥片，枣一枚，煎八⑦分，温服。

（三十三）真人养脏汤　治滑泄不止。（方见痢门）

（三十四）固肠丸　治滑泄日夜无度。

吴茱萸　黄连　罂粟壳去蒂。各等分

为末，醋糊丸梧子大。每服三十丸，空心米饮下。

暴泻

（三十五）硫黄散　治所下如破水。

生硫黄　白滑石

上为末，温熟水调下，立止。

（三十六）车前散　治暴泻不止，小便不通。

---

① 麦糵　《百一选方》卷之六用"半两"。
② 白术　《百一选方》卷之六用"一两"。
③ 肉桂　《局方》卷之六用"二两"。
④ 川乌　《局方》卷之六用"二两"。
⑤ 甘草　《局方》卷之六用"四两"。
⑥ 三　《局方》卷之六作"二"。
⑦ 八　《局方》卷之六作"七"。

车前子为末。每服二钱，米饮调下，根、叶亦可，立效。

（三十七）神曲丸　治暴泻不止。

神曲二两，炒　茱萸半两，汤泡七次

上为末，醋糊丸梧子大。每服四十九，食前米饮下。

（三十八）粟壳丸　治同上。

肉豆蔻炮　粟壳去蒂，蜜炙

为末，醋糊丸梧子大。空心米饮下三十九。

通治

（三十九）实肠散　治泄泻不止。

川厚朴制，一两半　肉豆蔻　诃子炮　茯苓各一两　甘草四钱
缩砂　陈皮　苍术各一两　木香半两

上咬咀。每服三钱，姜枣煎服。手足冷者，加炒干姜。

（四十）蔡医传九宝饮子　分利水谷，止泄泻。

罂粟壳①蜜炙　青皮②　粉草③各二钱半　厚朴④姜制　陈皮
木通各一两二钱　赤茯苓去皮　车前子略炒　黄芪微炒。各三钱⑤

上咬咀。每服三钱，水一盏，煎七分，温服。

----

①　罂粟壳　《普济方》卷二百八、《永类钤方》卷第十三用"一两二钱"。

②　青皮　《普济方》卷二百八、《永类钤方》卷第十三用"一两二钱"。

③　粉草　《普济方》卷二百八用"三钱半"。

④　厚朴　《普济方》卷二百八用"三钱半"，《永类钤方》卷第十三用"二钱半"。

⑤　三钱　《普济方》卷二百八作"三钱半"，《永类钤方》卷第十三作"二钱半"。

霍 乱

霍乱之证，多兼乎吐泻，皆由饮食不节，或过餐炖脍乳酪之物，伤于五脏，停积胃脘，脾弱不能运化，又为风寒之气所干，阴阳隔绝，挥霍变乱而成。此证轻则上吐下泻，两脚转筋，甚者遍体转筋，腹肚疼痛，手足厥冷。若欲绝者，仓卒之际，宜于脐中灼艾，及用蓼一把，煎汤泡洗，次投以姜附汤、理中汤之类。其脉洪大者易治，脉微肾缩舌卷者难治。又有霍乱而不吐泻者，止其类吐不吐，类利不利，顷刻之间，便致闷绝，当多灌盐汤，引其必吐，宿食殆尽，然后以严氏加减理中汤、治中汤款款调之。既愈之后，烦热多渴者，以麦门冬汤调之。夏月中暑，亦能令人霍乱吐泻，临证又当详审。

感寒

（四十一）通脉四逆汤 治霍乱多寒，肉冷脉绝。

吴茱萸炒，二两　附子炮，一两　桂心去皮，不见火　木通　细辛洗去叶、土　白芍药　甘草炙。各半两　当归去芦，三钱

上㕮咀。每服四钱，水一盏，酒半盏，姜七片，枣一枚，煎，温服。

（四十二）姜附汤 治中寒霍乱转筋，手足厥冷。（方见中寒门）

（四十三）理中汤 治中寒霍乱呕吐。（方见中寒门）

（四十四）加减理中汤

若为寒气、湿气所中者，加附子一两，名附子理中汤。若霍乱吐泻者，加橘红、青橘各一两，名治中汤。若干霍乱，心腹作痛，先以盐汤少许频服，候吐出令透，即进此药。若呕吐者，

105

于治中汤内加丁香、半夏一两。每服，生姜十片同煎。若泄泻者，加橘红、茯苓一两，名补中汤。若溏泻不已者，于补中汤内加附子一两。不喜饮、水谷不化者，再加缩砂仁一两，共成八味①。若霍乱吐下，心腹作痛，手足逆冷，于本方内去白术，加熟附，名四顺汤。若伤寒结胸，先以桔梗、枳壳等分，煎服。不愈者及诸吐利后，胸痞欲绝，心膈高处②急痛，手不可近者，加枳实、茯苓，名枳实理中汤。若渴者，再于枳实理中汤内加栝楼③根一两。若霍乱后转筋者，理中汤内加火煅石膏一两。若脐筑者，肾气动也，去术，加官桂一两半。肾恶燥，故去术；恐作奔豚，故加官桂。若悸多者，加茯苓一两。若渴欲饮水者，添加术半两。若腹满者④，去白术，加附子一两。若饮酒过多，及啖炙煿热食，发鼻衄，加川芎一两。若伤胃吐血，以此药能理⑤中脘，分利阴阳，安定血脉，只用本方。

暑

（四十五）⑥ **五苓散** 去桂、姜，煎，冷服。治中暑霍乱吐利。（方见暑门）

（四十六）**黄连香薷散** 姜煎，极冷服。（方见暑门）

（四十七）**水浸丹** 治伏暑伤冷，冷热不调，霍乱吐利，

---

① 八味 原作"六味"，今据《直指方》卷之十三、《普济方》卷二百八改。

② 处 《直指方》卷之十三作"起"。

③ 栝楼 原讹作"括蒌"。全书错出，改从一律，余不注。

④ 添加术半两。若腹满者 此句原脱，今据《直指方》卷之十三、《普济方》卷二百八补。

⑤ 理 原脱，今据《直指方》卷之十三、《普济方》卷二百八补。

⑥ 四十五 此处编码原脱，今据前文补，后顺次修改。

口渴。

黄丹水飞，一两二钱半①，炒　巴豆二十五个，去皮心油

上同研匀，用黄蜡镕作汁，和为丸，梧子大。每服五丸，水浸半时，别以新汲水吞下。

（四十八）桂苓甘露饮　治冒暑霍乱。（方见暑门）

（四十九）枇杷叶散　治中暑转筋，烦渴引饮。（方见中暑门）

（五十）藿香正气散　黄连香薷散

各相拌和，姜葱煎服，名二香散。治暑湿相搏，霍乱转筋，烦渴闷乱。

湿

（五十一）藿香正气散　治湿气霍乱吐泻。（方载伤寒门）

七情

（五十二）七气汤　治七气郁结，五脏之间互相刑克，阴阳不和，挥霍变乱，吐利交作。

半夏汤洗，五两　厚朴姜制　桂心各三两　白芍药　茯苓各四两紫苏叶　橘皮各二两　人参一两

上㕮咀。每服四钱，水一盏②，姜七片，枣一枚，煎，空心热服。

食伤

（五十三）治中汤　治食伤吐泻，兼胃脘有寒。（方见脾胃门）

（五十四）又方　治伤食霍乱吐利。以楠木同姜煎，热服效。

---

① 二钱半　《局方》卷之二、《济生方·诸暑门》作"一分"。

② 盏　《三因方》卷之十一作"盏半"。

烦渴

（五十五）秘方 淡木瓜、枇杷叶同煎汤，温服。

（五十六）既济汤 治霍乱后，虚烦不得眠。

人参 甘草 淡竹叶_{炙。各四两} 麦门冬_{去心，一两} 附子_{炮，}
_{半两} 半夏_{汤洗，五钱}

上㕮咀。每服四钱，水一盏，姜五片，粳米百余粒，煎，空心温服。

（五十七）麦门冬汤 治霍乱已愈，烦热多渴，小便不利。

麦门冬_{去心} 橘皮 半夏 白茯苓 白术_{各一两} 人参 甘草_{炙。各半两} 小麦_{半合}

上㕮咀。每服四钱，水盏半，姜五片，乌梅少许，煎八分，温服。

（五十八）白术散 治伤寒杂病，一切吐泻，烦渴霍乱，虚损气弱，保养衰老，及治酒积呕哕。

白术 茯苓_{去皮} 人参_{各半两} 甘草_{一两半，炙} 木香_{一分} 藿香_{半两} 葛根_{一两}

上为末，白汤调下二钱。烦渴，加滑石二两。甚者，加姜汁，续续饮之。

（五十九）益元散 治阳经发热吐泻，烦渴不止。（方见暑门）

转筋

（六十）木瓜汤 治霍乱吐泻，转筋扰闷。

酸木瓜_{一两} 茴香_{二钱半①} 甘草_{炙，二钱②} 吴茱萸_{洗炒七次，}

---

① 二钱半 《直指方》卷之十三作"一分"。

② 钱 《直指方》卷之十三作"分"。

108

二两①

　　上㕮咀。每服四钱，姜五片，紫苏十叶，空心煎服。

　　（六十一）又方　大蓼一把，浓煎水，乘热熏洗，仍吃蓼汤一②盏，良。

通治

　　（六十二③）不换金正气散　治霍乱转筋，呕吐泄泻。（方见伤寒门）

　　（六十三）姜盐饮　治干霍乱，欲吐不吐，欲泻不泻。

　　盐一两　生姜半两，切

　　上同炒令色变。以水一碗，煎熟，温服。甚者，加童子小便一盏。

秘　结

　　秘结之证，不问气虚体实之人，摄养乖理，三焦气涩，运掉不行，壅结于肠胃之间，皆有秘结之患。有风秘、寒秘、气秘、热秘、湿秘，及因病发汗、利小便过多，以致津液枯竭，并妇人产后失血耗气之余，皆成秘结。但当审人气体虚实，脉息沉数若何，然后用药。治疗之法，热实者，通利之；寒虚者，温行之；气结而涩者，润滑之；风湿而秘者，驱利之，津液枯竭者，补益之。临证更宜详审虚实用药，不可一概而论。

---

　　①　二两　《直指方》卷之十三作"半两"。

　　②　一　《直指方》卷之十三作"半"。

　　③　六十二　此处编码原脱，今据前文补，后顺次修改。

实秘

（六十四）牛黄散　治上焦热，脏腑秘结。

大黄一两　白牵牛头末，五钱

上为细末。有厥冷，用酒调下三钱。无厥冷而手足烦者，蜜汤调下。

（六十五）脾约麻仁丸　治肠胃热燥，大便秘结。

厚朴去皮，姜制，炒，半斤　芍药　枳实麸炒。各半斤　杏仁去皮、尖，炒，五两半①　大黄蒸，焙，一斤　麻仁别研，五两

上为末，蜜和丸如梧桐子。每服二十丸，临卧用温水下，大便通利即止。

（六十六）槟榔丸　治大肠实热，气壅不通，心腹胀满，大便秘结。

大黄蒸　麻子仁炒，去壳，别研　槟榔　白芷　枳实麸炒　羌活去芦　牵牛炒杏仁　黄芩各一两②　人参半两③

上为末，炼蜜丸如梧桐子。每服四十丸，空心熟水下。

虚秘

（六十七）滋肠五仁丸　治津液枯竭，大肠秘涩，传导艰难。

桃仁　杏仁炒，去皮。各一两　柏子仁半两　松子仁一钱二分④郁李仁一钱，炒　陈皮四两，别为末

上将五仁别研为膏，入橘皮末研匀，炼蜜丸如梧桐子。每

---

①　五两半　《局方》卷之六作"五两"。
②　黄芩各一两　原在"大黄"之前，今据《济生方·五脏门》改。
③　人参半两　原于"牵牛炒"之后，今据《济生方·五脏门》改。
④　一钱二分　《家藏方》卷第四作"半两"。

服五十丸，空心米饮下。

（六十八）半硫丸　治年高冷秘、虚秘，及痃癖冷气。

生硫磺研细　半夏汤洗七次，焙干为末。各等分

上和匀，用生姜自然汁打面糊，丸如梧桐子。每服五十丸，空心温酒、姜汤任下。

（六十九）润肠丸　治发汗过多，耗散津液，大腑秘结。

肉苁蓉酒浸，焙，二两　沉香别研，一两

上为末，用麻子仁汁打糊，丸如梧桐子。每服七十丸，米饮下。

（七十）葱白散　治老人大便不通。

葱白二茎　阿胶一斤

上以水煎葱，候熟不用，却入阿胶溶化，温服。

风秘

（七十一）润肠丸　治大便秘涩不通。

陈皮半两　阿胶炒　防风各二钱半　杏仁炒，去皮、尖　枳壳去瓤，炒　麻仁各半两

上为末，炼蜜丸如梧桐子。每服五十丸，苏子汤、荆芥汤任下。

（七十二）润肠丸　治大肠风结气涩。

肥皂角五片①醋炙焦，去皮及子，五片生用，去皮及子，二味共为末，以水一升，揉取浓汁，滤过，慢火炒，银石器中熬成膏子，入后药　南木香一分　青橘皮一分，去瓤　槟榔一分，生用　陈皮一分，去白秤

上四味为末，和前皂角末，令均，却以皂角膏搜和成剂，看得所后，如硬，入少蜜为丸，如桐子大。每服三十丸，空心温

---

①　片　《普济方》卷三十九作"斤"。后"五片"亦作"五斤"。

水下。

（七十三）枳壳丸 治肠胃风气壅盛，大便秘实。

皂角一梃，去黑皮，炒 枳壳去瓤，炒 川大黄二两，炒 羌活去芦 木香不见火 橘红 桑白皮蜜炙 香白芷各二两

上为末，炼蜜丸如梧桐子。每服七十丸，空心米饮或姜汤下。

湿秘

（七十四）槟榔散 治肠胃受湿，大便秘涩。

槟榔不拘多少

上为末。每服二钱，用蜜汤点服，不拘时。

气秘

（七十五）橘杏丸 治老人气秘，大腑不通。

橘红取末 杏仁汤浸，去皮、尖。各等分

上为末，炼蜜丸如梧桐子。每服七十丸，空心米饮下。

（七十六）紫苏麻仁粥 能顺气、滑大便。

紫苏子 麻子仁

上二味不拘多少，研烂，收滤取汁，煮粥食之。

（七十七）三和散 治七情之气结于五脏，不能流通，以致脾胃不和，心腹痞闷，大便秘涩。

羌活去芦 紫苏去梗 宣州木瓜薄切，焙 沉香各一两 木香 白术 槟榔①各七钱半② 芎劳三两 甘草 陈皮各七钱半③ 大腹

———————————

① 槟榔 原讹作"梹榔"，今据《普济方》卷三十九。
② 七钱半 《得效方》卷第三作"三分"。
③ 七钱半 同上。

皮炙，一两

上咬咀。每服二钱，水一盏，煎六分，不拘时。

（七十八）南木香丸　治大便秘结。

南木香不见火　槟榔　麻仁　枳壳

上等分，先将枳壳去瓤，每个切作四片，用不蛀皂角三寸、生姜五片、巴豆三粒，略捶碎，不去壳。用水一盏，将枳壳同煮和①滚，滤去生姜、巴豆、皂角，并不用，只将枳壳细锉，焙干为末，入前木香、槟榔、麻仁，同为末，炼蜜为丸。蜜汤下，不拘时候。

（七十九）四磨汤　治气滞腹急，大便秘涩。有热者，加大黄、枳壳，名六磨汤。（方见喘急门）

（八十）掩脐法　治大小便不通，连根葱一二茎，带土，生姜一块、淡豆豉二十一粒、盐二匙，同研烂，捏作饼子，烘热，掩脐中，以帛扎定，良久气透自通，不然再换一剂。

积滞

（八十一）木香逐气丸　治食积气滞，通利大便。又治脚气、小肠气，诸气攻刺腹痛。

橘红　青皮　槟榔各半两　南木香二钱②　巴豆一钱半，研如泥，入药夹研

为末，姜汁调神曲末为糊，丸如麻子大。每服十丸，姜汤下。如气攻腹痛，枳壳木瓜汤下。

（八十二）木香三棱散　治腹中有虫，面色萎黄，一切积滞。

----

①　和　《普济方》卷三十九作"稍"。

②　二钱　《直指方》卷之十五、《得效方》卷第六、《普济方》卷三十九均作"二钱半"。

黑牵牛半生半炒　大腹子炙①用　槟榔②　木香　雷丸　锡灰
醋炒　三棱炒　蓬术煨　大黄以上各一两

上为细末。每服三钱，空心用蜜水调下，或沙糖水亦可。
须先将烧肉一片，口中③嚼之，休咽下，吐出口中肉汁后服药。

通治

（八十三）润肠汤　治大便秘涩，连日不通。

麻子仁一盏④半，细研，用水浸，滤去滓⑤，取浓汁　脂麻⑥半盏⑦，
微炒，研，用水浸，取浓汁　桃仁汤浸，去皮，麸炒黄，研如泥　荆芥穗捣
末。各一两

上用前药，入盐少许，同煎。可以代茶饮之，以利为度。

（八十四）顺气丸　治三十六种风，七十二般气，上热下
冷，脏腑秘涩。

锦纹大黄五两⑧，一半生用，一半湿纸裹煨　车前子二两半　白槟
榔二两　火麻子仁炒赤色，退壳，用二两，别研入　川牛膝酒浸，三钱⑨
郁李仁汤泡，去皮，别研　菟丝子酒浸，焙干，别研，为饼，晒干，却入

---

① 炙　《瑞竹堂经验方·四、积滞门》、《普济方》卷二百卅九作
"多"。

② 槟榔　《瑞竹堂经验方·四、积滞门》、《普济方》卷二百卅九为小
字，与前"多用"相连。

③ 中　原作"半"，今据《瑞竹堂经验方·四、积滞门》、《普济方》
卷二百卅九改。

④ 盏　《家藏方》卷第四、《普济方》卷三十九作"钱"。

⑤ 滓　《家藏方》卷第四、《普济方》卷三十九作"皮"。

⑥ 脂麻　《普济方》卷三十九作"芝麻"。

⑦ 盏　《普济方》卷三十九作"钱"。

⑧ 两　《普济方》卷一百十五作"钱"。

⑨ 三钱　《普济方》卷一百十五、《得效方》卷第六作"二两"。

干山药各二两　　山茱萸①去核　　防风去芦　　枳壳去瓤, 麸炒　　独活各一两

上为末, 蜜丸如梧桐子。每服二十丸, 茶、酒、粥、饮任下。

(八十五) 蜜导法　凡秘结, 服药不得通利者, 宜用此以导之。若土瓜根及大猪胆汁, 皆可为导。

蜜四两

上置铜器中, 微火煎之, 稍凝如饴状, 搅之勿令焦, 热时急捻作梃子, 如指许长, 投于谷道中, 以手按住, 大便来时乃去之。

咳　嗽

肺为五脏之华盖, 声音之所从出, 皮毛赖之而润泽, 肾水由兹而生养。腠理不密, 外为风、寒、暑、湿之气所干, 皆能令人咳嗽。伤风则脉浮, 憎寒身热, 自汗烦躁, 鼻引清涕, 欲语未竟而咳。伤寒则脉紧, 无汗恶寒, 烦躁不渴, 遇寒而咳。伤热则脉数, 烦渴引饮, 咽膈干燥, 咳唾稠粘。伤湿则脉细, 咳则四肢重着, 骨节烦疼。又有七情之气伤于五脏六腑, 克于肺经, 亦能致咳。喜伤心者, 咳而喉中介介如肿状, 不已则小肠受之, 咳状与气俱失。怒伤肝者, 咳而两胁下痛, 不已则胆受之, 呕吐苦汁。思伤脾者, 咳而右胁下痛, 引至肩背, 不已则胃受之, 呕吐痰沫。忧伤肺者, 咳而喘息有声, 甚则唾血, 不已大肠受之, 咳则遗屎。恐伤肾者, 咳而腰背相引痛, 不已则膀胱受之, 咳而遗溺。咳而不已, 三焦受之, 咳则腹满不欲食。治疗之法, 宜详审其脉证。若外感邪气, 止当发散, 又须观病者之虚实用药。若内

―――――――――

① 山茱萸　《普济方》卷一百十五无, 《得效方》卷第六用"二两"。

因七情而得者，又当随其部经与气口相应，**脉浮紧为虚寒，沉数为实热，弦涩为少血，洪滑则多痰**。咳嗽之脉，浮大者易治，沉微者难愈，大概以顺气为先，下痰次之。又有停饮而咳者，又须消化之，切不可轻用罂粟壳等药涩之。又有寒邪未除者，亦不可便用补药。最忌忧思过度、房室劳伤，否则多成瘵疾之证，谨之谨之。

伤风

（八十六）三拗汤　治感冒风邪，鼻塞声重，语音不出，咳嗽喘急。

甘草不炙　麻黄不去节　杏仁不去皮、尖。各等分

上㕮咀。每服五钱，水一盏①，姜五片，煎服，以得汗为愈。

（八十七）细辛五味子汤　治肺经感冒风邪，咳嗽倚息，坐卧不安。

北细辛去苗　半夏汤去滑。各一两　甘草炙　乌梅去核。各一两半
罂粟壳去蒂　五味子各三两　桑白皮炒，二两

上㕮咀。每服三钱，水盏②半，姜十片，煎一盏，温服。

（八十八）大利膈丸　治风痰实，喘满咳嗽，风气上攻。

牵牛四两，生用　半夏汤洗，二两　皂角去皮、丝，酥炙，二两
木香半两　青皮去白，二两　槐角一两，炒　加槟榔　大黄各五钱

上为细末，生姜面糊为丸。每服五十丸，生姜汤下。

（八十九）祛③痰丸　治风痰喘嗽。

---

①　盏　《局方》卷之二作"盏半"。

②　盏　《局方》卷之四作"二盏"。

③　祛　原作"怯"，今据《瑞竹堂经验方·喘嗽门》、《普济方》卷一百六十三及原书目录改。

人参　木香　天麻　茯苓①　青皮②去瓤　白术③煨　陈皮去白。上各一两　槐角子④　半夏⑤各七分半　猪⑥牙皂角去皮、弦，炙，五钱

上为细末，生姜自然汁打糊为丸，如梧桐子大。每服五七十丸，食后、临卧温酒送下，姜汤亦可。

（九十）人参荆芥散　治肺感风邪，上壅咳嗽，头目不清，言语不出，咽干项强，鼻流清涕。

麻黄去根节　细辛去土，洗　桔梗去芦，炒　荆芥穗　陈皮去白　半夏汤洗七次　杏仁去皮、尖　人参　甘草炙，各半两　通草半两⑦

上㕮咀。每服四钱，水盏半，姜五片，煎八分，食后温服。

（九十一）橘苏散　治伤风⑧咳嗽，身热有汗，恶风脉浮数，有热，服杏子汤不得者。

---

①　茯苓　原无剂量，今据《瑞竹堂经验方·喘嗽门》、《普济方》卷一百六十三补。

②　青皮　原无剂量，今据《瑞竹堂经验方·喘嗽门》、《普济方》卷一百六十三补。

③　白术　原无剂量，今据《瑞竹堂经验方·喘嗽门》、《普济方》卷一百六十三补。

④　槐角子　原用"一两"，今据《瑞竹堂经验方·喘嗽门》、《普济方》卷一百六十三改。

⑤　半夏　原无剂量，今据《瑞竹堂经验方·喘嗽门》、《普济方》卷一百六十三补。

⑥　猪　原脱，今据《瑞竹堂经验方·喘嗽门》、《普济方》卷一百六十三补。

⑦　半两　原脱，今据《济生方·五脏门》、《普济方》卷一百五十八补。

⑧　风　原作"寒"，今据《济生方·咳喘痰饮门》、《普济方》卷一百五十八改。

紫苏叶　杏仁去皮。各一两①　甘草炙，半两　白术　橘红　半夏洗七次　桑白皮炙　贝母去心　五味子各一两

上㕮咀。每服四钱，水一盏②，姜五片，煎七③分，温服，不拘时。

（九十二）玉芝丸　治风壅痰甚，头目昏眩，咳嗽声重，咽膈不利。

人参去芦　干薄荷　白茯苓去皮　白矾枯　天南星米泔浸，焙。各三十两　半夏汤洗七次，姜汁和作曲，六十两

上为末，生姜汁煮面糊，丸如梧桐子。每服三十丸，食后姜汤下。如痰盛燥热，薄荷汤下。

感寒

（九十三）小青龙汤　治感寒咳嗽，喘息不得睡卧。（方见伤寒门）

（九十四）五拗汤　治感④寒咳嗽，上气喘急。

麻黄不去节　杏仁不去皮　甘草生用　荆芥穗⑤　桔梗各等分⑥

上㕮咀。生姜三片同煎，温服。咽喉痛甚者，煎熟后，加朴硝少许。一方去桔梗、荆芥，用半夏、枳实等分。

（九十五）华盖散　治肺感寒邪，咳嗽声重，胸膈烦满，头目昏眩。

---

① 各一两　原脱，今据《济生方·咳喘痰饮门》、《普济方》卷一百五十八补。

② 盏　《济生方·咳喘痰饮门》、《普济方》卷一百五十八作"盏半"。

③ 七　《济生方·咳喘痰饮门》、《普济方》卷一百五十八作"八"。

④ 感　《直指方》卷之八作"风"。

⑤ 荆芥穗　《普济方》卷一百五十九此后有"各等分"。

⑥ 各等分　《普济方》卷一百五十九作"一钱"。

紫苏子炒　赤茯苓去皮　陈皮去白　桑白皮　杏仁去皮、尖，炒　麻黄去根节。各一两　甘草炙，半两

上为末。每服二钱，水一盏，煎七分，食后温服。

（九十六）金沸草散　治肺感寒，鼻塞声重，咳嗽不已。（方见伤寒门）

（九十七）款冬花散　治肺感寒邪，咳嗽喘满，胸膈烦闷，痰涎壅盛，喉中哮呷，鼻塞流涕，咽喉肿痛。

麻黄①去根节　阿胶炒　贝母去心，炒。各二十两　桑叶洗，焙　知母　款冬花去梗。各十两　甘草炙　半夏汤洗，姜制　杏仁去皮，炒。各二十两

上㕮咀。每服三②钱，水一盏，姜三片，煎，食后温服。

伏暑

（九十八）六和汤　治伤暑生痰，喘满，加麦门冬、乌梅，煎，就吞消暑丸。（方并暑门）

受湿

（九十九）不换金正气散　治伤湿四肢重着，骨节疼痛，洒淅咳嗽，加木瓜，煎。（方见伤寒门）

（一百）白术汤　治五脏受湿，咳嗽痰多，气喘，身体重着，脉来濡细。

白术二两　五味子　半夏汤洗七次　白茯苓去皮　橘红各一两　甘草炙，半两

---

① 麻黄　《局方》卷之四用"四十两"。

② 三　《局方》卷之四、《普济方》卷一百五十九作"二"。

上咬咀。每服四钱，水一盏①，姜五片，煎八分，温服，不拘时。

七情

（百一）分心气饮 治忧郁得嗽。每服三钱，加枳壳一钱、五味二十粒②，煎。

四时

（百二）败毒散 治伤寒发热，咳嗽头疼。（方见伤寒门）

（百三）人参饮子 治感冒咳嗽，寒热壅盛。

人参去芦　桔梗　半夏洗七次　五味子　赤茯苓　白术各一两
枳壳　甘草炙。各半两

上咬咀。每服三③钱，水一盏④，姜五片，煎七分，空心服。治寒壅者，加杏仁不去皮、紫苏各半两。

（百四）八味款冬花散 治肺经寒热不调，涎嗽不已。

款冬花洗，焙⑤　紫菀⑥茸　五味子　甘草炙。各七钱半　桑白皮炒　麻黄去节　杏仁汤洗，去皮，炒　紫苏叶各一两⑦

---

① 盏　《济生方·咳喘痰饮门》、《普济方》卷一百六十三作"盏半"。

② 二十粒　《得效方》卷第五此后有"生姜三片"。

③ 三　《得效方》卷第五、《普济方》卷一百五十七作"四"。

④ 盏　《百一选方》卷之五、《得效方》卷第五、《普济方》卷一百五十七作"盏半"。

⑤ 焙　原作"涪"，今据《御药院方》卷五、《普济方》卷一百五十八改。

⑥ 紫菀　原讹作"紫苑"，今据《御药院方》卷五、《普济方》卷一百五十八改。全书错出，改从一律，余不注。

⑦ 一两　《御药院方》卷五作"二两"。

上为粗末。每服五钱，水盏半，入黄蜡皂角子大，煎一盏，热服。

冷证

（百五）温肺汤　治肺虚感冷，咳嗽吐痰。

半夏　陈皮　北五味子　干姜　辣桂　杏仁去皮、尖。各一两
细辛　阿胶炒　甘草①炙。各半两

上㕮咀。每服三钱②，姜枣煎服。

（百六）加味理中汤　治肺胃俱寒，咳嗽不已。

甘草炙　半夏　茯苓　干姜不炒　白术　橘红　细辛　北五
味子　人参各等分

上㕮咀。每服三钱③，姜枣煎，食前服。

（百七）温中化痰丸　治停痰留饮，胸膈满闷，头眩目晕，咳嗽涎唾，或饮酒过多，呕哕恶心。

青皮去白　良姜去芦　干姜炮　陈皮去白，各五两

上为末，醋面糊丸如梧桐子。每服五十④丸，米饮下，不拘时。⑤

（百八）温肺汤　治肺虚久蓄寒饮，发则喘嗽，不能坐卧，呕吐痰沫，不思饮食。

---

① 甘草　《直指方》卷之八用"一两"，《普济方》卷一百六十用"二钱半"。

② 三钱　《直指方》卷之八、《普济方》卷一百六十作"二钱半"。

③ 三钱　《直指方》卷之八作"二钱半"。

④ 五十　《局方》卷之四、《普济方》卷一百六十四作"三、五十"。

⑤ 不拘时　原书此后另起一行，衍"右为末。每服二钱，水一盏，姜四片，煎七分，温服不拘时"，今据《局方》卷之四、《普济方》卷一百六十四删。

白芍药六①两　　五味子去梗　　干姜炮　　杏仁②　　肉桂③去皮　半夏④煮，焙　陈皮⑤去白　甘草炒，各三两⑥　细辛去芦，二两

上㕮咀。每服三钱，水一盏⑦，煎八分，食后两服，滓再煎。一方去白芍药、细辛二味。

（百九）胡椒理中丸　治肺虚感寒，气不宣通，咳嗽喘急，胸膈气逆，不进饮食，呕吐痰水。

款冬花去梗　胡椒　甘草炙　陈皮去白　荜茇　良姜　细辛去菌　干姜各四两　白术五两⑧

上为末，炼蜜丸如梧桐子。每服五十⑨丸，温汤、酒、米饮任下。

（百十）易简杏子汤　治咳嗽，不问外感风寒、内伤生冷，及虚劳咯血、痰饮停积，悉皆治疗。

人参　半夏　茯苓　细辛减半　干姜减半　甘草炙　官桂减半　芍药　五味子

上㕮咀。每服四钱，水一盏半，用杏仁去皮尖五枚，姜五片，煎至六分，去滓服。若感冒得之，加麻黄等分。若脾胃素实

---

① 六　《得效方》卷第五作"二"。

② 杏仁　原缺剂量，今据《局方》卷之四、《得效方》卷第五补。

③ 肉桂　原缺剂量，今据《局方》卷之四、《得效方》卷第五补。

④ 半夏　原缺剂量，今据《局方》卷之四、《得效方》卷第五补。

⑤ 陈皮　原缺剂量，今据《局方》卷之四、《得效方》卷第五补。

⑥ 甘草炒。各三两　原位于"干姜炮"之后，今据《局方》卷之四、《得效方》卷第五改。

⑦ 盏　《局方》卷之四、《得效方》卷第五作"盏半"。

⑧ 白术五两　原位于"陈皮去白"之后，今据《局方》卷之四、《普济方》卷四十三改。

⑨ 五十　《局方》卷之四作"三十至五十"，《普济方》卷四十三作"五七"。

者，用御米壳①去筋膜，碎锉，醋淹炒，等分。每服加乌梅一个，煎服，其效尤验。呕逆恶心，不可用此。若久年咳嗽，气虚喘急，去杏仁、人参，倍麻黄，芍药②如麻黄，干姜、五味子各增一半③，名小青龙汤。

热证

（百十一）**紫菀丸**④　　治热嗽，辰时吃，酉时可安。又治痰喘。

枇杷叶　木通　款冬花　杏仁　紫菀⑤　桑白皮_{等分}　大黄_{减半}

为末，蜜丸鸡头大⑥，食后、临夜噙化。

（百十二）**贝母散**　　治证同上。

知母　贝母_{巴豆七粒，同贝母炒略熟，去巴豆不用。各一两}

锉散，饴糖一块，同煎服。一方以二母为末，入巴豆霜少许，临卧用生姜二片，蘸药夹定，细嚼咽下。

（百十三）**小柴胡汤**　　治热嗽啜冷水而暂止者。加桑白皮、杏仁、五味子煎。烦热，加麦门冬。嗜卧减食，加白术，煎。

---

①　御米壳　《局方》卷之四作"罂粟壳"。

②　芍药　《局方》卷之四此前有"添"。

③　去杏仁、人参，倍麻黄，芍药如麻黄，干姜、五味子各增一半　《普济方》卷一百五十八作"去杏仁、人参、芍药，倍麻黄、干姜、五味子，各增一半"。

④　紫菀丸　《得效方》卷第五作"紫菀膏"，《普济方》卷一百五十九作"枇杷叶丸"。

⑤　紫菀　原脱，今据《得效方》卷第五、《普济方》卷一百五十九补。

⑥　鸡头大　《得效方》卷第五、《普济方》卷一百五十九作"樱桃大"。

（方见伤寒门）

（百十四）泻白散 治肺脏气实，心胸壅闷，咳嗽烦喘，大便不利。

桔梗_{去芦，炒} 地骨皮_{去木} 甘草_炙 栝楼子 升麻 半夏_{汤洗七次} 杏仁_{去皮} 桑白皮_{炙，各等分}

上咬咀。每服四钱，水盏半①，姜五片，煎八分，食后温服。

喘嗽

（百十五）人参紫菀汤 治肺气不调，咳嗽喘急，久不愈者。

五味子_{二钱半} 杏仁_{半两} 人参 京紫菀② 甘草_{各二钱半} 缩砂_{一两} 桂枝_{二钱半}③ 罂粟壳_{去瓢，姜制，炒，一两} 款冬花_{半两}

上咬咀。每服四钱，水一盏④，姜五片，乌梅一⑤枚，煎服。

（百十六）紫苏半夏汤 治喘嗽痰涎，寒热往来。

紫苏 半夏_{汤洗七次} 紫菀茸 陈皮 五味子_{各半两} 杏仁_{去尖、皮，一两，麸炒黄} 桑白皮_二⑥_{两半}

上为粗末。每服三钱，生姜三⑦片，水煎，日进三服。

---

① 盏半 《济生方·五脏门》作"一盏"。

② 京紫菀 《百一选方》卷之五、《普济方》卷一百六十三用"半两"。

③ 二钱半 此方中"二钱半"在《百一选方》卷之五、《普济方》卷一百六十三中作"一分"。

④ 盏 《百一选方》卷之五、《普济方》卷一百六十三作"盏半"。

⑤ 一 《百一选方》卷之五、《普济方》卷一百六十三作"二"。

⑥ 二 《御药院方》卷五、《普济方》卷一百六十三作"一"。

⑦ 三 《御药院方》卷五、《普济方》卷一百六十三作"七"。

124

（百十七）人参理肺散　治喘嗽不止。

麻黄一两，炒，去节　御米壳三两，炒　人参二两　当归　木香各一两　杏仁二两，麸炒

上为粗末。每服四钱，水煎。

（百十八）杏仁煎　治老人久患肺喘，咳嗽不已，睡卧不得，服之立定。

杏仁去皮、尖　胡桃肉

上各等分，研为膏，入炼蜜少许，和搜得宜，丸如大弹子。每服一二丸，食后、临卧细嚼，姜汤送下。

（百十九）大降气汤　治上盛下虚，膈壅痰实喘嗽，咽干不利。

紫苏子微炒　川芎　细辛去叶、土　前胡　当归洗，焙　厚朴去皮，姜炒　桔梗去芦　白茯苓去皮　半夏曲炙　陈皮去白　肉桂去皮　甘草炙。各等分

上㕮咀。每服三①钱，水一盏，姜五片，紫苏五叶，同煎，温服。

（百二十）平肺汤　治肺气上壅，喘嗽痰实，寒热往来，咽干口燥。

陈皮一两　半夏洗七次　苦梗炒　薄荷②　紫苏　乌梅去核　紫菀　知母　桑白皮蜜炒　杏仁炒　五味子　罂粟壳蜜炒。各七钱半　甘草炙，半两

上㕮咀。每服三钱，水一盏，姜三片，煎六分，食后温服。

（百廿一）杏参散　治胸胁胀满，上气喘急，咳嗽倚息，不得睡卧。

① 三　《家藏方》卷第八作"二"。
② 薄荷　《普济方》卷一百六十三此后有"各七钱"。

桃仁去皮，炒　　人参　　桑白皮蜜炙，米泔浸①，焙　　杏仁去皮，炒。各等分②

上㕮咀。每服三③钱，水一盏④，姜枣煎，不拘时。

（百廿⑤二）苏沉九宝汤　治老人、小儿素有喘急，遇寒暄不常，发则连绵不已，咳嗽哮吼，夜不得睡。

桑白皮　甘草　大腹皮连皮　官桂　麻黄　薄荷　陈皮　紫苏　杏仁去皮。各半两⑥

上㕮咀。每服三钱，水盏半，姜三片，乌梅半个，煎六分，温服。

（百廿三）人参清肺汤　治肺胃虚寒，咳嗽喘急，坐卧不安。并治久年劳嗽，唾血腥臭。

阿胶炒　杏仁去皮，炒　桑白皮　地骨皮　人参　知母　乌梅去核　罂粟壳去蒂、盖，蜜炙　甘草炙。各等分

上㕮咀。每服三钱，水盏半，乌梅、枣子各一枚，同煎至一盏，滤去滓，食后温服。

痰嗽

（百廿四）半夏丸　治肺脏蕴热痰嗽，胸膈塞满。

---

① 浸　原脱，今据《局方》卷之四、《三因方》卷之十三、《普济方》卷一百六十三补。

② 各等分　《三因方》卷之十三、《普济方》卷一百六十三作"各一两"。

③ 三　《局方》卷之四、《三因方》卷之十三、《普济方》卷一百六十三作"二"。

④ 盏　《局方》卷之四作"盏半"。

⑤ 廿　原作"二十"，据原书目录编号改。下文"百二十"尽改作"百廿"。

⑥ 半两　《直指方》卷之八作"六分"。

栝楼子去壳，别研　半夏汤泡七次，焙，取末。各一两

上件和均，姜汁打面糊为丸，桐子大。每服五十丸，食后姜汤下。

（百廿五）玉液丸　治风壅，化痰涎，利咽膈，清头目，除咳嗽，止烦热。

寒水石烧令赤，出火毒，水飞过，三十两　半夏炒为末，十两　白矾枯，十两，研细

上合研，面糊丸如梧桐子。每服三十①丸，食后淡姜汤下。

通治

（百廿六）蜡煎散　顺肺气，利咽膈，止咳嗽，化痰涎。

款冬花　紫菀洗土，焙　甘草炙。各七钱半②　五味子炒，半两　桑白皮　桔梗　杏仁去皮，炒　紫苏叶各一两

上㕮咀。每服四钱，水一盏，入黄蜡少许，同煎，食后临卧温服。

（百廿七）平气饮　治一切咳嗽，并吐痰涎，恶风，不能食者。

人参　白术　川芎　当归　桂心　五味子　甘草　干木瓜　紫苏子　茯神　乌药去木　杏仁去皮，炒　白芷各等分

上㕮咀。每服四③钱，水一盏，姜三片，煎八④分，食后温服。

（百廿八）参苏饮　治上膈有热，咳嗽声重。（方见伤寒门）

---

①　三十　《局方》卷之四、《普济方》卷一百四作"十"。

②　七钱半　《御药院方》卷五、《普济方》卷一百五十八作"三分"，《得效方》卷第五作"七钱"。

③　四　《三因方》卷之十二作"二"。

④　八　《三因方》卷之十二作"七"。

久嗽

（百廿九）紫参丸 治远年日近咳嗽，诸药不效者。

紫参　甘草炙　桔梗各一①两　五味子　阿胶炒如珠。各半两
肉桂去皮　乌梅肉　杏仁汤浸②去皮，炒。各二钱半

上为末，炼蜜为丸，每两作十五丸。每服一丸，用新绵裹定，于汤内温过，噙化津咽。

嗽血

（百三十）百花膏 治喘嗽不已，或痰中有血。

款冬花　百合蒸，焙。各等分

为细末，炼蜜为丸，龙眼大。每服一丸，临卧细嚼，姜汤咽下，含化尤佳③。

（百卅④一）紫菀茸汤 治饮食过度，或食煎煿，邪热伤肺，咳嗽咽痒，痰多唾血，喘急胁痛，不得安卧。

紫菀茸洗　经霜桑叶　款冬花　百合蒸，焙　杏仁去皮、尖
阿胶蛤粉炒　贝母去心　蒲黄炒　半夏汤洗七次。各一⑤两　犀角镑
甘草炙　人参各半两

上㕮咀。每服四钱，水盏半，姜五片，煎八分，食后温服。

---

①　一　《御药院方》卷五作"二"。

②　浸　原脱，今据《御药院方》卷五、《普济方》卷一百五十七补。

③　尤佳　原脱，今据《济生方·咳嗽痰饮门》、《普济方》卷一百六十三补。

④　卅　原作"三十"，据原书目录编号改。下文"百三十"尽改作"百卅"。

⑤　一　原脱，今据《济生方·五脏门》、《永类钤方》卷第十三、《普济方》卷二十七补。

肺痈

（百卅二）桔梗汤 治肺痈，咳嗽脓血，咽干多渴，大小便赤涩。

桔梗去芦 贝母去心膜 当归去芦，酒浸 栝楼子 枳壳去瓤，麸炒 薏苡仁炒 桑白皮蜜水炙 防己各一两 甘草节生用 杏仁去皮、尖，麸炒 百合蒸。各半两 黄芪去芦，一两半

上㕮咀。每服四钱，水盏半，姜五片，煎服，不拘时。大便秘，加大黄。小便赤少，加木通。

劳损

（百卅三）人参润肺丸 治肺气不足，咳嗽喘急，久年不愈，渐成虚劳。及疗风壅痰实，头目昏眩，口舌干燥，涕唾稠粘。

人参 款冬花去梗 细辛去叶 甘草炙。各四两 肉桂去皮 桔梗各五两 杏仁去皮，炒，四两 知母六两

上为末，炼蜜丸如鸡子大。每服一丸，食后细嚼，淡姜汤下。

（百卅四）人参养肺丸 治肺胃俱伤，气奔于上，客热熏肺，咳嗽喘急，胸中烦闷，涕唾稠粘。或有劳伤肺胃，吐血呕血，并治之。

人参去芦 黄芪去芦，蜜炙。各一两八钱 栝楼根 白茯苓去皮。各六两 杏仁去皮，炒，二两四钱 皂角子三百个，炒 半夏汤洗七次，为末，生姜汁和作饼，四两，炒

上为末，炼蜜丸如弹子大。每服一丸，食后细嚼，用紫苏汤下。如喘急，用桑白皮汤下。

（百卅五）钟乳补肺汤 治肺气不足，久年咳嗽，以致皮毛焦枯，唾血腥臭，喘乏不已。

钟乳碎如米　桑白皮　麦门冬去心。各三两　人参①去芦　肉桂去皮　白石英如米　五味子　款冬花去梗　紫菀洗去土。各二两

上除钟乳、白石英外，同为粗末，后入钟乳等同拌匀。每服四钱，水盏半②，姜五片，枣一枚，粳米三十粒，煎七分③，用绵滤去滓，食后温服。

（百卅六）**团参饮子**　治忧思、喜怒、饥饱失宜，致伤脾肺，咳嗽脓血，憎寒壮热，渐成劳瘵者。

人参　紫菀茸洗　阿胶蛤粉炒　百合蒸　细辛　款冬花　杏仁炒　天门冬汤浸，去心　半夏汤洗　经霜桑叶　五味子各一两　甘草炙，半两

上㕮咀。每服四钱，水盏半，姜五片，煎七分，食后温服。气嗽者，加木香。唾血而热，加生地黄。唾血而寒，加钟乳粉。疲极咳嗽，加黄芪。损肺唾血，加没药、藕节。呕逆，腹满不食，加白术。咳而小便多者，加益智仁。咳而面浮气逆，加沉香、橘皮煎。

---

① 人参　原与"麦门冬"为最后两味药，今据《局方》卷之四、《普济方》卷一百六十改。

② 盏半　《局方》卷之四、《普济方》卷一百六十作"二盏"。

③ 煎七分　《局方》卷之四、《普济方》卷一百六十作"同煎至一盏"。

名方类证医书大全卷之六

痰气 附：诸饮

　　人身之痰，如长流水，贵乎顺行，又赖土为之堤防，偶为风所逆，或为物所壅滞，则使有声，可以过颡。故痰之为疾，或由脾土虚弱，不能摄养金肺，或为四气七情所干，气壅痰聚，发而为喘、为咳。又有水饮停滞胸膈，亦能为喘、为咳、为呕、为泄、为眩晕、心嘈怔忪、为寒热、为疼痛、为肿满挛躄、为癃闭痞膈，皆痰所致。古方所载四饮生六证：悬饮者，饮水流在胁下，咳嗽引痛；溢饮者，饮水流于四肢，当汗而不汗，身体疼重；支饮者，咳逆倚息，短气不得卧，其形如肿；痰饮者，其人素盛今瘦，肠间沥沥有声；留饮者，背寒如手大，或短气而渴，四肢历节疼痛，胁下满①引缺盆，咳嗽转甚；伏饮者，膈满喘咳，呕吐，发则寒热，腰背引痛，眼泪流出，其人振振恶寒。其脉皆弦微沉滑。治法，悬饮当下之，溢饮当发其汗，支饮则随证汗下，痰饮则用温药从小便利之，此固定法。而严氏独以痰饮之疾，皆气不顺而致之，当顺气为先，分导次之，气顺则津液流通，痰饮自下，亦至当之论。亦有肾气虚寒不能摄养肾水，使邪水溢上，多吐痰唾，又当温利之，八味丸最得其宜。或因酒后停饮而呕者，二陈汤、丁香煮散主之。或脾胃为物所伤，而停积痰

---

　　① 满 《三因方》卷之十三作"痛"。

饮，五套丸、破饮丸主之。临病之际，更宜详审。

风

（一）半夏利膈丸　治风痰壅甚，头疼目眩，咽膈不利，涕唾稠粘。并治酒过停饮，呕逆恶心，胸胁引痛，腹内有声。

半夏汤洗，三两　白术　白茯苓去皮　白矾生　人参　滑石　贝母各一两　天南星生用，两半　白附子生用，二两

上为末，面糊丸如梧桐子。每服三十丸，食后姜汤下。

（二）叶氏分涎汤　治风痰留滞膈间，喘满恶心，涎唾不利。

陈皮去白　新罗楝参　半夏汤洗七次，令软，每个切四片，姜汁浸一夕　枳实①　苦梗　天南星去外皮，湿纸包，灰火煨香熟，取出。各等分

上㕮咀。每服三②钱，水一盏③，姜十片，同煎，食后服。

（三）星香散　治风壅痰盛。（方见风门）

寒

（四④）枳实理中丸　理中焦，除⑤痞满，逐痰饮，止腹痛。（方见伤寒门）

（五）小青龙汤　治溢饮，倚息喘满不得卧者。（方见伤寒门）

---

① 枳实　《普济方》卷一百四无。
② 三　《普济方》卷一百四作"二"。
③ 盏　《普济方》卷一百四作"盏半"。
④ 四　此处编码原脱，今据前文补，后顺次修改。
⑤ 除　原脱，今据《局方》卷之三补。

热

（六）治痰热 客于上焦，多能令人昏眩。

紫苏子　人参　前胡　赤茯苓①各七钱半　半夏汤洗七次　枳壳麸炒　甘草炙　陈皮　木香生用。各半两②

上咬咀。每服三钱，水一盏③，生姜十片④，煎至七分，热服。

（七）大人参半夏丸 治化痰坠涎，止嗽定喘，诸痰不可尽述。

茯苓去皮　人参　天南星　薄荷叶各半两　干生姜　白矾生　寒水石　半夏⑤各一两　蛤⑥粉二两　藿香叶一分⑦

上为末，面糊丸如小豆大。生姜汤下二三十丸，食后，温水⑧亦得。一法加黄连半两，黄柏一⑨两，水丸取效愈妙。治酒病，调和脏腑。

---

① 赤茯苓　原与之后剂量同位于第一味，今据《御药院方》卷五、《普济方》卷一百六十六改。

② 木香生用。各半两　原位于"前胡"之后，今据《御药院方》卷五、《普济方》卷一百六十六改。

③ 盏　《御药院方》卷五、《普济方》卷一百六十六作"盏半"。

④ 十片　《御药院方》卷五作"七片"，《普济方》卷一百六十六作"七分"。

⑤ 半夏　原脱，今据《御药院方》卷五、《宣明论方》卷九、《普济方》卷一百五十八补。

⑥ 蛤　原作"蛤"，今据《御药院方》卷五、《宣明论方》卷九、《普济方》卷一百五十八改。

⑦ 一分　《御药院方》卷五作"二钱"，《普济方》卷一百五十八作"半两"。

⑧ 温水　《御药院方》卷五此后有"冷水"。

⑨ 一　《御药院方》卷五作"半"，《宣明论方》卷九、《普济方》卷一百五十八作"二"。

（八）化痰丸　治停痰宿饮。

半夏　人参　桔梗细切，姜汁制　白茯苓各一两　前胡半两　白术一两　枳实　甘草各半两　香附子一两①

上为末，用半夏、姜汁煮糊，丸如梧桐子。每服四十丸，姜汤下。

（九）枳壳半夏汤　除热痰，下气，宽中利膈，清上，治痞满。

枳壳　半夏　黄芩　桔梗各一②两　甘草五钱

上锉。每服四钱，姜三片，桑白皮五③寸，乌梅一枚，煎，温服。如若未效，更加甜葶苈、马兜铃、防己、薄荷同煎，立效。热痰黄色者是也。

冷

（十）暖胃丸　去虚痰，利冷饮。

硫黄研　白矾枯，炒　丁香　茴香炒　木香各一两　半夏二两，姜汁炒

上为末，姜汁煮面糊，丸如梧桐子。每服二十丸，空心米饮下。

（十一）灵砂白丸子　治元气虚弱，痰气上攻，风痰壅塞，呕吐。

灵砂　青州白丸子末各一两。各碎

上和匀，以生姜自然汁打秫米糊，丸如梧桐子。每服三十

---

①　一两　《局方》卷第三、《百一选方》卷之五、《普济方》卷一百六十四作"半两"。

②　一　《得效方》卷第四作"二"。

③　五　《得效方》卷第四作"七"，《普济方》卷一百六十七作"十"。

丸，空心人参汤或枣汤下。

（十二）丁香半夏丸　治脾胃宿冷，胸膈停痰，呕吐恶心，吞酸噫醋，心腹痞满，不思饮食。

肉豆蔻　木香　丁香　人参去芦　陈皮去白。各二钱半①　藿香叶半两　半夏汤洗七次，姜制，三两

上为末，以生姜汁煮面糊，丸如小豆大。每服二十②丸，姜汤下。

（十三）强中丸　治胃脘虚寒，痰饮留滞，痞塞不通，气不升降。

高良姜　干姜炮　陈皮　青皮各一两　半夏汤去滑，二两

上为末，用生姜自然汁煮面糊，丸如梧桐子。每服三十③丸，生姜汤下。一法，前药并不炮制。

（十四）丁香茯苓汤　治脾胃虚寒，宿饮留滞，以致呕吐涎沫，或有酸水，不思饮食。

木香　丁香各一④两　干姜炮，两半　附子炮，去皮、脐　半夏洗七次　陈皮去白　肉桂去皮。各一两　缩砂半两

上㕮咀。每服四⑤钱，水二盏，姜七片，枣一枚，煎七分⑥，不拘时服。

（十五）八味丸　治脾虚不得克制肾水，多吐痰唾，而不

---

①　二钱半　《局方》卷之四、《御药院方》卷五、《直指方》卷之六、《得效方》卷第四、《普济方》卷二十三作"一分"。

②　二十　《得效方》卷第四、《普济方》卷二十三作"四十"。

③　三十　《三因方》卷之十三、《普济方》卷一百六十七作"二十至三十"。

④　一　《普济方》卷一百六十七作"四"。

⑤　四　《家藏方》卷第八作"五"。

⑥　七分　《家藏方》卷第八作"至一盏"。

咳者。

附子炮，去皮、脐　桂心各二两　山茱萸去核　山药各四两　泽
泻　茯苓　牡丹皮各三两　熟地黄八两

上为末，蜜丸，如梧桐子。每服五十丸，空心盐汤①送下。

（十六）潠白丸　治胸膈胀满，痰涎不利，头目昏眩。

天南星　半夏各生用　生硫黄别研。各一两　玄精石　盆消各半
两　附子一个，六钱重者，生用，去皮、脐

上为末，入面三两，令与药停，水和作饼，于沸汤内煮令
浮，漉出，为丸如梧桐子。每服三十丸，生姜汤食后下。

（十七）顺元散　治气虚痰盛，不得睡卧，气中痰厥，尤宜
服之。

南星一两，炮　川乌　附子各半两　木香二钱半

上㕮咀。每服三钱，水一盏，姜三片，煎，热服。

（十八）温中化痰丸　治停痰留饮，胸膈满闷，头眩目晕，
咳嗽涎唾，或饮酒过度，呕吐恶心。（方见咳嗽门）

上盛下虚

（十九）苏子降气汤　治虚阳上攻，气不升降，上盛下虚，
痰涎壅盛②。

川当归去芦　甘草炙　前胡去芦　厚朴去皮，姜制。各二两　肉
桂去皮　陈皮去白。各三③两　紫苏子　半夏曲④各五两

---

① 盐汤　《三因方》卷之三、《得效方》卷第九、《普济方》卷二百
十七作"温酒、米汤"。

② 盛　原脱，今据《直指方》卷之五、《普济方》卷一百六十三、一
百六十五补。

③ 三　《普济方》卷一百六十三作"二"。

④ 半夏曲　《直指方》卷之五、《普济方》卷一百六十三作"半夏"。

上㕮咀。每服三钱，水一盏，姜三片，枣一枚，煎服，不拘时。

（二十）黑锡丹 治痰气壅塞，上盛下虚，心火炎炽，肾水枯竭，应下虚之证。及妇人血海久冷无子，赤白带下，并宜服之。

肉桂去皮，半两　沉香　附子炮，去皮、脐　胡芦巴酒浸，炒　破故纸　茴香舶上者，炒　肉豆蔻面裹煨　阳起石研细，水飞　金铃子蒸，去皮、核　木香各一两　硫黄　黑锡去滓秤。各二两

上用黑盏或新铁铫内，如常法结黑锡、硫黄砂子，地上出火毒，研令极细，余药并杵罗为末，一处和匀，自朝至暮，以研至黑光色为度，酒糊丸如梧桐子大，阴干，入布袋内，擦令光莹。每服四十①粒，空心盐姜汤或枣汤下，女人艾枣汤下。

（二十一）灵砂丹 治上盛下虚，痰涎壅塞。此药最能镇坠，升降阴阳，安和五脏，扶助元气。

水银一斤　硫黄四两

上用新铁铫炒成砂，有烟，即以醋洒，候研细，入水火鼎，醋调赤石脂封口，铁线扎缚，晒干，盐泥固济，用炭二十斤煅，如鼎裂，笔蘸赤石脂频抹，火尽为度。经宿取出，研为末，糯米糊为丸，如麻子大。每服二十②粒，空心枣汤、米饮、人参汤任下。

（二十二）俞山人降气汤 治上盛下虚，痰气壅盛，或喘或满，咽干不利。并治脚气上攻，烦渴引饮。

前胡　五加皮姜炙　黄芪　厚朴去皮，姜浸一宿，炒。各一两

---

① 四十　《直指方》卷之十五作"三五十"，《得效方》卷第八作"五七十"，《局方》卷之五作"三四十"。

② 二十　《得效方》卷第八作"三"。

羌活半两　当归去芦　半夏曲　紫苏子各一[①]两　桔梗半两　甘草
陈皮去白　肉桂各一两　干姜炮　附子炮，去皮　人参去芦。各五钱

　　上㕮咀。每服三钱，水盏半，紫苏三叶，姜三片，枣一枚，
煎服。

臂痛

　　（二十三）**指迷茯苓丸**　治中脘留伏痰饮，臂痛难举，手足
不得转[②]者。

　　半夏二两　茯苓一两　枳壳去瓤，麸炒，半两　风化朴硝二钱半[③]

　　上为末，姜汁糊丸如梧桐子。每服三十丸，姜汤下。

酒毒

　　（二十四）**葛花解酒汤**　治饮酒太过，呕吐痰逆，心神烦
乱，胸膈痞塞，手足战摇，饮食减少，小便不利。

　　缩砂仁半两　葛花半两　木香半钱　白豆蔻仁半两　橘皮半钱
白术二钱　干生姜二钱　莲花青皮去瓤，三分　白茯苓一钱半　猪苓
去皮，一钱半　泽泻一[④]钱　神曲二钱，炒　人参去芦，一钱

　　上为细末秤，和匀。每服三钱匕，白汤调下，得微汗，酒
病去矣。

七情

　　（二十五）**四七汤**　治七情气郁，结聚痰涎，状如破絮，或
如梅核，在咽喉之间，咯不出，咽不下。并治中脘痞满，痰涎壅

---

①　一　原脱，今据《局方》卷之三及《直指方》卷之五补。
②　转　原脱，今据《卫生易简方》卷之三补。
③　二钱半　《得效方》卷第五作"一分"。
④　一　《普济方》卷一百六十四作"二"。

盛，上气喘急。

紫苏叶二两　厚朴三两　茯苓四两　半夏五两

上㕮咀。每服四钱，水一盏，姜七片，枣一个，煎八分，不拘时服。若因思虑过度，心气不足，小便白浊，用此药下青州白丸子，最效。又一方，用半夏五两，人参、官桂、甘草各一两，生姜煎服，亦名七气汤。大治七气，并心腹绞痛。

通治

（二十六）半夏汤　顺阴阳，消痞满，消酒化痰。

半夏姜制　橘红去白　桔梗炒，去芦。各一两　枳实去瓤，炒，半两

上为㕮咀。每服四钱，水一盏半，生姜五片，煎至七分，去滓，半饥半饱，热服。

（二十七）辰砂化痰丸　治风化痰，安神定志，利咽膈，清头目。

白矾枯过，别研　辰砂别研。各半两　天南星一两，炮　半夏洗七次，姜汁搜①作曲②，三两

上以白矾、半夏同③南星为末，和合匀，用生姜汁煮面糊，丸如梧桐子，别用辰砂为衣。每服二十④丸，食后姜汤下。

（二十八）桔梗汤　治胸胁胀满，短气痰逆，或吐涎沫。

---

①　搜　《局方》卷之四、《直指方》卷之七、《普济方》卷一百四均作"搅"。

②　曲　原作"麴"，今据《局方》卷之四、《直指方》卷之七、《普济方》卷一百四改。

③　同　《局方》卷之四、《直指方》卷之七作"曲"。

④　二十　《局方》卷之四、《直指方》卷之七、《普济方》卷一百四均作"十"。

桔梗炒　半夏汤洗，姜汁制　陈皮去白。各十两　枳实麸炒赤，五两

上㕮咀。每服三①钱，水一盏，姜五片，煎七分，温服，不拘时。

（二十九）法制半夏　消饮化痰，壮脾顺气。

上用大半夏，以汤洗一遍，去脐，焙干，再洗，如此七遍，用浓米泔浸一日夜，取出控干。每半夏一两，用白矾一两半，研细，温水化，浸半夏，上留水两指许，频搅。冬月于暖处顿放，浸五日夜，取出焙干，用铅白霜一钱，温水化，又浸一日夜，通七日尽，取出，再用浆水于慢火内煮，勿令滚，候浆水极热，取出焙干，于银石器或磁器内收贮。每服一两粒，食后细嚼，温生姜汤下。

又一法：依前制成半夏，每一两用龙脑半钱，研极细，同飞过朱砂于半夏上，再为衣。却铺上灯草一重，约厚一指，单排半夏，其上又排灯草，盖约厚一指，以炒豆焙之，候干取出，于器内收贮。每服一两粒，细嚼，食后温水或冷水送下。

（三十）茯苓半夏汤　治停痰留饮，胸膈满闷，呕逆恶心，吐痰水。

茯苓去皮，三两　半夏汤洗七次，五两

上㕮咀。每服四钱，水一盏，姜七片，煎七分，空心服。一方，去茯苓，用陈皮、半夏各七两，名橘皮半夏汤。

（三十一）二陈汤　治痰饮为患，或呕吐恶心，或头眩心悸，或中脘不快，或因食生冷，饮酒过度，脾胃不和，并宜服之。

半夏汤洗七次　橘红各五两　白茯苓三两　甘草炙，一两半

上㕮咀。每服四钱，水一盏，姜七片，乌梅一个，同煎至

_____

① 三 《局方》卷之四作"二"。

六分，热服，不拘时。一方，加丁香。

（三十二）破痰消饮丸 治一切停痰留饮。

青皮 陈皮并洗 川姜炮 荆三棱炮，捶碎 草果面裹煨 蓬术炮，捶碎 良姜湿纸煨。各一两 半夏①汤洗七次，三两

上为末，水煮面糊，丸如梧桐子，阴干。每服五十丸，姜汤下。

（三十三）橘皮半夏汤 治痰壅涎嗽久不已者。常服养液润燥，解肌热，止嗽。

橘皮去白，八两 半夏汤洗七次，二钱半

上为末，分作二服。每水一盏半，入生姜十片，同煎七分，温服。

（三十四）吴仙丹 治痰饮上气，不思饮食，小便不利，头目昏眩。

吴茱萸汤泡 白茯苓各等分

上为末，炼蜜丸如梧桐子。每服三十丸，热水、温酒任下。

（三十五）三仙丸 治中脘气滞，胸膈烦满，痰涎不利，头目不清。

南星生，去皮 半夏汤泡七次。二味各五两，为末，用生姜自然汁和，不可太软，但手捏得聚为度，摊在筛中，用楮叶盖之，令发黄色，晒干收之，须是五六月内做曲，如酱黄法 香附子略炒，于砖上磨去毛，五两

上用南星、半夏曲二两，净香附子一两，同为细末，水煮面糊，丸如梧桐子。每服四十②丸，食后姜汤下。

（三十六）导痰汤 治一切痰涎壅盛，或胸膈留饮，痞塞

---

① 半夏 《得效方》卷第四无。

② 四十 《百一选方》卷之五作"二十至三十"，《普济方》卷一百六十五作"二十"。

不通。

半夏汤洗七次，四两　天南星炮，去皮　枳实去瓤，麸炒　赤茯苓去皮　橘红汤去白。各一两　甘草炙，半两

上㕮咀。每服四钱，水一盏，姜十片，煎至八分，食后温服。

（三十七）二贤散①　治痰实，食后膈满，远年痰饮。

薄橘红四两　甘草一两

为末，沸汤调下，其功甚效。

（三十八）快活丸　常服消食化痰。养生之家不可缺。

枳壳②炒　肉桂各一两　桔梗　半夏汤洗。各二两

为末，姜汁糊丸，梧子大。每服二十丸，食后姜汤下。

（三十九）白术汤　治胸中虚损，及痰吐者。

半夏曲半两③　白术一钱　槟榔二钱半　木香　炙甘草各一钱　茯苓二钱④

上为末。每服二钱，生姜汤调下，食前服。

（四十）蠲饮枳实丸　逐饮消痰，导滞清膈。

枳实去瓤，炒　半夏汤洗三次　陈皮去白。各二两　黑牵牛半斤，取头末三两

上为末，水煮面糊为丸，桐子大。每五十丸，生姜汤下，食后。

（四十一）五苓散　治脐下有悸，停饮癫眩，吐涎沫。（方见伤寒门）

---

① 散　《得效方》卷第四作"汤"。

② 枳壳　《百一选方》卷之五、《得效方》卷第四、《普济方》卷一百六十五用"一两半"。

③ 半两　《普济方》卷一百六十四作"一钱"。

④ 二两　《普济方》卷一百六十四作"一钱"。

诸饮

（四十二）**海藏五饮汤** 治一留饮心下，二①癖饮胁下，三痰饮胃中，四溢饮膈上，五流饮肠间。凡此五饮，酒后伤寒，饮冷过多，故有此疾。

旋覆花　人参　陈皮　枳实　白术　茯苓　厚朴　半夏　泽泻　猪苓　前胡　桂心　芍药　甘草各等分

上锉。每两分四服，水二盏，生姜十片，同煎至七分，取滓温服，不拘时候。忌食肉、生冷、滋味等物。因酒有饮，加葛根、葛花、缩砂仁。

（四十三）**倍术丸** 治五饮酒癖，一曰留饮，停水在心；二曰癖饮，水癖在两胁；三曰痰饮，水在胃中；四曰溢饮，水溢在膈；五曰流饮，水在肠间，沥沥有声，并皆治之。

干姜炮　肉桂去皮。各半斤　白术一斤

上为末，炼蜜丸如梧桐子。每服三十丸，空心米饮送下。

（四十四）**破饮丸** 治五饮停蓄胸膈，呼吸之间痛引两胁，气促。

荜茇　丁香　胡椒　缩砂仁　蝎梢　青皮　巴豆去皮　木香　乌梅肉各等分

上以青皮同巴豆浆水浸一宿，次日漉出，同炒，青皮焦，去巴豆，将所浸水淹乌梅肉，炊一熟饭久，细研为膏，丸如绿豆大。每服十五丸，津液送下。

悬饮

（四十五）**十枣汤** 治饮水流在胁下，咳嗽引痛，经年不

---

① 二　此后原衍"饮"，今据《普济方》卷一百六十四删。

愈者。

　　芫花　　甘遂　　大戟

　　上等分，为末。以枣十枚，水一盏半，煎至八分，去枣，调药末。壮人一钱，嬴人半钱，平旦温服。不下者，次日更加半钱，下后稀粥自养，下后止药。

　　（四十六）五苓散　加防己，煎。治证同上。（方见暑门）

支饮

　　（四十七）防己桂枝汤　治膈间支饮喘满，心下痞硬，面色黑，脉沉紧，得之十数日，医吐下之不愈者。

　　防己三两　　桂心二两　　人参四两　　石膏四①两

　　锉散。每服四钱，水煎，温服。虚者即愈，实者二日复发，再服不愈，宜去石膏，加茯苓、芒硝，微利即愈。

　　（四十八）枳术汤　治心下坚大如盘，边如旋盘，水饮所作，名气分。

　　枳实去白，麸炒，一两　　白术三两

　　上㕮咀。每服四钱，水一盏②，煎至七分，温服。其坚③，即当散④也。

　　（四十九）枳术汤　治癖⑤气分，心下坚硬如杯，水饮不下者。

──────────

　　①　四　《三因方》卷之十、《得效方》卷第四均作“六”。

　　②　盏　《得效方》卷第十四、《三因方》卷之十四、卷之十七、《普济方》卷一百八十四作“盏半”。

　　③　其坚　《得效方》卷第十四、《三因方》卷之十四、卷之十七、《普济方》卷一百八十四作“腹中软”。

　　④　散　《普济方》卷一百八十四作“愈”。

　　⑤　癖　《济生方·咳嗽痰饮门》前有“饮”。

肉桂①去皮，不见火　桔梗去芦，锉，炒　甘草炙　槟榔各七钱半②　附子炮，去皮、脐　细辛洗去土、叶　白术各一两　枳实麸炒，五钱③

上㕮咀。每服四钱，水一盏④，姜七片，煎至七分，不拘时服。

溢饮

（五十）大青龙汤　治溢饮肢体重，汗不出，拘急痛。（方见伤寒门）

（五十一）小青龙汤　治溢饮、支饮，倚息不得而喘满者。（方见伤寒门）

痰饮

（五十二）茯苓饮子　治痰饮蓄于心胃，怔忡不已。

赤茯苓去皮　半夏汤洗七次　茯神去木　陈皮去白　麦门冬去心。各二⑤两　沉香不见火　甘草炙　槟榔各半两

上㕮咀。每服四⑥钱，水一盏⑦，姜五片，煎七分，温服，

---

①　肉桂　《普济方》卷一百六十六用"二分"，《济生方·咳嗽痰饮门》用"三分"。

②　七钱半　《普济方》卷一百六十六、《济生方·咳嗽痰饮门》均作"三分"。

③　五钱　《普济方》卷一百六十六、《济生方·咳嗽痰饮门》均作"二分"。

④　一盏　《普济方》卷一百六十六、《济生方·咳嗽痰饮门》均作"一盏半"。

⑤　二　《济生方·惊悸怔忡健忘门》、《得效方》卷第八、《普济方》卷十八均作"一"。

⑥　四　《得效方》卷第八作"三"。

⑦　盏　《济生方·惊悸怔忡健忘门》、《普济方》卷十八均作"盏半"。

不拘时。

（五十三）丁香五套丸　治胃气虚弱，三焦痞涩，不能宣行水谷，故为痰饮，结聚胸膈之间，呕吐恶心，胀满不食。

木香　丁香各不见火　青皮　陈皮各去白，半两　干姜炮　白术　茯苓　良姜各一两　南星　半夏各二两，同南星浸三日

上为末，用神曲一两、大麦蘖二两，同碾取末，打糊和药为丸，如梧桐子。每服七十丸，温熟水下。常服温脾顺气。

（五十四）新法半夏汤　治脾胃虚弱，痰饮停滞，呕逆酸水，腹胁胀满，头旋恶心，不思饮食。

缩砂仁　神曲炒　陈皮去白　草果仁各一两　白豆蔻仁　丁香各半两　大半夏四两，去滑　甘草二两重，半生半炙①

上为末。每服二②钱，先用生姜自然汁调成膏，入炒盐，沸③汤点服。

（五十五）槟榔散　治胸膈停滞痰饮，腹中虚鸣，食不消化，时或呕。

杏仁去皮、尖　旋覆花去枝、梗　半夏汤洗七次　槟榔　桔梗去芦，炒　干姜炮　橘红④　白术各一两　甘草⑤炙　人参各半两

---

① 半生半炙　《普济方》卷一百六十四此后有"白矾末一两"。

② 二　《局方》卷之四、《百一选方》卷之五、《普济方》卷一百六十四均作"一"。

③ 沸　原脱，今据《局方》卷之四、《百一选方》卷之五、《普济方》卷一百六十四补。

④ 橘红　与"干姜"原为最后两味药，无计量，今据《济生方·咳嗽痰饮门》、《普济方》卷一百六十四改。

⑤ 甘草　原用"一两"，今据《济生方·咳嗽痰饮门》、《普济方》卷一百六十四改。

上咬咀。每服四钱，水一盏①，姜五片，煎至八分，不拘时服。

（五十六）参苏饮　治痰饮停积胸膈，咳嗽气促。（方见伤寒门）

喘　急

人之五脏，皆有上气，而肺为之总。故经云，诸气皆属于肺，居五脏之上而为华盖，喜清虚而不欲窒碍。调摄失宜，或为风寒暑湿邪气相干，则肺气胀满，发而为喘，呼吸坐卧，促迫不安。又有因七情之气干于五脏，郁而生痰，或体弱之人，脾肾俱虚，不能摄养一身之痰，皆能令人发喘。治疗之法，当究其源。如感邪气，则驱散之，气郁则调顺之，脾肾虚者，温理之，又当于各类而求。凡此证，脉滑而手足温者生，脉涩而四肢寒者死，数者亦死，谓其形损故也。此严氏之说，故再述于此。

风

（五十七）三拗汤　治肺感风邪，喘呼不已。（方见咳嗽门）

寒

（五十八）加味三拗汤　治肺感寒邪发喘。

杏仁七钱②　陈皮一两　甘草三钱③　麻黄一两④，夏月及有汗者

---

① 盏　《济生方·咳嗽痰饮门》、《普济方》卷一百六十四作"盏半"。

② 七钱　《得效方》卷第五作"七钱半"。

③ 三钱　《得效方》卷第五作"三钱半"。

④ 一两　《得效方》卷第五作"一两二钱"。

减半　五味子七钱①　桂五钱

上锉。每服四钱，姜三片，煎。喘甚者，加马兜铃、桑白皮。

（五十九）藿香正气散　治浑身拘急，憎寒喘嗽，头目昏重，加五味子、杏仁、盐、梅，煎。有泄，不用杏仁。（方见伤寒门）

热证

（六十）金沸草散　治肺热喘嗽，痰盛。

（六十一）参苏饮　治证同上。用加杏仁、五味子。（二方并见伤寒门）

（六十二）葶苈散　治过食煎煿，或饮酒过度，致肺壅，喘不得卧，及肺痈咽燥不渴，浊唾腥臭。

甜葶苈炒　桔梗去芦　栝楼子　川升麻　薏苡仁　桑白皮炙　葛根各一两　甘草炙，半两

上㕮咀。每服四钱，水一盏半，姜五片，煎至八分，去滓，食后温服。

虚证

（六十三）苏子降气汤　治虚阳上攻，喘促咳嗽。（方见痰气门）

（六十四）防己丸　治肺不足，喘嗽久不已者。调顺气血，消化痰涎。

防己　木香各二两　杏仁三钱

上为末，炼蜜为丸，如小豆大。每服二十丸，煎桑白皮汤

---

① 七钱　《得效方》卷第五作"七钱半"。

下。如大便秘①，加葶苈一两，食后。

（六十五） 人参润肺汤 治肺气不足，喘急咳嗽不已，并伤寒头疼，憎寒壮热，四肢疼痛。

人参 桔梗 白芷 麻黄去节 干葛 白术 甘草各一两，炙 白姜半两

上为末。每服二钱，水一大盏，生姜三片，葱白二寸，煎至八分。如出汗，连进二服，通口温服。

气喘

（六十六） 四磨汤 治七情郁结，上气喘急。

人参 槟榔 沉香 天台乌药

上四味，各浓磨水，取七分盏，煎三五沸，温服。

（六十七） 紫苏子汤 治忧思过度，邪伤脾肺，心腹膨胀，喘促烦闷，肠鸣气走，漉漉有声，大小便不利，脉虚紧而涩。

紫苏子一两 大腹皮 草果仁 半夏汤洗七次 厚朴去皮，姜制 木香不见火 陈皮 木通 白术 枳实去白 甘草炙 人参各半两

上㕮咀。每服四钱，水一盏，姜五片，枣二枚，煎七分，不拘时服。

（六十八） 杏参饮 治因坠堕惊恐，或渡水跌仆，疲极筋力，喘急。

人参 桑白皮 橘红 大腹皮 槟榔 白术 诃子②面煨，用肉 半夏汤洗七次 桂心不见火 杏仁去皮，炒 紫菀洗 甘草炙。各等分

---

① 秘 《宣明论方》卷九作"闷"。

② 诃子 原讹作"呵子"，今据《济生方·咳喘痰饮门》、《得效方》卷第五、《普济方》卷一百六十三改。全书错出，改从一律，余不注。

上咬咀。每服四钱，水一盏①，姜五片，入紫苏七叶，煎七分，温服。

痰喘

（六十九）二黄丸　治停痰在胃，喘息不通，呼吸欲绝。

雌黄一钱　　雄黄一两

上二味研罗极细，镕黄蜡为丸，如弹子大。每服一丸，于半夜时热煮糯米粥，乘热以药投在粥内，搅转和粥吃。

通治

（七十）神秘汤　治上气喘急不得卧者。

橘皮　桔梗　紫苏　五味子　人参各等分

上咬咀。每服四钱，水一盏，煎六分，食后服。

（七十一）人参定喘汤　治肺气上喘，喉中有声，坐卧不安，胸膈紧满。及治肺感寒邪，咳嗽声重。

人参去芦　麻黄去节　半夏曲　阿胶炒　甘草炙。各一两　桑白皮②　五味子各两半　罂粟壳蜜炙，二两

上咬咀。每服三钱，水一盏③，姜三片，煎七分，食后温服。

（七十二）紫苏子丸　治一切气逆，胸膈胀满，喘急咳嗽，心腹刺痛。

紫苏子　陈皮各二两　肉桂去皮　良姜炒。各一两　人参去芦，

---

①　盏　《得效方》卷第五、《济生方·咳嗽痰饮门》均作"盏半"。

②　桑白皮　《得效方》卷第五用"半两"。

③　盏　《局方》卷之四、《普济方》卷一百六十三作"盏半"。

五钱①

上为末，炼蜜丸如弹子大。每服一丸，细嚼，温酒、米饮任下。

（七十三）分气紫苏饮 治脾胃不和，气逆喘促。

五味子_{去梗} 桑白皮 茯苓 甘草_炙 草果仁 大腹皮_炙 陈皮_{去白} 桔梗_{各一斤}②

上㕮咀，为粗末，秤二十斤净，入净紫苏十五斤，捣碎，同一处拌匀。每服四钱，水一盏，姜三片，入盐少许，同煎，空心服。

（七十四）五味子汤 治喘促脉伏而厥者。

五味子_{半两} 人参 麦门冬 杏仁 橘皮_{去白} 生姜_{各二钱} 半③ 枣子_{三枚，破}

上㕮咀。每服水二盏，煎至一盏④，去滓，分作二服。

（七十五）团参散 治肺气不利，咳嗽上喘。

紫团参 款冬花 紫菀茸_{各等分}

上为末。每服二钱，水一盏，乌梅一枚，同煎七分，空心温服。

肺疾

（七十六）杏仁半夏汤 治肺痿涎喘不定，咳嗽不已。

---

① 五钱 《局方》卷之三、《普济方》卷四十三、卷一百八十一作"一两"。

② 一斤 《局方》卷之三、《普济方》卷二十五作"三斤"。

③ 二钱半 《直指方》卷之八作"一钱半"，《普济方》卷一百卅七作"一两"。

④ 水二盏，煎至一盏 《普济方》卷一百卅七作"三大白盏，煎至一盏半"。

杏仁去皮　桔梗　陈皮去白　茯苓去皮　汉防己　桑白皮各二①钱②　甘草二寸　猪牙皂角一钱　薄荷叶一钱　白矾二③钱

上为末，作二服。水二盏，生姜三片，煎至六分，去滓，食后温服。

（七十七）知母茯苓汤　治肺痿喘嗽不已，往来寒热，自汗。

茯苓去皮　甘草各一两　五味子　知母　人参　半夏洗七次　薄荷　柴胡　白术　款冬花　桔梗　麦门冬　黄芩各半两　川芎　阿胶炒。各二④钱

为末。每服三钱，水一盏半，生姜十片，同煎至七分，去滓热服。

（七十八）葶苈大枣泻肺汤　治肺成痈，胸膈胀满，上气喘急，身与面目浮肿，鼻塞声重，不闻香臭。

葶苈炒令黄，研细，丸如弹子大

上用水三盏，枣十枚，煎一盏，去枣入药，煎七分，食后服。法令先投小青龙汤三服，乃进此药。

---

① 二　《宣明论方》卷九作"三"。

② 桑白皮各二钱　原位于"猪牙皂角一钱"之后，今据《宣明论方》卷九改。

③ 二　《宣明论方》卷九作"三"。

④ 二　《宣明论方》卷九、《普济方》卷二十七作"三"。

名方类证医书大全卷之七

鳌峰熊宗立道轩编集

气 附：诸疝、膀胱、小肠、肾气

人禀天地阴阳之气以生，藉血肉以成其气，一气周流于其中，以成其神，形神俱备，乃谓全体。故妇人宜耗其气以调其经，男子息养其气以全其神。惟气得暖则行，贵乎宣流，调摄非宜，致生多证。故内因七情，而得之喜、怒、忧、思、悲、恐、惊者是也。喜伤于心者，其气散；怒伤于肝者，其气击；忧伤于肺者，其气聚；思伤于脾者，其气结；悲伤于心胞者，其气急；恐伤于肾者，其气怯；惊伤于胆者，其气乱。虽七证自殊，无逾于气，又有体虚者，外为风冷乘之，入于腹中，遂成诸疝，发则小腹疼痛，痛或绕肠，或逆抢心，甚则手足厥冷，自汗呕逆，或大小便秘涩。疝气之证，亦有七种，厥疝、癥疝、寒疝、气疝、盘疝、附疝、狼疝者是也。厥疝则心痛足冷，食已则吐；癥疝则腹中气积如臂；寒疝则饮食因寒，猝然胁腹引痛；气疝乍满乍减而痛；盘疝腹中痛引脐旁；附疝则腹痛连脐，下有积聚；狼疝，小腹与阴相引而痛。治疗之法，若因七情所伤者，当调其气而安；其五脏外邪所干者，当温而散之。倘治之非道，内外之气交入于肾者，为肾气；入于膀胱者，为膀胱气；入于小肠者，为小肠气。因寒而得者，遇寒而发；喜怒而得者，遇喜怒而发，甚则结而为积聚，或于左右胁下，有物如覆杯，或长如展臂，或腹大如盘，令人羸瘦少气，洒淅寒热，饮食不为肌肤。积聚之脉，厥而紧，浮而牢，牢强急者生，虚弱者死，临证审而行之。

中气

（一）**独香散**①　治中气，闭目不语，四肢不收，昏沉不省。

南木香为末，冬瓜子煎汤调下一钱。痰盛，星香汤良。（方见风门）

（二）**八味顺气散**　治中气，最妙。（方见风门）

（三）**苏合香丸**　专能顺气化痰。并治传尸骨蒸，诸项劳瘵，卒暴心痛，鬼魅瘴疟，赤白下痢，小儿惊搐等证，并宜服之。

沉香　麝香研　诃黎勒②煨，用皮　丁香　青木香　安息香研为末，用无灰酒一升煮膏　香附子炒，去毛　荜茇　白术　白檀香各二两　熏陆香别研　苏合香油入安息香膏内　龙脑研。各一两　朱砂研，飞　乌犀角各二两

上为末，如研药极匀，用安息膏并炼蜜和剂，丸如梧桐子。空心用温水化下四丸，酒服亦可。

（四）**回阳汤**　治体虚气中，脉细大弱，饮食不进。

干姜③炮　川乌生，去皮、脐　附子生，去皮。各半两④　青皮去白，一两　益智仁二⑤两

上㕮咀。每服三钱，姜七片，枣一枚，煎服。或入少木香

---

① 散　《得效方》卷第三、《普济方》卷一百八十四作"汤"。

② 诃黎勒　原讹作"诃梨勒"，今据《局方》卷之三、《得效方》卷第三改。全书错出，改从一律，余不注。

③ 干姜　《得效方》卷第三用"二钱"。

④ 附子生，去皮。各半两　原为最后一味药，今据《得效方》卷第三改。

⑤ 二　《得效方》卷第三作"一"。

亦可。

虚冷

（五）**盐煎散**　治男子、妇人一切冷气攻冲，胸胁刺痛不已。及脾胃虚冷，呕吐泄泻，膀胱、小肠气，妇人血气，并皆治。

缩砂仁_{去壳}　甘草_炙　茯苓_{去皮}　草果仁　肉豆蔻_煨　川芎_洗　茴香_炒　荜澄茄　大麦芽　槟榔_炮　良姜_{面炒}　枳壳_{面炒}　厚朴_{去皮}　陈皮_{去白}　羌活_{去芦}　苍术_{米泔浸二宿}。各二两

上㕮咀。每服三钱，水一盏，入盐少许，煎至七分，空心服。

（六）**顺气沉附汤**　升降诸气，暖则宣流。

大附子_{一只，炮，作二服}

上水一盏煎，别用水磨沉香，临熟时入药内，热服。

（七）**养气丹**　治诸虚百损，真阳不固，上实下虚，气不升降，或喘或促。一切体弱气虚之人，妇人血海冷惫诸证，并宜服之。

禹余粮_{火煅，醋淬，各七次}　紫石英_{火煅七①次}　赤石脂_{如前法②}　磁石_{火煅，醋淬七③次}。各半斤　代赭石_{火煅，醋淬七次，一斤}

以上五石各以水再研，挹其清者，置之纸上，用竹筛盛之，滴尽水，候干，各用瓦瓶盛贮，以盐水纸筋和泥固济，阴干。以硬炭五十斤分作五处，煅此五药，以纸灰盖之，火尽再煅，如此三次，埋地穴内，两日出火毒，再研细，入后药。

肉苁蓉_{洗，酒浸一宿，焙干，一两半}　附子_{炮，二两}　茴香_炒　丁

---

① 七　《局方》卷之五作"一"。

② 法　原作"汁"，今据《局方》卷之五改。

③ 七　《局方》卷之五作"十"。

香　破故纸酒炒　木香不见火　肉桂去皮　巴戟盐汤浸，去心　山药　肉豆蔻面裹煨　钟乳粉别研　鹿茸酥炙　当归酒浸一宿，焙干　白茯苓去皮　远志去心　没药并去砂，别研　阳起石煅，别研　五灵脂别研　乳香别研　朱砂或煅或蒸，炒，别研。各一两　沉香五钱①

上入前药，同研极匀，用糯米糊为丸，每两作五十丸，阴干，入布袋内，擦令光莹。每服二十②丸，空心温酒、姜盐汤任下，妇人用艾醋汤下。

（八）姜合丸　治男子、妇人血气虚弱，久积阴冷，停饮不化，结聚成块，心腹膨胀，刺痛不已。或脏腑伤冷，以致泄泻，并皆治之。

丁香不见火　木香不见火　人参各一两　附子炮，去皮、脐，二两半③　干姜炮，三两④　青皮去白　陈皮去白　白术焙　厚朴去皮，姜制　肉豆蔻炮。各二两⑤

上为末，入硇砂一⑥钱，姜汁面糊为丸，每一两作二十丸。每服一丸，用老姜一块，如拇指头大，切开作合子，安药于内，用湿纸裹，慢火煨一顿饭久，取出去纸，和姜细嚼，白汤送下。孕妇不可服，小儿一丸分四服。凡内有积滞，服之无不神验。

（九）藏方　阿魏理中丸　治一切冷气攻刺心痛，胀满呕逆。

阿魏一分⑦，用面二匙，醋和作饼子，炙黄　荆三棱煨　蓬莪术煨

---

①　五钱　《局方》卷之五作"一两"。

②　二十　《局方》卷之五作"五至十"。

③　二两半　原脱，今据《局方》卷之三、《普济方》卷二十三补。

④　三两　原脱，今据《局方》卷之三、《普济方》卷二十三补。

⑤　各二两　原脱，今据《局方》卷之三、《普济方》卷二十三补。

⑥　一　《局方》卷之三、《普济方》卷二十三作"八"。

⑦　一分　原作"二钱半"，今据《家藏方》改。

青皮_{去白}　陈皮_{去白}　甘草_炙　干姜_炮　干木瓜　肉桂_{去皮}　白术
各一两半

上为末，面糊为丸，每一两作十五丸，朱砂为衣。每服一丸，细嚼，生姜、木瓜盐汤任下。如妇人血气攻刺，煎干姜、当归汤下。

（十）**葱白散**　治一切冷气及膀胱气发，攻刺疼痛。妇人胎前产后，血气刺痛，最宜服之。

川芎　当归　枳壳_{去白，麸炒}　厚朴_{姜制}　木香　官桂_{去皮}
青皮　干姜_炮　茴香_炒　人参　川楝_炒　茯苓　麦糵_炒　三棱_炮
蓬术_{醋浸一宿，焙}　干地黄　神曲_炒　芍药各等分①

上咬咀。每服三钱，水一盏，葱白二寸，煎七分，入盐少许，空心热服。大便秘涩，加大黄。溏利，加诃子。

（十一）**叶氏方附子养气汤**　大治久病方愈，上气急满，痰唾稠粘。服此壮脾养气，止呕进食。

附子_{三两，炮裂，水浸，去皮、脐，切片}　人参_{切片}　白术_{纸裹煨}
白茯苓_{去皮。各一两}　木香_{半两，纸裹，炮裂}

上每服四钱，水一盏②，姜七片，枣二③枚，煎七分，空心服。

实热

（十二）**五香连翘散**　治壮实人胸膈痞塞，气不升降，百治不效。或腹内胀痛，大便秘涩。（方见痈疽门）

（十三）**推气丸**　治三焦痞塞，气不升降，胸膈满闷，大便

---

① 　各等分　《三因方》作"各一两"。
② 　盏　《普济方》卷一百八十三后有"八分"。
③ 　二　《普济方》卷一百八十三作"三"。

秘，小便赤。

　　槟榔　枳壳①　陈皮　黄芩　大黄　黑牵牛各等分

　　上为末，姜汁糊丸②，梧子大。每服三四十③丸，淡姜汤④
下。

　　（十四）小承气汤　治壮盛之人三焦痞塞，气不升降，心腹
胀痛，诸治不止，身热大便秘者。（方见伤寒门）

上盛下虚

　　（十五）苏子降气汤　治虚阳上攻，气不升降，上盛下虚，
痰涎壅盛。（方见痰气门）

　　（十六）秘传降气汤　治上盛⑤下虚，气不升降。上盛⑥则
头目昏眩，痰实呕逆，胸膈不快，咽干喉燥；下虚⑦则腰脚无
力，小便频数，又或大便秘涩。

　　骨碎补去毛，炒　诃子炮，去核　草果仁去皮，煨　五加皮酒浸
半日，炒黄　半夏曲　桔梗各半两　桑白皮炒，二两　地骨皮⑧炒黄
枳壳去瓤，炒　陈皮去白　柴胡去芦　甘草炒。各一两

---

　　①　枳壳　《家藏方》卷第五、《得效方》卷第三、《普济方》卷一百
八十二作"枳实"。

　　②　姜汁糊丸　《家藏方》卷第五、《得效方》卷第六、《普济方》卷
一百八十二作"炼蜜为丸"。

　　③　三、四十　《家藏方》卷第五、《普济方》卷一百八十二作"一
百"，《得效方》卷第六作"五、七十"。

　　④　淡姜汤　《家藏方》卷第五、《得效方》卷第六、《普济方》卷一
百八十二作"温熟水"。

　　⑤　盛　《局方》卷之三、《得效方》卷第三作"热"。

　　⑥　盛　《局方》卷之三、《得效方》卷第三作"热"。

　　⑦　虚　《局方》卷之三、《得效方》卷第三作"弱"。

　　⑧　地骨皮　《得效方》卷第三用"半两"。

上为粗散，和匀，再就蒸一伏时，晒干。每服二钱，紫苏三叶，姜三片，水一盏，同煎七分，食后热服。又能调顺荣卫，通利三焦。如痰嗽，加半夏曲煎。心肺虚满，加人参、茯苓，煎。上膈热，加北黄芩，煎。下虚，加熟附子，煎。妇人血虚，加当归，煎。

（十七）养正丹　治上盛下虚，气不升降，元阳亏损，气短身羸。及中风涎潮，不省人事，伤寒阴盛，自汗唇青，妇人血海久冷，并治。

水银　黑锡去滓，净，与水银①结砂子　硫黄研　朱砂研细。各一两

上用黑盏一只，火上溶黑铅成汁，次下水银，以柳条搅，次下朱砂，搅令不见星子，放下少时，方入硫黄末，急搅成汁②，和匀。如有焰，以醋洒之，候冷取出，研极细，煮糯米糊，丸如绿豆大。每服三十粒，盐汤、枣汤任下。

七情

（十八）五嗝宽中散　治七情四气伤于脾胃，以致阴阳不和，胸膈痞满，停痰气逆。（方载翻胃门）

（十九）七气汤　治七情之气郁结于中，心腹绞痛不可忍者。

人参去芦　甘草炙　肉桂去皮。各一两　半夏汤洗七次，焙干，五两

上㕮咀。每服三钱，水一盏，姜三片，煎七分，空心热服。

---

① 银　原作"艮"，今据《局方》卷之五改。
② 汁　原作"沙"，今据《局方》卷之五改。

气滞

　（二十）**复元通气散**　治气不宣流，或成疮疖，并闪挫腰胁，气滞不散，并皆治之。

　舶上茴香炒　穿山甲蛤粉炒，去粉。各二两　延胡索去皮　白牵牛炒　甘草炒　陈皮去白。各一两　南木香不见火，一两半①

　上为末。每服一钱，热酒调。病在上，食后服；病在下，食前服。不饮酒人，煎南木香汤送下。

　（二十一）**和气散**　治脾胃不和，中脘气滞，心腹胀满，呕吐酸水。

　青皮去白　茴香炒　苍术米泔浸　陈皮去白　肉桂去皮　良姜去芦　香附子　甘草炙。各一两②　桔梗去芦，三两

　上为末。每服二钱，盐少许，沸汤点服，盐酒亦可。

　（二十二）**木香调气散**　气滞胸膈，虚痞恶心，宿冷不消，心腹刺痛③。

　白豆蔻　丁香　檀香　木香各二两　藿香叶　甘草炙。各八两　缩砂仁四两

　上为末。每服二钱，入盐少许，沸汤点服。一方，又名匀气散④。

　（二十三）**沉香降气汤**　治阴阳壅滞，气不升降，胸膈痞塞，喘促短气。又治脾胃留饮，噫醋闻酸，胁下支结，常觉妨闷。

　沉香十八两半　缩砂仁四十八两　甘草炙，一百廿两　香附子去

---

　①　南木香不见火，一两半　《普济方》卷二百七十二无。

　②　甘草炙。各一两　原在"苍术"之后，今据《局方》卷之三、《普济方》卷一百八十一改。

　③　痛　原脱，今据《局方》卷之三补。

　④　匀气散　《局方》卷之三此方名"匀气散"。

毛，四百两

上为末。每服二①钱，入盐少许，沸汤点服。

（二十四）三和散　治五脏不调，风气壅滞，面目虚浮。（方见秘结门）

（二十五）藏方　导气丸　宣壅导气，除胀满，利大肠。

大黄四两，湿纸裹煨　胡椒四十九粒　青皮去白　陈皮去白　蝎梢去毒，炒　茴香炒　干姜炮　甘草炙，各一两　阿魏半钱，用稀面少许和作饼子，油煎黄色　黑牵牛十二两②，取头末四③两

上为末，蒸木瓜搜匀为丸，如绿豆大。每服二十丸，温盐汤下，不拘时。量虚实加减服。

（二十六）藏方　消胀丸　快气宽中，除腹胀，消宿食。

木香　黑牵牛炒　萝卜子炒　槟榔各等分

上为末，滴水丸如梧桐子。每服三十丸，煎生姜萝卜汤，食后下。

（二十七）五香散　升降诸气，宣利三焦，疏导壅滞，发散邪热。

木香　丁香　沉香　乳香　藿香各等分

上㕮咀。每服三钱，水一盏④，煎八分，去滓，食后温服。

（二十八）木香流气饮　治诸气痞塞不通，胸膈膨胀，面目虚浮，四肢肿满，口苦咽干，大小便秘。

半夏洗七次，焙，二两　厚朴去皮，姜炒　青皮去白　紫苏去梗　香附子去毛　甘草炙。各一斤　陈皮去白，二斤　肉桂去皮，不见火

---

① 二　《局方》卷之三作"一"。
② 十二两　原脱，今据《家藏方》卷第五补。
③ 四　原作"二"，今据《家藏方》卷第五改。
④ 盏　《局方》卷之三作"盏半"。

蓬莪术煨　丁香皮不见火　大腹皮　槟榔　麦门冬去心　木香不见火　草果仁各六两　木通去节，八两　藿香叶①　白芷各四两②　赤茯苓去皮　白术　干木瓜　人参去芦　石菖蒲各二两③

上㕮咀。每服四钱，水盏半，姜三片，枣二枚，煎七分，热服。

（二十九）三和丸　治三焦不和，气不升降，胸膈痞闷，或伤生冷。

枳实麸炒　槟榔　半夏汤洗。各二两　赤茯苓去皮　木香　青皮去白　陈皮去白　丁香皮　沉香④　萝卜子炒　白术各两半　荆三棱四两　蓬莪术三两　白豆蔻仁　肉桂去皮　藿香各一两　黑牵牛一斤，微炒，取细头末半斤

上为末，酒煮面糊，丸如梧桐子。每服五十⑤丸，食后生姜汤下。

（三十）沉香升气丸⑥　治一切气不升降，胁肋刺痛，胸膈痞塞。

大腹皮炒，半两　麦蘖炒　紫苏叶　香附子各一两　人参半两　神曲炒，一两　姜黄炒，四两　乌药一两　陈皮去白　甘草各四两　益智炒，去壳　厚朴⑦去皮，姜制　荆三棱煨　蓬莪术⑧煨。各二两　槟榔二钱半　诃子煨，去核，半两　白术一两　沉香二钱半

---

①　藿香叶　《局方》卷之三此药与"麦门冬"位置互换。

②　白芷各四两　《局方》卷之三此句位于"石菖蒲"之后。

③　各二两　《局方》卷之三无。

④　沉香　《御药院方》卷三、《普济方》卷一百八十一用"一两"。

⑤　五十　《御药院方》卷三、《普济方》卷一百八十一前有"三十至"。

⑥　丸　《御药院方》卷四作"散"。

⑦　厚朴　《御药院方》卷四用"一两"。

⑧　莪术　原讹作"我术"，今据《御药院方》卷四改。全书错出，改从一律，余不注。

上为末。每服二钱，空心沸汤点服。

（三十一）沉香降气汤①　治三焦痞滞，气不宣畅，心腹痛满，呕吐痰沫，五噎五嗝，并皆治之。

沉香　木香　丁香　藿香叶　白豆蔻各半两②　人参去芦　甘草炙　白术各一两　肉豆蔻　青皮去白　桂花　槟榔　陈皮去白　缩砂仁　川姜炮　枳实炒　白檀各二两　白茯苓去皮，半两

上吹咀。每服三③钱，水一盏，入盐少许，同煎七分，不拘时温服。

（三十二）赚气散　治心胸痞闷，腹胁虚胀，饮食减少，气不宣通，及伤寒，两胁疼痛攻心。

荆三棱　蓬莪术炮。各五两　白术三两　木香半两　枳壳炒，一两

上锉。每服三④钱，水一盏，姜三片，煎六分，食前温服，用砂糖少许压下。

（三十三）顺气宽中散　治阴阳不和，三焦痞膈，气逆涩滞，中满不快，恚气奔急，肢体烦倦，不欲饮食。

枳实麸炒　荆三棱煨　蓬莪术煨　大麦蘗炒　人参去芦　桑白皮去皮　槟榔各一两　甘草炙，七钱

上为末。每服二钱⑤，入盐少许，沸汤点服，不拘时。

（三十四）分气丸　治胸膈气痞，痰实不化，并宜服之。

---

① 汤　《御药院方》卷四、《普济方》卷一百八十一作"散"。

② 白豆蔻各半两　《御药院方》卷四、《普济方》卷一百八十一此句位于"缩砂仁"之后。

③ 三　《御药院方》卷四、《普济方》卷一百八十一作"二"。

④ 三　《御药院方》卷四、《得效方》卷第三、《普济方》卷一百八十二作"二"。

⑤ 钱　《御药院方》卷三作"分"。

缩砂仁　青皮去白　陈皮去白　白豆蔻仁　荆三棱炮　蓬莪术炮　荜澄茄　萝卜子炒,别研　枳实麸炒　木香各一两　黑牵牛炒,二两,取头末

上为末,面糊丸如梧桐子。每服五十丸,生姜汤下。

(三十五) 紫沉通气汤　治三焦气涩,不能宣通,腹胁胀,大便秘。

紫苏叶　枳壳麸炒　陈皮去白　赤茯苓　甘草炒　槟榔各一两　沉香　木香　麦门冬去心　五味子　桑白皮　黄芪　干生姜　薄荷叶　荆芥穗　枳实麸炒。各半两

上㕮咀。每服半两,水一盏半,煎八分,空心温服。

(三十六) 藏方　三香正气散　治阴多阳少,手足厥冷,气刺壅滞,胸膈噎塞,心下坚痞,呕哕酸水。

木香　丁香各半两　陈皮去白　益智仁　缩砂仁　厚朴去皮,姜制　甘草各两半　香附子炒,去毛,二两　干姜炮　丁香皮　蓬莪术　乌药各一两

上为末。每服三钱,水一盏,姜三片,枣一枚,煎服不拘时。

(三十七) 叶氏消气散　治血气凝滞,心脾不和,腹急中满,四肢浮肿,饮食无味,小便不清。

沉香　木香　人参　半夏汤洗七次　青皮去白,炒　桔梗炒。各半两　陈皮去白,炒,一两　白茯苓去皮　草果仁炒　大腹皮洗,焙　紫苏连梗　木通各三两

上㕮咀。每服三钱,水一盏,姜四片,枣一枚,煎,空心热服。

(三十八) 藏方　通气丸　治气滞胸胁,噎塞满闷。并治小肠气痛。

丁香皮　黑牵牛各五两　荆三棱炮　蓬莪术炮　青皮　陈皮

益智仁　白术各二①两　茴香炒　萝卜子炒　缩砂仁　枳壳去白，麸炒。各一②两

上为末，面糊丸如梧桐子。每服二十至③三十丸，萝卜汤食后下。

（三十九）导气枳壳丸　治气结不散，心胸痞痛，逆气上攻。分气逐风。

枳壳去瓤，麸炒　木通锉，炒　青皮去白　陈皮去白　桑白皮锉，炒　萝卜子微炒　白牵牛炒　黑牵牛炒　莪术炮　茴香炒　荆三棱煨。各等分

上为末，生姜汁打面糊为丸，如桐子大。每服二十丸，煎橘皮汤下，不计时候。

气积

（四十）助气丸　治三焦痞塞，胸胁满闷，气不流通，蕴结成积。痃癖气块，及五嗝之气，并皆治之。

荆三棱炮　蓬莪术炮。各二斤　青皮去白　陈皮去白　白术各十五两　槟榔　枳壳去瓤，麸炒　木香各十两

上为末，水煮面糊，丸如梧桐子。每服五十丸，熟水下。

（四十一）木香顺气丸　治停饮积滞，调诸气不和。

荆三棱炮　石三棱　鸡爪三棱　槟榔　萝卜子　陈皮去白　半夏生姜制　白茯苓去皮　人参去芦　白豆蔻仁④　木香各一两　黑牵牛微炒，头末五两　缩砂仁半两

---

① 二　原作"一"，今据《家藏方》卷第五改。

② 一　原作"二"，今据《家藏方》卷第五改。

③ 二十至　原脱，今据《家藏方》卷第五补。

④ 白豆蔻仁　《御药院方》卷三、《普济方》卷一百五十一用"半两"。

上为末，姜汁面糊，丸如梧桐子。每服五十①丸，食后姜汤下。

（四十二）丁香脾积丸　治诸般食积气滞，胸膈胀满，心腹刺痛。

丁香　木香不见火　巴豆去壳　高良姜②米醋煮。各半两　蓬莪术三两　荆三棱二两　青皮洗，一两　皂荚三大挺③，烧存性

上入百草霜三匙，同碾为末，面糊丸如麻仁大。每服十丸至④二十丸止。脾积气，陈皮汤下。口吐酸水，淡姜汤下。呕吐，藿香甘草汤下。小肠气，炒茴香，酒下。妇人血气刺痛，淡醋汤下。呕逆⑤，菖蒲汤下。小儿疳气，使君子汤下。此药以五更初服，利三五行后，用白粥补之。

（四十三）神保丸　治诸积气为痛，宣通脏腑。

干蝎七个，全者　木香　胡椒各二钱半⑥　巴豆十个，去心、皮，别研，取霜

上为末，入巴豆霜令匀，汤化蒸饼，丸如麻子大，朱砂为衣。每服五七⑦粒。心膈痛，柿蒂灯心汤下。腹痛，柿蒂煨姜汤

---

①　五十　《御药院方》卷三、《普济方》卷一百五十一前有"四十丸加至"。

②　高良姜　《局方》卷之三用"二两以上"。

③　挺　《局方》卷之三作"枚"。

④　十丸至　《局方》卷之三作"五丸、七丸至十五"。

⑤　逆　原作"吐"，因与前"呕吐"重复，今据《局方》卷之三改。

⑥　二钱半　《局方》卷之三、《普济方》卷一百八十一作"一分"。《得效方》卷第三作"一钱"。

⑦　五、七　《局方》卷之三、《本事方》卷第七、《御药院方》卷三作"三"。

下。血痛，炒姜醋汤下。肺气甚者，以白矾、蛤粉各二钱①，黄丹一钱②，同研，煎桑白皮、糯米饮调下。气小喘止，用桑白皮、糯米饮下。胁下痛，炒茴香，酒下。大便不通，蜜汤调槟榔末一钱下。气噎，木香汤下。宿食不消，茶、酒、浆任下。

（四十四）五香蠲③痛丸 治冷物所伤脾胃，遂成癖气，胸膈痞塞，心腹疼痛。

丁香 藿香 青皮去白 枳壳④去白，麸炒 木香 沉香 桂心各一两 硇砂四钱 乳香 荆三棱 蓬莪术 吴茱萸各一两⑤ 陈皮一两，去白，同巴豆五钱⑥，去皮，炒令黄色，去豆 一方牵牛末三两

上为末，面糊丸如绿豆大。每服三十⑦丸，熟水下。

（四十五）磨积丸 治肠胃因虚，气癖于盲膜之外，流于季胁，气逆息难，久则荣卫停滞，溃为痈脓，多至不救。

胡椒一百五十粒 全蝎去毒，十个 木香不见火，二钱半⑧

---

① 二钱 《局方》卷之三、《本事方》卷第七、《得效方》卷第三、《普济方》卷一百八十一作"三分"。

② 一钱 《局方》卷之三、《本事方》卷第七、《得效方》卷第三、《普济方》卷一百八十一作"一分"。

③ 蠲 《百一选方》卷之二作"触"。

④ 枳壳 《百一选方》卷之二作"枳实"。

⑤ 吴茱萸各一两 原与"蓬莪术"同位于"陈皮"之后，今据《百一选方》卷之二、《普济方》卷一百六十九改。

⑥ 钱 《百一选方》卷之二作"两"。

⑦ 三十 《百一选方》卷之二、《普济方》卷一百六十九前有"二十丸至"。

⑧ 二钱半 《三因方》卷之八、《得效方》卷第四作"一分"。

上为末，粟米饮为丸，如绿豆大。每服二十[①]丸，橘皮汤下。

气痛

（四十六）手拈散　治心脾气痛。

草果　玄胡索　五灵脂　没药各等分

上为末。每服三钱，温酒调下。

（四十七）导滞丸　治心腹痞满，停气刺痛，呕吐痰水，不思饮食。

黑牵牛_{微炒，取头末四两}　槟榔　胡椒各半两　木香二钱半　荆三棱两半　丁香皮一两　青皮去白，二两

上同牵牛末，面糊丸如小豆大。每服五十丸，空心[②]姜汤下。

（四十八）化气汤　治一切气逆，胸膈噎塞，心脾卒痛，呕吐酸水。丈夫小肠气，妇人脾血气，并皆治之。

沉香　胡椒各一两　缩砂去壳　桂心去皮　木香各二两　干姜炮　蓬莪术煨　青皮去白，炒　茴香炒　甘草炙　陈皮去白，炒　丁皮各四两

上为末。每服二钱，姜苏汤[③]调下，妇人淡醋汤下。

（四十九）蟠葱散　治男子、妇人脾胃虚冷，气滞不行，攻刺心腹，痛连胸胁。膀胱、小肠、肾气，及妇人血气刺痛，并皆治之。

延胡索　肉桂去皮　干姜炮。各二两　苍术米泔浸一宿，切，焙　甘草炙。各半斤　缩砂去皮　丁皮　槟榔各四两　蓬术　三棱煨　茯

---

①　二十　《济生方·癥瘕积聚门》、《三因方》卷之八、《得效方》卷第四作"十五"。

②　空心　《御药院方》卷三作"食后"。

③　汤　《局方》卷之三前有"盐"。

苓_{去皮}　青皮_{去白。各六两}

上为末。每服二钱，水一盏，连根葱白一茎，煎七分，空心热服。

（五十）鸡舌香散　治男子、女人脏腑虚弱，阴阳不和，中脘气滞，停积痰饮，胸膈胀满，心脾引痛。

良姜_{去芦，炒}　赤芍药　肉桂_{去皮}　香附子_{炒，去毛}　天台乌药_{去木。各四两}　甘草_{半两}

上为末。每服二钱，入盐少许，沸汤点服。

（五十一）顺气木①香散　治气不升降，胸膈痞闷，时或引痛。及酒食过伤，噫气吞酸，心脾刺痛，女人一切血气刺痛，并皆治之。

苍术_{米泔浸}　桔梗_{去芦}　茴香_{炒，各三两②}　干姜_炮　陈皮_{去白}　厚朴_{去皮，姜炙}　缩砂仁　丁皮_{不见火}　良姜_{去芦}　肉桂_{去皮}　甘草_{炙③}　木香各一两④

上为末。每服三⑤钱，水一盏，姜三片，枣二枚，煎八分，热服，不拘时。或入盐少许，沸汤点下亦可。

（五十二）神砂一粒丹　治一切厥心痛，小肠、膀胱痛不可止者。

附子_{一两，炮}　郁金　橘红_{并等附子停用}

上为末，醋面糊为丸，如酸枣大，以朱砂为衣。每服一丸，

---

① 木　《局方》卷之三作"术"。

② 各三两　《本事方》卷第三无。

③ 炙　《本事方》卷第三后有"各等分"。

④ 木香各一两　《局方》卷之三、《得效方》卷第六无"木香"，"各一两"作"各三两"。《本事方》卷第三无此句。

⑤ 三　《局方》卷之三、《本事方》卷第三、《得效方》卷第六作"二"。

男子酒下，妇人醋汤下。服罢，又服散子。

通治

（五十三）木香分气丸　治一切气逆，心胸满闷，腹胁虚胀。

木香　甘松洗去泥。各一两　甘草炙，六两　香附子十六两　蓬莪术煨，八两

上为末，水糊为丸，如梧桐子。每服三十①丸，姜汤、橘皮汤任下。

（五十四）木香分气丸　治证与前木香分气丸同。

木香　香附子　蓬莪术　丁香皮　甘松②炮　甘草各四两　藿香叶　川姜黄　缩砂仁③　檀香各一两

上晒干，不见火，捣罗为末，稀糊丸如梧桐子。每服三十丸，生姜橘皮汤下，不拘时。常服宽中进食。

（五十五）异香散　治肾气不和，腹胁膨胀，饮食难化，噫气吞酸。一切冷气结聚，腹中刺痛，此药最能治之。

石莲肉去皮，一两　蓬莪术煨　益智仁炒，去壳　荆三棱炮　甘草炙。各六两　青皮去白　陈皮去白。各二④两　厚朴去皮，姜炙，二两

上为末。每服三⑤钱，水一盏，姜三⑥片，枣一枚，盐一捻，同煎，热服。

（五十六）撞气阿魏丸　治五种噎疾，诸般心痛，痃癖气

---

① 三十　《局方》卷之三作"二十"。
② 甘松　《局方》卷之三用"一两"。
③ 缩砂仁　《局方》卷之三用"四两"。
④ 二　《得效方》卷第十三作"三"
⑤ 三　《局方》卷之三、《得效方》卷第十三作"二"。
⑥ 三　《得效方》卷第十三作"二"。

块，冷气攻刺，腹痛肠鸣，呕吐酸水。丈夫小肠气，妇人血气，并皆治之。

川芎一①两　生姜四两，切片，盐半两淹一宿，炒令黑色　蓬莪术炮茴香炒。各一两　肉桂去皮　缩砂仁　丁香皮②炒　白芷各半两　甘草炒，一两　阿魏醋浸一宿，同面为糊，二③钱半　青皮去白，一两　胡椒半两④　陈皮去白，一两

上为末，用阿魏和面，糊丸如鸡头大，每药丸一斤，用朱砂七钱为衣。每服三五粒⑤。丈夫气痛，炒姜盐汤下。妇人血气，醋汤下。

（五十七）青木香丸　治胸膈噎塞，气滞不行，肠中水声，呕哕痰逆，不思饮食。常服宽中利膈。

黑牵牛二百四十两，炒香，捣末一百廿两　补骨脂炒香　荜澄茄槟榔酸粟米饭裹湿纸包，火中煨令纸焦，去饭。各四十两　木香二十两

上为末，入牵牛末令匀，以清水拌和，为丸如绿豆大。每服三⑥十丸，茶汤、熟水任下。

（五十八）叶氏方　养气丸　治一切气疾，调脾胃，进饮食，止脾泄。

---

①　一　原脱，今据《局方》卷之三、《三因方》卷之九、《直指方》卷之五、《得效方》卷第四补。

②　丁香皮　《局方》卷之三、《三因方》卷之九、《直指方》卷之五、《得效方》卷第四用"一两"。

③　二　原脱，今据《局方》卷之三、《三因方》卷之九、《直指方》卷之五、《得效方》卷第四补。

④　半两　《局方》卷之三、《三因方》卷之九、《直指方》卷之五、《得效方》卷第四作"二钱半"。

⑤　三五粒　《局方》卷之三、《直指方》卷之五作"一粒至二粒"，《三因方》卷之九、《得效方》卷第四作"二粒至三粒"。

⑥　三　《局方》卷之三作"二"。

木香① 川干姜炮 甘草炒 诃子炮，去皮、核 丁香各半两 大麦蘖炒，净 白豆蔻去皮 厚朴去皮，姜制 神曲炒 茴香炒 陈皮去白②，各一两

上为末，用白面作糊，丸如绿豆大。每服五十③丸，空心参汤下。

（五十九）木香槟榔丸 疏导三焦，宽利胸膈，破痰逐饮，快气消食，通润大肠④。

木香 枳壳麸炒 青皮去白 杏仁去皮、尖，麸炒 槟榔各一两 郁李仁去皮 皂角去白，酥炙 半夏曲各二两

上为末，别以皂角四两，用浆水一碗搓揉熬膏，更入热蜜少许，和丸如梧桐子。每服五十丸，食后温生姜汤下。

（六十）分心气饮 治一切气留滞于胸膈之间，不能流畅，以致痞闷噎塞不通，大便虚秘。

木香不见火 丁香皮⑤ 人参去芦 麦门冬去心 大腹皮炙 大腹子炮 桑白皮炒 草果仁 桔梗去芦 厚朴去皮，姜汁制 白术各半两 香附子炒，去毛 藿香去土 陈皮去白 紫苏去根。各两半 甘草炙，一两

上㕮咀。每服三⑥钱，水一盏，姜三片，枣一个，去核，灯心十茎，煎服。

（六十一）经验调气方 调顺荣卫，通流血脉，快利三焦，安和五脏。治诸气痞滞不通，胸膈膨胀，口苦咽干，呕吐少食，

---

① 木香 《普济方》卷一百八十二作"白术"。
② 陈皮去白 《普济方》卷一百八十二无。
③ 五十 《普济方》卷一百八十二前有"三十丸"。
④ 消食，通润大肠 原脱，今据《局方》卷之三补。
⑤ 丁香皮 《局方》卷之三用"一两"
⑥ 三 《局方》卷之三、《普济方》卷一百八十一作"二"。

肩背腹胁走注刺痛，及喘急痰嗽，面目虚浮，四肢肿满，大便秘结，水道赤涩。又治忧思太过，怔忪郁积，脚气风湿，聚结肿痛，喘满胀急。

人参　赤茯苓去皮　淡木瓜　麦门冬　白术　白芷　半夏汤洗。各二两　陈皮　厚朴姜制，炒　青皮去白　甘草　香附子炒，去毛　紫苏去枝梗。各一斤　沉香六两　枳壳四两，炒　大黄面裹煨，切，二两　草果仁　肉桂去皮，不见火　蓬术煨，切　大腹皮　丁香皮　槟榔　木香不见火。各六两　木通去节，八两

上粗末。每服水一盏半，姜三片，枣二枚，煎至七分，去滓热服。如伤寒头痛，才觉得疾，入连根葱白三寸，同煎，升降阴阳，汗出立愈。脏腑自利，入粳米煎。妇人血气癥瘕，入艾醋煎，不拘时候。

疝气

（六十二）治疝气① 　发作痛不可忍者。真料**五苓散**一贴，连根葱白一寸，灯心七茎，煎汤吞下青木香丸五十粒，即效。

（六十三）失笑散　治小肠气痛、妇人血痛欲死者。
五灵脂　蒲黄炒。各等分
上为末。每服二钱，先用醋一合，熬药成膏，水一盏，煎服。

（六十四）去铃丸　治奔豚疝气，或阴囊肿大。
川乌尖七个，生用　巴豆七枚，去皮，只去九分油
上为末，糕糊丸如梧桐子，用朱砂、麝香为衣。每服二②丸，同青木香丸三十粒，空心冷盐酒、冷盐水下三两，日一服，

---

① 治疝气　原书目录此方名"五苓散"。
② 二　《普济方》卷二百四十七作"三"。

不可多。

（六十五）直指方　四神丸　治肾冷疝气，胀痛不已。

吴茱萸拣净一两，一半用老酒浸一宿，一半用米醋浸一宿，焙干　大
香附子杵，净，一两　荜澄茄　青木香各半两

上为末，米糊丸如梧桐子。每服七十丸，空心盐汤吞下，
或乳香、葱白煎汤下亦可。

（六十六）茴香楝①实丸　治疝气，无问冷热。

川楝子炒　茴香　山茱萸　食茱萸　吴茱萸汤洗　青橘皮去
白　陈橘皮　马兰花醋炒　芫花各一两

上为细末，醋糊为丸桐子大。每服三十丸，温酒送下，食
前服。量人虚实加减丸数，以利为度。

（六十七）秘方　治疝气痛。

杏仁一两　舶上茴香一两　葱白焙干，半②两

同为末，酒调，嚼胡桃咽下。

（六十八）立效散　治疝气。

川芎　川楝子　青皮去白　茴香舶上者　黑牵牛炒　桃仁各一
两

上为末。每服二钱，无灰酒一盏，煎八分，温服。

（六十九）治小肠气　痛不可忍者。

乌药捣研③，用酒浸一宿　高良姜　茴香舶上者。各一两　青皮去
白，一④两

---

①　楝　原讹作"练（练）"，今据《宣明论方》卷二改。全书错出，
改从一律，余不注。

②　半　《普济方》卷二百四十九作"一"。

③　研　《普济方》卷二百四十九作"碎"。

④　一　《普济方》卷二百四十九作"二"。

174

上为末。每服二钱，遇发热时，热酒调下。

（七十）**金铃丸** 治膀胱肿痛。及治小肠气，阴囊肿，毛间水出。

茴香炒 马兰花炒 海蛤 破故纸各三两 金铃子肉五两 菟丝子 海带各三两 木香 丁香各一两

上为末，面糊丸如梧桐子。每服三十丸，温酒、盐汤任下。

（七十一）**聚香饮子** 治七情所伤，遂成七疝，心胁引痛，不可俯仰。

檀香 木香 乳香 沉香 丁香并不见火 藿香各一两 玄胡索炒，去皮 片子姜黄洗① 川乌炮，去皮 桔梗去芦，炒 桂心不见火 甘草炙。各半两

上㕮咀。每服四钱，水盏半，姜七片，枣一枚，煎七分，温服。

（七十二）**三茱丸** 治小肠气痛，外肾肿坠。

山茱萸 吴茱萸 石茱萸各一②两 破故纸炒，一两七钱 川楝子一两，用斑蝥十四个，去翅、嘴，同炒赤色，去斑蝥不用 黑牵牛炒，一两 青皮 茴香 青盐各三两

上为末，醋煮面糊，丸如梧桐子。每服五十丸，用桃仁十五个炒，酒送下，或茴香酒亦可。

冷疝

（七十三）**丁香楝实丸** 治男子七疝，痛不可忍，妇人瘕聚带下，皆任脉所主阴经也，乃肾、肝受病，治法同归于一。

当归去芦，锉碎 附子炮裂，去皮 青皮 川楝子 茴香炒

---

① 洗 《济生方·诸疝门》作"炒"。
② 一 《百一选方》卷之十五、《得效方》卷第三作"二"。

上四味各一两，锉碎，以好酒二①升同煮，酒干为度，焙作细末。每秤药末一两，再入下项药。

丁香　木香各二钱　全蝎十三②个　玄胡一两③

上四味同为细末，入前项药末内拌和，酒糊为丸，如桐子大。每服三十丸至百丸，温酒送下，空心。

（七十四）茱萸内消丸　治肾经虚弱，膀胱为邪气所搏，结成寒疝，阴囊偏坠，痛引脐腹，或生疮疡，时出黄水。

山茱萸去核，炒　桔梗水浸一时，炒干　川乌炮，去皮、尖　茴香舶上者，去沙，焙，炒用　陈皮④　白蒺藜炒，去刺　青皮去白　食⑤茱萸　吴茱萸汤洗七次，焙干　肉桂去皮。各二两　大腹皮酒洗，焙　五味子　海藻洗，焙　枳实⑥去瓤，麸炒　玄胡索各二两半　木香一两半　川楝子⑦炒　桃仁去皮、尖，麸炒，别研，各二两⑧

上为末，酒糊丸如梧桐子。每服三十丸，温酒空心下。

（七十五）益智仁汤　治疝气痛连小腹，叫呼不已，诊其脉沉紧，是肾经有积冷所致。

益智仁　干姜炮　甘草炙　茴香炒。各二⑨钱　乌头炮，去皮生姜各半两　青皮去白，二钱

上㕮咀。每服四钱，水一⑩盏，盐少许，煎七分，去滓，

---

① 二　《普济方》卷二百四十七作"三"。
② 三　《普济方》卷二百四十七作"二"。
③ 一两　《普济方》卷二百四十七作"五钱"。
④ 陈皮　《局方》卷之八、《三因方》卷之十四用"一两"。
⑤ 食　《局方》卷之八、《三因方》卷之十四作"石"。
⑥ 枳实　《局方》卷之八、《三因方》卷之十四用"一两"。
⑦ 川楝子　《局方》卷之八、《三因方》卷之十四用"三两"。
⑧ 各二两　《局方》卷之八、《三因方》卷之十四作"一两"。
⑨ 二　《济生方·诸疝门》作"三"。
⑩ 一　《济生方·诸疝门》、《普济方》卷二百四十七作"二"。

热服。

（七十六）玄附汤　治七疝，心腹冷痛，肠鸣气走，身寒自汗，大腑滑泄。

　　木香不见火，半两　玄胡炒，去皮　附子炮，去皮、脐。各一两

　　上㕮咀。每服四钱，水一盏①，姜七片，煎七分，温服，不拘时。

（七十七）狼毒丸　治七疝久而不愈，发作无时，脐腹坚硬刺痛。

　　芫花醋炒　干漆②炒烟尽　川乌炮，去皮、脐。各一两　三棱　干姜炮　没药各半两　鳖甲醋煮　狼毒③炒　椒红炒。各半两　全蝎去毒，九枚④

　　上为末，醋糊丸如梧桐子。每服四十丸，空心姜汤、温酒任下。甚者，用盐半斤炒极热，以故帛裹熨痛处。

（七十八）补肾汤　治寒疝入腹，小肠气痛，时复泄泻，胸膈痞塞。

　　人参　茯苓　黄芪　附子炮，去皮、脐　白术各一两　沉香四钱　木瓜两半　羌活半两　甘草炙　芎劳各二钱半⑤　紫苏七钱半⑥

　　上㕮咀。每服三钱，水一盏，姜三片，枣一枚，煎七分，食前热服。呕吐，加半夏半两、姜七片，煎。

---

　　①　盏　《济生方·诸疝门》、《普济方》卷二百四十七作"盏半"。

　　②　干漆　《济生方·诸疝门》、《普济方》卷二百四十七用"半两"。

　　③　狼毒　《济生方·诸疝门》、《普济方》卷二百四十七用"一两"。

　　④　全蝎去毒，九枚　原于"三棱"之前，今据《济生方·诸疝门》、《普济方》卷二百四十七改。

　　⑤　二钱半　《三因方》卷之七、《普济方》卷二百四十八作"一分"。

　　⑥　七钱半　《三因方》卷之七作"三分"，《普济方》卷二百四十八作"三钱"。

（七十九）十补丸 小肠寒疝，膀胱伏梁，奔豚疝气，并皆治之。

附子一两，用防风一两，锉如黑豆大，盐四两，黑豆一合，炒附子裂，去诸药，只用附子，去皮、尖　胡芦巴　木香　巴戟去心　川楝子炮，取①肉　官桂　延胡索　荜澄茄去蒂　舶上茴香　破故纸炒。各一两

上为末，用糯粉酒打糊，丸如梧桐子，辰砂为衣。每服五②十丸，空心酒下，妇人醋汤下。若入益智子亦可。

（八十）川楝散 治膀胱小肠气，脐下撮痛，上冲心腹，下引足膝，夜多旋溺，外肾瘙痒。

破故纸炒　川楝子蒸，去皮、核　茴香炒。各四两　胡芦巴酒浸，炒，三两　干姜炮，一两　附子炮，去皮、脐，一两半

上为末。每服二钱，空心热酒调下。

（八十一）茱萸内消丸 治肾与膀胱经虚，为邪气所搏，结成寒疝，阴囊偏坠，痛连脐腹，小肠气刺，奔豚疝癖，并皆治之。

山茱萸去核　陈皮去白　吴茱萸汤洗七次，焙干　马兰花醋炙用　木香③　肉桂去皮，不见火　山药焙　川楝子蒸，去皮、核用　青皮去白用　茴香各二两④

上为末，酒糊丸如梧桐子。每服五十丸，空心温酒、盐汤任下。

（八十二）胡芦巴丸 治大人、小儿小肠气，蟠肠气、奔豚气、疝气，偏坠阴肿，小腹有形如卵，上下走痛，不可忍者。

---

① 取　《普济方》卷二百四十七作"去"。
② 五　《普济方》卷二百四十七前有"三"。
③ 木香　《局方》卷之五用"一两"。
④ 各二两　原脱，今据《局方》卷之五补。

178

胡芦巴炒，一斤　茴香去土，炒，十二两　吴茱萸汤洗七次，炒，十两　川楝子炒，斤一两　大巴戟去心，炒用　川乌炮，去皮、尖。各六两

上为末，酒煮面糊，丸如梧桐子大。每服十五丸，空心温酒下。小儿五丸，茴香汤吞下。一方，加黑牵牛。

（八十三）大乌头桂枝汤　治风寒疝气，腹中刺痛，手足不仁，身体拘急不得转侧，或致阴缩，悉皆治之。

大乌头五个，实者，去皮、尖，蜜一大盏，煎减半，出汤洗，切　桂心①　芍药各三钱②　甘草炙，二钱半③

上㕮咀。每服四钱，水盏半，姜五片，枣三枚，入前煎乌头蜜半合④，同煎七分，食前服。一法，去乌头，用附子一个，名蜜附汤。

热疝

（八十四）加味通心饮⑤　治肾与膀胱实热，小肠气痛，小府⑥不通。

瞿麦　木通　栀子　黄芩　连翘　甘草　枳壳　川楝子各等分

上锉。每服五钱，水一盏半，灯心二十条，车前子五茎，煎，温服。

---

① 桂心　原位于"芍药各三钱"之后，今据《三因方》卷之七、《普济方》卷二百四十八改。
② 三钱　《三因方》卷之七后有"三字"。
③ 二钱半　《三因方》卷之七、《普济方》卷二百四十八作"一分"。
④ 㕮　《三因方》卷之七、《普济方》卷二百四十八作"合"。
⑤ 散　《得效方》卷第三、《普济方》卷二百四十九作"饮"。
⑥ 府　《得效方》卷第三作"腑"，《普济方》卷二百四十九作"便"。

（八十五）八正散　治肾气实热，脉洪数，小腹、外肾、肛门俱热，大小便不利作痛。每服四钱，灯心二十条，枳壳半斤①，煎，食前服。热甚者，加淡竹叶十②皮。（方见诸淋门）

（八十六）三白散　治膀胱蕴热，风湿相乘，阴囊肿胀，大小便不利。

白牵牛二两　桑白皮炒　白术　木通去节用　陈皮去白。各半两

上为末。每服二钱，姜汤调下。

（八十七）葵子汤　治膀胱实热，腹胀小便不通，口舌干燥，咽③不利。

赤茯苓去皮　木猪苓去皮　葵子　枳实麸炒　滑石　瞿麦　木通去节　黄芩　车前子炒　甘草炙。各等分

上㕮咀。每服四钱，水盏半，姜五片，煎八分，温服，不拘时。

偏坠

（八十八）夺命丹　治远年日近小肠疝气，脐下撮痛，外肾偏坠肿硬，阴间湿痒，抓成疮癣。

吴茱萸去枝梗，一斤，四两用酒浸，四两醋浸，四两汤浸，四两童子小便浸，各浸一宿，用火焙干用　泽泻去灰、土，二两

上为末，酒煮面糊，丸如梧桐子。每服五十丸，温酒、盐汤任下，或茴香汤下，空心。

（八十九）金铃子丸　治钓肾气，膀胱偏坠，痛不可忍。

---

① 斤　《得效方》卷第三作"片"。

② 十　《得效方》卷第三作"二十"。

③ 咽　《济生方·五脏门》后有"肿"，《永类钤方》卷第十二后有"膈"。

180

川楝子五两，锉作五分，制，一分用斑蝥一个，去头、翅，同炒，去斑蝥，一分用茴香三钱，盐半钱，炒熟，去盐，留茴香入药，一分用黑牵牛三钱同炒，去牵牛，一分用破故纸三钱同炒，留故纸入药，一分用萝卜子一钱同炒，去萝卜子

上将楝子去核，同破故纸、茴香焙干为末，酒糊丸如梧桐子。每服三十丸，温酒空心下。

（九十）敷法　治肾囊偏坠。

牡蛎煅　良姜各一两

上为末，津唾调敷大偏处，须臾如火热著痛，即安。

（九十一）灸法　诸气心腹痛，小肠气，外肾吊痛，疝气，小腹急痛不可忍。足大拇指、次指下中节横纹当中灸五壮，男左女右，极妙。又治疝气偏坠。

又法　量病人口角，两角为一折断，如此则三折，成三角，如"△"样。以一角脐心，两角在脐之下，两旁尽处是穴。左偏灸右，右偏灸左，二七壮。若灸两边，亦无害。

名方类证医书大全卷之八

鳌峰熊宗立道轩编集

脾　胃

　　人身之脾胃，专藉之以容纳五谷而克化之。脾属土而居五脏之中，寄旺于四时之内，以土能容载万物，故好静。其脉常喜沉细而缓，浮紧洪数者，即有病之脉也。寻常理脾助胃之道，当用以平和之药。又须时其饥饱，不以生冷之物伤之，不为寒暑所侵，不为七情所伤，如是则气体自然充实，百病不生。将理失宜，或为六淫①七情相干，为呕为泄，为喘为满，变生诸证，又当于各类求之。略述此，以为养生者之助。

虚弱

　　（一）**参苓白术散**②　治脾胃虚弱，饮食不进，或致呕吐泄泻。及大病后调助脾胃，此药最好。

　　人参　甘草　山药　白茯苓　白术各二斤　莲子肉去皮　桔梗炒令黄色　缩砂仁　薏苡仁各一斤　白扁豆一斤半，去皮，姜汁浸，炒

　　上为末。每服二钱，枣汤调下。

---

　　①　淫　原作"潘"，"淫"的讹字，今据《普济方》卷二十二改。
　　②　参苓白术散　原方药物次序混乱，今据《局方》卷之三改。另《直指方》卷之九此方"斤"均作"两"。

（二）嘉禾散 治脾胃不和，胸膈痞闷，气逆生痰，不进饮食。如五噎五嗝，并皆治之。

枇杷叶去毛，姜汁炙　白茯苓去皮　缩砂去皮　薏苡仁炒　丁香①　白豆蔻炒，去皮　人参去芦。各一两　白术炒，二两　桑白皮炒　沉香②　五味子炒。各半两　槟榔炒　青皮③去白　谷蘖炒　藿香　杜仲去皮，姜汁酒涂炙　随风子　石斛酒和炒　大腹子炒　陈皮　半夏姜一分，同捣作饼，炙黄色　神曲炒。各二钱半④　木香七钱半　甘草炙，两半

上㕮咀。每服三⑤钱，水一盏，姜三⑥片，枣二⑦枚，煎七分，温服。五噎，入干柿一枚。嗝气吐逆，入薤白三寸，枣五枚，同煎。

（三）人参丁香散 治脾胃虚弱，停痰留饮，不能运化，腹胁胀满，短气噎闷，或吐痰水，噫醋吞酸，不思饮食，渐至羸瘦。

白芍药半斤　当归⑧去芦　丁香　丁皮　山药各四两　肉桂去

---

① 丁香　《局方》卷之三、《三因方》卷之八、《得效方》卷第五用"半两"。后"白豆蔻"、"槟榔"、"谷蘖"同。

② 沉香　《局方》卷之三、《三因方》卷之八、《得效方》卷第五用"三分"。后"藿香"、"杜仲"、"随风子"、"石斛"、"大腹子"、"陈皮"同。

③ 青皮　《局方》卷之三、《三因方》卷之八用"半两"，《得效方》卷第五用"二两"。

④ 二钱半　《局方》卷之三、《三因方》卷之八、《得效方》卷第五作"一分"。

⑤ 三　《局方》卷之三、《三因方》卷之八作"二"。

⑥ 三　《局方》卷之三作"二"。

⑦ 二　《局方》卷之三、《三因方》卷之八作"三"。

⑧ 当归　《局方》卷之三、《普济方》卷二十五用"二两"。"丁香"、"丁皮"同。

皮　蓬莪术　人参去芦。各二两　干姜炮　茯苓去皮　香附子炒　白术　甘草炙。各四两

　　上㕮咀。每服五钱，水一盏，姜三片，煎七分，空心温服。

　　（四）人参煮散　治脾胃不和，中脘气滞，停积痰饮，或因饮食过度，内伤脾气，呕吐痰水。

　　人参四两　青皮去白　三棱煨。各十二两　干姜炮　丁皮各六两茯苓去皮，半斤　芍药一斤　甘草炙，十两　苍术去皮，半斤

　　上为末。每服二钱，水一盏，姜五片，枣三枚，煎七分，空心温服。

　　（五）八味理中丸　治脾胃虚寒，饮食不化，胸膈痞闷，或呕吐痰水，或肠鸣泄泻。

　　缩砂仁　川姜　麦蘖各二两　白茯苓　神曲炒　人参各一两白术四两　甘草炙，十①两半

　　上为末，炼蜜为丸，每两分作十丸，空心用一丸，姜汤嚼下。或加半夏曲一两为末，入盐点服亦可。

　　（六）大藿香散　治一切脾胃虚寒，呕吐霍乱，心腹撮痛，及泄泻不已，最宜服之。（方见泄泻门）

　　（七）秘方思食丸

　　神曲炒，九钱　麦蘖炒，六钱　甘草炙　干姜炮　人参各二钱乌梅去核，五钱

　　上为末，炼蜜丸如鸡头大。每服十丸，白汤下。

　　（八）是斋安中汤　治脾胃一切不利。

　　麦蘖炒　神曲炒。各三分　良姜炒　川姜炮　莪术炮　陈皮去白

───────────────

　　①　十　《百一选方》卷之二、《直指方》卷之六、《普济方》卷二十三作"一"。

草果　益智　甘草炙　三棱各一两一分

上为末。每服二钱，食后盐汤点下。

（九）生胃丹　治脾胃不足，停痰呕逆，不思饮食。此药以南星、粟米、黄土为主，盖南星醒脾，粟米养胃，黄土以土养土也。

大天南星四两，用真黄土半斤，将生姜汁作黄土成面剂，包裹南星，慢火煨香透，去土不用，将南星切碎，焙干，和后药研　丁香　粟米一升①，生姜二斤和皮擂②，取汁浸，蒸，焙　木香不见火　厚朴去皮，姜制　神曲炒　麦蘖炒　陈皮去白　防风去芦　白术　缩砂仁　谷蘖炒　白豆蔻　青皮去白。各一两　半夏曲二两　人参　沉香不见火　甘草炙。各半两

上为末，法丸如绿豆大。每服七十丸，不拘时，淡姜汤下。

（十）通膈丸　快气进食，利胸膈，消膨胀。

丁皮　荜澄茄　白豆蔻　檀香　粉草各半两　缩砂仁　香附子　片子姜黄各一两　木香五③钱　甘松　丁香各三钱

上为末，用荜澄茄为母，法丸如梧桐子。每服三十丸，白汤下。

（十一）补脾汤　治脾胃虚寒，泄泻腹满，气逆呕吐，饮食不消。

人参　茯苓　草果去皮　干姜炮。各一两　麦蘖炒　甘草炙。各两半　厚朴去皮，姜制　陈皮　白术各七钱半

上咬咀。每服四钱，水一盏，煎七分，空心服。

（十二）家藏方豆蔻橘红散　温脾养胃，升降阴阳，和三

---

① 升　《济生方·五脏门》作"斤"。
② 皮擂　原作"擂皮"，今据《济生方·五脏门》改。
③ 五　《普济方》卷二十二作"二"。

焦，化宿食。

丁香　木香_{各一两}　白豆蔻仁　人参_{去芦}　厚朴_{姜制}　神曲_炒　干姜_炮　半夏曲_炒　橘红_{去白}　甘草_炙　藿香叶_{去土}　白术_{各半两}

上咬咀。每服三钱，水一盏，姜三片，枣一枚，煎七分，温服。

（十三）家藏方沉香磨脾散　治脾胃虚寒，心腹膨胀，呕逆恶心，不思饮食，或吐痰水。

沉香　人参_{各一分①}　丁香_{七钱半}　藿香_{去土，一两}　檀香　甘草_炙　白豆蔻仁　木香　缩砂　白术　肉桂_{去皮}　乌药_{各半两}

上咬咀。每服三钱，水一盏，姜三片，盐一捻，煎八分，温服。

（十四）治中汤　治脾胃不和，呕逆霍乱，中满虚痞，或致泄泻。

人参_{去芦}　甘草　干姜_炮　白术_炮　青皮_{去白}　陈皮_{去白。各一两}

上咬咀。每服三钱，水一盏②，煎七分③，空心温服。呕吐不已，加半夏等分，丁香减半，名丁香温中汤。

（十五）千金大养脾丸　治脾胃虚弱，停寒留饮，嗝气噎塞，翻胃吐食。常服养脾壮气，多进饮食。

枳壳_{去瓤}　神曲　陈皮_{去白}　麦蘗_炒　三棱_炮　茴香　白姜_炮　肉豆蔻　缩砂_{去皮}　蓬术_炮　茯苓_{去皮}　良姜　益智_{去壳}　胡椒　木香　藿香_{去梗}　薏苡仁　红豆　白术　丁香　人参　白扁豆_炒　苦梗_炒　山药　甘草_{各等分}

---

①　一分　原作"二钱半"，今据《家藏方》卷第六改。
②　盏　《局方》卷之三、《得效方》卷第一作"盏半"。
③　七分　《局方》卷之三作"至中盏"。

上为末，炼蜜丸如弹子大。每服一丸，细嚼，白汤、温酒任下。

（十六）白术汤　理脾和胃，顺气进食。

白术　厚朴　桂心　干姜　甘草　桔梗　人参　当归　茯苓各等分

上㕮咀。每服四钱，水一盏，枣二枚，煎八分，温服，不拘时。

（十七）丁沉透膈汤　治脾胃不和，痰逆恶心，或时呕吐，饮食不进，十嗝五噎，痞塞不通，并皆治之。

香附子炒　缩砂仁　人参各一两　白术二两　木香　肉豆蔻　白豆蔻　丁香　青皮各半两　沉香　厚朴姜制　藿香　陈皮各七钱半　麦蘖半两　甘草炙，两半　半夏汤洗七次　草果　神曲各二钱半①

上㕮咀。每服四钱，水一②盏，姜三片，枣一枚，煎七③分，热服。

（十八）思食调中丸　治脾胃久弱，三焦不调，气滞胸膈，痞闷不食，呕逆恶心，或吐痰水。

陈④曲炒　麦蘖炒　陈皮去皮　半夏曲各一两　沉香半两　乌药一两　槟榔　人参各七钱半⑤　白术一两半　木香五钱

上为末，蜜调白面打糊，丸如梧桐子。每服三十丸，米饮吞下。

---

①　半　原字不清，今据《局方》卷之三、《普济方》卷二十五补。

②　一　《局方》卷之三、《普济方》卷二十五作"二大"。

③　七　《局方》卷之三、《普济方》卷二十五作"八"。

④　陈　《御药院方》卷三作"神"。

⑤　七钱半　《御药院方》卷三作"三分"，《普济方》卷二十三作"三钱"。

（十九）木香调中丸　治因饮食不调，致伤肠胃，心腹胀痛，脏腑泄泻，米谷不化。

木香　青皮去白　陈皮去白　肉豆蔻面煨　槟榔　三棱炮　诃子　草豆蔻仁各一两

上为末，面糊丸如梧桐子大。每服六十丸，食前热米饮下。

虚寒

（二十）曲术丸　治脾胃停饮，腹胁胀满，不进饮食。

神曲炒，十①两　白术五两　干姜　官桂各三两　吴茱萸　川椒各二②两

上为末，薄糊丸如梧桐子。每服五③十丸，生姜汤下。有饮，加半夏曲二两，煎服。

（二十一）烧脾散　治饮啖生冷果菜，停留中焦，心脾冷痛。

干姜炮　厚朴姜炒　草果仁　缩砂仁　甘草　神曲炒　麦蘖炒　陈皮　高良姜各等分

上为末。每服三钱，热盐汤点服，不拘时。

（二十二）温中丸　治脾咳恶寒，口中如含霜雪，中脘疼痛。

白术二④两　干姜　半夏各一两　细辛　胡椒各五钱

上为末，炼蜜丸如梧桐子。每服五十丸，空心姜汤下。

（二十三）枣肉丸　治脾肾虚寒，肠鸣泄泻，胸膈不快，饮

---

① 十　《普济方》卷二十三作"五"。

② 二　《普济方》卷二十三作"三"。

③ 五　《普济方》卷二十三、《本事方》卷第二前有"三"。

④ 二　《普济方》卷二十作"一"。

食不化。

　　破故纸四两，炒　　**木香**不见火，一两　　**肉豆蔻**面裹煨，二两

　　上为末，灯心煮枣肉，丸如梧桐子。每服七十丸，姜盐汤下。

　　（二十四）家藏方八味汤　治脾胃虚寒，气不升降，心腹刺痛，脏腑虚滑①。

　　吴茱萸汤洗七次　**干姜**炮。各二两　**陈皮**　**木香**　**肉桂**　**丁香**　**人参**去芦　**当归**洗，焙。各一两

　　上㕮咀。每服五②钱，水二③盏，煎至一盏④，温服，不拘时。

　　（二十五）壮脾丸　治脾胃虚寒，饮食不进，心腹胀满，四肢无力，或手足浮肿，脏腑溏泻。

　　羖猪肚一枚，洗净，用造酒大曲四两同锉，厚朴二两、茴香一两入在肚内，以线缝定，外用葱椒酒煮烂，取大曲、茴香、厚朴焙干，和后药　**肉豆蔻**面裹煨　**禹余粮**煅，研细　**缩砂仁**　**麦蘖**炒　**神曲**炒　**附子**炮，去皮、尖　**白术**各一两　**木香**不见火　**丁香**各半两　**陈皮**一两

　　上为末，用猪肚和杵千百下，丸如梧桐子。每服五十丸，用米饮送下，不拘时。

　　（二十六）补真丸　大抵不进饮食，以脾胃之药治之多不效者，亦有谓焉。人之有生，不善摄养，房劳过度，真阳衰惫，坎火不温，不能上蒸脾土，冲和失布，中州不运，是致饮食不进，胸膈痞塞，或不食而胀满，或已食而不消，大腑溏泻，此皆真火

---

　　①　滑　原脱，今据《家藏方》卷第六补。
　　②　五　原作"四"，今据《家藏方》卷第六改。
　　③　二　原作"一"，今据《家藏方》卷第六改。
　　④　一盏　原作"七分"，今据《家藏方》卷第六改。

衰弱，不能蒸蕴脾土而然。古人云：补肾不如补脾。余谓：补脾不若补肾。肾气若壮，丹田之火上蒸脾土，脾土温和，中焦自治，皆进食矣。

胡芦巴炒　附子炮，去皮　阳起石煅　川乌炮，去皮　菟丝子淘净，酒蒸　沉香不见火，别研　肉豆蔻面煨　肉苁蓉酒浸，焙　五味子各半两　鹿茸去毛，酒蒸，焙　川巴戟去心　钟乳粉各一两

上为末，用羊腰子两对，治如食法，葱椒酒煮烂，入酒糊杵和，丸如梧桐子。每服七十丸，空心米饮、盐汤任下。

（二十七）扶老强中丸　暖五脏，健脾胃，通和血脉，除痰散积。

神曲炒，二十两　麦芽①炒，十两　吴茱萸炒　干姜炮。各四两

上为末，炼蜜丸如梧桐子。每服五②十丸，米饮下，不拘时。

（二十八）养胃汤　治脾胃虚寒，呕逆恶心，腹胁胀痛，肠鸣泄泻。或有外感，寒热如疟，骨节烦疼，并皆治之。

藿香去梗　厚朴姜制　半夏汤洗　茯苓各一两　草果③　附子炮　甘草④炙　陈皮去白　人参各三分　白术半两

上㕮咀。每服四钱，水盏半，姜五片，枣一⑤枚，乌梅半个，煎服。

（二十九）养脾丸　治脾胃虚冷，心腹胀满，呕逆恶心，脏寒泄泻。

大麦蘖炒　白茯苓去皮　人参去芦。各一斤　白术半斤　干姜炮

―――――――――

① 麦芽　《百一选方》卷之二、《普济方》卷二十二作"大麦蘖"。

② 五　《百一选方》卷之二、《普济方》卷二十二前有"四"。

③ 草果　《三因方》卷之八用"半两"。

④ 甘草　《普济方》卷二十三用"二分"。

⑤ 一　《三因方》卷之八、《普济方》卷二十三作"二"。

190

缩砂去皮。各二斤　甘草爁，斤半

上为末，炼蜜为丸，每两作八丸。每服一丸，细嚼，生姜汤下。

（三十）夺命抽刀散　治脾胃积冷，中焦不和，心痛腹痛，呕吐冷①痰。

糯米炒，二十五两　干姜二十两，锉，入巴豆半两，同炒至黑色，去巴豆　良姜二十两，入斑蝥一百个，同炒，去斑蝥　石菖蒲二十二两，不见火

上为末。每服二钱，盐汤、温酒任下。

（三十一）大健脾散　治脾胃虚寒，不进饮食。

白茯苓　甘草　白豆蔻②　肉豆蔻　半夏姜浸一宿　缩砂仁青皮　荜澄茄　檀香　茴香　厚朴姜汁制　神曲　干姜　陈皮各一两　川乌③炮，去皮、脐　草果仁　附子炮，去皮、尖。各二两　白术四两　丁香半两

上㕮咀。每服三④钱，水盏半，姜七片，枣一枚，煎七分，空心服。

（三十二）大健脾丸　调中养气，和胃健脾。治中焦积寒，胸膈气痞，呕逆恶心，脏腑虚滑。

肉桂去皮　厚朴去皮，细锉，用生姜一两研烂，同淹一宿　干姜炮甘草炙。各一两　附子炮，去皮、脐　神曲炒　白豆蔻　丁香　胡椒白茯苓去皮　人参去芦　肉豆蔻面煨　麦糵炒　荜茇各半两　诃子面裹煨，去核，二钱半　白术　木香各五钱

---

①　冷　原脱，今据《局方》卷之三、《得效方》卷第四、《普济方》卷二十二补。

②　白豆蔻　《百一选方》卷之二用"半两"。"荜澄茄"、"干姜"同。

③　川乌　《百一选方》卷之二作"草乌"。

④　三　《百一选方》卷之二作"二"。

上为末，炼蜜丸如弹子大。每服一丸，细嚼，温米饮下。

（三十三）桂曲丸 健脾胃，进饮食，克化生冷，温中下气。

人参　荜茇　干姜炮　肉豆蔻面煨　良姜炒　桂枝去皮　陈皮去白　缩砂仁　白术各一两　甘草炒　丁香各半两　神曲炒熟，三两

上为末，热汤泡，蒸饼，丸如梧桐子。每服七十①丸，米饮下。

（三十四）厚朴煎丸 温中下气，理脾进食。常云：补肾不若补脾。然胃既壮，则饮食进，饮食既进，荣卫血气自盛矣。

厚朴一斤，极②厚者去皮，锉指面大，用生姜一斤，不去皮，净洗，切片，用水五升同煮，水尽去姜，只焙干厚朴　干姜同甘草煮　舶上茴香各四两　附子二两，炮，去皮、脐　甘草锉，半寸长，二两。二味再用水五升，同焙厚朴一处煮，水尽，不用甘草，只将干姜、厚朴焙干

上同为末，生姜煮枣肉，丸如梧桐子。每服五十丸，米饮下。

（三十五）进食散 治脾胃虚寒，或为生冷所伤，或为七情所挠，胸膈痞塞，不思饮食，痰逆恶心，大便溏泻。

半夏曲　肉豆蔻面煨　草果仁　干姜炒　麦蘖炒　附子炮，去皮、尖　丁香　厚朴去皮，姜炒　陈皮去白。各一两　人参去芦　青皮去白　甘草炙。各半两

上㕮咀。每服四钱，水一盏③，姜五片，枣一枚，煎，不拘时，温服。

---

① 七十　《百一选方》卷之二、《普济方》卷二十二前有"五十丸至"。

② 极　原作"及"，今据《百一选方》卷之二、《普济方》卷二十二改。

③ 盏　《济生方·五脏门》作"盏半"。

192

（三十六）附子建中汤　治脾气虚寒，腹胁胀满，身体沉重，面色萎黄，呕吐不食，大腑自利。

肉豆蔻_{面煨}　白豆蔻　附子_{炮，去皮}　厚朴_{去皮，炒}　白术
干姜_炮　神曲_炒　红豆各_{一两}　丁香　木香_{不见火}　甘草_炙　胡椒_{各半两}

上㕮咀。每服四钱，水一盏①，姜五片，枣二②枚，煎，不拘时，温服。

（三十七）木香顿散　治脾胃虚弱，停食不化，心腹绞痛，肠滑自利。

木香_{不见火}　缩砂仁　良姜_炒　干姜_炮　丁香各_{半两}　胡椒
陈皮_{去白}　青皮_{去白}　红豆_{取仁}　草果仁　甘草各_{三两}　白豆蔻仁_{二钱}

上㕮咀。每服三钱，水盏半，姜三片，枣一③枚，煎取一盏，去姜枣，再以银器盛所煎药，于重汤内再煎八分，空心热服。

（三十八）进食散　治脾胃虚冷，不思饮食。

青皮_{去白}　陈皮_{去白}　良姜_炒　肉桂_{去皮}　甘草_{炙。各二钱半}④
川乌头_炮　草果肉各_{三个}　诃子_{煨，去核，五个}

上为末。每服三⑤钱，水一盏，姜五片，煎七分，空心服。

（三十九）丁香煮散　治脾脏伏冷，胃脘受寒，胸膈痞满，心腹刺痛，痰逆恶心，翻胃吐食。（方见呕吐门）

---

① 盏　《济生方·五脏门》、《得效方》卷第五作"盏半"。
② 二　《济生方·五脏门》、《得效方》卷第五作"一"。
③ 一　《普济方》卷二十三作"二"。
④ 二钱半　《局方》卷之三、《普济方》卷二十五作"一分"。
⑤ 三　《局方》卷之三、《普济方》卷二十五作"二"。

热实

（四十）橘皮竹茹汤　治胃热多渴，呕哕不食。

赤茯苓_{去皮}　橘皮_{去白}　枇杷叶_{去毛}　麦门冬_{去心}　青竹茹
半夏_{汤七次。各一两}　甘草_炙　人参_{各半两}

上咬咀。每服四钱，水一盏，姜五片，煎八分，不拘时，温服。

（四十一）清脾汤　治脾实伏热，口苦咽干，或有头痛，寒热如疟。

茯苓　草果　橘皮　白术_{各二两①}　川芎　人参　白芷　桂
心　甘草_{炙。各一两②}　半夏_{汤洗七次，三两③}

上咬咀。每服四钱，水一④盏，姜七片，紫苏三叶，煎七分，温服。欲通利，加大黄略煎。

（四十二）平胃散　治胃经实热，口干舌裂，大小便秘涩，及热病后余热不除，蓄于胃中，四肢发热，口渴无汗。

厚朴_{去皮，姜炒}　射干_{米泔浸}　升麻　茯苓_{各两半}　芍药_{二两}
枳壳_{去瓤，麸炒}　大黄_蒸　甘草_{炙。各一两}

上咬咀。每服四钱，水一盏，煎七分，空心热服。

（四十三）泻黄散　治脾胃壅实，口内生疮，烦闷多渴，颊痛心烦，唇口干燥，气滞不食。

藿香　石膏　缩砂　山栀子　甘草_{各半两}　防风_{四两}

上锉碎，同蜜酒炒香，焙为末。每服三钱，水一盏，煎，

---

①　两　《普济方》卷二十作"钱"。
②　一两　《普济方》卷二十作"二钱"。
③　两　《普济方》卷二十作"钱"。
④　一　《普济方》卷二十作"二"。

194

温服。

（四十四①）枳壳丸　治脾胃实热，风气②心腹壅滞，四肢疼痛，两胁胀满，不食，大小便秘。（方见秘结门）

宿积

（四十五）丁香半夏丸　治脾胃宿冷，呕吐痰水，噎闷吞酸。

人参　丁香　木香　肉豆蔻　陈皮各一分　藿香叶半两　半夏汤洗七次，姜汁淹，炒黄，三两

上为末，姜汁糊丸如小豆大。每服四十丸，姜汤下。

（四十六）宣宿丸③　治和脾胃，宽胸膈，消痰逆，止呕吐，进益美饮食。

官桂　干姜各半两　木香一分　大黄　蓬莪术　芫花醋淬湿，焙干　枳壳去瓤　茴香炒　陈皮各一④两　半夏二两　牵牛半斤，取末四两　巴豆四个

上为末，滴水为丸，如小豆大。每服二三十丸，温水下。

（四十七）小七香丸　治呕逆，化积气，消宿食，止泻痢。

甘松炒，八十两　甘草炒　香附子炒，去毛　丁香皮各一百廿两　蓬莪术煨　缩砂仁各二十两　益智仁炒，六十两

上为末，水化蒸饼，丸如绿豆大。每服二十丸，温酒、姜汤任下。

---

① 四十四　原作"四十三"，与前方编码重复，据前文改，后顺次修改。

② 风气　疑衍。

③ 宣宿丸　《宣明论方》卷七作"木香丸"。

④ 一　《宣明论方》卷七作"半"。

（四十八）红丸子　壮脾胃，消宿食。并治冷疝。

荆三棱水浸软　青皮去白　蓬莪术　陈皮去白。各五斤　干姜炮　胡椒各三斤

上为末，醋糊丸如梧桐子，矾红为衣。每服二①十丸，食后姜汤下。

通治

（四十九）七珍散　开胃养气，温脾进食。

人参　白术　黄芪蜜炙　山芋　茯苓　粟米炒　甘草各一两

上为末。每服三钱，水一盏，姜枣煎服。又方，加白扁豆一两，蒸用，名八珍散。

（五十）平胃散　治脾胃不和，不进饮食。常服暖胃消痰。

苍术去皮，米泔浸二日，五斤　厚朴去皮，姜制，炒香　陈皮去白。各三斤二两　甘草三十两

上为末。每服三②钱，水一盏，姜三③片，枣一④枚，煎，或盐汤点服亦可。一方加草果，名草果平胃散。

（五十一）加减平胃散

若泻脾湿，加茯苓、丁香、白术，为调胃散。一法，加藿香、半夏。若加干姜，为厚朴汤。若瘟疫时气，二毒伤寒，头痛壮热，加连根葱白五寸、豆豉三十粒，煎二三服，微出汗愈。若

---

① 二　《局方》卷之三作"三"。

② 三　《局方》卷之三、《御药院方》卷三作"二"，《直指方》卷之三作"五"。

③ 三　《局方》卷之三、《御药院方》卷三作"二"。

④ 一　《局方》卷之三作"二"。

五劳七伤，手脚心热，烦躁不安，百节酸①疼，加柴胡。若痰嗽疟疾，加姜制半夏。若本②脏气痛，加茴香。若水气肿满，加桑白皮。若妇人赤白带下，加黄芪。若酒伤，加丁香③。若饮冷伤食，加高良姜。若滑脱泄泻，加肉豆蔻。若风痰四肢沉困，加荆芥。若腿膝冷痛，加牛膝。若浑身虚壅拘急，加地骨皮。若腿膝湿痹，加菟丝子。若白痢，加吴茱萸。若赤痢，加黄连。若头风，加藁本。若转筋霍乱，加南木瓜④。若七邪六极，耳鸣，梦泄，盗汗，四肢沉重，膝腿酸疼，及妇人宫脏久冷，月脉不调者，加桂⑤。若胃寒呕吐，多加生姜。一法，加茯苓、丁香各三两，共成六味。若气不舒快，中脘痞塞，加缩砂仁、香附子各三两，生姜煎服。若与五苓散相伴，为对金饮子。若六一散相合，为黄白散。若与钱氏异功散相合，为调胃散。若欲进食，加神曲、麦蘖、吴茱萸、蜀椒、干姜，为吴茱萸汤。若加藁本，为和气散，治伤寒吐利。若加藿香、半夏，为不换金正气散。若疟疾寒热者，加柴胡。若小肠气痛，加苦楝⑥、茴香。

（五十二）天下受拜平胃散　治脾胃不和，呕吐痰水，胸膈痞滞，不饮食，并皆治之。

厚朴去皮　陈皮汤洗，存白　生姜和皮　甘草锉。各三两　茅山苍术去皮，米泔浸一宿，锉，五两　南京小枣二百枚，去核

---

① 酸　原作"醋"，今据《卫生易简方》卷之二、《普济方》卷二十二改。

② 本　《卫生易简方》卷之二作"五"。

③ 丁香　《卫生易简方》卷之二后有"葛根"。

④ 南木瓜　原作"南木皮"，今据《卫生易简方》卷之二改。另《普济方》卷二十二作"南木香"。

⑤ 桂　《卫生易简方》卷之二作"官桂"。

⑥ 苦楝　原讹作"苦練（练）"。全书讹出，改从一律，余不注。另《普济方》卷二十二作"苦梗"。

上用水五升，煮干，捣作饼子，晒干再焙，研为细末。每服二钱，盐汤点服。泄泻，姜五片，乌梅二个，水盏半，煎服。

（五十三）小橘皮煎丸　消食化气，宜常服之。

三棱　莪术并煨　青皮　陈皮各去白　神曲炒　麦蘖炒。各等分

上为末，陈米粉煮糊，丸如梧桐子。每服五十丸，米饮下。

（五十四）温脾散

青皮　陈皮　缩砂仁　舶上茴香炒　良姜　桔梗　白芷　厚朴各一两　木香　麦蘖　香附子　白术各半两　甘草两半　红豆　干葛①各三分

上咬咀。每服三钱，水一盏②，枣一枚，煎七分，空心服。

（五十五）四君子汤　治脾胃不调，不思饮食。

人参去芦　甘草炙　茯苓去皮　白术各等分

上咬咀。每服三钱，水一盏，煎七分，不拘时服。一方，加橘红，名异功散。又方，加陈皮、半夏，名六君子汤。

（五十六）开胃生姜丸　治中焦不和，胃口气塞，水谷不化，噫气不通，噎塞痞满，口淡吞酸，食时膨胀，哕逆恶心，呕吐痰水，宿食不消，咳嗽胁肋刺痛。宽中开胃，进美饮食。

桂心一两　生姜一斤，切作片子，盐三两淹一宿，再焙干　青皮去白　陈皮去白　甘草炙。各二两　缩砂仁四十九个　广术③　当归各半两

上为末，炼蜜丸如弹子大。每服一丸，食前细嚼，沸汤化下。

（五十七）二陈汤　理脾胃，消痰饮。（方见痰饮门）

---

① 干葛　《普济方》卷二十二用"一两"。

② 盏　《普济方》卷二十二作"盏半"。

③ 术　原作"茂"，今据《宣明论方》卷七、《普济方》卷三十五、二百五改。

（五十八）茯苓分气饮　治脾胃不和，胸膈噎塞，气促喘急，心下胀满，不思饮食。又名分气紫苏饮，姜三片，盐少许，煎。（方见喘急门）

（五十九）八珍汤　和血气，理脾胃。

当归　赤芍药　川芎　熟地黄　人参　白茯苓　甘草　缩砂仁各等分

上㕮咀。每服三钱，水一盏，姜七片，枣三枚，同煎，空心，温服。

（六十）直指方和中散　和胃气，止吐泻。

石莲肉　茯苓各二钱半　藿香　人参　甘草炙　白扁豆　天麻　木香　白术各半两

上㕮咀。每服四钱，水一盏，姜三片，煎服。

翻胃　附：五噎五膈

翻胃之证，其初也，未有不由五噎五膈而始者。五噎五膈者，喜怒不常，忧思劳役，惊恐无时，七情伤于脾胃，郁而生痰，痰与气博，升而不降，饮食不下。盖气留于咽嗌者为五噎，结于胸膈者为五膈。治疗之法，当顺气化痰，温脾养胃。久而不治，则气体虚弱，脾胃冷绝，致成翻胃。食罢即反，或一日、二日而反，至此亦甚危矣，非硇砂坠痰化积，兼以刚剂暖胃，不足以疗此证。如水谷并不能下，《方便集》中一方用丁香、附子为末，于掌心舐吃，亦一法也。如跌阳脉紧而涩者，为难治之证。又有下虚之人，气上控膈，令人心下紧满痞急，肌中苦痹，缓急如刺，不得俯仰，名曰胸痞，其证类乎五膈，又当以严氏栝楼实丸治之。临证又宜详审。

虚寒

（六十一）**丁香煮散**　治脾胃虚寒，翻胃呕逆，并皆治之。
（方载脾胃门）

（六十二）**附子丁香散**　治翻胃吐逆，脏腑泄泻等疾。

附子一两，炮　干姜炮　丁香　肉豆蔻煨　白术各半两　甘草三钱

上为粗末。每服三钱，水一盏，姜五①片，煎六分，空心服。

（六十三）**养胃汤**　治脾胃虚冷，不思饮食，翻胃呕吐。

白豆蔻仁　人参　丁香　缩砂仁　肉豆蔻　炮附子　粉草炙
沉香　橘红　麦芽　麦曲各二钱半

上为细末，姜盐汤调下②。

（六十四）**太仓丸**③　治脾胃虚弱，不进饮食，翻胃不食，亦宜服之。

白豆蔻仁二两　丁香④一两　缩砂仁二两　陈仓米一升，用黄土
炒米熟，去土不用

上为细末，用生姜自然汁法丸，如梧桐子大。每服百丸，食后，用淡姜汤送下。

（六十五）**入**⑤**药灵砂**　治翻胃呕吐，饮食不下。

---

① 五　《普济方》卷三十六作"三"。
② 姜盐汤调下　《普济方》卷三十六后有"每服三钱"。
③ 太仓丸　原作"大仓丸"，今据《济生方·呕吐翻胃噎嗝门》及原书目录改。
④ 丁香　《得效方》卷第五作"沉香"。
⑤ 入　原字似"火"，今据《济生方·呕吐翻胃噎嗝门》、《普济方》卷三十六及原书目录改。

灵砂一两　丁香　木香　胡椒各半钱，末

上和匀，煮枣烂，肉杵，为丸绿豆大。每服六[1]十粒，姜汤、米饮下。

（六十六）安脾散　治翻胃吐食咽酸，日吐黄水。（方载呕吐门）

（六十七）丁香附子散　治翻胃不纳饮食。

大附子一个，紧实者，切去上小截，留作盖子，勿使之碎，将下一截剜一窍，以丁香四十九粒安窍内，以小截盖之，用线绊缚，置砂铫内，用生姜汁浸过附子，为则慢火熬至干，取附子、丁香为末，和匀

每挑少许在掌内，舌舔而吃，日十数次。忌毒物、生冷。

（六十八）附子散　治翻胃。

大附子一枚，置砖上，四面着火，渐渐逼热，以附子淬入姜汁中，再逼再淬，约姜汁尽半碗为止，却焙干附子为末。每服二钱，水一盏，粟米同煎七分，不过三服即愈。

（六十九）附子黄芪草果饮　治翻胃不进饮食。

白术　官桂　附子炮　厚朴去皮，姜制　草果煨，去皮　白芍药　白茯苓　黄芪去芦，炙　良姜各一两　白豆蔻　檀香各半两　甘草炙，三钱　半夏三分，汤洗七次

上㕮咀。每服四钱，水一盏[2]，姜五片，枣一枚，煎服，不拘时。

（七十）神效丁香煮散　治翻胃呕逆。

石莲肉　丁香各十四枚　北枣七个，切碎　生姜七片　黄秫米半合[3]

---

① 六　《济生方·呕吐翻胃噎膈门》、《普济方》卷三十六作"五"。

② 盏　《百一选方》卷之二作"盏半"。

③ 半合　原脱，今据《直指方》卷七补。另《普济方》卷三十六作"一合"。

201

上用水碗半煮稀粥，去药食粥。

（七十一）青金丹　治一切吐逆及反胃。(方见呕吐门)

（七十二）六丁丸　治反胃如神。

五灵脂五钱　辰砂一钱　母丁香一两

为末，入黄狗胆、糯米粽子尖，为丸鸡头大。每一丸，姜汤化下。

（七十三）小半夏丸　治翻胃。

半夏　胡椒

等分为末，姜汁糊丸，梧子大。每三①十丸，姜汤下。

五嗝

（七十四）五嗝散　治五嗝气结，胸膈痞闷，痰逆恶心，不进饮食。

木香不见火　青皮去白　大腹子　枳壳去瓤，麸炒　丁香不见火　干姜炮　半夏曲炒　天南星汤泡，去皮　草果仁　麦蘗炒　白术各一两　甘草炙，半两

上㕮咀。每服三②钱，水一盏，姜五片，煎七③分，温服。

（七十五）栝楼实丸　治胸痞，痛彻背胁，喘急妨闷。

栝楼实别研　枳壳去瓤，麸炒　半夏汤洗七次　桔梗炒。各一两

上为末，姜汁打糊，丸如梧桐子。每服五十丸，食后姜汤下。

（七十六）十嗝气散　专治十般嗝气，冷嗝、风嗝、气嗝、痰嗝、热嗝、忧嗝、悲嗝、水嗝、食嗝、喜嗝。

---

① 三　《得效方》卷第五、《普济方》卷三十六后有"五"。

② 三　《济生方·呕吐翻胃噎嗝门》、《得效方》卷第三作"二"。

③ 七　《济生方·呕吐翻胃噎嗝门》、《得效方》卷第三作"六"。

人参去芦　白茯苓去皮　官桂去皮　枳壳去瓤，麸炒　甘草炙
神曲炒黄色　麦糵炒黄色　诃黎勒皮煨，去核　蓬莪术煨　荆三棱煨
干生姜炮　陈皮去白　白术各一两　厚朴去皮，姜制　槟榔煨　木香
各半两

上为末。每服二①钱，入盐一字，白汤点服。如脾胃不和，腹胁胀满，用水一盏，姜七片，枣二②枚，盐少许，煎服。

（七十七）人参利膈丸　治胸中不利，痰嗽喘满。利脾胃壅滞，推陈致新。治膈气圣药。

木香　槟榔各③七钱半　人参　当归　藿香　甘草　枳实各一
两　大黄酒浸　厚朴姜制，各④二两

上为末，滴水为丸，桐子大。温水送下⑤。

（七十八）百杯丸　治酒停腹中，膈气痞满，面色黄黑，将成⑥癖疾，饮食不进，日渐肌瘦。如饮酒，先服此药，百杯不醉，亦无诸痰。

红皮三两，去白秤　木香三钱⑦　广茂⑧炮，三钱　干姜三两　丁
香五十个　甘草二钱，炙　茴香三钱⑨　荆三棱炮，三钱　缩砂仁三十
个　白豆蔻三十个　生姜一两，去皮，切作片子，盐二两，淹一宿，焙干

上为细末，炼蜜为丸，朱砂为衣，每一两作五丸。生煎汤下，细嚼，无时。

---

① 二　《御药院方》卷四作"一"。
② 二　《永类钤方》卷十二作"一"。
③ 各　原脱，今据《直指方》卷之七补。
④ 各　原脱，今据《直指方》卷之七补。
⑤ 温水送下　《直指方》卷之七前有"每服五十丸"。
⑥ 成　原脱，今据《普济方》卷一百七十五补。
⑦ 三钱　原脱，今据《普济方》卷一百七十五补。
⑧ 广茂　"莪术"的异名。
⑨ 三钱　原脱，今据《瓯江飞》卷一百七十五补。

（七十九）通膈散　治五种膈气。

赤茯苓_{去皮}　陈皮_{去白}　诃黎勒皮　白术　神曲_炒　荆三棱_煨　草豆蔻_{去皮}　槟榔_{半生半熟}　干姜_炮　甘草_炙　五味子_炒　厚朴_{去皮，姜制}　郁李仁_{汤浸，去皮，麸炒}　人参　肉桂_{去皮}　半夏_{汤洗了，和生姜同捣如泥，却摊在新瓦上，用文武火煅，令黄色}　枳壳_{去瓤，麸炒}　木香_{各一两}

上㕮咀。每服三①钱，水一盏，姜枣煎服，盐汤点亦可。

（八十）藏方姜合丸　治中脘停痰，胸膈痞结，欲成翻胃。

硇砂_{纸上飞过}　肉桂_{去皮}　附子_{炮，去皮、脐。各一两}　茴香一分②_{，炒}　丁香　陈皮_{去白}　青皮_{去白}　荜澄茄　沉香_{各半两}　木香一③两

上为末，次入硇砂研匀，酒煮面糊为丸，每两作二十丸。每服一丸，以生姜一块，剜如盒子，安药在内，湿纸裹，煨令香，去纸放温，细嚼，盐汤送下，不拘时。

（八十一）五膈宽中散　治七情四气伤于脾胃，以致阴阳不和，胸膈痞满，停痰气逆，遂成五膈之病。一切冷气，并皆治之。

青皮_{去白}　陈皮_{去白}　丁香_{各四两}　缩砂仁_{四两}　木香_{三两}　甘草_{炙，五两}　白豆蔻_{去皮，二两}　香附子_{炒，去毛}　厚朴_{去皮，姜制。各一斤}

上为末。每服二钱，姜盐汤点服，不拘时。

（八十二）膈气散　治五种膈气，三焦痞塞，呕吐痰逆，饮食不下。

---

① 三　《御药院方》卷四、《普济方》卷二百四作"二"。
② 一分　原作"二钱半"，今据《家藏方》卷第六改。
③ 一　原脱，今据《家藏方》卷第六补。

肉豆蔻　甘草炙　干姜炮　青皮去白　槟榔①炙　厚朴去皮,
姜制　枳壳去瓤,麸炒　木香各五两　陈皮去白　蓬莪术炮　益智仁
荆三棱炮　肉桂去皮。各十两

上为末。每服二钱，水一盏，姜枣煎服，盐汤亦可点服。

五噎

（八十三）汉防己散　治噎。

汉防己五钱　官桂一两　细辛七分②半　陈皮去白,一两　羚羊
角末,七钱半　紫苏七分③半　杏仁洗,去皮、尖,一两

上为粗末。每服三钱，生姜三片，水煎，日进三服。

（八十四）五噎散　治五噎，食不下，呕哕痰多，咽喉塞噎，胸背满痛。

人参　半夏汤洗七次　桔梗去芦　木香不见火　沉香不见火　白
豆蔻　杵头糠　荜澄茄　枇杷叶去毛　干生姜　白术各一两　甘
草炙,半两

上㕮咀。每服三④钱，水一盏，姜七片，同煎，食后温服。

（八十五）撞气阿魏丸　治五种噎疾，九般心痛，痃癖气块，腹痛肠鸣，呕吐酸水。丈夫小肠气，妇人血气，并皆治之。（方载诸气门）

通治

（八十六）夺命四⑤生散　治五嗝五噎，翻胃呕吐，不进饮

---

① 槟榔　《局方》卷之三、《普济方》卷二百四用"十两"。"枳壳"同。

② 分　《普济方》卷二百五作"钱"。

③ 分　《普济方》卷二百五作"钱"。

④ 三　《济生方·呕吐翻胃噎嗝门》、《普济方》卷二百五作"二"。

⑤ 四　《普济方》卷三十六作"回"。

食。服此药多有神效，不可轻视。

丁香拣净　川芎　白姜洗净，炮　南木香不见火　肉桂去皮，不见火　新罗参　神曲各半两　大草果仁二个，炮，取仁　诃子七枚，取肉　缩砂仁二十一粒　莪术炮　粉草炙。各七钱①半　巴豆十四粒，去壳、心膜，不去油，冷水浸一宿，别研为膏，留就钵中

上十二味，日干为末，入乳钵内和匀，巴豆膏再筛过，入瓦盒内，以油纸盖盒口，却用黄蜡和松脂溶，如法封固合缝。每以十二月上辰日，或初八黄道生气天月二德日，至诚修合，于地高爽处，埋土中三尺深，至次年六月中伏节，择吉日晴明时取出，向当风处摊去湿气，以不漏瓦瓶收贮，密封。壮实人，每服用半钱，临睡百沸汤调半盏，顿服，仰卧片时，徐以温白粥压下。若赢弱，只服一字，二三服即能进食，止②呕吐，续以宽中散、丁沉透膈汤、橘皮煎丸、厚朴煎丸等兼进，佐助胃气。忌生冷、鱼腥、粘腻并硬物，一两月则痊愈矣。孕妇不可服。

（八十七）沉香散　治五噎五嗝。常服宽中进食。

白术　茯苓各半两　木通③　大腹皮　白芷各三两　当归　陈皮　青皮　大腹子　枳壳去瓤，麸炒　木香④　芍药各二⑤两　甘草炙，一两⑥　紫苏叶五钱⑦

上为末。每服二钱，水一盏，姜三片，枣一枚，煎七分，空心温服。

---

①　钱　《普济方》卷三十六作"分"。

②　止　原字不清，今据《普济方》卷三十六补。

③　木通　《三因方》卷之八、《得效方》卷第三用"一两"。"大腹皮"同。

④　木香　《三因方》卷之八、《得效方》卷第三无。

⑤　二　《三因方》卷之八、《得效方》卷第三作"一"。

⑥　一两　《三因方》卷之八、《得效方》卷第三作"一两半"。

⑦　五钱　《三因方》卷之八、《得效方》卷第三作"四两"。

（八十八） 宽中进食丸 滋形气，喜饮食。

草豆蔻五钱　缩砂仁二钱半①　半夏七钱　大麦蘖曲②炒，五钱半　枳实去瓤，麸炒，四两③　神曲炒，五钱半　炙甘草一钱半④　干生姜　橘皮各二钱半　木香一钱　白术三钱　白茯苓三钱　猪苓去皮　泽泻　人参　青皮　槟榔各二钱半

上为细末，汤浸蒸饼为丸，如桐子大。每服三十丸，米饮汤送下，食后⑤服。

---

① 二钱半　《普济方》卷二十四作"二钱"。

② 曲　原作"面"，今据《普济方》卷二十四改。

③ 两　《普济方》卷二十四作"钱"。

④ 一钱半　《普济方》卷二十四作"一钱"。

⑤ 食后　《普济方》卷二十四作"空心。

名方类证医书大全卷之九

鳌峰熊宗立道轩编集

诸　虚

诸虚之与劳极，虽曰皆由体气虚弱，心肾有亏。水火不自升降而致此疾。然各有其所因，不可不究。诸虚者，或禀赋素弱，又为寒暑劳役所伤。或色欲过度，俱能戕贼真气，以致肌体羸瘦，腰膝无力，小便频数，大便滑泄，目眩耳聋，遗精自汗，甚则虚炎上攻，面红发喘，此皆诸虚之证。劳极者，七情伤乎五脏也。尽力谋虑，劳伤乎肝，应乎筋急。曲运神机，劳伤乎心，应乎脉极。意外过思，劳伤乎脾，应呼肉极。预事而忧，劳伤乎肺，应乎气极。矜持志节，劳伤乎肾，应乎骨极。此五劳应乎五极者也。劳极精气变主诸证，其脉多弦。治疗之法，虚者补之，劳极者温而精而安其五脏。又随其冷热调之。故《素问》云"形不足者，温之以气。精不足者，补之以味"。凡滋补之药，当用平和，不可骤用峻补，缘肾水枯竭，不足以当之，又恐愈甚上炎之患，慎之慎之。

心虚

（一）**参香散**　治心气不足，诸虚百损，常服调荣卫，宁心志。

人参　白术　白茯苓　丁香　干姜炮。各半两　山药　乌药　缩砂仁　沉香各二钱　莲肉去心。一两　橘红　黄芪　南木香　檀

香各一分　甘草灸。三分

上㕮咀。每服四钱，水一盏，姜三片，枣一枚，煎。食前服，一方加熟附子一只。

（二）**补心丸**　治忧愁思虑过多，心血虚寒，悸恐不乐，舌强话难，恍惚喜忘，愁，恚，面黄多汗，不进饮食。（方见心痛门）

（三）**柏子仁汤**　治肝气虚寒，两肋胀满，筋脉拘急，腰膝小腹痛，面青口噤。

柏子仁　白芍药　防风　茯神　当归　芎䓖　附子炮，去皮。各一两　细辛　桂心　甘草灸。各半两

上剉。每服四钱，水一盏半，姜五片，煎七分。温服。

脾虚

（四）**进食散**　治脾胃虚寒，或食生冷，或饮食不节，或因思虑伤动冲和之气，胃膈痞塞，腹胀怠惰，全不进食，痰逆恶心，大便溏泻。（方见脾胃门）

（五）**理中汤**　治脾胃虚寒。（方见脾胃门）

（六）**北亭丸**　治脾元气弱，久积阴冷，心腹胁肋胀满刺痛，面色青黄，肌冷瘦弱，怠惰好卧，食少多伤，噫气吞酸，哕逆恶心，腹中虚鸣，大便滑泄，胸满痞塞，食饮不下，霍乱转筋，五嗝五噎，反胃吐食，久痛久痢并治之。

砂仁　胡椒　肉桂　厚朴姜炒　附子炮　川芎　当归　陈皮干姜　甘草各四两　阿魏醋化，去土石　青盐别研　北亭醋，洗去沙石五味子各二两　白术三两

上为末，银石器内，入好酒醋五升，白沙蜜十两，先下北亭、阿魏、青盐三味并好头面一升，同煎稠粘，便下药末半斤，更煎如稀糊，渐入药末煎得所，取出，更以干药末搜和成丸剂，更捣千杵，丸如梧子大。每服十五丸，生姜盐汤下，空心，忌羊

血、豆豉汁。

肺虚

（七）白石英汤 治肺气虚弱，恶寒欬嗽，鼻流清涕，喘吸气微或咳嗽脓血。

白石英 细辛 五味子 陈皮 阿胶 钟乳粉 桂心 人参 甘草各半两 紫菀一两

上剉。每服四钱，水一盏半，姜五片，煎八分，去滓温服。

肾虚

（八）安肾丸 治肾经积冷，下元衰惫，目暗耳鸣，四肢无力，夜梦遗精，小便频数，常服补元阳，益肾水。

桃仁去皮尖，炒，四十八两 肉桂去皮，不见火，十六两 白蒺藜炒，去刺 巴戟去心 肉苁蓉酒浸，炙 山药 破故纸 茯苓去皮 石斛去根，炙 萆薢 白术各四十八两 川乌用去皮、脐，十六两

上为末，炼蜜为丸如梧桐子。每服三十丸，温酒、盐汤任下。①

（九）玄兔丹 治肾水枯竭，津液不生，消渴诸证并皆治之。

菟丝子酒浸湿，研，焙干，取末，十两 五味子酒浸，研末，半两 白茯苓 干莲肉各三两

上为末，别碾干山药末六两，将浸酒余者添酒煮糊，搜和捣数千杵，丸如梧桐子。每服五十丸，米汤空心下。

（十）四柱散 治元脏气虚，真阳耗散，两耳蝉鸣，脐腹冷痛，大小便滑数，并皆治之。（方见泄泻门）

---

① 温酒盐汤任下 《局方》卷之五作"温酒或盐汤下，空心食前。小肠气，炒茴香，盐酒下"。

（十一）九子丸　强阳补肾，益精气，壮筋骨。

鹿茸一两。刮去毛，酥涂炙令黄色。其味甘酸，其性温，无毒。主男子腰肾虚冷，脚膝少力，夜多异梦，精益自出，助阴气。

肉苁蓉四两。酒浸三宿，切，焙干。其味酸咸。其性温。治男子绝阳不兴，女子绝阴不产。润五脏，养肌肉，暖腰膝，益精血，令人有子。

仙茅一两。以糯米泔浸三宿，用竹刀刮去皮，于槐木砧子上切，阴干。其味辛，其性温。主丈夫虚损，妇人失血，无子。久服通神养志，壮筋骨，益肌肤，长精神，明眼目。

远志①一两。去心。其味苦，其性温。主伤中，补不足，除邪气，利九窍，益意惠，聪耳明目，强志。久服轻身不老。

续断一两。捶碎，去筋脉，酒浸一宿。其味苦辛，其性温。主助气，润血脉，补不足。

蛇床子一两。微炒。其味温辛，其性平。主男子阴痿湿痒。久服轻身，好颜色，强阴，令人有子。

巴戟一两。去心。其味辛甘，其性温。主阴痿，强筋骨，安五脏，补中增志，益精养气。

怀香子一两。舶上者，微炒。其味辛，其性平。主膀胱肾间冷气。国人重之云：有助阳道。

车前子一两。其味甘，其性平，微寒。主男子伤中，强阴益精，令人有子，明目，利水道。

上为末，用鹿角脊髓五条，去血脉筋膜，以无灰酒一升，煮熬成膏，更研极烂，同炼蜜少许和丸，如梧桐子。每服五十丸，温酒空心送下。

（十二）冷补丸　治肾水燥少，不受峻补，口干多渴，目暗耳聋②，腰痛腿弱，小便赤涩，大便或秘。

天门冬去心　　川牛膝去芦，酒浸　　熟干地黄酒蒸　　生地黄洗

---

① 远志　原脱，据《御药院方》卷六补入。

② 目暗耳聋　《济生方·五脏门》作"耳痒目暗"。

白蒺藜炒　麦门冬去心　白芍药　地骨皮　石斛去根　磁石火煅七次，研水飞过　玄参　沉香别研，不见火。各等分

上为末，炼蜜丸如梧桐子。每服七十丸，空心盐汤、盐酒任下。

（十三）阳起石丸　治肾脏虚损，阳气微弱。

肉苁蓉酒浸　青盐别研　阳起石煅　韭子　山药炒　鹿茸酒蒸　钟乳粉　菟丝子水掏，酒蒸，焙，别研　山茱萸取肉　桑螵蛸　沉香不见火，别研　厚蚕蛾酒炙。各半两

上为末，酒糊丸如梧桐子。每服七十丸，空心盐酒、盐汤任下。

（十四）菟丝子丸　治肾气虚损，五劳七伤，脚膝酸疼，面色黧黑，目暗耳鸣，心忪气短，有时盗汗，小便滑数，并宜服之。

鹿茸去毛，酥炙，一两　续断三分　桑螵蛸酒浸，炒　覆盆子去枝叶萼。各半两　防风去苗　杜仲去皮，炒。各三分　石龙芮去土，一两　肉苁蓉酒浸，焙，三分　肉桂去皮，一两　补骨脂去毛，酒炒，三两　附子炮，去皮、尖，三两　荜澄茄　巴戟去心　沉香各三分　芎䓖半两　茴香炒，三分　菟丝子净洗，酒浸，一两　石斛去根　熟干地黄　白茯苓去皮　牛膝酒浸一宿，焙干　山茱萸去核。各二分　五味子半两　泽泻一两

上为末，以酒煮面糊丸如梧桐子。每服三十①丸，温酒、盐汤任下。②

（十五）鹿茸丸　治肾虚少气，腹胀腰痛，手足无力，饮食

---

①　三十　《局方》卷之五作"二十"

②　任下　《局方》卷之五后有"空心服。如脚膝无力，木瓜扬下，晚食前再服"。《三因方》有"脚膝无力，木瓜汤下；淋闭，木通汤下"。

减少，面色鬻黑，百节疼痛。

川牛膝去芦，酒浸　鹿茸去毛，酒蒸　五味子各二两　石斛去根
菟丝子掏净，酒蒸　棘刺　杜仲去皮，炒，焙　巴戟去心　山药炒
阳起石煅　附子炮，去皮、尖　川楝子取肉，炒　磁石煅　官桂不见
火　泽泻各二两　沉香半两。别研。

上为末，酒糊丸如梧桐子。每服七十丸，空心，温酒下。

（十六）安肾丸　治肾虚腰痛，目眩耳聋，面色惨黑，肢体
羸瘦。

葫芦巴　补骨脂　川楝　茴香　山药　杏仁炒去皮、尖，麸炒，
别研　续断各三两　桃仁　茯苓各二两

上为末，蜜丸如梧桐子。空心，盐汤服五十丸。

（十七）温肾散　治肾经虚寒，腰脊重痛，四肢乏力，面少
颜色。

熟干地黄一斤，洗，焙　牛膝　苁蓉　五味子各八两　杜仲三两
甘草炙，八两　巴戟　麦门冬去心。各八分　茯神　干姜各五两

上为末。每服二钱。空心，温酒调下。

（十八）起痿丹　治肾经虚败，遂成骨痿，腰脚难，举日加
困乏。

附子炮，去皮、尖　枸杞子拣去枝梗　肉苁蓉酒浸，焙干　沉香不
见火　官桂　朱砂别研　熟地黄酒洗，蒸　母丁香各一两　木香不见
火　阳起石火煅　天雄炮，去皮、脐，或用鹿茸亦可　硫黄　麝香别研
腻粉半两　白丁香

上为末，炼蜜丸如弹子大，每用一丸，以姜汁火上入药熔
化，却用手点药于腰眼上，磨擦至药尽，用至二十丸，大有神
效。若有他处瘫痪风疾，加皂角一片，去筋捶烂，姜汁浸一宿，
瓦上焙干为末，入前药内，依法用。

（十九）五精丸　治肾虚痿弱，大补元气。

秋石_{刚健者}　鹿角霜　茯神_{去木}　阳起石　山药_{各等分}

上为末，酒糊丸如梧桐子。空心服五十粒，须要常近火边，使干燥，庶几服之无恋膈之患。

（二十）鹿茸丸　治精血虚惫，补益肾水。

嫩鹿茸_{一两，蜜炙}　沉香　附子_{去皮、脐}　当归　茴香炒。_{各半}两　菟丝子_{□两。酒浸，蒸数次，研，泥藕叶上焙}　葫芦巴_{熟炒}　破故纸_{炒。各半两}

上用酒煮糊丸，如梧桐子。每服七十丸，空心，盐酒盐汤下。

（二十一）芡实丸　治思虑伤心，疲劳伤肾，心肾不交，精元不固，面少颜色，惊悸健忘，小便赤涩，遗精白浊，足胫酸疼，耳聋目暗。

芡实_{蒸，去壳}　莲花须_{各二两}　茯神_{去木}　山茱萸_{取肉}　龙骨_{生用}　五味子　枸杞子　熟地黄_{酒蒸}　韭子_炒　肉苁蓉_{酒浸}　川牛膝_{去芦，酒浸}紫石英_{煅七次。各一两}

上为末，酒煮山药糊丸，如梧桐子。每服七十丸，空心，盐汤下。

（二十二）小菟丝子丸　治肾气虚损，目眩耳鸣，四肢倦怠，夜梦遗精。常服补益心肾。

石莲肉_{二两}　菟丝子_{酒焙，末，五两}　白茯苓_{焙，一两}　山药_{二两，内七分半，打糊}

上为末，用山药糊搜和，丸如梧桐子。每服五十丸，空心温酒、盐汤任下。如脚膝无力，木瓜汤下。

（二十三）瑞莲丸　定心暖肾，生血化痰。

苍术_{主脾。一斤，内酒浸四两，醋浸四两，米泔浸四两，生用四两}

枸杞子_{主肝。二两，去枝}　莲肉_{主心。一斤，去心、皮，酒浸软，入}猪肚内煮极烂，取出，焙干为膏，每一斤约猪肚二个

214

北五味子主肺。二两，去枝　熟地黄主血。二两，酒浸，蒸　破故纸主肾。二两，炒

上为末，猪肚膏同酒糊丸，如梧桐子。空心温酒下四十丸。

肝肾虚

（二十四）巴戟丸　治肝肾俱虚，收敛精气，补元阳，充肌肤，进饮食。

五味子　川巴戟去心　肉苁蓉　人参　菟丝子　熟地黄　覆盆子　白术　益智仁　骨碎补　白龙骨　茴香　牡蛎各等分

上为细末，炼蜜为丸，如桐子大。每服三十丸，空心米饮送下。

（二十五）鹿茸四斤丸　治肝肾虚损之极，以致筋骨痿弱，不自胜持，起居无力，足膝酸痛，肌体瘦悴，气血不生。

肉苁蓉酒浸　天麻　菟丝子酒浸，别研　牛膝酒浸　熟地黄　鹿茸火去毛，酥炙　杜仲酒浸　干木瓜各等分

上为末，蜜丸如梧桐子。每服五十丸，温酒、米汤任下。

心脾虚

（二十六）夫病莲心散①　治虚劳或大病后，心虚脾弱，盗汗遗精。

莲肉一两　白术　人参　白茯苓　五味子　木香　薏苡仁炒　北桔梗炒　甘草炙　白扁豆炒　丁香　白芷　当归各半两　桑白皮　干葛炒　黄芪炒　杏仁去皮、尖，炒　干姜炮　山药炒　半夏曲　百合　神曲炒。各一两

----

①　夫病莲心散　《丹溪心法》卷二、《普济方》卷二百八十均作"莲心散"

上哎咀。每服三①钱，水一盏，姜，枣同煎，空心温服。

肾虚

（二十七）**五味子丸** 治肝肾俱虚，收敛精气，补真阳，止虚汗。

益智仁炒 苁蓉酒浸，焙 川巴戟去心 人参去芦 五味子去梗 骨碎补去毛 土茴香炒 白术 菟丝子 覆盆子 白龙骨 熟地黄洗 牡蛎各等分

上为末，炼蜜丸如梧桐子。每服三十丸，空心米饮下。

（二十八）**橘皮煎丸** 治脾肾俱虚，不进饮食，肌体羸瘦，四肢乏力，常服壮脾胃，益肾水。

荆三棱煨，三两 陈皮去白，十五两 当归去芦 萆薢 吴茱萸淘去浮者，焙干 厚朴姜制 肉苁蓉酒浸，炙 肉桂去皮 阳起石酒浸，研如粉 附子炮，去皮、尖 巴戟去心 石斛去根 牛膝去芦，酒浸 甘草炙，一两 鹿茸茄子者火去毛，劈开，酒浸 菟丝子酒浸，焙 杜仲去皮，姜汁炙 干姜炮。各三两

上为末，用酒五升，于银、石器内，将橘皮末煎熬如饧，却将诸药末入在内，一处搅和搜匀，仍入臼内，捣千百杵，丸如梧桐子。每服三十②丸，空心温酒、盐酒任下。

交济

（二十九）**十精丸** 升降阴阳，既济水火，平补心肾。

远志 青盐 补骨脂 白茯苓 益智仁各一两 石菖蒲五钱 菟丝子 川当归 牛膝各二两 山茱萸半两

上为末，用猿猪腰子一只，去膜，和酒研细，煮面糊丸如

---

① 三 《丹溪心法》卷二作"五"。
② 三十 《局方》卷之五治癫冷作"二十"。

梧桐子。每服五十丸，空心盐汤、温酒任下。如小便赤少，车前子煎汤下。心虚精神不定，茯神汤下。如夜间烦躁不得睡，用酸枣仁末调汤下。如心气盛塞，煎麦门冬汤下。一方去菖蒲，加熟干地黄二两，并用羊腰子为丸。

（三十）**究原心肾丸**　治水火不既济，心忪盗汗，夜梦遗精，目暗耳鸣，腰膝缓弱，常服调元阳，补心肾。

五味子去皮　人参去芦　远志去苗,甘草煮,捣去骨　附子炮,去皮、脐　龙骨煅　白茯神去木　鹿茸火去毛,酒涂炙　当归去芦,酒煮　黄芪蜜炙。各一两　苁蓉酒浸　牛膝去苗　熟地黄各二两　菟丝子酒浸蒸,研成饼,三两　山药一两

上为末，用浸药酒煮糊丸，如梧桐子。每服七十丸，枣汤送下。

（三十一）**八味丸**　治下元冷惫，心火上炎，渴欲饮水，或肾水不能摄养，多吐痰唾，及男子消渴，小便反多，妇人转胞，小便不通，皆治。(方载痰饮门)

（三十二）**黑锡丹**　治男子妇人，上盛下虚，痰涎壅塞，气不升降。(方载痰饮门)

（三十三）**灵砂丹**　治诸风，风痰壅盛，镇堕，升降阴阳。(方见痰饮门)

（三十四）**养气丹**　治诸虚百损，真阳不固，气不升降。(方见气门)

（三十五）**养正丹**　治男子妇人，上盛下虚，水火不得升降。(方见气门)

（三十六）**丙丁丸**　生血养气，生降水火。
附子一个九钱重,炮　川乌一个七钱,重炮　当归二两,酒浸　赤

217

芍药五两　沉香　益智各半两

上为末，浸当归酒，煮面糊丸如梧桐子，朱砂为衣。每服五十丸。空心温酒、盐汤任下，妇人淡醋汤下。

（三十七）补髓丹　升降水火，益寿延年。

破故纸十两，用芝麻五两同炒，候无声，去芝麻　杜仲去皮，十两，炒黑　鹿茸燎去毛，二两，酒炙　没药一两，别研

上将三味①一处为末，入没药和匀，用胡桃三十个，汤浸去皮，杵为膏，入面酒糊为丸如梧桐子。每服百丸，盐酒、盐汤任下。

（三十八）玉关丸　治诸虚不足，交媾心肾。常服固精气，疑心志，膏淋白浊，服之神效。

辰砂一两　鹿茸二两，作片酥炙　当归酒浸，焙　茯神去木。各一两　附子七钱重者四个，生，去皮脐，各切下顶，剜空心，刮空，空中安辰砂在内，以前顶子盖定，用线扎　杜仲去粗皮，酒浸，钱半　木瓜大者二个，切开顶，去瓤，入朱砂附子四个在内，以木瓜原顶子盖之，线扎定，烂蒸干，取出附子，切作片，焙干为末，朱砂细研，水飞，木瓜研如膏，宣瓜者最妙　沉香别研，一两　五味子一两半　巴戟去心　黄芪去芦，蜜炙。各一两　远志去心，炒，二两　肉苁蓉酒浸　川牛膝去芦，酒浸　石斛去根，酒浸。各一两　柏子仁炒，别研。各一两　菟丝子水淘，酒浸，别研，一两半

上为末，用木瓜膏杵和，入少酒打糊丸，如梧桐子。每服七十丸，空心，米饮温酒、盐汤任下。

血气虚

（三十九）黄芪建中汤　治男子妇人诸虚不足，羸乏少力。此药大生血气，补宜营卫。

----

①　三味　《百一选方》卷之十一作"杜仲、破故纸、鹿茸"。

黄芪去芦　肉桂去皮。各三两　甘草炙，二两　白芍药六两

上㕮咀。每服三钱，水盏半，姜三片，枣一个同煎。一法用炒浮小麦同煎，去滓，入饧少许，再煎，令溶，稍热服。虚者加熟附子。

（四十）天真丸　治一切亡血过多，形容枯搞，四肢羸弱，饮食不进，肠胃滑泄，津液枯竭。久服生血气，暖胃，驻颜。

羊肉七斤，精者为妙，洗去筋膜并去脂皮，劈开入药末　肉苁蓉十两
当归十二两，去芦，跣　山药去皮，十两　天门冬去心，焙干，切一斤

上四味为末，置之在羊肉内，裹定，以麻缕缠缚，用无灰好酒四瓶煮，令酒尽，再入水二升，又煮，直候肉烂如泥，再入黄芪末五两、人参末三两、白术末二两、熟糯米饭焙干为饼。将前后药末同剂为丸如梧桐子。一日二次，服三百粒，温酒送下。如觉难丸，入蒸饼五七枚，焙干为末，同入白中杵千下，丸之。

（四十一）家藏方三仁五子丸　治血气耗虚，五脏不足，睡中惊悸，盗汗。常服养心益肝，生血补气。

菟丝子酒浸一宿，别捣，焙干　五味子　枸杞子　覆盆子　车前子　柏子仁　酸枣仁炒　薏苡仁炒　沉香　鹿茸酥炙　肉苁蓉酒浸，切，焙　巴戟去心　当归洗，焙　白茯苓去皮　乳香别研　熟干地黄洗，焙。各一两

上为末，次入研药和匀，炼蜜丸如梧桐子。每服五十丸，温酒、盐汤空心任下。

（四十二）双和散　补益血气，虚劳少力。

黄芪　熟地黄　当归　川芎　官桂　白芍药　甘草各三分
人参五钱

上为末。每服五钱，水一盏，生姜三片，肥枣一枚，同煎至八分，去滓温服。大病之后，虚劳气乏者，此调治验，温而有补。

（四十三）诜诜书苁蓉丸 治丈夫禀受气血有偏胜者，气胜血则阳盛，宜服此药和阳助阴。

熟地黄洗，酒浸蒸二次，焙干，二两　穿心紫巴戟　嫩鹿茸酥炙　龙齿　川当归洗，焙。各一两半　人参去芦　石莲肉　菟丝子蒸，二次，焙　肉苁蓉洗，焙　北五味　嫩黄芪蜜炙　白茯苓各一两

上为末，炼蜜丸如梧桐子。每服五十丸，温酒、盐汤空心任下。

（四十四）戊己丸 治丈夫妇人禀赋怯弱，血气衰败，饮食无味，肌肉不生，积年脾蛊，恶心呕吐，亦宜服之。

胡椒五两　人参　甘草炙。各一两　茴香炒　白茯苓　香附子炒。各三两　白术二两　朱砂半两

上为末，姜汁糊丸如梧桐子。每服三十丸，空心白汤下。

（四十五）乌沉汤 生气血，补心肾。虚损之人，服此当胜大建中汤。

人参　当归大者去芦　白术炒。各一两　天台乌药　沉香半两　白茯苓去皮　附子煨去皮、尖，各一两　肉桂去皮，半两

上为末。每服三钱，水一盏，姜五片，枣一枚煎，空心服。

（四十六）家藏方八仙丸 疗元脏虚损，血气不足，耳鸣目暗，腰膝酸痛，肌体羸瘦，饮食无味。

鹿茸一两，火去毛，酒炙　麝香一分，别研　肉苁蓉　牛膝　木瓜去子。各四两，并用酒浸三日，焙干　当归洗，焙，二两　附子二两，炮，去皮、脐　天麻一两

上为末，炼蜜丸如梧桐子。每服五十丸，空心温酒送下。

（四十七）十四味建中汤 治荣卫失调，血气不足，积劳虚损，形体羸瘦，短气嗜卧，欲成痨瘵。

当归去芦，酒焙　白芍药　白术　麦门冬去心　黄芪　甘草

肉苁蓉酒浸　人参　川芎　肉桂去皮　附子炮，去皮、脐　半夏　熟地黄酒蒸，焙　茯苓去皮。各等分

上㕮咀。每服三钱，水一盏①，姜三片，枣一枚，煎，空心温服。

平补

（四十八）人参养荣汤　治积劳虚损，四肢倦怠，肌肉消瘦，面少颜色，汲汲短气，饮食无味。

白芍药三两　当归去芦　陈皮去白　黄芪蜜炙　桂心去皮　人参　白术煨　甘草炙。各一两　熟地黄制　五味子　茯苓各七钱半　远志炒，去心，半两

上㕮咀。每服四钱，水一盏②，姜三片，枣二枚，煎服。便精，加龙骨一两。咳嗽，加阿胶。

（四十九）家藏方还少丸　大补真气虚损，肌体羸瘦，目暗耳鸣，气血凝滞，脾胃怯弱，饮食无味，并宜服之，盐汤吞下，空心。

肉苁蓉酒浸，焙　远志去心　茴香各一两　巴戟去心　干山药　枸杞子　熟干地黄洗，焙。各五钱　石菖蒲　山茱萸　牛膝酒浸一宿，焙干。各一两半　杜仲去皮，姜汁和酒炙香　楮实　白茯苓　五味子各一两

上为末，炼蜜入蒸熟枣肉和匀，丸如梧桐子。每服五十丸。

（五十）胡桃丸　益血补髓，强筋壮骨，延年明目，悦心，滋润肌肤，服之能除百病。

---

① 盏　《局方》卷之五作"盏半"。
② 盏　《局方》卷之五作"盏半"。

破故纸　柴胡①　萆薢　胡桃仁各四两

上三味②为末，次入胡桃膏子拌匀，杵千余下，丸如梧桐子。每服五十丸，空心温酒、盐汤任下。

（五十一）黑丸　治精血衰竭，面色黧黑，耳聋目暗，口干多渴，腰痛脚弱，小便白浊，上燥下寒，不受峻补。

鹿茸酒蒸　当归去芦，酒浸。各等分

上为末，煮乌梅膏丸如梧桐子。每服五十丸，空心，米饮下。

（五十二）十全大补汤　治男子、妇人诸虚不足，五劳七伤。此药性温平补，常服生血气，壮肝肾。

人参去芦　肉桂去皮　地黄洗，酒蒸，焙　川芎　白芍药　茯苓　白术　黄芪去芦　甘草　川当归去芦。各等分

上为粗末。每服二钱，水一盏，姜三片，枣子二个，煎七分，温服。

峻补

（五十三）三建汤　治元阳素虚，寒邪外攻，手足厥冷，六脉沉微，大小便滑数，中风涎潮，不省人事，伤寒阴证，皆可服之。

大川乌　附子并炮　天雄炮，去皮、脐。各等分

上㕮咀。每服四钱，水二盏，姜十五片，煎至八分，温服不拘时。自汗加肉桂、小麦。气逆加沉香、木香。胃冷加丁香、胡椒。

（五十四）固阳丹　养气守神，固精壮阳，补益真气，常服有效。

黑附子炮。三两　川乌头炮。二两　白龙骨一两　破故纸　川楝子　舶上茴香各一两七钱

---

① 柴胡　《御药院方》卷六、《普济方》卷二百二十三均作"杜仲"。
② 三味　《御药院方》卷六作"破故纸、杜仲、萆薢三味"。

上为末，酒打面糊丸如梧桐子。每服五十丸，空心温酒下，日三服。

（五十五）归茸丸 补诸虚。

当归酒洗 鹿茸盐酒炙 北黄芪盐水炙 沉香各一两 灵砂三两.研 北五味子炒 远志肉 酸枣仁 吴茱萸 茴香炒 补骨脂炒 牡蛎煅 熟地黄 人参 龙骨煅 附子炮 巴戟各一两

上煅制如法，酒糊丸如梧桐子。每服七十丸，空心盐酒下。

（五十六）麝香鹿茸丸 益真气，补虚惫。壮筋骨，生津液。

鹿茸火去毛，酒浸，炙，十两 熟干地黄净洗，酒浸，蒸，焙，半斤 附子一百四十个，炮，去皮、脐 牛膝去苗，酒浸一宿，焙，一斤四两 山药四斤 杜仲三斤半，去皮，炒去丝 五味子二斤 肉苁蓉三斤，酒浸一宿

上为末，炼蜜丸如梧桐子，用麝香为衣。每服三十丸，温酒、盐汤食后任下。①

（五十七）十补丸 治真气虚损，颜色枯槁。腰脚酸痛，遗精白浊，夜多盗汗，大便自利。久服补五脏，益精髓。

干姜炮 菟丝子酒浸，别研 远志去心，姜汁浸，炒 赤石脂煅 厚朴去皮，姜汁炙。各一两 川椒去子及闭口者，炒出汗。二两 巴戟去心 补骨脂炒 附子炮，去皮、脐 肉桂去皮。各一两

上为末，酒糊丸如梧桐子。每服五十丸，温酒送下。

劳伤

（五十八）无比山药丸 治诸虚百损，五劳七伤，肌肉消

---

① 任下 《局方》卷之五煎服法作"上为末，炼蜜为丸，如梧桐子大，每一斤丸子，用麝香末一钱为衣。每服二十粒，温酒下，盐汤亦得，食前服"。

瘦，耳聋目暗。常服壮筋骨，益肾水。

赤石脂　茯神去皮、木。各一两　山药三两　苁蓉酒浸，四两　巴戟去心，一两　杜仲去皮，炒，三两　牛膝去苗，酒浸，一两　五味子拣，六两　泽泻一两　菟丝子酒浸，三两　熟干地黄酒浸　山茱萸各一两

上为末，炼蜜丸如梧桐子。每服三十丸，空心温酒下，或盐汤亦可，日三服。

（五十九）究原双补丸　治一切虚损，五劳七伤，面色黧黑，唇口干燥，目暗耳鸣，夜梦多惊，四肢酸疼，烦闷盗汗。

鹿角霜三两　熟地黄洗，再蒸　沉香　菟丝子酒浸，蒸　麝香一钱，别研　覆盆子去枝、蒂　白茯苓去皮　人参去芦　宣木瓜　薏苡仁炒　黄芪炙　苁蓉洗，酒浸　五味子去枝，炒　石斛去根，炒　当归去芦，酒浸　泽泻切块再蒸。各一两　朱砂半两。别研为衣

上为末，炼蜜为丸如梧桐子。每服七十丸，空心盐汤下。

（六十）双和汤　治男子妇人五劳七伤，血气不足，面色萎黄，四肢倦乏，将为虚劳之证。常服养气益血。

白芍药七两半　当归去芦，洗，酒浸，焙　熟地黄酒洗　黄芪去芦，蜜炙。各三两　甘草炙，三两二钱半　川芎去芦，三两　肉桂去皮，不见火，二两二钱半

上咬咀。每服三钱，水一盏，姜三片，枣一个煎。空心温服。

（六十一）金樱丹　治男子去血失精，妇人半产漏下，五劳七伤，衰惫之极，身体瘦削，四肢困乏，虚劳骨蒸等疾，并宜服之。

金樱取汁　仙术取汁　生地黄取汁　仙灵脾①取汁　木香　肉苁蓉酒浸，研膏　菟丝子酒浸，别研　牛膝酒浸　生鸡头肉干　丁香　生莲子肉干　干山药　麝香别研，后入　柏子仁别研　甘草炒　人参　茯苓去皮　陈皮去白　菖蒲各一两

上将菟丝子以下同为细末，入柏子仁并以白沙蜜入银石器中，于炉内置熟灰，五斤炼蜜微解，入儿孩母乳汁二升，以木箆搅，次入上项膏汁同搅匀，勿令住手，倾入药末一处搅熬至火消，续续缓添熟火，勿令大紧，熬至膏成，取出就于银石器中，候稍温，入麝香末一处搜和成剂，更于石臼中杵千余下，每两作十丸。每服一丸，空心，细嚼酒下。

失精

（六十二）**水中金丹**　治元脏气虚不足，梦寐阴人，走失精气。

阳起石研　木香　乳香研　青盐各一分　骨碎补炒　白龙骨一两紧者，捶碎，绢袋盛，大豆蒸，豆熟取出，焙干，研　黄戌肾一对，酒一升煮熟，切作片子，焙　茴香炒　杜仲各半两。去皮，生姜炙，丝尽　白茯苓二两，与肾为末

上为细末，酒面糊丸如皂子大。每服二丸。温酒下，空心，忌房室。

（六十三）**金锁正元丹**　治真气不足，吸吸短气，四肢倦怠，脚膝酸疼，目暗耳鸣，遗精盗汗，一切虚损之证，并宜服之。

五倍子八两　紫巴戟去心，十六两　破故纸酒浸，炒，十两　肉

---

① 仙灵脾　原讹作"仙灵皮"，据《中药大辞典》改，全书错处，改从一律，余不注。注：《新修本草》卷八淫羊藿"此草，叶形似小豆而园薄，茎细亦坚，所在皆有，俗名仙灵脾者是也"。

苁蓉洗，焙，一斤　葫芦巴炒，一斤　茯苓去皮，六两　龙骨二两　朱砂三两，别研

上为末，入研药令匀，酒糊丸如梧桐子。每服二十丸，空心温酒、盐汤任下。

（六十四）秘精丸　治元气不固，夜梦遗精。

大附子炮，去皮、脐　龙骨煅赤　巴戟去心　肉苁蓉酒浸一夕　牛膝酒浸，焙

上等分为末，炼蜜丸如梧桐子。空心盐酒下五十①丸。

（六十五）玉锁丹　治精气虚滑，遗泄不禁。常服涩精固阳

龙骨　莲花蕊　鸡头实　乌梅肉各等分

上为末，用熟山药，去皮研如膏和丸，如小豆大。每服三十②丸，空心米饮下。

（六十六）黄犬肉丸　治真精衰惫，脐腹冷痛，小便频数，夜梦遗精，足胫酸痛，腰背拘痛，肌体羸瘦，饮食无味。

磁石三两，煅，水飞　川乌炮，去皮、尖　附子同上　桑寄生　鹿茸火去毛，酒蒸　麋茸同上　仙茅酒浸　肉苁蓉酒浸，焙干　川巴戟去心　葫芦巴炒。各二两　沉香别研　青盐别研　阳起石煅，别研　龙骨生用　虎胫骨酥炙　覆盆子酒浸。各一两

上为末，用黄犬肉二斤，以酒、葱、茴香煮烂，杵和丸，如梧桐子。每服七十丸，空心，盐汤任下。

（六十七）四精丸　治思虑色欲过多，损伤心气，遗精，小便滑数。

秋石　白茯苓各四两　石莲肉去壳、皮、心　水鸡头粉红花在上，结子垂下。各二两

---

① 五十　《得效方》卷第七作"三十"。
② 三十　《御药院方》卷六作"二十"。

226

上为末，以蒸枣肉杵和丸，如梧桐子，盐酒、盐汤送下三十丸。

（六十八）石刻安肾丸　治真气虚惫，脚弱缓弱，夜梦遗精，小便滑数。

青盐水飞，四两　鹿茸去皮，酥炙，一两　柏子仁捣烂，水酒取粉，二两　石斛去核，酒蒸　附子炮，去皮、尖　川乌炮，去皮、尖　巴戟盐水浸，去心　肉桂去粗皮　菟丝子淘净，酒蒸　肉苁蓉酒浸，焙干　韭菜子微炒　葫芦巴酒炒　杜仲去皮，姜汁炒去丝　补骨脂酒炒　石枣去核，酒蒸　远志甘草煮，去苗、骨　赤石脂煅　茯苓去皮　川椒去目，微炒出汗　茴香酒炒

苍术米泔浸　川楝子酒蒸，去皮、核　茯神去木。各二钱　山药洗净为糊，四两

上为末，山药酒糊丸如梧桐大。每服八十一丸，空心盐汤送下。

（六十九）沉香鹿茸丸　治真气不足，下元冷惫，脚膝酸痛，四肢无力，遗精盗汗。一切虚损，并宜服之。

沉香一两　附子炮，去皮、尖，四两　巴戟去心，二两　鹿茸去毛，酒炙，三两　菟丝子酒焙，五两　熟干地黄酒蒸，六两

上为末，入麝香一钱半，别研和匀，炼蜜丸如梧桐子。每服五十粒，好酒、盐汤空心任下。

（七十）桑螵蛸丸　治下焦虚冷，滑精不固，时自遗沥。
附子　五味子　龙骨各半两　桑螵蛸七个炒
上为末，纯糯米糊丸，梧子大。每服三十丸，空心盐酒下。

（七十一）敛阳丹　治脱精滑泄不禁
桑螵蛸三两，泥上焙干　龙骨　白茯苓各一两
上为末，糊丸如梧子大。每服七十丸，白茯苓盐汤空心下。

227

白浊

（七十二）秘精丸　治下虚胞寒，小便白浊，或如米泔。或若凝脂。

牡蛎煅　菟丝子酒蒸，焙，别研　龙骨生用　五味子　韭子炒白茯苓去皮

白石脂煅　桑螵蛸酒炙。各等分

上为末，酒糊丸如梧桐子。每服七十丸，空心盐酒下。

（七十三）韭子丸　治膀胱虚冷，小便白浊，滑数无度。

赤石脂煅　韭子炒　川牛膝去芦，酒浸　牡蛎煅　覆盆子酒浸　附子炮，去皮、脐　桑螵蛸酒炙　鹿茸酒蒸，焙　肉苁蓉酒浸　龙骨生。各一两　鸡肶胵烧灰　沉香镑，不见火。各半两

上为末，酒糊丸如梧桐子。每服七十丸，空心盐酒下。

（七十四）威喜丸　治丈夫元阳虚惫，精气不固，小便白浊，余沥常流，梦寐多惊，频频遗泄，妇人白淫白带，并宜服之。

黄蜡四两　白茯苓去皮，四两，作块，用猪苓一分，同于罐内同煮二十余沸，取出，日干，不用猪苓

上以茯苓为末，熔黄蜡搜为丸如弹子大。每服一丸，空心细嚼，津液咽下，以小便清为度。忌米醋，只吃糠①醋。

积冷

（七十五）神仙楮实丸　治积冷气冲心胸及背，并蛔虫疼痛，痔瘘疮癖气块，眼花少力，心虚健忘，冷风偏风等疾。坐则思睡，起则头眩，男子冷气，腰痛膝痛，冷痹风顽，阴汗盗汗，

_____

①　糠　原作"糖"，据《局方》卷之五改。

夜多小便，洩利，阳道衰弱，妇人月水不通，小腹冷痛，赤白带下，一切冷疾，无问大小。能明目，益力轻身，补髓益精。

楮实子一升，淘去泥，微炒　牛膝半斤，酒浸三日　干姜二两，炮
官桂去皮，四两

上为末，酒面糊为丸如梧桐子大。每服二十丸，温酒下，空心。

（七十六）椒附丸　治下经不足，内挟积冷，脐腹拘急，举动乏力，小便频数，夜多自汗。

附子炮，去皮、尖，半两　槟榔半两　陈皮去白　牵牛　五味子各一两　川椒去子，微炒，半两　石菖蒲　干姜炮。各一两

上锉碎，以好米醋于瓷器内，用文武火煮，令干，焙为细末，醋煮面糊为丸如梧桐子。每服三十丸，盐酒、盐汤空心任下。

通治

（七十七）苁蓉大补丸　治元脏虚惫，血气不足，白浊遗精，自汗自利，一切虚损，并宜服之。

附子炮去皮、脐　茴香炒　肉苁蓉酒浸。各十两　木香　白蒺藜剥去刺。各五两　槟榔　黄芪　巴戟去心　桂心各二两　葫芦巴五两　川芎二两　羌活二两　天麻　牛膝酒浸　泽泻各五两　川椒炒去汗，十两　桃仁炒去皮、尖　五味子各一两

上为末，蜜丸如梧桐子。每服五十丸，盐酒、盐汤空心任下。

（七十八）家藏方二至丸　补虚损，生精血，去风湿，壮筋骨。

鹿角镑细，以真酥一①两，无灰酒一升煮干，慢火炒令干　苍耳酒浸一宿，炒，焙　山药四两　麋角镑细，次真酥二两，米醋一升煮干，慢火炒干。三味各半斤　当归五两，酒浸一宿，焙干　沉香二两　白茯苓去皮　黄芪蜜炙。各四两　肉苁蓉酒浸一宿，焙干　人参去芦　沙苑蒺藜去土，洗，焙。各二两　附子炮，去皮、脐，一两　远志去心。二两

上为末，用酒三升，糯米三合煮烂，和杵丸如梧桐子。每服五十丸②，温酒、盐汤空心任下。

（七十九）鹿茸大补汤　治男子诸虚不足，妇人亡血，一切虚损。

鹿茸制　黄芪蜜炙　当归酒浸。各二两　白芍药　附子炮。各半两　肉苁蓉酒浸，焙，二两　人参　肉桂各一两半　杜仲炒去丝，二两　石斛酒浸，蒸，焙，一两半　五味子两半　熟干地黄酒浸，焙，三两　白茯苓去皮，二两　半夏　白术煨，各两半　甘草半两

上哎咀。每服四钱，水一盏，姜三片，枣一枚，煎服③。

（八十）上丹　养五脏，补不足，秘固真元，调和荣卫，久服明目驻颜，交涉心肾，男子无嗣，女子不孕，并宜服之。

五味子半斤　百部酒浸一两，焙干　菟丝子酒浸，别研　肉苁蓉酒浸　杜仲炒断丝　巴戟去心　远志去心　枸杞子　山药　防风去叉　白茯苓去皮　蛇床子炒　柏子仁别研。各二两

上为末，炼蜜丸如梧桐子。每服五十丸，空心，温酒、盐汤任下。春煎干枣汤，夏加五味子四两，秋加枸杞子，冬加远志各六两，季月加苁蓉六两。

（八十一）中丹　补诸虚百损，体气羸弱，精血不行，上焦

---

① 一　《家藏方》卷第九补益方三十六道作"二"。
② 五十丸　《家藏方》卷第九作"五十丸至一百丸"。
③ 煎服　《局方》卷之五作"煎七分，空心热服"。

客热，中脘停痰，脾胃失调，不进饮食，并宜服之。

黄芩用一两为末，姜汁和作饼　白芍药　黄芪　当归　人参　桂心各二两　川椒炒出汗　熟附子　白茯苓

上为末，粟米饭搜和，捣千杵，丸如梧桐子。每服五十丸，空心温酒、米饮任下。①

（八十二）**小丹**　补劳虚，益气血，去风冷，消百病。

肉苁蓉酒浸　熟地黄各六两　五味子　菟丝子酒浸。各五两　泽泻二两　柏子仁别研　天门冬去心　蛇床子　覆盆子各三两　续断　菖蒲去毛　桂心各二两　巴戟去心　石斛各三两　人参二两　天雄炮去皮、脐，一两　炼成钟乳粉气衰用三两，积用老二两，气实则除去，常服用一两　山药　杜仲炒断丝　白茯苓　远志去心，炒　山茱萸各二两

上为末，炼蜜丸如梧桐子。食前酒服五十丸②。小便多者，去钟乳，倍地黄。多忘，倍远志、茯苓。少气神虚，倍覆盆子。欲容色光滑，倍柏子仁。虚寒，倍桂心。小便赤浊，三倍茯苓，一倍泽泻。吐逆，倍加人参。风虚，倍天雄。

（八十三）**家藏方固真丸**　治诸虚不足，常服补益五脏，接助真阳，滋润肌肤，强壮筋骨。

川乌头盐炒黄色，去盐　熟干地黄洗，焙　秦艽各二两　肉桂去皮　茴香酒浸，炒　威灵仙　仙灵脾　山药　五味子炒。各一两　草薢　附子炮，去皮、脐　白茯苓去皮　当归洗、焙　牛膝酒浸一宿　石菖蒲各半两

上为末，炼蜜和杵千余下，丸如梧桐子。每服五十丸，空心温酒、盐汤任下。

（八十四）**茸朱丹**　昔西蜀药市中，常有黑发朱颜道人，每

---

①　任下　《普济方》卷二百二十四作"酒饮任下三五十丸，食前服"。
②　.服五十丸　《三因方》卷之五作"酒服三十丸至五十丸"。

大醉，高歌厉声曰："尾闾不禁沧海竭，九转仙丹都谩说。惟有斑龙项上珠，能补玉堂阙下血。"即货此药也，朝野遍传。一名斑龙丸。

辰砂别研，半钱　当归去芦、尾　地黄九蒸九焙。各八钱　肉苁蓉　鹿茸去皮、毛，切片酥炙，无醋用酒炙　鹿角胶炒珠子　鹿角霜　大附子　柏子仁去壳，同枣仁捣　黄芪蜜炙　阳起石煅，酒淬　酸枣仁去壳，捣成膏。各一两

上为末，酒煮面糊丸如梧桐子。每服五十丸。空心温酒、盐汤任下。用干物压之为妙。

（八十五）小安肾丸　治肾气虚乏，下元冷惫，夜多旋浊，肢体倦怠，渐觉瘦弱，腰膝沉重，好卧少力，精神昏愦，耳内常鸣，面无精光，泄泻肠鸣，目昏齿痛，一切虚烦。

香附子　川乌　川楝子各半①斤。用盐二②两，水二③升同煮，候干，切，焙　熟地黄　茴香六④两　川椒二⑤两，去目，炒出汗

上为末，酒糊丸，梧子大。每服二三十丸，空心盐酒下。

（八十六）无名丹　补虚守神，强阳道，涩精益气，男子服之有奇功。

苍术一斤。不浸，杵令净　龙骨一两　赤石脂二两　川乌　茴香　莲肉　白茯苓　远志甘草水煮，取皮，姜汁炒。各一两　川楝肉三两　补骨脂二两，炒

上⑥为末，酒糊丸，梧子大，朱砂一两，另研为衣。每三十

---

① 半　《局方》卷之五作"一"。
② 二　《局方》卷之五作"四"。
③ 二　《局方》卷之五作"四"。
④ 六　《局方》卷之五作"十二"。
⑤ 二　《局方》卷之五作"四"。
⑥ 上　原脱，据文意补。

丸，渐加至百丸，温酒、米饮、盐汤皆可。妇人无子服之有功。

（八十七）五福延龄丹　治诸虚百损，五劳七伤，一切冷疾，常服延年不老，妙不可言。

五味子　肉苁蓉酒洗　杜仲各二两　菟丝子酒蒸　天门冬　川巴戟　山药　人参去芦。各一两　车前子　鹿茸酒炙　穿山甲酒炙　石菖蒲　泽泻　熟地黄酒蒸　枸杞子　生干地黄　茴香　山茱萸　茯神　远志甘草水煮取皮，再姜汁炒　杏仁去皮、尖　葫芦巴　柏子仁　川当归酒蒸，焙　川椒去目，炒　补骨脂炒　川楝子去核　川牛膝酒洗，去芦　赤石脂　覆盆子①　麦门冬去心　续断　附子炮去皮　沉香不见火　木香不见火　地骨皮各半两

上为末，炼蜜为丸，梧子大。每服五十丸，空心温酒下，或盐酒吞下，或用枣肉为丸亦可。

（八十八）正元散　治下元虚悫，脏腑滑泄，时或自汗，阳气渐微，手足逆冷，伤寒阴证，霍乱转筋，久下冷利，一切虚寒，并皆服之。

红豆炒，三钱　人参去芦，二两　附子炮，去皮、尖，一两　肉桂去皮，半两　陈皮二钱　山药姜汁，炒　川芎各一两　川乌炮，去皮、脐。半两　乌药去木，一两　白术二两　干姜炮，二钱　黄芪炙，一两半　干葛一两　茯苓去皮，二两　甘草炙，二两

上㕮咀。每服三②钱，水一盏，姜三片，枣一个，入盐少许，煎服不计时候。

五劳

（八十九）羚羊角散　治肝劳实热，两目赤涩，烦闷热壅。

---

①　覆盆子　原讹作"伏盆子"，今据《中药大辞典》改，全书错处，改从一律，余不注。

②　三　《局方》卷之五作"二"

羚羊角镑　柴胡去芦　黄芩　川当归　决明子　羌活去芦　赤芍药　甘草炙。各等分

上㕮咀。每服四钱，水一盏①，姜五片，煎服不拘时。

（九十）续断汤　治肝劳虚寒，胁痛胀满，挛缩烦闷，眼昏不食。

川续断酒浸　川芎　当归去芦，酒浸　橘红　半夏汤洗七次　干姜炮。各一两　桂心不见火　甘草炙。各半两

上㕮咀。每服四钱，水一盏②，姜五片，煎服不拘时。

（九十一）黄芩汤　治心劳实热，口疮心烦，小便不利。

泽泻　栀子仁　黄芩　麦门冬去心　木通　生干地黄　黄连去须　甘草炙。各等分

上㕮咀。每服四钱，水一盏③，姜五片，煎服不拘时。

（九十二）远志饮子　治心劳虚寒，梦寐惊悸。

远志去心，甘草煮干　茯神去木　桂心不见火　人参　酸枣仁炒，去壳　黄芪去芦　当归去芦，酒浸。各一两　甘草炙，半两

上㕮咀。每服四钱，水一盏④，姜五片，煎服不拘时。

（九十三）人参丁香散　治脾劳虚寒，不能运化，腹胁胀满，短气或吐痰水，噫醋吞酸，不思饮食，渐至羸瘦。（方见脾胃门）

（九十四）小甘露饮　治脾劳实热，身体眼目悉俱黄，咽喉肿痛。

黄芩　川升麻　茵陈　栀子仁　桔梗去芦，炒　生地黄洗

---

①　盏　《济生方·诸虚门》作"盏半"
②　盏　《济生方·诸虚门》作"盏半"
③　盏　《济生方·诸虚门》作"盏半"
④　盏　《济生方·诸虚门》作"盏半"

石斛去根　甘草炙。各等分

上咬咀。每服四钱，水一盏①，姜五片，煎服不拘时。

（九十五）二母汤　治肺劳实热，面目浮肿，咳嗽喘急，烦热颊赤，渐成痨瘵。

知母　贝母去心　杏仁去皮尖，炒　甜葶苈炙。各半钱　半夏汤洗七次　秦艽去芦　橘红各一两　甘草炙，半两

上咬咀。每服四钱，水一盏②，姜五片，煎服不拘时。

（九十六）温肺汤　治肺劳虚寒，心腹冷气，腹胁逆痛，时发咳嗽，气虚喘急。

人参　钟乳粉　半夏汤洗七次　桂心不见火　橘红　干姜炮。各一两　木香不见火　甘草炙。各半两

上咬咀。每服四钱，水一盏③，姜五片，煎服不拘时。

（九十七）地黄汤　治肾劳实热，腹胀耳聋，常梦见大水。

生地黄洗　赤茯苓去皮　玄参洗　石菖蒲　人参　黄芪去芦　远志去心，甘草煮　甘草炙。各一两

上咬咀。每服四钱，水一盏④，姜五片，煎服不拘时。

（九十八）羊肾丸　治肾劳虚寒，面肿垢黑，腰脊引痛，屈伸不利，梦寐惊悸，小便白浊。

熟地黄　杜仲去皮炒　石斛去根　菟丝子淘净，蒸，焙，别研　黄芪去芦　川续断酒浸　桂心不见火　磁石煅，醋淬　川牛膝去芦，酒浸　沉香别研　五加皮洗　山药炒。各一两

上为末，雄羊肾两对，以葱、椒、酒煮烂，再入少酒糊同

---

① 盏　《济生方·诸虚门》作"盏半"
② 盏　《济生方·诸虚门》作"盏半"
③ 盏　《济生方·诸虚门》作"盏半"
④ 盏　《济生方·诸虚门》作"盏半"。

杵和为丸，如梧桐子。每服七十丸，空心盐汤下。

六极

（九十九）五加皮汤　治筋实极，咳则两胁下痛，不可转动，并脚心痛不可忍，手足爪甲青黑，四肢筋急。

羌活_{去芦}　羚羊角　赤芍药　防风_{去芦}　五加皮_洗　秦艽_{去芦}　枳实_{去瓤，麸炒}　甘草_{炙。各半两}

上为末。每服四钱，水一盏①，姜五片，煎服不拘时。

（一百）木瓜散　治筋虚极，脚手拘挛，伸动不得，十指甲痛，数转筋，甚则舌卷卵缩，唇青面黑。

虎胫骨_{酥炙}　五加皮_洗　木瓜_{去瓤}　当归_{去芦，酒浸}　甘草②　酸枣仁_{炒，去壳}　人参　桑寄生　柏子仁_炒　黄芪_{去芦。各一两}

上咬咀。每服四钱，水一盏③，姜五片，煎至服不拘时。

（百一）茯神汤　脉虚极，咳则心痛，喉中介介如梗状，甚则咽肿。

茯神_{去木}　人参　远志_{去心，甘草煮}　通草　麦门冬_{去心}　黄芪_{去芦}　桔梗_{去芦，炒}　甘草_{炙。各等分}

上咬咀。每服四钱，水一盏④，姜五片，煎服不拘时。

（百二）薏苡仁散　治肉实极，肌肤淫淫如鼠走，津液开泄，或时麻痹不仁。

川芎　薏苡仁　石膏　桂心_{不见火}　杏仁_{去皮，麸炒}　羚羊角　防风_{去芦}　汉防己

---

① 盏　《济生方·诸虚门》作"盏半"。
② 甘草　《济生方·诸虚门》作"甘草炙。半两"
③ 盏　《济生方·诸虚门》作"盏半"。
④ 盏　《济生方·诸虚门》作"盏半"。

赤芍药　甘草各等分

上咬咀。每服四钱，水一盏①，姜五片，煎服不拘时。

（百三）半夏汤　治肉虚极，体重连肩胁，不能转动，动则咳嗽，胀满，留饮痰癖，大便不利。

半夏汤洗七次　茯苓　人参　白术　大腹皮　橘皮去白　木香不见火　桂心不见　附子炮，去皮、脐　甘草各等分

上咬咀。每服四钱，水一盏②，姜五片，煎服不拘时。

（百四）前胡汤　治气实极，胸膈不利，咳逆短气，呕吐不食。

前胡去芦　半夏汤泡七次　杏仁去皮　紫苏子炒　枳实　陈皮去白　桑白皮炙　甘草炙。各等分

上咬咀。每服四钱，水一盏③，姜五片，煎服不拘时。

（百五）紫菀汤　治气虚极，皮毛焦枯，四肢无力，喘急短气。

紫菀茸　干姜炮　黄芪去芦　人参　五味子　钟乳粉　杏仁去皮尖，麸炒　甘草炙。各等分

上咬咀。每服四钱，水一盏④，姜五片，枣一枚，煎服不拘时。

（百六）敛阳丹　治老人气虚，面红自汗，阳气不敛者，悉宜服之。

灵砂　钟乳各研末二两　金铃子蒸，去皮、核　沉香镑　木香　附子炮，去皮、脐　葫芦巴酒浸，炒　阳起石煅成细粉，水飞　补骨脂

---

① 盏　《济生方·诸虚门》作"盏半"。

② 盏　《济生方·诸虚门》作"盏半"。

③ 盏　《济生方·诸虚门》作"盏半"。

④ 盏　《济生方·诸虚门》作"盏半"。

酒浸，炒　舶上茴香炒　肉豆蔻面裹煨　鹿茸酒炙　苁蓉酒洗　牛膝酒浸，去芦　巴戟去心。各一两　肉桂去皮。半两

上为末和匀，酒煮糯米糊丸，如梧桐子，空心枣汤下三十丸。

（百七）玄参汤　治骨实极，面色焦枯，隐曲，膀胱不通，牙齿脑髓苦痛，手足酸疼，大小便秘。

车前子　黄芪去芦　当归去芦，酒浸　枳壳去瓤，麸炒　麦门冬去心　白芍药各一两　甘草炙，半两　生地黄洗　玄参各一两

上㕮咀。每服四钱，水一盏①，姜五片，煎服不拘时。

（百八）鹿角丸　治骨虚极，面肿垢黑，脊痛不能久立，血气衰惫，发落齿枯，甚则喜唾。

鹿角二两　川牛膝去芦，酒浸，焙。一两半

上为末，炼蜜丸如梧桐子。每服五十丸，空心，盐汤下。

（百九）石斛汤　治精实极热，眼视不明，齿焦发落，通身虚热，甚则胸中烦疼，夜梦遗精。

小草　石斛去根　黄芪去芦　麦门冬去心　生地黄洗　白茯苓去皮　玄参各一两　甘草炙，半两

上㕮咀。每服四钱，水一盏②，姜五片，煎服不拘时。

（百十）磁石丸　治精虚极，气体羸瘦，梦中走泄后遗沥不已，小便白浊，甚则阴痿。

磁石煅，醋淬。二两　肉苁蓉酒浸，焙　鹿茸去皮毛，酒蒸　川续断酒浸　杜仲炒断丝　柏子仁炒，别研　赤石脂煅　熟地黄酒蒸，焙　山茱萸取肉　菟丝子酒蒸，别研　川巴戟去心　韭子炒。各一两

上为末，酒糊丸如梧桐子。每服七十丸，空心，温酒、盐汤任下。

---

①　盏　《济生方·诸虚门》作"盏半"。
②　盏　《济生方·诸虚门》作"盏半"。

名方类证医书大全卷之十

鳌峰熊宗立道轩编集

痨瘵

痨瘵之证，非止一端。其始也，未有不因气体虚弱，劳伤心肾而得之。又有外感风寒暑湿之气。先为疟疾，以致咳嗽，寒邪入里，失于调治，又不能保养，过于房劳，伤于饮食，久而成痨瘵之候。其为证者，令人肌肉羸瘦，皮毛干枯，寒热盗汗，遗泄白浊。或腹中有块，或脑后两边有小结核，或聚或散，或咳嗽痰涎，或咳唾脓血。及得变则为二十四种，或三十六种，或九十九种。又有所谓五尸者，曰蜚尸、遁尸、寒尸、丧尸、尸注者是也。其名状虽不同，传变虽不一，其实所伤，不过五脏。故传于肝者，面白目枯，口苦自汗，心烦惊怖。传于心者，面黑鼻干，口疮喜忘，大便或秘或泄。传于脾者，面青唇黄，舌强喉哽，吐涎体瘦，饮食无味。传于肺者，面赤鼻白，痰吐咯血，喘咳毛枯。传于肾者，面黄耳枯，胸满胕肿，白浊遗沥。又有二十四种劳蒸者，亦可因证验之。蒸在心也，少气烦闷，舌必焦黑。蒸在小肠也，腹内雷鸣，大肠或秘或泄。蒸在肝也，目昏眩晕，躁怒无时。蒸在胆也，耳聋口苦，胁下坚痛。蒸在肾也，耳轮焦枯，腰脚酸痛。蒸在右肾也，情意不定，泄精白絮。蒸在肺也，喘咳咯血，声音嘶远。蒸在大肠也，右鼻干痛，大肠隐痛。蒸在脾也，唇口干燥，腹胁胀满，畏寒不食。蒸在胃也，鼻口干燥，腹胀自汗，睡卧不宁。蒸在膀胱也，小便黄赤，凝浊如膏。蒸在三焦也，或寒或热，中脘膻中，时觉烦闷。蒸在膈也，心胸噎涩，疼痛不舒。蒸在宗筋也，筋体纵缓，小腹隐痛，阴器自强。蒸在回肠也，肛门秘涩，传道之时，里急后重。蒸在玉房也，男子遗精，女子白淫。蒸在脑也，眼眵头眩，口吐浊涎。蒸在皮①也，肌肤鳞起，毛折发黑。蒸在骨也，版齿黑燥，大杼酸疼。蒸在髓也，肩背疼倦，腑骨酸痛。蒸在筋也，眼昏胁痛，爪甲焦枯。蒸在脉也，心烦体热，痛刺如针。蒸在肉也，自觉身热，多不奈何，四肢䐃动，蒸在血也，毛发焦枯，有时鼻衄，或复屎血。血蒸传及此，未易言治，若病之浅者，服药之外，惟有早灸膏肓、崔氏四花穴，然生者可谓有命。诸方所载，皆云此证有虫啮心肺间，治法先当去之，然后调养五脏。致若传尸一证，名骨蒸、殗殜、复连、尸疰、劳疰、虫疰、毒疰、热疰、冷疰、食疰、鬼疰是也。夫疰者，注者自上注下，病源无异，是之谓传尸。此于他所而幸免者，谩述于此，古今有效之方开列于后。

传尸

（一）取痨虫方

青桑枝　柳枝　桃枝　石榴枝　梅枝五枝各七茎每，长四寸许
青蒿小握

上用童子小便一升半，葱白七茎，去头叶，煎及一半，去滓。别入安息香、阿魏各一分。再煎至一盏，滤去滓。调辰砂末半钱、槟榔末一分、麝香一字，分作二服调下，五更初一服，五更三点时一服。至巳牌时必取下虫，虫色红者可救，青者不治。见有所下，即进软粥饮，温暖将息。不可用性及食生冷毒物，合时须择良日，不得令猫、犬、孝服、秽恶、妇人见之。

---

① 皮　原作"脾"，与文意不和，疑为"皮"之误。据《济生方·诸虚门》，《普济方》卷二百三十五改。

240

（二）**神授散**　治诸传尸劳气，杀虫去毒。

川椒二斤，择去子并合口者，炒出汗

上为末。每服二钱，空心米汤调下。必痹晕闷少顷，如不能禁，即以酒糊丸，如梧桐子，空心服五十丸。又一方，拣正川椒炒为末，老酒浸白糙丸，如梧桐子，每服四十丸，食前盐汤下。服至一斤，瘵疾自差。此药兼治诸痹，用肉桂煎汤下，腰痛茴香酒下，肾冷盐汤下。

（三）**雄黄丸**　取传尸虫。

雄黄半两　兔粪二两　天灵盖一两，酥炙　鳖甲　木香各半两
轻粉二钱

上为末，法酒一升，大黄半两，熬膏丸如弹大，朱砂为衣。凡此疾先烧安息香烟吸之，不嗽，非传尸也，不可用此丸。若烟入口嗽不止，乃尸也，宜用此丸。五更初服，勿令人知。用童子小便，同酒一盏，化一丸服之。如人行二拾里许，吐出虫，或如灯心，或如烂瓜李，或如虾蟆。未效再服，以应为度。虫用红火烧之，又用油煎。

（四）**苏合香丸**　治瘵瘵传尸，骨蒸发热，肺痿喘急。（方载诸气门）

骨蒸

（五）**地骨皮散**　治骨蒸壮热，肌肉减瘦，少力多困，夜多盗汗。

地骨皮　秦艽　柴胡　枳壳　知母　当归　鳖甲醋炒黄

上等分为末，水一盏，桃柳枝头各七个，姜三片，乌梅一个，每服去滓，临卧服。

（六）**地仙散**　治骨蒸肌热，一切虚劳烦躁，并宜治之。

地骨皮① 防风各一两 甘草二钱半

上为末。每服二钱，水一盏，姜三②片，竹叶七片，煎服。一方增人参半两，鸡酥一两，倍甘草。

（七）经验方 治男子妇人骨蒸劳瘵，憎寒壮热。

青蒿春夏用叶，秋冬用子，不用叶，用根。不用子，用茎。四者相似而反。以为痫疾，必用童子小便浸过，使有功无毒。 大鳖甲醋炙 白术煨 地骨皮 白茯苓 桑白皮蜜炙 粉草炙 楝参去头 栝楼实 北柴胡去芦

上为末。每服三钱，水一盏，姜三片，煎服。

（八）清骨散 治男子、妇人五心烦热，欲成痨瘵，去骨热如神。

生地黄二两 人参一两 防风去芦。一两 北柴胡二两 薄荷叶七钱半 秦艽 赤茯苓各一两 胡黄连半两 熟地黄一两

上㕮咀。每服四③钱，水一盏④，煎七分，温服。患骨热者，先服荆蓬煎丸一服，使脏腑微利，然后服此。

（九）四美丸 凡骨蒸莫非是劳，脊骨尤属，肾虚髓竭也。以《局方》

黄芪鳖甲散 沉香鳖甲散 秦艽鳖甲散 青蒿鳖甲散

四散和合为末。以雄羊脊骨一具，斫碎炼汁，调和为丸，温酒吞下。治脊痛骨热，渐成蒸疾，一剂而效。其功全在脊骨膏也。

（十）青蒿散 治骨蒸劳，憎寒壮热。

---

① 地骨皮 《济生方·诸虚门》后有"去木，二两"
② 三 《济生方·诸虚门》作"五"。
③ 四 《得效方》卷第九作"三"。
④ 盏 《得效方》卷第九作"盏半"。

242

青蒿春夏用叶，秋冬用子，以童子小便浸一宿　大鳖甲炙，醋淬　白术　地骨皮　白茯苓　粉草　人参　栝楼根　北柴胡　桑白皮各等分

上锉，每服四钱，水一盏半，煎，温服。

（十一）**团鱼丸**　治骨蒸潮热咳嗽，累效。

贝母　前胡　知母　杏仁　北柴胡各二两　团鱼二个

上同鱼煮熟，提去头，取肉，连汁食之。却将药焙干为末。用团鱼裙甲及骨更煮汁一盏，和药为丸如梧子大。每服二十丸，煎黄芪汤空心下。病安，仍服黄芪六一汤补理。

（十二）**一物黄连饮**　治骨节间热，渐至黄瘦。

上以黄连一两，锉，用童子小便一升，浸经宿，微煮，去滓，食前分二服，如人行五里再服。

热劳

（十三）**人参散**　治邪热客于经络，痰咳烦热，头目昏痛，夜多盗汗，四肢倦怠，一切血热虚劳，并宜服之。

黄芩半两　人参　茯苓　白术　半夏曲　赤芍药　杜仲　当归　干葛　甘草各一两

上㕮咀。每服三钱，水一盏，生姜四片，枣二枚，煎服。

（十四）**白术黄芪散**　治五心烦，自汗，四肢痿弱，饮食减少，肌瘦昏昧[1]。

白术　黄芪　当归　黄芩去皮　芍药以上各半两　石膏　甘草炙。各二两　寒水石　茯苓各一两　官桂一分　人参　川芎各三分

上为末。每服三钱，水一盏，煎至六分，去滓，温服，食前，一日三服。

---

[1]　肌瘦昏昧　原作"肌瘦"，疑脱，据《宣明论》卷九补。

（十五）秦艽扶羸汤　治肺痿、骨蒸已成劳嗽，或寒或热，声哑不出，自汗，四肢怠堕。

柴胡二两，去苗　人参去芦　鳖甲米醋炙　秦艽　当归洗，焙。各一两　地骨皮一两半　半夏汤洗七次　紫菀茸　甘草各一两

上㕮咀。每服四①钱，水一盏②，姜五片，乌梅、大枣各一枚，煎至七分③，食后温服。

（十六）青蒿散　治虚劳骨蒸，咳嗽声哑，皮毛干枯，四肢倦怠，夜多盗汗，时作潮热，饮食减少，日渐瘦弱。

香附子炒去毛　桔梗去芦　天仙藤　鳖甲醋炙　青蒿各一两　甘草炙，一两半　乌药半两　前胡去苗　秦艽各一两　川芎二钱半

上为末。每服二钱，水一盏，姜三片，枣一枚，煎，食后服

（十七）鳖甲地黄汤　治虚劳，手足烦热，心下怔悸，及妇人血室有干血④，身体羸瘦，饮食不为肌肉。

柴胡去芦　当归去芦，酒浸　麦门冬去心　鳖甲　石斛去根　白术　熟地黄酒焙　茯苓去皮　秦艽去芦。各一两　人参　肉桂不见火　甘草炙。各半两

上㕮咀。每服四钱，水一盏⑤，姜五片，乌梅一枚，煎服，不拘时。此药专治热劳，其性差寒，虚甚而多汗者，不宜服。

（十八）秦艽鳖甲散　治气血劳伤，四肢倦怠，面黄肌瘦，骨节烦疼，潮热盗汗，咳嗽痰唾，山岚瘴气，并皆治之。

荆芥去梗　贝母　天仙藤　前胡去芦　秦艽去芦，洗　青皮去

---

①　四　《家藏方》卷第十作"五"。

②　盏　《家藏方》卷第十作"盏半"。

③　七　《家藏方》卷第十一作"八"。

④　干血　原作"干"，与文意不符，据《济生方·诸虚门》补。

⑤　盏　《济生方·诸虚门》作"盏半"。

白　柴胡　甘草炙　陈皮去白　白芷　鳖甲去裙，醋浸炙。各一两
干葛二两　肉桂去皮，半两　羌活五钱

　　上为末。每服二钱，水一盏，姜三片，煎八分。热服，酒调亦可。

虚劳

　　（十九）**猪膏煎**　治男子妇人虚劳发热，从脊骨上起者，此药有神效，更易审病而后服之。

　　犍猪脊骨一条，去尾，五寸，细锉，用好法醋六升，青蒿一握，乌梅十个，柴胡一两，去芦，秦艽一两，去芦，慢火同煮，耗一半，去滓，入蜜半斤，同煮成膏子　沉香各半两　川牛膝去芦，酒浸　茴香炒　人参去芦　白茯苓去皮　破故纸炒。各一两　鳖甲醋炙　鹿茸酒浸，酥炙　肉苁蓉酒浸　巴戟去心，酒浸　附子炮，去皮、脐。各二两　当归去芦　五味子　川芎各一两

　　上为末，用前猪骨膏子搜和为丸，如梧桐子，米饮下五十丸。

　　（二十）**大补十全汤**　治男子妇人诸虚不足，五劳七伤，不进饮食，久病虚损，时发潮热，气攻骨瘠，拘急疼痛，夜梦遗精，面色痿黄，脚膝无力，喘咳中满，脾肾气弱，五心烦热，并皆治之。（方见虚门）

　　一方治发寒热，渐成痨瘵者。

　　十全大补汤　加黄连煎服。热在骨节，更加青蒿鳖甲煎。

　　一方治骨蒸发热，饮食自若者。大补汤，柴胡等分同煎。

　　人参润肺丸　治肺气不足，咳嗽成劳。（方见咳嗽门）

　　（二十一）**家藏方宁肺汤**　治荣卫俱虚，发热自汗，肺气喘急，咳嗽痰唾。

　　人参去芦　白术　当归去芦　熟干地黄　川芎　白芍药　甘

草炙　麦门冬去心　五味子　桑白皮　白茯苓去皮。各半两　阿胶
一两，蚌粉炒

上㕮咀。每服四①钱，水一盏②，生五片，煎七分，温服。

（二十二）乐令建中汤　治脏腑虚损，身体消瘦，潮热自汗，将成痨瘵，此药大能退虚热，生血气。

前胡去芦，一两　细辛　黄芪蜜炙　人参去芦　桂心　橘皮去白
当归去土　白芍药　茯苓去皮　麦门冬去心　甘草炙。各一两　半夏
汤洗七次。七钱半

上㕮咀。每服四钱，水一盏，姜五片，枣一枚，煎服不拘时。

（二十三）黄芪饮子　治诸虚劳瘵，四肢倦怠，潮热乏力，日渐黄瘦，胸闷否塞，咳嗽痰多，甚则唾血。

黄芪蜜炙，两半　当归去芦，酒浸　紫菀洗去土　石斛去根　地
骨皮去皮　人参　桑白皮　附子炮，去皮　鹿茸酒蒸　款冬花各一两
半夏汤洗七次　甘草炙。各半两

上㕮咀。每服四钱，水一盏，姜七片，枣一枚，煎服。服此药温补，荣卫枯燥者不宜进。唾血加阿胶，蒲黄各半两。

（二十四）混元丹③　治劳损五脏，补益真气。

紫河车一具，用少妇首生男子者良，带子全者，于东流水洗断血脉，入
麝香一钱在内，以线缝定，用生绢包裹，悬胎于沙瓮内，入无灰酒五升，慢火
熬成膏　沉香别研　朱砂别研，飞。各一两　人参　苁蓉酒浸　乳香别
研　安息香酒煮，去沙。各二两　白茯苓去皮，三两

上为末，入河车膏子和药末，杵千百下，丸如梧桐子，每服七十丸，空心，温酒下，沉香汤尤佳。服之可以轻身延年，补

---

①　四　《家藏方》卷第八作"五"。
②　盏　《家藏方》卷第八作"盏半"。
③　混元丹　《济生方·诸虚门》作"太上混元丹"。

246

损扶虚。如病症虚极，又须增加后项药味。

川巴戟去心　钟乳粉　阳起石煅　鹿茸酒蒸　龙骨　黄芪去芦。各二两　桑寄生　香附子　紫菀　生鹿角镑。各一两

修制为末，和前药为丸。如妇人血海虚损，荣卫不足，多致潮热，经候不调，

或闭断不通，又宜增加此药。

当归去芦　石斛去根　紫石英煅，醋淬，水飞　柏子仁炒，别研　鹿茸酒蒸　鳖甲醋炙　卷柏叶各一两　川牛膝去芦，酒浸，两半。

修制为末，和前药为丸。汤使如前。虚寒者加炮熟附子二两。咳嗽者加紫菀茸二两。

嗽血

（二十五）当归地黄汤　治咳血衄血，大小便血，或妇人经候不调，月水过多，咳嗽者。

茯苓去皮　黄芩　白龙骨各一两　当归　芍药　生地黄　甘草　川芎　白术　槐子　黄药子各半两

上为末。每服三钱，水一盏，煎至七分，去滓，温服食前。

（二十六）黄芪鳖甲散　治虚劳客热，肌肉消瘦，四肢烦热，心悸盗汗，减食多渴，咳嗽有血。

桑白皮　半夏煮　紫菀去芦　甘草炙。各二两半　白茯苓去皮　地骨皮　秦艽去芦。各三两三钱　黄芪　知母焙　赤芍药各三两半　肉桂去皮　人参　苦梗各一两六钱半　天门冬去心　鳖甲炙去裙，醋煮，各五两　生干地黄洗，焙.三两　柴胡去苗梗。各三两三钱

上㕮咀。每服三钱①，水一盏，煎七分，食后温服。

（二十七）经效阿胶丸　治劳嗽并咳血唾血。

————————

① 三钱　《局方》卷之五作"二大钱"。

卷柏叶　山药炒　阿胶蛤粉炒　生地黄　防风去芦　鸡苏各一两　柏子仁炒，别研　大蓟根　五味子　茯苓　百部洗，去心　远志甘草水煮，去心　人参　麦门冬去心。各半两

上为末，炼蜜丸如弹子大，每服一丸，细嚼，浓煎小麦汤下。

（二十八）家藏方蜡煎散　治虚劳久咳，痰多气喘，或咯脓血。

杏仁去皮、尖，双仁者，炒黄别研　黄明鹿角胶炙，如无以阿胶代　甘草炙　人参　麦门冬去心　干山药　贝母去心　白茯苓去皮　百合去苗。各等分

上吹咀，将杏仁别研拌匀。每服二钱，水一盏，入黄蜡皂子大，同煎七分，食后温服。

（二十九）团参饮子　治忧思喜怒，饥饱失宜，致脏气不安，咳唾脓血，憎寒壮热，肌肤瘦减，将成痨瘵。（方见咳嗽门）

（三十）钟乳补肺汤　治肺气不足，久年咳嗽，以致皮毛焦枯，唾血腥臭，渐成肺萎。（方载咳嗽门）

通治

灸法　若人初得骨蒸劳瘵，即便灸之，无不效者。先用细绳一条，约五六尺，蜡之，勿令展缩。以病人顺脚底贴肉量，男左足，女右足，从足大拇指头齐起，从脚板底，当脚跟中心向后引绳，循脚肚贴肉直上，至曲瞅中大横纹截断。又令病人解发，分两边，令见头缝，自囟门分至脑后，以患身正坐，取前所截绳子，一头从鼻端齐引绳向上，正循头缝至脑后，贴肉垂下，循脊骨引绳向下，至绳尽处，当脊骨以墨点记此不是穴。别一绳子，令病人合口，将绳子按于口上，两头至吻，却勾起绳子中心，至鼻端根下，如∧样，齐两吻截断，将此绳展直，于前在脊骨中墨

248

点处，取中横量，勿令高下，于绳两头以白圈记之此白圈两穴乃是灸穴，初灸七壮，累灸至百壮。此名患门穴，灸此讫。次令其人平身正坐，稍缩臂膊，取一绳子，远绕项向前双垂与鸠尾齐鸠尾即心歧骨，人无心歧骨，胸前两歧间量一寸即是鸠尾。即截断，却翻绳向后，以绳子中停取心正当喉咙结骨上，其绳两头夹项双垂，寻脊骨中双绳头齐会处，以墨点记不是灸穴。别取绳子，令其人合口，横量齐两吻截断，还于脊骨上第二次墨点处，摺中横量两头，以白圈记之此是灸穴，初灸七壮，累至百壮。此纵横四方，凡四穴，名曰四花穴。初灸各七壮，追疮愈。其疾未愈效，依前法复灸。

　　故云：累灸至百壮凡灸时，用灸足三里，以泻其火气，。若妇人缠帛裹足以至短小，所有灸法第一次患门穴难以量度，不若只取膏肓腧灸之第在四椎下两旁，各三四寸是穴。次灸四花穴。道轩累以此法灸人，无有不效者。

咳　逆

　　咳逆之证，古人以为哕者是也。此证多因病后未得调理，或吐利之后，胃中虚寒，遂成此证。亦有胃虚膈热，哕至八九声相连，收气不回者。亦有哕而心下紧痞眩悸，此乃膈间有痰故也。当详其脉证，施以治法。大率胃实则噫，胃虚则哕。年高气虚及妇人产后多有此证，皆是病深之候，非易治也。

冷证

（三十一）**丁香散**　治咳逆。

丁香　柿蒂各一钱　甘草炙　良姜各半钱

上为末。每服二钱。用热汤点服不拘时。

（三十二）**橘皮干姜汤**　治哕。

人参一两　通草　桂心　橘皮　干姜　甘草炙。各二两上咬咀。每服四钱，水一盏，煎六分。温服。

（三十三）半夏生姜汤 治哕欲死。

半夏洗。一两一分　生姜一两

上水二盏，煎八分，去滓，分作二服。

（三十四）沉香降气汤 治病后胃虚，咳逆连声不回。（方见气门）

（三十五）柿蒂汤 治胃膈痞满咳逆。

柿蒂　丁香各一两

上咬咀。每服四钱，水一盏，姜五片，煎服不拘时。

（三十六）桂苓白术散 治消痰逆，止咳嗽，散痞满壅塞，开坚结痛闷，推进饮食，调和脏腑。

辣桂　干生姜各一分　茯苓去皮　半夏各一两　白术　陈皮去白　泽泻各半两

上为末，面糊丸，如小豆大，生姜汤下二三十丸，日三服。病在膈上，食后在下，食前在中，不计时候，一法更加黄连半两、黄檗二两，水丸取效愈妙。

（三十七）灸法 治咳逆，其法妇人屈乳头向下，尽处骨间是穴，丈夫及乳小者，以一指为率，正男左女右与乳相直间陷中动脉处是穴。艾炷如小豆许，灸三壮。

（三十八）羌活附子散 治吐利后，胃寒咳逆。

附子炮，去皮、脐　茴香炒。各半两　羌活去芦　丁香　干姜炮各一两

上为末。每服二钱，水一盏，盐少许，煎七分，空心热服。《活人方》去丁香，用木香，《三因方》二香并用。

热证

（三十九）小柴胡汤 加柿蒂煎，治咳逆热哕。（方见伤寒门）

250

（四十）橘皮汤　治吐利后，胃虚膈热而咳逆者。

橘皮去白，一两　人参　甘草炙。各半两

上㕮咀。每服四钱，水一盏①，竹茹一小块，生姜五片，枣二枚，煎，去滓温服。

（四十一）橘皮竹茹汤　治哕逆。

橘皮一升　竹茹一升半　甘草炙。二两　人参半两　枣子三十个
生姜半两

上㕮咀，水十盏，煎至三盏，作三服。

眩　晕

眩晕之证，发于卒然之间。眼目昏花，如屋旋转，起则眩倒。虽《经》云"诸风②掉眩，皆属于肝。"二风上攻而致眩晕。然体虚之人，或外为风寒暑湿之气所干，内为七情之气所结，郁而生涎，皆能令人一时眩晕，目暗口噤，头痛项强。临病之际，宜详以脉证辨之，风则脉浮而有汗，寒则脉紧而掣痛，暑则脉虚而烦闷，湿则脉细而重着，加以吐逆。如气郁生涎而晕者，多令人眉棱角痛眼不可开，寸脉多沉，有此为异。至若疲劳过度，上盛下盛，金疮吐衄，便利去血过多及妇人崩伤，皆能眩晕。各随所因，施以治法。

风

（四十二）川芎散　治风眩头晕。

山茱萸一两　山药　甘菊花　人参　茯神　小川芎各半两

上为末。每服二钱，酒调下，不拘时，日三服，不可误用

野菊花。

（四十三）羚羊角散　治风邪乘于阳经，上注头目，隧入于脑，又或痰水结聚胸膈，上冲头目，一切眩晕，并宜治之。

茯神一两　芎藭半两　羚羊角一两　甘草半两　枳壳二钱半　半夏汤洗七次　白芷　防风各半两　附子二钱半

上哎咀。每服四钱，水一盏，姜三片，煎七分，不拘时。

寒

（四十四）三五七散　治阳虚风寒入脑，头痛目眩，耳内蝉鸣，应风寒湿痹，脚气缓弱等疾，并宜治之。

天雄炮，去皮　细辛洗去土。各三两　干姜炮　山茱萸各五两　防风去芦　山药炒。各七两

上为末。每服二钱，温酒调下。

（四十五）姜附汤　治一时为寒气所中，口不能言，眩晕欲倒。（方见中寒门）

暑

（四十六）消暑丸　治冒暑眩晕，烦闷不醒，用香薷散生姜汤煎吞下，每服七十丸。（方见暑门）

（四十七）六和汤　治冒暑眩晕，呕哕欲倒。（方见泄泻门）

湿

（四十八）芎术汤　治冒雨中湿，眩晕呕逆，头重不食。

川芎　半夏汤洗　白术各一两　甘草炙半两

上哎咀。每服四钱，水一盏，姜七片，煎服不拘时。

（四十九）芎术除眩汤　治感寒湿，头目眩晕。（方载湿门）

252

痰

（五十）理中丸 治痰迷中脘，头目眩晕。（方见寒门）

（五十一）顺元散 治体虚，痰气不顺，头目眩晕。（方见痰气门）

（五十二）加味二陈汤 痰晕或因冷食所伤。

陈皮　半夏　茯苓各一两　甘草五钱　丁香　胡椒各三钱

上锉，每服四钱，姜三片，乌梅一枚，煎热服。

失血

（五十三）芎荞汤 治一切失血过多，眩晕不醒。

芎荞　当归去芦，酒浸。各等分

上咬咀。每服四①钱，水一盏②，煎七分，温服不拘时。虚甚加附子、姜、枣煎。

既济

（五十四）沉香磁石丸 治上盛下虚，头目眩晕。

葫芦巴炒　川巴戟去心　阳起石煅，研　附子炮，去皮、脐　椒红炒　山茱萸取肉　山药炒。各一两　青盐别研　甘菊花去梗萼　蔓荆子各半两　沉香别研，半两　磁石火煅，醋淬七次，细研，水飞，一两

上为末，酒煮米糊丸，如梧桐子，每服七十丸，空心盐汤下。仓卒不能办，此沉香汤送下养正丹亦可。

热证

（五十五）芎黄汤 治头目眩晕。

---

① 四 《局方》卷之九作"三"。
② 盏 《局方》卷之九作"盏半"。

大黄　荆芥穗　川芎　防风各等分

上为粗末，大作剂料，水煎，去滓，温服，以利为度。

五　痹

凡痹疾自有五种。筋痹、脉痹、骨痹、皮痹、肌痹是也。多由体虚之人，腠理空疏，为风寒湿三气所侵，不能随时驱散，流注经络，久而为痹。其为病也，寒多则掣痛，风多则引注，湿多则重着。其病在筋者，屈而不能伸，应于肝，其证夜卧多惊，饮食少，小便数。其在脉者，则血凝而不流，应乎心，其证令人萎黄，心下鼓气，卒然逆喘不通，嗌干善噫。其病在骨者，则重而不能举，应乎肾，其证手足不遂而多痛，心腹胀满。其病在皮者多寒，遇寒则急，逢热则纵，应乎肺，其证皮肤无所知觉，气奔喘满。其病在肌肉者多不仁，应乎脾，其证四肢懈怠，发咳呕吐，诊其脉大而涩，或来急而紧，俱为痹之候也。治之当辨其所感风寒湿三气注于何部，分其表里浅从偏胜者，主以药饵。又有停畜支饮，亦令人痹，又当随证治之。至如白虎历节，遍身痛者，无非风寒湿三气乘之。巢氏云饮酒当风汗出，入水遂成斯疾，久而不愈，令人骨节蹉跌，恐为癫痫之病。如有此证，治之宜早为贵。

合痹

（五十六）**五痹汤**　治风寒湿之气客留机体，手足缓弱麻痹不仁。（方见中风门）

（五十七）**芎附散**　治五种痹痛，自腿臂发作不定者。

小川芎　附子　黄芪　白术　柴胡　防风　熟干地黄　当归　桂心　甘草各等分

上㕮咀。每服四钱，水一盏①，姜三片，枣一枚，煎，空心服。

（五十八）乌头汤　治风寒湿痹于经络，挛缩不能转侧。（方见风门）

风湿

（五十九）木瓜煎　治风湿挛痹，项强不可转侧。（方见风门）

（六十）苍耳散　治一切风湿痹，四肢拘挛。

苍耳子三两为散，水一升，煎，去滓，分三服，或为末，糊丸梧子大，每服五十丸，温酒下。

（六十一）续断丸　治风湿流注，四肢浮肿，肌肉麻痹。

当归炒　川续断　草薢　川芎七钱半　乳香半两　天麻各一两防风　附子　没药半两

上为末，炼蜜丸如梧桐子，每服四十②丸，温酒米饮任下。

（六十二）黄芪酒　治风湿痹痛，筋脉挛急，或身体顽麻，并皆治之。

当归去芦　云母粉　茵芋叶　白术　虎骨　草薢　木香不见火　仙灵脾　川续断　甘草炙　白芍　黄芪去芦　防风去芦　官桂不见火　天麻　石斛去根。各一两

上㕮咀，用绢袋盛，以好酒一斗浸之，春五夏三秋七冬十日，每服一盏，温暖服之，常令酒气相续为佳。

寒湿

（六十三）理中汤　加附子、天麻四分之一。（方见寒门）

---

① 盏　《本事方》卷第三作"盏半"。
② 四十　《本事方》卷第三作"三四十"。

（六十四）生料五积散 治寒湿麻痹。（方见伤寒门）

（六十五）增损续断丸 治寒湿之气痹滞，关节麻木疼痛。

人参 防风 鹿角胶 白术炮。各七两 麦门冬 干地黄各三两 黄芪 续断 薏苡仁 山芋 牡丹皮 桂心 山茱萸 白茯苓 石斛各一两

上为末，蜜丸如梧桐子，每服五十丸，温酒空心下。

热痹

（六十六）升麻汤 治热痹，肌肉热极，体上如鼠走，唇口反纵，皮色变，兼诸风皆治。

升麻三两 茯神去皮 人参 防风 犀角镑 羚羊角镑 羌活各二两 官桂半两

上为末。每服四钱，水二盏，姜二片，碎竹沥少许，同煎至一盏，温服不计时候。

冷痹

（六十七）蠲痹汤 治手足冷痹，腰腿沉重，及身体烦痛，背项拘急，加防风等分煎。（方见风门）

痛痹

（六十八）茯苓汤 加减治痛痹，四肢疼痛，拘挛浮肿。

赤茯苓去皮 桑白皮各二两 防风 官桂 川芎 芍药 麻黄去节。各一钱半

上为末。每服五钱，水一盏，枣一枚，煎至八分，去滓，温服，以姜粥投之，汗泄为度，效矣。

血痹

（六十九）防风汤 治血痹，皮肤不仁。

川当归去芦，洗　赤茯苓去皮　川独活各一两　防风二两　赤芍
药　黄芩各一两　杏仁去皮尖，半两　秦艽去芦，一两　桂心不见火
甘草各半两

上㕮咀。每服四钱，水一盏，姜五片，煎七分，温服不拘
时。

痰痹

（七十）茯苓汤　治停痰支饮，手足麻痹，多睡眩冒。

半夏汤泡七次　赤茯苓去皮　陈皮[①]各一两　枳壳去瓤，麸炒
桔梗去芦　甘草炙。各半两

上㕮咀。每服四钱，水一盏[②]，姜七片，煎服不拘时。

行痹

（七十一）防风汤　治行痹，行走无定。

防风　甘草　当归　赤茯苓去皮　杏仁去皮，炒熟　桂以上各一
两　黄芩　秦艽　葛根各三钱

上为末。每服五钱，酒水合二盏，枣三枚，生姜五片，同
煎至一盏，去滓温服。

着痹

（七十二）茯苓川芎汤　治着痹，留注不去，四肢麻，拘挛
浮肿。

赤茯苓　桑白皮　防风　官桂　川芎　麻黄　芍药　当归
甘草炙。已上各等分。

上为末。每服二钱，水二盏，枣三枚，同煎至一盏，去滓，

---

① 陈皮　《济生方·诸痹门》作"橘红"。
② 盏　《济生方·诸痹门》作"盏半"。

空心温服，如欲吐汗，以粥投之。

筋痹

（七十三）羚羊角汤　治筋痹，肢节束痛。

羚羊角　薄桂　附子　独活各一两三钱　白芍药　防风　川芎各一两

上锉，每服四①钱，水一盏半，姜三片煎，温服。

白虎历节风痛痹

（七十四）乌药顺气散　治白虎历节走注，骨节疼痛，加木瓜、没药、苏木同煎。（方见风门）

（七十五）羌活汤　治白虎历节，风毒攻注，骨节疼痛，发作不定。

羌活去芦，三两　附子炮，去皮、脐　秦艽　桂心　木香各不见火　川芎　当归去芦　川牛膝去芦，酒浸　桃仁　骨碎补　防风去叉。各一两　甘草炙，半两

上㕮咀。每服四钱，水一盏②，姜五片，煎七分，温服不拘时。

（七十六）虎骨散　治白虎风，肢节疼痛，发则不可忍。

虎骨酥炙，二两　花蛇酒浸，取肉　天麻　防风去芦　川牛膝去芦，酒浸　白僵蚕炒，去丝、嘴　川当归去芦，酒浸　乳香别研　桂心不见火。各二两　甘草炙　全蝎去毒。各半两　麝香一钱，别研

上为末。每服二钱，豆淋酒调服，不拘时。

（七十七）乌头汤　治白虎历节风痛，不可屈伸。

---

① 四　《普济方》卷一百八十六作"三"。

② 盏　《济生方·白虎历节风论治作"盏半"。

麻黄去节　黄芪　芍药　乌头五枚。锉，以蜜二升，煎取一升，去乌头　甘草

各等分，每服四钱，水一盏，煎七分，去滓，入蜜再煎一沸，温服。

（七十八）附子八物汤　治白虎历节，身痛如锤锻，不可忍。

附子炮，去皮、脐　干姜炮　芍药　茯苓　甘草炙　桂心各三两　白术四两　人参三两

上㕮咀。每服四钱，水一盏，煎七分，食前服。一方去桂心，用干地黄二两。

名方类证医书大全卷十一

蟼峰熊宗立道轩编集

头　痛

头圆像天，故居人身之上，为诸阳①之会。头痛之疾非止一端，如痛引脑癫陷至泥丸宫者，是为②真头痛。旦发夕死，夕发旦死，非药物之可疗。今之体气虚弱者，或为风寒之气所侵，邪正相搏，伏而不散，发为偏正头疼，其脉多浮紧。又有胸膈停痰厥而头痛，盖厥者，逆也，逆壅而冲于头也，痰厥之脉，时伏时见。亦固有肾虚而气厥，并新沐之后当风露卧，皆能令人头痛。治之当详其所因，风邪则驱散之，痰聚则温利之，肾虚则补暖之。寻常感冒头痛发热，又宜随证治之。

风

（一）**菊花散**　治风热上攻，头痛不止。

石膏　甘菊花去梗　防风去芦　旋覆花去梗　枳壳去瓤，麸炒
蔓荆子　甘草炙　川羌活去芦。各等分

上㕮咀。每服四钱，水一盏③，姜五片，煎七分温服。

（二）**通关散**　治感风发热，头痛鼻塞。

---

① 诸阳　原脱，据《普济方》卷四十五补。

② 为　原脱，据《普济方》卷四十五补。

③ 盏　《济生方·头面门》作"盏半"

抚芎二两　　川芎一两　　川乌一两半　　细辛半两　　白芷　甘草
龙脑薄荷各一两半

上为末。每服二钱，葱白、茶清调下，薄荷汤亦得。

（三）**都梁丸**　治风吹项背，头目昏眩以及脑痛，妇人产前产后伤风头痛，并皆治之。

香白芷大块，择白色洁者，先以棕刷去尘土，用沸汤泡洗四五次，研用

上为末，炼蜜丸如弹子大，每服一丸，细嚼，用荆芥汤点茶下。

（四）**治头风方**

香附子一斤，炒　乌头一两，炒　甘草二两

上为末，炼蜜丸如弹子大，每服一丸，葱茶嚼下。

（五）**一字散**　治头风

雄黄研细　细辛洗去叶。各半两　川乌尖去皮，五个，生

上为细末。每一字，姜汁茶芽煎汤，食后调服。

（六）**大川芎丸**　治首风，旋晕眩急，外合阳气，风寒相搏，胃膈痰饮，偏正头痛，身拘蜷。

川芎一斤　天麻四两。郓州者

上为末，炼蜜为丸，每两作拾丸，每服一丸，细嚼茶酒下。

（七）**叶氏方天香散**　治多年头风不得愈者。

天南星　半夏汤洗，去滑尽　川乌去皮　白芷各等分

上咬咀。每服四钱，水一盏，煎一半，入姜汁半盏，煎八分，温服。

（八）**感风头痛**①　治伤风感风，一切头痛。

甘菊一两　细辛半两　甘草七钱半　白芷　香附子　羌活　薄

---

① 感风头痛　此处方名原脱，今据原书目录补。

荷各二两　　荆芥二十支　　茵陈五钱　　苍术酒浸　　川芎各一两

上为末。每服二钱，茶清调下。妇人产后，当归、石膏末调下。

（九）风气虚头痛①　　治丈夫妇人风虚气虚，一切头痛。

茵陈五两　麻黄　石膏煅存性。各二两

上为末。每服一钱，食后蜡茶调下，少卧霎时。

（十）直指方芎芷散　　治风壅头痛。

川芎　白芷　荆芥穗　软石膏煅。各等分

上为末。每服一钱，食后沸汤调下。

（十一）藿香散　　治体虚伤风，停聚痰饮，上厥头痛，或偏或正，并治夹脑诸风。

草乌头炮去皮、尖，半两　川乌头汤洗七次，去皮、尖，一两　乳香三皂角子大　藿香半两

上为末。每服二钱，薄荷煎汤，食后调服。

（十二）芎芷香苏散　　治伤风，鼻中清涕，自汗，头疼发热。（方见伤寒门）

（十三）消风散　　治伤风及风虚，呕恶头痛，风疹浮虚。（方见风门）

（十四）川芎茶调散　　治诸风上攻头目，偏正头疼。（方见中风门）

（十五）如圣饼子　　治风寒伏留阳经，气厥痰饮，一㘞头疼

防风半两　天南星一两洗　天麻半两　干姜　川芎　甘草炙。各一两　半夏生，半两　川乌去皮，一两

上为末，滴水丸作饼子，每服五饼，同荆芥细嚼，茶酒任

_____

① 风气虚头痛　此处方名原脱，今据原书目录补。

262

下。《澹寮方》加细辛。

寒

（十六）必胜散　治风寒流注阳经，以致偏正头痛，多年不愈，此药最有神效。

附子一枚，生，去皮脐，切为四段，以生姜自然汁一大盏浸一宿，火炙干，再于姜汁内蘸，再炙再蘸，以尽为度　高良姜与附子等分

上为末。每服二钱，腊茶清调下，食后连进二服。忌热物少时。

（十七）人参顺气散　治头疼，憎寒壮热，四肢疼痛，因伤寒所致。

麻黄去节，一两半　干葛　甘草炙　白术　人参　桔梗去芦香白芷各一两　白姜炮，半两

上为末。每服二钱，水一盏，姜三片，葱白二寸同煎，连进取汗。

（十八）葛根葱白汤　治感风热，头痛不止。

葛根　芍药　川芎　葱白一把　干姜各一两　知母半两

上㕮咀，以水三升，煎至一升半，去滓，每服一盏。

暑

（十九）香薷散　加茵陈、葱白、姜煎热服，治伏暑头痛。
（方见暑门）

湿

（二十）芎术汤　治着湿头痛，眩晕痛极。

附子生，去皮、脐，半两　白术①　川芎②　桂心各一分　甘草

上㕮咀。每服四③钱，水一④盏，姜七片，枣一枚，同煎，食前服。

（二十一）小芎辛汤　治风寒在脑，头痛眩晕，呕吐不定。

川芎一两　细辛洗去土　白术　甘草炙。各半两

上㕮咀。每服四钱，水一盏，姜五片，茶芽少许，煎服不拘时。

虚

（二十二）芎辛汤　治气虚头痛。

生附子　生乌头各去皮、脐　天南星　干姜　细辛　川芎各一两　甘草炙。七钱半

上㕮咀。每服四钱，水一盏，姜七片，茶芽少许，煎服。

（二十三）必效散⑤　专治气虚头痛。

上用上春茶末调成膏，置瓦盏内覆转，以巴豆四十粒，作二次，烧烟熏之，晒干，用乳钵研为末。每服一字，别入好茶末，食后点服。

（二十四）葫芦巴散　专治头痛。

葫芦巴　干姜炮　三棱各等分

上㕮咀。每服五钱，水一大盏，空心煎服。

（二十五）加减三五七散　治风寒入脑，太阳头痛。（方见中

---

① 白术 《三因方》卷之十六剂量作"半两"。
② 川芎 《三因方》卷之十六剂量作"半两"。
③ 四 《三因方》卷之十六作"四大"。
④ 一 《三因方》卷之十六作"二"。
⑤ 必效散 《普济方》卷四十四作"立效散"。

风门）

（二十六）葱附丸　治气虚头痛。

附子一只，炮去皮、脐

上为细末，葱涎为丸，如梧桐子，每服五十丸，空心茶清下。

（二十七）玉真丸　治肾厥头痛不可忍，其脉举之则弦，按之则紧①。

生硫黄二两，别研　石膏硬者，不煅　半夏汤洗七次　硝石别研。各一两

上为末，研匀，用生姜汁煮糊丸，如梧桐子，每服四十丸，食前姜汤、米饮任下。虚寒甚者，去石膏，用钟乳粉一两②。

热

（二十八）川芎散　治偏头痛神效。

甘菊花　石膏　川芎各三钱

上为细末。每服三钱，茶清调下。

（二十九）治头痛③　不可忍。

麻黄去根、节　石膏各一两　何首乌半两　干葛七钱半

上为细末。每服三钱，生姜三片，水煎，稍热服。

（三十）洗心散　治风热上攻，头目痛甚。（方见眼目门）

痰

（三十一）三生丸　治痰厥头痛。

半夏　白附子　天南星各等分

---

①　紧　《济生方·头面门》作"坚"。

②　一两　《济生方·头面门》后有"更灸关元百壮"。

③　治头痛　目录作"治头痛方"。

上为末，生姜自然汁浸，蒸饼如绿豆大，每服四十丸，食后姜汤下。

通治

（三十二）偏正头痛[1]　治偏正，远年近日，一切头痛。

上用薄荷汁一蝉壳许，令病者仰卧，右疼注左鼻，左痛注右鼻，两边皆痛，并注之。

（三十三）治偏正头痛

猪牙皂角去皮、筋　香白芷　白附子各等分

上为末。每服二钱，食后蜡茶清调服，右痛左侧卧，左痛右侧卧，两边皆痛仰卧。

（三十四）莱菔汁　治偏正头痛，用一蚬壳许，仰卧，左痛注右，右痛注左，或两鼻孔皆注亦可，数十年患皆一服而愈。

（三十五）芎乌散　治男子气厥头疼，妇人气盛头疼，及产后头痛，悉皆治之。

川芎　天台乌药各等分

上为细末。每服二钱，食后腊茶清调服，或用葱茶汤调服，并食后。

（三十六）秘方止痛太阳丹

川乌　天南星

上等分为细末，葱白连须捣烂，调末药贴于太阳痛处。

（三十七）治头痛不可忍者[2]

玄胡索七枚　青黛二钱　猪牙皂角肥实者，刮去皮及子，二斤

---

① 偏正头痛　此处方名原脱，今据原书目录补。
② 治头痛不可忍者　目录作"治头痛"。

266

上为末，用水调丸成小饼子，如杏仁大，用时令病者仰卧，以水化开，用竹管送入，男左女右，鼻中觉药味至喉少酸。令病者坐，却令咬定铜钱一个于当门齿上，当见涎出成盆即愈。

（三十八）**治偏正头痛**　用川芎二两，香附子炒四两，共为末，以茶清调服，得蜡茶清尤好。

心　痛

心为五脏之主，一身之所听命焉，宜处安静，不可使有所伤，伤之则痛。若痛甚，手足青过节者，是名真心痛。旦发夕死，夕发旦死，非药物之所能疗。《脉经》云"脉浮大弦长者死，沉细者生。"凡心痛之疾，医经所载，其种有九。一曰虫痛，二曰疰痛，三曰风痛，四曰悸痛，五曰食痛，六曰饮痛，七曰寒痛，八曰热痛，九曰来去痛。名虽不同，其实皆由外感邪气，内伤生冷，结聚痰饮，停于心胞，伤于经络，重则心膈引痛，轻则怔忡而已。盖心乃藏血之府，忧思劳役太过耗散真血，心帝失辅，亦能令人怔忡，以致胆气虚怯，变生惊悸。或因事闻声，卒然战怯，又梦寐之中，忽堕悬崖，精神恍惚，如有所见。治法宜详其所因，若内外之气相搏，则宜驱散邪气，温利痰饮，心血有所亏损。又当补宜其营卫，宁其心志，壮其胆气，如此调之，病无不愈矣。

安镇

（三十九）**妙香散**　治男子、妇人心气不足，精神恍惚，虚烦少睡，夜多盗汗。常服补益气血，安镇心神。

麝香一钱，别研　　山药姜汁炙，一两　　人参半两　　木香煨，二钱半
茯苓去皮，不焙　　茯神去皮、木　　黄芪各一两　　桔梗半两　　甘草炙，半
两　　远志去心，炒，一两　　辰砂三钱，别研

上为末。每服二钱，温酒调服，不拘时。

（四十）叶氏雄朱丸　治丈夫妇人，因惊忧失心，或思虑过多，气结不散，积成痰涎，留在心包，窒塞心窍，以至狂言妄语，叫呼奔走。

颗块朱砂一分。研　白附子一钱。为末　雄黄明净者。三分

上和匀，以猪心血和丸，如梧桐子，别用朱砂为衣，每服三粒，用人参、菖蒲煎汤下，常服一粒，能安魂定魄，补心益气。

（四十一）叶氏育神散　理心气不宁，怔忡健忘，夜梦惊恐，小便白浊。

赤石脂别研细，临时入　白茯苓去皮　甘草　干姜炮　当归酒浸龙骨别研如粉，临时入　白茯神去木　防风　人参去芦　白术　红芍药　远志去心　紫菀茸　桂心去皮。各等分

上为末。每服二钱，水一盏，姜三片，枣一枚，煎七分，食后服。

（四十二）龙齿汤　理心下怔忡，常怀忧虑，夜梦多惊，如堕险地，小便或赤或浊。

官桂二两半　半夏二两。汤炮　人参去芦　白茯苓去皮　甘草炙当归　龙齿研　桔梗炒　茯神去木。各一两　远志去心　枳壳去瓤，麸炒。各一两半　黄芪蜜炙。一两

上为末。每服三钱，水一盏，姜三片，枣一枚，粳米百粒煎服。

（四十三）辰砂远志丸　安神镇心，消风化痰。

石菖蒲去毛　远志去心　人参　茯神去木　辰砂各半两　川芎山药　铁粉　麦门冬去心　细辛　天麻　半夏曲　南星炒黄　白附子生。各一两

上为末，用生姜五两取汁，入水煮糊丸，如绿豆大，别以

朱砂为衣，每服三十①粒，夜卧生姜汤下。

（四十四）益荣汤　治思虑过多，耗伤心血，心帝无辅，怔忡恍惚，夜多不寐，小便白浊。

当归去芦，酒浸　黄芪去芦　小草　酸枣仁去壳，炒　柏子仁炒　麦门冬去心　茯神去木　白芍药　紫石英研。各一两　木香不见火　人参　甘草炙。各半两

上㕮咀。每服四钱，水一盏②，姜五片，枣一枚，煎七分，不拘时。

（四十五）归脾汤　治思虑过度，劳伤心脾，健忘怔忡。

白术　茯神去木　黄芪去芦　龙眼肉　酸枣仁炒。各一两　人参　木香不见火。各半钱　甘草炙，二钱半

上㕮咀。每服四钱，水一盏③，姜五片，枣一枚，煎七分，温服。

（四十六）八物定志丸　补益心神，安定魂魄，治痰，去胸中邪热。

人参两半　菖蒲　远志去心　茯苓去皮　茯神去木。各一两　朱砂一钱　白术　麦门冬去心。各半两　牛黄二钱，另研细

上细末，炼蜜为丸，桐子大，米饮下三十④丸，不拘时候。

（四十七）远志丸　治因事有惊，心神不定，夜梦惊堕，小便白浊。

远志去心，姜汁淹　石菖蒲各二两　茯神去木　白茯苓去皮　人参　龙齿各一两

_____

① 三十　《普济方》卷十六作“二十”。
② 盏　《济生方·惊悸怔忡健忘门》作“盏半”。
③ 盏　《济生方·惊悸怔忡健忘门》作“盏半”。
④ 三十　《本事方》卷第九作“五十”。

上为末，炼蜜丸如梧桐子，以辰砂为衣，每服七十丸，热汤下。

虚

（四十八）叶氏人参固本丸 夫心生血，血生气，气生精，精盛则须发不白，容貌不衰，今人滋补血气，多用性热之药，殊非其治。此方盖生地黄能生精血，用天门冬引入所生之地。熟地黄能补精血，用麦门冬引入所补之地，又以人参能通心气，使五味并用，实补益心血一方。又名二黄丸。

生地黄洗 熟地黄洗，再蒸 天门冬去心 麦门冬去心。各一两 人参半两

上为末，炼蜜丸如梧桐子①，空心，温酒或盐汤下三十②丸。

（四十九）平补镇心丹 治心血不足，或时怔忡，夜多异梦，如坠崖，常服安心肾，益荣卫。

白茯苓去皮 五味子去枝、梗 车前子 茯神去皮 麦门冬 肉桂去皮。各一两二钱半 远志去心，甘草煮 天门冬 山药洗，姜汁制。各一两半 酸枣仁去皮，炒，二钱半 熟地黄酒蒸，两半 人参去芦，五钱 龙齿二两半 朱砂细研半两，为衣

上为末，炼蜜丸，如梧桐子③大。每服三十丸，空心米饮、温酒任下。

（五十）宁志膏 治心气虚耗，神不守舍，恐怖惊惕，恍惚健忘，睡卧不宁，梦涉危险，一切心疾，并皆治之。

乳香二分，以之坐水盆中研 辰砂研细，水飞，半两 酸枣仁炒，

---

① 梧桐子 原作"梧桐"疑脱，据《瑞竹堂经验方》卷七补。
② 三十 《瑞竹堂经验方》卷七作"每服五十"。
③ 梧桐子 原作"梧桐"，疑"子"字脱，据文意补。

去皮，取末　人参取末。各一两

上和匀，炼蜜丸如弹子大，每服一丸，温酒枣汤空心化下。

（五十一）龙齿丹　治心血虚寒，怔忡不已，痰多恍惚。

远志去心，甘草煮　当归去芦　熟地黄酒蒸，焙。各半两　紫石英煅，醋淬七遍　官桂去皮，不见火　琥珀别研　附子炮，去皮、脐，姜汁煮一夕　酸枣仁去壳，炒，别研　木香不见火　沉香别研　南星姜汁浸一宿。各一两　龙齿半两

上为末，炼蜜丸如梧桐子，朱砂为衣，每服五十丸，枣汤下。

（五十二）补心神效丸

黄芪蜜炙，焙　茯神去木。各四两　熟干地黄三两　远志去心　人参去芦。各四两　柏子仁别研　酸枣仁汤泡七次，去壳　五味子各二两　朱砂一两，别研

上为末，蜜丸如梧桐子，每服五十丸，米饮、温酒任下。盗汗不止，麦麸汤下。乱梦失精，人参龙骨汤下。卒暴心痛，乳香汤下。虚烦发热，麦门冬汤下。吐血，人参汤下。大便下血，地榆汤①下。小便出血，茯苓、车前子汤下。中风不语，薄荷、生姜汤下。风痫涎潮，防风汤下。

（五十三）补心丸　治忧愁思虑过度，心血耗散，故多惊恐，遗精，盗汗

紫石英煅，研　熟地黄洗　菖蒲　茯神去木　当归去芦　附子炮，去皮、脐　黄芪去芦　远志去心，炒　川芎　桂心不见火　龙齿各一两　人参半两

上为末，蜜丸如梧桐子，每服七十丸，枣汤下，不拘时。

（五十四）心丹　治男子、妇人心气不足，神志不宁，一切

---

①　地榆汤　《百一选方》卷之一作"当归、地榆汤"

心疾并治之。

远志去心，甘草煮　熟地黄酒洗，蒸焙　新罗人参　木鳖仁炒，去壳　白术各五两　朱砂五十两　当归去芦，酒浸焙　麦门冬去心　石菖蒲　石莲肉去心，炒　黄芪去芦　茯神去木　柏子仁拣净　茯苓去皮　益智仁各三两

上加人参等十四味，各如法修制，锉碎拌匀，次将朱砂滚和，以夹生绢袋盛贮，用麻线紧系袋口，却用瓦锅一口，盛水七分，重安银罐一个，于锅内入白沙蜜二十斤，将药袋悬之中心，不令着底，使蜜浸过药袋，以桑柴火烧，令滚沸，勿令火歇，煮三日，蜜焦黑，再换蜜再煮，候七日足，住火，取出，淘去众药，洗净朱砂，令干，入牛心内，仍用银锅于重汤内蒸，如汤干，复以热水从锅弦添下，候牛心蒸烂，取砂，再换牛心，如前法蒸，凡七次，其砂已熟，即用沸水淘净，焙干，入乳钵，玉杵研至十分，米粽为丸，如豌豆大，阴干，每服二十丸[①]，食后，参汤、枣汤、麦门冬汤任下。

（五十五）秘方　治心气虚损。

猪腰子一只，用水两碗，煮至盏半，将腰子切细，入人参半两去芦尾、净当归半两并切，同煎至八分，喫腰子以汁送下，未尽腰子，同上二味药滓焙干为末，山药糊为丸，如梧桐子，每服五十丸，多服为佳。

（五十六）引神归舍丹　治心气不足，并治心风。

附子一个，重七钱以上者，炮，去皮、脐　大天南星厚，去皮，取心，一两生用　朱砂一两，水飞

上为末，用猪心血并面糊为丸，如梧桐子，煎萱草根汤下，子午之交，各一服，止十五丸。

----

① 二十丸　《济生方·五脏门》作"每服十粒至二十粒"。

272

（五十七）十四友丸　治心肾虚损，神志不宁。

白茯苓　白茯神去木　酸枣仁炒　人参各一两　龙齿别研。二两
肉桂　阿胶蛤粉炒　远志汤洗，去心，酒焙　当归洗　熟地黄　黄芪
柏子仁别研　紫石英别研。各一两　辰砂别研。一钱

上为末，同别研四味细末，炼蜜丸如梧桐子。每服三十丸，
食后枣汤下。

（五十八）茯苓补心汤　治心气虚耗，不能藏血，以至面色
黄瘁，五心烦热，咳嗽唾血，及妇人怀妊，恶阻呕吐，亦宜服之。

半夏汤洗　前胡各七钱半　紫苏半两　白茯苓　人参各七钱半
枳壳麸炒　桔梗　甘草炙　干葛①各半两　当归一两三钱　川芎各三
分　陈皮半两　白芍药二两　熟地黄一两半

上㕮咀。每服四②钱，水一盏③，姜五片，枣一枚，同煎食
前服。

（五十九）家藏方灵砂宁志丸④　治男子妇人大病后，伤损
荣卫，失血过多，精气虚损，心神恍惚，不得眠睡，饮食全减，
肌体瘦弱。

辰砂二两，不夹石者，用夹绢袋盛于银、石器内，悬于器内，用椒红三
两，取井花水调椒红入于器内，可八分。别用锅子注水飞朱砂器在内，重汤煮，
令鱼鳞沸，三昼夜为度。取出辰砂，细研，水飞　白术　鹿茸燎去毛，酥炙
黄　黄芪蜜炙。各三两　石菖蒲二两　茯神去木　人参各三两

上为末，次入辰砂研匀，用枣肉和杵一、二千下；丸如梧

---

① 干葛　《三因方》卷之八、《普济方》卷十六作"干姜"，《本事
方》卷第九作"干葛"。《普济方》卷十六后注云"一方有干葛，无干姜"。

② 四　《三因方》卷之八作"四大"。

③ 盏　《三因方》卷之八作"盏半"。

④ 灵砂宁志丸　《家藏方》卷第十作"灵砂宁神丸"

桐子。每服三十丸①，温酒、米饮空心任下。

（六十）叶氏十补汤　治诸虚不足，安益心肾。

白芍药一两　当归酒浸一宿　黄芪蜜炙　生干地黄洗　茯神去木。各半两　肉桂去皮，四钱　北五味三钱　天台乌药　麦门冬去心　人参　白术各二钱半　酸枣仁炒　陈皮去白。各二钱　木香煨　半夏汤洗七次　沉香不见火。各半两

上㕮咀。每服五钱，水一盏，姜五片，枣二枚，煎七分，温服。

（六十一）是斋双补丸　平补精血，不燥不热。

熟地黄半斤，补血　菟丝子半斤，补精

上为末，酒糊丸，如梧桐子，每服七十②丸，人参汤下。气不顺，沉香汤下。心气虚，茯苓汤下。心气烦躁不得睡，酸枣仁汤下。肾气动，茴香汤下。小便少，车前子汤下。小便多，益智汤下。

（六十二）叶氏定心汤　理心气不足，荣血衰少，精神恍惚，梦中失精。

人参去芦　白茯苓去皮　茯神去木　黄芪蜜炙，焙。各三两　白术　赤石脂研　川芎　厚朴姜制。各二两　官桂去皮　紫菀茸③　防风各一两　麦门冬去心，一两半　甘草炙，一两

上㕮咀。每服三钱，水一盏，赤小豆七十粒，煎七分，食后服。

（六十三）叶氏玉匮丸　治心气不足，大补心肾。

大木瓜一个，去皮瓤，作缸子，入附子在内，须留盖子，盖之，竹钉签

---

①　三十丸　《家藏方》卷第十作"二十丸至三十丸"。
②　七十　《百一选方》卷之四作"五十"。
③　紫菀茸　《普济方》卷十六后有"二两"。

定，蒸熟，取去竹钉

大附子一个，七八钱重者，用汤浸洗去黑皮，剜作窍子

辰砂一两，研入附子窍内，不尽者留入木瓜内，铺盖附子

一法用人参切片，砌定附子于木瓜内。又用白瓷碗盛木瓜于甑内，蒸一七日，将于砂钵内烂研如糊。次入干茯神末，拌和丸如梧桐子。每服二十丸。人参汤下，温酒亦可。

既济

（六十四）**降心丹**　治心肾不交，盗汗遗精及服热药过多，上盛下虚，小便赤白，常服镇心益血。

熟干地黄酒洗，焙干，三两　朱砂研飞，半两　茯苓去皮　人参各二两　当归去芦，三两　茯神二两　肉桂去皮，半两　山药二两　天门冬去心，三两　远志甘草煮，去苗、骨，二两　麦门冬去心，二两

上为末，炼蜜丸如梧桐子。每服三十丸，人参汤下。

（六十五）**叶氏镇心爽神汤**　治心肾不交，上盛下虚，心神恍惚，睡多惊悸，小便频数，遗泄白浊。

石菖蒲去毛，半两　甘草炙，四钱　人参去芦　赤茯苓　酸枣仁当归酒浸，焙。各三钱　南星炮，一分　陈皮去白　干山药　细辛去苗紫菀去芦　半夏　川芎不焙　五味子　通草　麦门冬去心　覆盆子各一钱半　柏子仁炒　枸杞子各一钱

上咬咀。每服四钱，水一盏，蜜一匙，煎五分，去滓，取药汁，入麝香少许，再煎一二沸，温服不拘时。

作痛

（六十六）**苏合香丸**　治卒暴心痛。（方见气门）

又方　治心脾卒痛方

上用小乌沉汤一帖，入百草霜烂研，并盐一捻煎服，立愈。

（六十七）**愈痛散**　治急心痛胃痛。

五灵脂去沙石　玄胡索炒去皮　蓬莪术煨　良姜炒　当归去芦，洗。各等分

上为末。每服二钱，热醋汤调下，不拘时。

（六十八）加味七气汤　治喜、怒、思、忧、悲、恐、惊七气为病，发则心腹刺痛不可忍及外感风寒，妇人血痛，并宜服之。

半夏汤洗七次，五两　桂心　玄胡索炒去皮。各一两　人参　甘草炙。各半两　乳香三钱

上㕮咀。每服四钱，水一盏①，姜三片，煎服不拘时。

（六十九）应痛丸　治心气痛，不可忍者。

好茶末四两　拣乳香三两

上为细末，用腊月兔血和丸，如鸡头大，每服一丸，温醋送下，不拘时服。

（七十）沉香降气汤　治七情气结于中腹，心疗痛不可忍。每服二钱，用枳壳半片煨，切苏叶三片，盐少许，煎汤再入，浓磨沉香水同调下，若更未效，再加乳香三粒。（方见气门）

（七十一）分心气饮　证治同上，（方见气门）更加枳壳半片，木香少许。

（七十二）失笑散　治败血，冷气疼痛。（方见气门）

（七十三）九痛丸　治九种心痛及冷气攻刺发痛，落马堕车，淤血停滞，并宜服之。

狼毒半两，姜炙　巴豆去皮、心，膜炒干，取霜　干姜炮　人参去芦　吴茱萸汤洗七次，炒。各一两　附子炮去皮、尖，三两

上为末，炼蜜丸如梧桐子，每服一丸，空心温酒下，卒然

---

① 盏　《济生方·心腹痛门》作"盏半"。

心腹疗痛，口不能言者，服二丸立瘥。

（七十四）家藏方隙痛散 治心气冷痛不可忍者。

五灵脂去沙　蒲黄炒。各一两半　当归去芦，洗　肉桂去皮　石菖蒲　木香　胡椒各一两　川乌炮，七钱半

上㕮咀。每服四①钱，水一盏②，入盐醋少许，煎服。

（七十五）二姜丸 治心脾冷痛，暖胃消痰。

干姜炮　良姜去皮。各等分

上为末，面糊丸如梧桐子，每服三十丸③，食后橘皮汤下。

（七十六）气针丸 治风热，疏滞气，宽膈，止刺痛。（方见胀满门）

（七十七）通心饮 证治同上。

木通　连翘　瞿麦　黄芩　甘草　栀子仁各等分

上锉，水煎，每服四钱，更加枳壳、灯心、车前子、麦门冬尤良。

（七十八）没药散 治一切心肚疼痛，不可忍者。

没药乳香细研　乳香各三钱　川山甲五钱。炙　木鳖子四钱

上为细末。每服半钱至一钱，酒大半盏同煎，温服不拘时候。

（七十九）香附子散 治心脾痛不可忍。

良姜　香附子等分

为末，入盐少许，米饮调下二钱。

（八十）手拈散 治心脾痛不可忍。（方见气门）

（八十一）神保丸 治心气筑痛，柿蒂灯芯汤煎下。（方见气门）

---

① 四 《家藏方》卷第五作"二"。
② 水一盏 《家藏方》卷第五作"醋一盏，盐半钱"。
③ 三十丸 《局方》卷之三作"十五至二十丸"。

名方类证医书大全卷十二

腰 胁 痛

夫肾受病则腰滞而痛，故经云"腰乃①肾之府，转摇不能，肾将惫矣"。要知腰痛之疾所感不一。有因风寒暑湿伤于肾经，发为腰痛者。又有坠堕险地，闪动腰胁，气血凝滞而痛者。其为痛也，或引于项脊，傍及两胁，不可俯仰。或腰下如有横木，如坐水中，多令人面目黧黑，腰胁胀满。大抵腰痛之脉皆沉弦，又须明沉弦而紧者为寒；沉弦而浮者为风；沉弦而濡细者为湿；沉弦而实者为凝滞。各推其所。因感邪气者驱散之，凝滞者顺其气而调其血。如此治之，病无不愈。又有肾经虚惫，心血耗散不能养其筋脉，以致腰痛。又当补其心肾，筋骨自壮矣。

风湿

（一）**独活寄生汤**　治肾气虚弱，为风湿所乘，流注腰膝。或挛举掣痛不可屈伸。或缓弱冷痹，行步无力，并皆治之。

独活三两　细辛　桂心②不见火　川芎　防风去芦　牛膝酒浸　白芍药　人参　熟地黄　秦艽去土　杜仲炒，去丝。各二两　当归　桑寄生如无以续断代　甘草炙　茯苓各一两

---

① 乃　《黄帝内经素问》脉要精微论篇第十七作"者"。
② 桂心　《济生方·脚气门》脚气论治作"官桂"。

上㕮咀。每服四钱，水一盏①，煎七分，空心服。

（二）牛膝酒　治肾伤风毒攻刺，腰痛不可忍者。

地骨皮　五加皮　薏苡仁各一两　川芎　牛膝　甘草　生地黄十两　海桐皮二两　羌活三两

上㕮咀，用绢帛裹药入无灰酒内，冬浸七日，夏三五宿，每服一杯，日三四服，长令酒气不绝。一法加炒杜仲一两。

（三）杜仲酒　治风冷伤肾，腰痛不能屈伸。

杜仲一斤，生姜汁制，炒断丝

上用无灰酒三升，浸十日。每服二三合，日四五服。一方为末，用温酒调一钱，空心服。

（四）败毒散　加续断、天麻、薄荷、木瓜等分。治风热湿毒腰痛。（方见伤寒门）

寒湿

（五）术附汤　治湿伤肾经，腰重冷痛，小便自利。

附子炮，去皮、脐　白术各一两　杜仲去皮，炒去丝，半两

上㕮咀。每服四钱，水一盏，姜七片，煎七分，空心温服。

（六）五积散　治寒湿伤于肾经，腰痛不可俯仰。兼气，加茱萸。妇人血气加桃仁。（方见伤寒门）

气滞

（七）牵牛丸　治冷气流注，腰痛不可俯仰。

延胡索　破故纸炒，各二两　黑牵牛炒，二两

上为末，研煨蒜为丸，如梧桐子。每服三十丸，葱酒、盐

---

①　盏　《济生方·脚气门》、《局方》卷之三均作"盏半"。《济生方》有"姜五片"。

汤任下。

（八）人参顺气散 治气滞腰痛。加五加皮煎。（方见风门）

（九）木香流气饮 治气滞腰痛不可转侧，服之立效。（方见气门）

血滞

（十）舒筋散 治血滞腰痛，亦治闪挫。

玄胡索　当归　官桂各为末

上等分，每服二钱，温酒调下。或加牛膝、桃仁、续断更妙。

（十一）熟大黄汤 治打扑腰痛，恶血蓄瘀，痛不可忍。

大黄　生姜并切如豆大。各半两。

上同炒焦黄，以水一大盏浸一宿，五更去滓，顿服，天明所下如鸡肝即恶物也。

挫闪

（十二）菴蕳丸 治坠堕闪肭，血气凝滞腰痛者。

菴蕳子半两　没药二钱半　乳香二钱半，另研　补骨脂炒　威灵仙①洗，去芦　杜仲去粗皮，锉，炒令丝断　官桂不见火　川当归去芦，酒润，焙。各半两

上为细末，酒糊为丸如桐子大，每服七十丸，空心盐酒、盐汤任下。

（十三）小七香丸 治郁怒忧思，或因闪挫颠扑，一切气滞腰痛。（方见诸气门）

————————

① 威灵仙　原讹作"葳零仙"，今据《中药大辞典》改，全书错处，改从一律，余不注。

肾虚

（十四）二至丸　治老人虚弱，肾气伤损，腰痛不可屈伸。

鹿角　麋角锉。各二两　附子炮，去皮　桂心不见火　补骨脂炒　杜仲去皮，炒去丝　鹿茸酒蒸，焙。各一两　青盐别研，半两

上为末，酒糊为丸，如梧桐子，每服七十丸，空心嚼胡桃肉，盐酒、盐汤任下。恶热药者，去附子，加肉苁蓉一两。

（十五）补髓丹　升降水火，补益心肾，强筋壮骨。

杜仲去皮，炒黑色　补骨脂各十两。用芝麻五两同研，以芝麻黑色无声为度，筛去芝麻不用　鹿茸一两，燎去毛，酒炙　没药一两，别研

上将杜仲、补骨脂、鹿茸一处为末，入没药和匀，却用胡桃肉三十个，汤浸去皮，杵为膏，入面少许，酒煮糊丸，如梧桐子。每服一百丸，温酒、盐汤任下。

（十六）青娥丸　治肾经虚冷，腰腿重痛，常服壮筋补虚。

杜仲二斤，炒　生姜十两，炒　补骨脂一斤半

上为末，用胡桃肉一百二十个，汤浸去皮，研成膏，少入熟蜜，丸如梧桐子。每服五十丸，温酒、姜汤任下。

（十七）立安丸　治五种腰痛。常服补暖肾经，壮健腰脚。

补骨脂　续断　干木瓜　牛膝酒浸　杜仲去皮，姜制，去丝。各一两　萆薢二两

上为末，蜜丸如梧桐子。每服五十丸，盐酒盐汤空心任下。

（十八）立安散　专治腰痛。

杜仲去粗皮，锉，炒令丝断　橘核取仁，炒

上等分为末。每服入盐少许，温酒调服，食前。

通治

（十九）薏苡仁丸　治腰胁疼痛，手足枯悴。

薏苡仁一两　石斛用细者，七钱半　附子半两　牛膝　桃仁各一分　生干地黄二分　细辛　人参　甘草　枳壳　柏子仁　川芎　当归各半两

上为末，炼蜜丸，如梧桐子。每服四十丸，酒吞下，空心，日三服。

（二十）直指方异香散　治腹胁膨胀，痞闷噎塞，一切气痞，腰胁刺痛。（方见气门）

胁痛

（二十一）芎葛汤　治胁下疼痛不可忍者。

桂枝　川芎　细辛　干葛　防风各半两　芍药　枳壳　麻黄　人参　甘草一分

上㕮咀。每服五钱，水一盏，姜三片。煎七分，温服。

（二十二）枳实散　治两胁疼痛。

枳实一两　白芍药炒　雀脑芎　人参各半两

上为末，空心姜枣汤调服二钱，酒亦可。

（二十三）枳壳散　治胁间痛如有物以刺然，及气疾也。（即妇人滑胎，枳壳散浓煎葱白汤）

（二十四）推气散　治右胁疼痛，胀满不食。

片子姜黄洗，半两　枳壳去瓤，麸炒　桂心去皮，不见火。各半两　甘草炙，三钱

上为末。每服二钱。姜枣汤调下，酒亦可。

（二十五）枳芎散　治左胁刺痛，不可忍者。

枳壳炒　川芎各半两　粉草炙，二钱半

上为末。每服二钱。姜枣汤调下，酒亦可。

（二十六）直指方分气紫苏汤　治腹胁疼痛，气促喘急。（方

见喘急门)

脚　气

　　脚气之疾，虽总之曰气，而古今证治实为多端。故《千金》论脚气皆由感风毒所致。又经云"地之风寒暑湿皆作蒸气，足常履之，遂成脚气。[①]"古方无脚气之说，黄帝时名为厥，两汉之间名为缓风，宋齐之后始谓之脚气。其名虽不同，其实一也。今之所感，末有不由脾肾两经虚弱，坐卧行动之间为风寒暑湿之气所干，流注而成此疾。得病之始，多不令人便觉，会因他病乃始发动。或奄然大闷，经三二日方乃觉之。先从脚起，或缓弱痹痛，行起忽倒。或两胫肿满，足膝枯细。或心中忪悸，小腹不仁，大小便秘涩。或举体转筋，骨节酸痛。或恶闻食气，见食吐逆。或胸满气急，壮热憎寒[②]。其为候也，不一治之。须详审乃可，否则误以为他疾治之。若入腹攻心，鲜不致危矣。大抵脚气之证，发于外者大同而小异。必须以脉辨其风寒暑湿，然后施以治法。若寒气中三阳经者，患处必冷。暑中三阴经者，患处必热。又以其脉浮而弦者起于风，濡而弱者起于湿，洪而数者起于热，迟而涩者起于寒。风者，汗而愈。湿者，温而愈。热者，下而愈。寒者，熨而愈。又当顺四时调理，不可拘一。春夏疾盛者，宜汗利之。秋冬以后又须量人气体虚实，微加滋补。防其遇寒暄再作。此皆严氏详论及此。又如无汗走注为风胜，挛急掣痛为寒胜，肿满重着为湿胜，烦渴热顽为暑胜，四气兼中者，但推其多者为胜。分其表里，施以治法，亦三因至当之说。古人得脚

---

　　① 　今本《黄帝内经》无此段。

　　② 　壮热憎寒　按：此处文意不通，疑有脱文，《备急千金要方》卷七作"或壮热头痛，或身体酷冷疼烦"。当从。

气之初，多用针灸，最忌用热药蒸泡，恐逼邪气入于经络，为难治也。今之治脚气者，有一方偶合于所患之证，服之得愈，便以为秘方，其后遇病，更不审其脉证所因，又服以前药，药证即诛，非徒不能以愈，病适足以重病，戒之戒之。

风湿

（二十七）**五积散**　治风湿流注，两脚酸痛。(方见伤寒门)

（二十八）**香苏散**　加槟榔、木瓜名槟酥散。治风湿脚痛，舒通气道。

紫苏　香附子各二两　陈皮　甘草　槟榔　木瓜各一两

上㕮咀。每服四钱，水一盏，姜葱煎服。

（二十九）**活血应痛丸**　治风湿客于肾经，血脉凝滞，腰脚重疼，项背拘挛不得转侧，常服活血脉，壮筋骨。

狗脊去毛，四斤　苍术泔浸一宿，去皮，六斤　香附子去毛，炒，七斤半　陈皮去白，五斤　没药十二两，别研　草乌头一斤半　威灵仙洗，二斤

上为末，酒糊为丸，如梧桐子，每服二十丸①，温酒熟水任下。②

（三十）**经效立应散**　治风湿脚气。

麻黄去节，炒　僵蚕各二两。炒断丝　丁香一钱　没药别研　乳香各五钱

上为末。每一两用酒一碗调服，取醉，盖覆得汗即愈，曾经蒸泡者，难愈。

（三十一）**欧阳康叔家传方加减至宝丹**　专治脚气，止疼

---

① 二十九　《局方》卷之一作"十五粒至二十粒"。

② 任下　《局方》卷之一后有"久服忌桃、李、雀、鸽诸血物"。

痛，除风湿。

石膏水煮三十沸，三两　当归酒浸，二两　骨碎补四两，去皮、毛，炒净三五次　槟榔二两　月宝砂五两，醋煮干　白蒺藜炒赤，去尖刺，三两　紫荆皮去骨，生用　木瓜生。各二两　淮乌三个够一两者，炒赤，二两　白胶香二两，净水煮十数沸，冷水中干

上为末，蜜丸如弹子大。嚼生姜一块，空心以好酒一盏送下，多以酒助药力。服后一时久，用外应散熏蒸淋洗。一方除紫荆皮、木瓜，加防风、小黑豆。一方加赤芍药。一方除紫荆皮、石膏，加白术、木香、川乌。

（三十二）黄芪丸　治肾脏风虚，上攻头面，下注腰脚，行步艰难，一切风痹，痛痒不定，并皆治之。

川楝子　川乌炮　赤小豆　杜蒺藜炒去刺　茴香炒　地龙去土，炒　防风去芦。各一两　乌药　黄芪各二两

上为末，酒糊丸，如梧桐子。每服五十丸，温酒、盐汤任下。

（三十三）经进地仙丹　治肾气虚惫，风湿流注，脚膝酸疼，行步无力。

川椒去目，及闭口者，皆微炒出汗。四两　菟丝子酒浸　覆盆子各二两　白术一两　白附子　羌活　防风去芦。各二两　人参一两半　乌药二两　川乌炮。一两　附子炮。四两　茯苓一两　地龙去土。三两　赤小豆　骨碎补去毛。各二两　甘草一两　木鳖子去壳。二两　草薢二两　狗脊二两　苁蓉酒浸，焙。四两　牛膝去芦，酒浸。　天南星汤洗，姜汁制。各二两　黄芪二两半　何首乌二两

上为末，酒糊为丸如梧桐子。每服四十丸①，空心温酒下。

---

① 四十丸　《局方》卷之一作"每服三十丸，加至四十丸"。

（三十四）神翁地仙丹① 专治风痹脚气。

天仙子一两　川椒三两。去子，并合口者。　木鳖子三两　白胶香五两。煮过，别研。　五灵脂三两。陈黑色好者，用好酒浸，淘去绢，滤过，晒干　黑牵牛六两　黑豆八两　草乌五两。小而坚实者，净洗，用盐在油中并炒。令色焦黄、坼裂，候冷，以纸布之类揩，令净。　赤土九两。即土朱

上为末，同入白胶香、木鳖子末。用隔年好醋，打面糊，杵千百下，丸如梧桐子。每服三十丸，茶清下。病甚者频进。

（三十五）加减地仙丹　治风冷邪湿，留滞下焦，足膝拘挛，肿满疼痛。

地龙炒，去土　五灵脂去石　乌药　白胶香别研　五加皮　椒红去汗　威灵仙　木瓜去瓤　赤小豆炒　川乌炮　黑豆炒，去皮　天仙藤　苍术米泔浸，去皮，炒　木鳖子去壳油。各等分

上为末，酒糊丸如梧桐子，每服七十丸，空心，盐酒、盐汤任下。

（三十六）直指方不老地仙丹　治肾脏风毒，轻脚壮筋。

苁蓉以酒浸，焙　当归　虎骨酒炙　牛膝　赤小豆　蒺藜炒，捣去刺　川椒去目，出汗　川芎各一两　草薢盐水，煮干　血竭　白南星炮　白附子炮　何首乌　黄芪　防风　杜仲姜炙　羌活　没药别研。各三分　独活　木鳖子去油　地龙去土　茴香炒　乳香别研。各半两

上为末，酒糊丸如梧桐子，每服四十丸，木瓜陈皮②汤下。

（三十七）活络丹　治诸般风邪湿毒之气，停滞经络，流注脚间，筋脉挛拳，腰腿沉重，或发赤肿，以及脚筋吊痛，上冲心

---

① 神翁地仙丹　《普济方》卷二百四十作"地仙丹"。

② 陈皮　《本事方》卷第四作"橘皮"

腹，及一切痛风走注。并宜治之。

川乌炮，去皮、脐。六两　　乳香研。二两二钱　　草乌炮，去皮、脐
地龙去土　　南星炮。各六两　　没药研。二两二钱

上为末，入研药和匀，酒糊为丸如梧桐子。每服二十丸，
空心冷酒下，荆芥茶亦得。

寒湿

（三十八）**木瓜牛膝丸**　治寒温四气下注，腰脚缓弱无力，
肿急疼痛。

木瓜大者，三四个。切开盖，去瓤，先用秫米浆过，盐焙干为末，却将
盐末入瓜内令满，仍用盖针定，蒸三次，烂研为膏　　川乌大者，去皮尖，用无
灰酒一升浸，薄切，酒煮干，研细为膏。三两　　巴戟　　青皮　　青盐别研
狗脊燎去毛　　牛膝酒浸　　萆薢　　茴香炒　　海桐皮　　羌活各一两

上为末，入青盐拌匀，将前二膏搜和，如硬，再入酒，杵
数千下，丸如梧桐子。每服五十丸，空心，盐酒、盐汤任下。

（三十九）**家藏方五斤丸**　治筋血不足，腰脚缓弱，行步艰
辛，一切寒热脚气，并宜治之。

没药别研　　川乌头炮，去皮　　山药各四两　　大木瓜一斤　　天麻①
牛膝去芦，用无灰酒浸一宿，控干，切焙　　肉苁蓉酒浸一宿，切焙　　虎骨
酥涂炙，尽黄色。各四两

上将木瓜烂蒸，研作糊，和药末，如不就更用丸浸牛膝酒，
打糊搜匀，杵一、二千下，丸如梧桐子。每服五十丸②，温酒、
盐汤任下。

（四十）**家藏方葫芦巴丸**　治一切寒湿脚气，腿膝疼痛，行

---

①　天麻　《家藏方》卷第四作"透明者，切焙。以上四味（指肉苁
蓉、牛膝、大木瓜、天麻）各一斤"。

②　五十丸　《家藏方》卷第四作"三十丸，加至五十丸"。

步无力。

葫芦巴浸一宿，焙干　破故纸炒香。各四两

上为末，用大木瓜一枚切顶、去瓤，填药在内，以满为度，复用顶盖之，用竹签签定，蒸熟，烂研，同前未尽药末和为丸，如梧桐子。每服五十丸，空心温酒下。

（四十一）**胜骏丸**　治元气不足，为寒湿气所袭，腰足挛拳，脚面连指走痛无定，筋脉不伸，行步不随。常服益真气，壮筋骨。

附子一个，炮，去皮、脐　当归酒浸一宿　天麻　牛膝并酒浸　木香　酸枣仁炒　熟地黄酒浸　防风去叉，各二两　木瓜四两　羌活二两　乳香半两，别研　麝香一分，别研　全蝎去毒　没药别研　甘草炙。各一两

上为末，用生地黄三斤，研烂如泥，入无灰酒四升，煮烂如膏，以前药和匀，杵令坚，每两作十丸。每服一丸，细嚼临睡酒下。如冬月无地黄，炼蜜丸如梧桐子。每服五十丸，盐汤、温酒任下。一方加槟榔、草薢、苁蓉、补骨脂、巴戟各一两，当归、熟地黄各减一两。

四气

（四十二）**换腿丸**　治足三阴经为风、寒、暑、湿之气所乘，发为挛痛缓弱，上攻胸胁肩背，下注脚膝疼痛，足心发热，行步艰辛。

薏苡仁　南星炮　石楠叶　石斛去根　槟榔二两半　草薢炙　川牛膝去苗，酒浸　羌活去芦　防风去芦。各一两　木瓜四两　黄芪去芦，蜜炙　当归去苗，酒浸　天麻去芦　续断各一两

上为末，酒面糊丸，如梧桐子。每服五十丸，温酒、盐汤任下。

（四十三）**大料神秘左精汤**　治风、寒、暑、湿流注三阳

经，腰足拘挛，大小便秘涩，喘满烦闷，并皆治之。

半夏汤洗七次 干葛 细辛 麻黄去节 小草即远志 麦门冬去心 厚朴姜制，炒 茯苓 防己 枳壳去瓤，炒 甘草 桂心 羌活 防风 柴胡 黄芩 白姜各等分

上㕮咀。每服四①钱，水一盏②，姜三片，枣一枚，煎服。自汗，加牡蛎、白术，去麻黄。黄肿，加泽泻、木通。甚热无汗，减桂，加橘皮、前胡、升麻。腹痛或利，去黄芩，加芍药、附子。大便秘，加大黄、竹沥。喘满，加杏仁、桑白皮、紫苏。并等分。对证加减，尤宜审之。

（四十四）麻黄左精汤 治风、寒、暑、湿流注足太阳经，手足挛痹，关节肿痛，憎寒发热，无汗恶寒，或自汗恶风，头疼眩晕。

麻黄去节 干葛 细辛 白术米泔浸 茯苓 防己 桂心不见火 羌活 甘草炙 防风各等分

上为末。每服四钱，水一③盏，姜三片，枣一枚，煎七分，空心服。自汗，去麻黄，加肉桂、芍药。重着，加白术、陈皮④。无汗，减桂，加杏仁、泽泻。并加等分。

（四十五）大黄左精汤 治风、寒、暑、湿流注足阳明经，使腰脚赤肿痛不可行，大小便秘，或恶闻食气，喘满自汗。

细辛去苗 茯苓 羌活 大黄蒸 甘草炙 前胡 枳壳去瓤，炒 厚朴去皮，炒 黄芩 杏仁去皮、尖，别研。各等分

上㕮咀。每服四钱，水一盏⑤，姜三片，枣一枚，煎七分，

---

① 四 《三因方》卷之三作"四大"。

② 盏 《三因方》卷之三作"盏半"。

③ 一 《三因方》卷之三作"二"。

④ 陈皮 《三因方》卷之三作"橘皮"。

⑤ 每服四钱，水一盏 《三因方》卷之三作"每服四大钱，水盏半"。

空心热服。腹痛，加芍药。秘结，加阿胶。喘，加桑白皮、紫苏。小便秘结，加泽泻。四肢疮痒浸淫，加升麻。并等分。

（四十六）半夏左精汤 治足少阳经为风、寒、暑、湿流注，发热，腰胁疼痛，头疼眩晕，呕吐不良。

半夏汤泡七次　干葛　细辛　白术　麦门冬去心，炙　茯苓　桂心不见火　防风　干姜炮　黄芩　小草　甘草炙　柴胡各等分

上㕮咀。每服四钱，姜三片，枣一枚，煎七分，空心服。热闷，加竹沥①。喘满，加杏仁、桑白皮。

（四十七）六物附子汤 治四气流注于足太阴经，骨节烦痛，四肢拘急，自汗短气，小便不利，手足或时浮肿。

附子炮，去皮、脐　桂心各四两　白术三两　甘草炙。二两　防己四两　茯苓三两

上㕮咀。每服四钱，水一②盏，姜七片，煎服。

（四十八）四蒸木瓜丸 治肝肾脾虚，为风、寒、暑、湿之气流注经络，脚膝疼痛，憎寒壮热，或肿或痹，发作不时。

威灵仙　苦葶苈　黄芪　续断　苍术　橘皮　乌药　茯神③各半两

上为末，以大木瓜四枚，去顶瓢，填药在内，用顶盖盖定，酒洒蒸熟，研为膏，丸如梧桐子，每服五十丸，空心温酒、盐汤任下。世传木瓜丸甚多，此方为是。

（四十九）四斤丸 治肾经虚寒，下攻腰脚，筋脉拘挛，掣痛不已，履地艰辛，脚心隐痛，应风寒湿痹，脚气缓弱，并宜

---

①　加竹沥　《三因方》卷之三作"加竹沥，每服半合"。
②　一　《三因方》卷之三作"二"。
③　茯神　《三因方》卷之三作"黄松节"后注云"即茯苓中木"。《御药院方》卷一作"茯神木"。

服之。

　　宣州木瓜去瓤　　天麻去芦　　苁蓉洗净　　牛膝去芦。各焙干，秤一斤。

　　以上四味，如前事治了，用无灰酒五升浸，春秋各五日，夏三日，冬十日足，取出焙干，再入

　　附子炮，去皮、尖。二两　　虎骨涂酥炙。二两

　　上为末，用浸药酒打面糊丸，如梧桐子。每服五十[1]丸，空心，煎木瓜酒、盐汤任下。常服补虚除湿，大壮筋骨。

　　（五十）加味四斤丸　　治肝肾俱虚，精血不足，足膝酸痛，步履不随。如受风寒湿气，以致脚痛者，最宜服之。

　　虎胫骨酥炙。二两　　天麻　　宣木瓜一个。去瓤，蒸　　肉苁蓉酒浸，焙。各一两　　没药别研　　乳香别研。各半两　　川乌炮，去皮。一两　　川牛膝洗，去芦，酒浸。一两半

　　上为末，入木瓜膏杵和酒糊，杵炼为丸如梧桐子，每服七十丸，空心温酒、盐汤任下。

热毒

　　（五十一）加味败毒散　　治三阳经受热毒气流注，脚踝上焮赤肿痛，寒热如疟，自汗恶风，或无汗恶寒。

　　羌活　　独活　　前胡　　柴胡　　枳壳去瓤，麸炒　　桔梗　　甘草炙　　人参　　茯苓　　川芎　　大黄蒸　　苍术米泔浸。各等分

　　上㕮咀。每服四[2]钱，水一盏[3]，姜三片，薄荷一穗，煎服。皮肤瘙痒，加蝉蜕煎。

---

　　[1]　五十　《局方》卷之一作"三、五十"。

　　[2]　四　《三因方》卷之三作"四大"。

　　[3]　盏　《三因方》卷之三作"盏半"。

肾虚

（五十二）木瓜丸　治肾经虚弱，下攻腰膝，筋脉拘挛，肿满疼痛，行履艰难，举动喘促，面色黧黑，大小便秘涩。

熟干地黄洗，焙　陈皮去白　乌药各四两　赤芍药一两　黑牵牛炒。三两　杏仁去皮、尖　牛膝酒浸　石楠叶藤　当归酒浸　苁蓉酒浸　续断　干木瓜各二两

上为末，酒煮面糊丸如梧桐子，每服五十①丸，空心温酒下。

（五十三）养肾散　治肾气虚损，腰膝疼痛。

草乌头生，去皮、脐　附子炮。二个　全蝎半两　苍术制。一两天麻三钱

上为末，空心豆淋、温酒调下。麻痹少时，病亦随去。

发散

（五十四）槟榔汤　治一切脚痛，顺气防壅。

槟榔　香附子去毛　陈皮去白　紫苏叶　木瓜去瓤　五茄皮甘草炙。各一两

上㕮咀。每服四钱，水一盏②，姜五片，煎七③分，温服。妇人脚气，加当归半两。室女脚痛，加赤芍药两半。大便秘结，加枳实，热者加大黄。

（五十五）欧阳康叔家传方攒风散　专治风湿脚气，先用此方发散。

麻黄不去节　甘草不去皮　淮乌　川草薢　杏仁不去皮。各等分

---

① 五十　《局方》卷之一作"三、五十"。

② 盏　《济生方·脚气门》作"盏半"。

③ 七　《济生方·脚气门》作"八"。

上咬咀。每服四钱，水一盏，煎服。不可多进。

通治

（五十六）木瓜散 治脚气。

大腹皮—个　紫苏　干木瓜　甘草炙　木香　羌活各一分

上咬咀，作三服，每服水二盏，煎至一盏，通口服。

（五十七）指方木瓜散 治脚气。

大腹皮　紫苏　羌活　木香　茯苓　陈皮　甘草炙。各半两
宣木瓜—两

上咬咀。每服三钱，水一盏，姜枣煎服。

（五十八）思仙续断丸 治肝肾风虚下注脚膝，痛引腰脊，一切风毒流注，并宜服之。

萆薢四两　防风去芦　薏苡仁　思仙木即杜仲，锉，炒丝断。各五
两　牛膝酒浸　川续断　羌活各三两　生地黄　五加皮各一两

上为末，酒三升化青盐三两、木瓜半斤去皮子，以盐酒煮
木瓜成膏，杵丸如梧桐子，每服五十①丸，空心温酒、盐汤任
下。

（五十九）梦中神授方 治脚气神效。

上用木鳖子，每个作两边，麸炒，炒毕切碎再炒，用皮纸
渗尽油为度。每一两用厚桂一两同为末，热酒调服，以得醉为
度，覆盖得汗即愈。

（六十）神乌丸 治远年近日，干湿脚气。

川乌炮，去皮、脐　虎胫骨酥炙　海桐皮　川萆薢各二两　川牛
膝去苗，酒浸　肉苁蓉酒浸。各一两半　金毛狗脊燎去毛。半两

上为末，用木瓜膏为丸，如梧桐子，每服七十丸，空心温

---

① 五十 《普济方》卷二百四十三作"三五十"。

酒下。

（六十一）洗法

每夜用盐涂擦腿膝至足甲，少时，却用热汤泡洗。昔有人得脚气，诸方不效，后常用此法，再不发。

（六十二）欧阳康叔家传方外应散　治脚气，用此熏蒸淋洗。

石楠叶　矮樟叶　西红杉片　藿香　紫荆皮　藁本　独活大蓼　白芷　紫苏　羌活各等分

上锉碎，加大椒五、六十粒，葱一握，用水二斗，煎七分，置盆内，令病者以足加其上，用厚衣盖覆，熏蒸痛处，候温热可下手时，却令他人淋洗。

秘结

（六十三）欧阳康叔家传方通真丸　专治脚气秘结者，用此通利。

萆薢　破故纸　黑牵牛各等分　淮乌半两。用巴豆一两煮熟，去巴豆

上为末，面糊丸如梧桐子，每服十丸，空心盐汤下，如数利欲止之，以冷水洗手即止。

肿满

（六十四）大腹皮散　治脚气肿痛，小便不利。

槟榔　荆芥穗　乌药　陈皮　紫苏叶各一两　萝卜子炒。半两沉香不见火　桑白皮炙　枳壳去瓤，麸炒。各一两半　大腹皮三两　干宣木瓜去瓤。二两半　紫苏子炒。一两

上㕮咀。每服四钱，水一盏①，姜五片，煎服不拘时。

---

① 盏　《济生方·脚气门》作"盏半"。

（六十五）欧阳康叔家传方透骨丹　专治脚气。

草乌一两。煨　羌活二两　白茯苓二两　乳香别研　槟榔　木瓜　川芎各一两　木香两半　沉香五钱

上为末，面糊丸如梧桐子，每服六十丸，姜汤下。

（六十六）沉香大腹皮散　治湿气淤滞经络，以成脚气，肿满疼痛，筋脉不利。

大腹子连皮。二两　沉香　桑白皮炒　槟榔　茴香炒　白茯苓去皮　木通　荆芥穗　紫苏子炒　苏叶各一两　干木瓜去瓤。二两　枳壳去瓤，麸炒。二两半　甘草炒　陈皮去白，焙　乌药各一两

上㕮咀。每服五钱，水一盏，姜五片，干萝卜五大片，同煎七分，温服。如无萝卜，用萝卜子一钱微炒，捣碎同煎，如觉大便干燥①，即服加减神功丸。

（六十七）脚气止痛方　用蓖麻子七粒，去壳，研烂如泥，同苏合香丸打贴脚心，其痛即止。

（六十八）又方　用草乌一味，以酒糟捣烂，贴痛处即止，如无曲糟，姜汁调草乌末亦可。

（六十九）家藏方趁痛散　治湿攻注，腰脚疼痛，行步少力。

杜仲炒断丝，一两半　延胡索　萆薢　没药　当归洗，焙　肉桂去皮。各一两

上件为细末②。每服三钱，空心温酒调下，空心③。

---

① 大便干燥　原作"大干燥"，"便"字疑脱，据《御药院方》卷三补。

② 上件为细末　原作"上为末"，据《家藏方》卷四补。

③ 空心　原脱，据《家藏方》卷四补。

痿弱

（七十）欧阳康叔家传方黑虎丹 治脚气筋骨软弱，步履不随。

白术 五加皮 肉桂各半两 槟榔 黑小豆半升 川乌 黄芪 白茯苓 赤芍药 杜仲各两半 附子 熟地黄 乌药 生苍术 羌活 当归 川牛膝 虎胫骨 白蒺藜各一两

上为末，面糊丸如梧桐子，每服五十丸，空心盐酒下。

（七十一）五兽三匦丹 治因气血耗损，肝肾不足，两脚痿弱。

鹿茸酥炙 麒麟竭即血竭也 虎胫骨解片，酥炙。 牛膝去芦，酒浸。 狗脊赤草根也，燎去毛。各等分。上修事为末，即五兽丹料也。 辰砂一两。为末。 附子大者一个。去皮脐，剜旋中心空，入辰砂于内。 宣木瓜一个。剜去心，仍薄，去皮，入上附子于内，以旋附子末，盖附子口，正坐于银暖罐中，重汤蒸十分烂，附子自为度，即三匦丹也。

上用三匦丹研成膏，调前五兽丹末子为丸，如鸡头大，以木瓜酒或降气汤任下。

气冲心腹

（七十二）澹寮方 治脚气入腹冲心，疼痛肿满，大小便秘。

沉香 木香 羌活 白芍药 槟榔各五钱 甘草 抚芎 青皮 枳壳各二钱 紫苏叶 木瓜各二钱半 真苏子六钱

上㕮咀。每服四钱，姜三片，同煎温服。

（七十三）十全丹 治脚气上攻心腹，足心隐痛，小腹不仁，关节挛痹，疼痛无时，烦渴引饮，大小便或秘或利。

石斛酒浸 狗脊火去毛 草薢 苁蓉 熟地黄 牛膝酒浸 地仙子 远志去心，炒 茯苓 杜仲去皮，炒。各等分

上为末，炼蜜丸如梧桐子，每服五十丸，温酒盐汤下。

296

（七十四）乌药平气汤 治脚气上攻，头目昏眩，脚膝酸疼，行步艰苦，诸气不和，喘满迫促，并宜治之。

茯神去木　甘草炙　白芷　当归　白术　川芎　五味子　紫苏子　乌药　干木瓜　人参各等分

（七十五）茱萸丸 治脚气入腹，腹内不仁，喘急欲死。

吴茱萸汤洗　木瓜去瓤，切片，日干。各等分

上为末，酒糊丸如梧桐子，每服五十丸至百丸，酒饮任下。

（七十六）八味丸 治肾气虚寒，脚气入腹，腹胀疼痛，上气喘急，此药最能治之。（方见诸虚门）

清理

（七十七）木通散 治因脚气之疾，服补药太过，小便不通，淋闭胀满。

栀子仁炒　赤芍药　赤茯苓　甘草生。各一两　当归半两

上㕮咀。每服三钱，水一盏，煎七分，温服。

（七十八）欧阳康叔家传方搜风散 脚气愈后，可常服之。

白芷　川芎　茯苓　甘草　芍药　当归各两半　陈皮　厚朴　枳壳　白术二两　干姜炮　麻黄去根、节，三两　桔梗两半　苍术十一两。酒浸，去皮　肉桂半两

上㕮咀。每服三钱，水一盏，姜四片，煎服。

名方类正医书大全卷十三

鳌峰熊宗立道轩编集

五　疸

黄疸之疾，诸书所载其证虽繁，究其方治，不过五疸。一曰黄汗，二曰黄疸，三曰谷疸，四曰酒疸，五曰女劳疸是也。黄汗之证，身体俱重，汗出不渴，状如风水，汗出染衣，黄如檗汗。此由脾胃有热，喜自汗，汗出入水中洗浴，故汗秘热结，其汗黄也。黄疸之证，食已即饥，遍身皮肤及爪甲、面目、小便俱黄，卧时身体又带赤带青者，必发寒热。此由酒食过度，脏腑热极，水谷相并，积于脾胃，复为风湿所搏，结滞不散，热气重蒸所致。若发于阴部其人必呕。发于阳部必振寒而后热。谷疸之证，食毕即头眩，心中怫郁不安而遍体发黄，此由脾胃有热，大饥过为饮食所伤，胃气冲蒸所致也。酒疸之证，身目发黄，心中懊痛，足胫满，小便黄，面发赤斑。此由饥中饮酒，大醉当风入水所致。女劳疸者，其证身目皆黄，发热恶寒，小腹满急，小便不利。此由过于劳伤，又于极热之中房事之后入水所致。如多渴而腹胀者难治，大既五种之病，多是脾胃经有热而后发黄，治法各当究其所因，分利为先，解毒次之。又有时气、伤寒、伤风、伏暑、解散未尽，亦令人发黄如疸状，口淡怔忡，耳鸣脚弱，微寒微热，小便白浊，又当作虚证治之。不可妄投凉药，愈伤血气，临病之际辨之可也。

风

艾煎丸 治因伤风瘀热不解，发为风疸，举身黄，小便或黄或白，寒热好卧，不欲动，其脉阳浮阴弱。

生艾三月采一束，研烂，熬成膏子 大黄 黄连 栝楼根 凝水石 苦参 葶苈炒。各等分

上为末，以艾膏和得所为丸，梧子大。初服六七丸，渐加至二十丸。有热者，加苦参。渴，加栝楼根。小便少，加葶苈。小便多，加凝水石。小便白，加黄连。大便难，加大黄，并加一倍。

寒

麻黄汤 治伤寒不解，发为黄疸，其脉紧，以汗解之。

麻黄三两，用水酒五升，煎至二升。每服一盏，温服，汗出愈。

暑

加减五苓散 治饮酒伏暑，郁发为疸，烦渴引饮，小便不利。

茵陈 赤茯苓去皮 猪苓去皮 白术 泽泻各等分

上㕮咀。每服四钱，水一盏，煎八分。温服不拘时。有用《局方》五苓散加茵陈亦可。

湿

双石散 治湿疸，得之一身尽痛，发热，面色黑黄，七八日后壮热在里，有血下如饨肝状，小腹满者，急下之。其脉沉细。

矾石枯 滑石各等分

上为末。每服二钱，麦粥饮调下，日三服。食前便利如血者效。

时行

茵陈汤 治时行瘀热在里，郁蒸不散，通身发黄。

茵陈二两　川大黄一两　栀子仁三钱

上㕮咀。每服四钱，水一盏，煎八分。温服，不拘时。

（六）**黄连散** 治小便秘涩，壅热累攻。

黄连二两　大黄二两，好醋拌炒　黄芩　炙甘草各一两

上为极细末。每服二钱。食后温水调下，日三服。

黄汗

（七）**苦酒汤** 治身体洪肿发热，自汗如蘖汁，其脉沉。

黄芪五两　芍药　桂心去粗皮。各三两

上锉。每服四钱，苦酒三合，水一盏半，煎至七分，去滓温服。初服必心烦，以苦酒阻故也，六七日，稍愈。

（八）**黄芪散** 治黄汗。

黄芪去芦，蜜炙　赤芍药　茵陈各二两　石膏四两　麦门冬去心
豆豉各一两　甘草炙，半两

上㕮咀。每服四钱，水一盏①，姜五片，煎八分，温服，不拘时。

黄疸

（九）**小半夏汤** 治黄疸小便黄，腹满胀喘者。不可除热，热去必哕。

---

① 盏 《济生方·黄疸门》五疸论治作"盏半"。

半夏一味，锉。每三钱，姜十片。煎温服。

（十）**单方**　治黄疸，身眼黄如金色。不可使妇人鸡犬见修治。

东引桃根细切如筋，一把

以水一大升，煎至一升小，空心温服。三日后，其黄渐退。百日平复。可时时饮一盏清酒，则眼中易散。忌食面猪鱼肉。

（十一）**茵陈散**　治黄疸。

瓜蒌一个　石膏一两　甘草炙。半两　茵陈　木通　栀子仁各一两　大黄炒。半两

上㕮咀。每服四钱，水一盏，姜五片，葱白一茎，煎服不拘时。

（十二）**嗅药瓜蒂散**　治黄疸，遍身如金色，累效。

瓜蒂二钱　母丁香一钱　黍米四十九个　赤小豆半钱

上为极细末。每夜两鼻孔内嗅便睡，明日取下黄水，便服黄连散。

谷疸

（十三）**谷疸丸**　专治谷疸。

苦参三两　龙胆草一两　牛胆一个

上为末，用牛胆汁入少炼蜜为丸，如梧桐子，每服五十丸，空心熟水或生姜甘草煎汤送下，兼服红丸子亦可。

酒疸

（十四）**白术汤**　治酒疸，因下后变为黑疸，目青面黑，心中如啖韭状，大便黑，皮肤不仁，其脉微而数。

桂心　白术各一两　枳实去白，麸炒　豆豉　干葛　杏仁　甘草各半两

上㕮咀。每服四钱，水一盏，煎七分，食前服。

（十五）**当归白术汤**　治酒疸发黄，结聚饮癖，心胸坚满，不进饮食，小便黄赤，其脉弦涩。

茯苓三两　当归一两　白术三两　黄芩一两　半夏汤洗七次，二两半　茵陈一两　甘草炙　枳实去白，麸炒　杏仁去皮尖，麸炒　前胡各二两

上㕮咀。每服四钱，水一盏，煎七分，食后温服。

（十六）**葛根汤**　治酒疸。

枳实去白，麸炒　栀子仁　豆豉各一两　葛根二两　甘草炙，半两

上㕮咀。每服四钱，水一盏①，煎八分。温服不拘时。

（十七）**酒蒸黄连丸**　治酒疸。（方见积热门）

女劳疸

（十八）**滑石散**　治女劳疸。

滑石二②两半　白矾一两，枯　得效方无白矾，有石膏煅

上为末。每服二钱。用大麦粥调下，以小便出黄水为度。

积疸

（十九）**金黄丸**　治酒积食积诸积，面黄疸积硬块。

荆三棱　牵牛各二两半③　巴豆四十九粒，出油　黍米粉　香附子各半两　泽泻二钱半

上为末，用栀子煎汤和丸，如绿豆大。每服三丸至五丸。④

---

① 盏　《得效方》卷第三作"盏半"。

② 二　《济生方·黄疸门》作"一"

③ 各二两半　《宣明论》卷七作"各半两"。

④ 每服三丸至五丸　《宣明论》后有"如心痛艾醋扬下七丸"。

热疸

（二十）一清散　治热疸发热。

柴胡三两　赤茯苓二两　桑白皮　川芎一两　甘草半两

锉散，每服四钱。姜枣煎服。

虚疸

（二十一）秦艽饮①　治五疸。口淡耳鸣，脚弱发寒热，小便白浊。

秦艽去芦　当归去芦，酒浸　芍药　白术　官桂去皮，不见火
茯苓去皮　熟地黄酒蒸　陈皮　小草　川芎各一两　半夏汤洗七次
甘草炙。各半两

上㕮咀。每服四钱，水一盏②，姜五片。煎至七分。去滓温服，不拘时。

（二十二）养荣汤　治证同上。（方见虚损门）

诸　淋

淋闭之疾，其证有五：气、石、血、膏、劳是也。气淋为病，小便涩，常有余沥。石淋为病，茎中痛，尿不得卒出。膏淋为病，尿似膏出。劳淋为病，劳倦即发，痛引气冲。血淋为病，遇热即发，甚则溺血。其鼻头色黄者，小便难也。大既此证，多由心肾不交，积蕴热毒，或酒后房劳，或七情郁结，或饮冷逐热，发散不动，结于下焦，小肠膀胱受之则为癃闭、淋闭。其所为病者皆一类也。又有温病后余热不散，当风取凉亦能令人淋

---

① 秦艽饮　《济生方·黄疸门》作"秦艽饮子"。
② 盏　《济生方·黄疸门》作"盏半"。

闭。故治法当以清心为先，滑利次之，临证用药更须详审。

热淋

（二十三）八正散 治大人小儿心经蕴热，脏腑秘结，小便赤涩，癃闭不通，及热淋血淋，并宜服之。

车前子　瞿麦　萹蓄　滑石　甘草　山栀子仁　木通　大黄面裹，煨。各一斤

上咬咀。每服三钱，水一盏，入灯心，煎至七分，食后温服。

（二十四）清心莲子饮 治上盛下虚，心火炎上，口苦咽干，烦渴微热，小便赤涩，或欲成淋，并宜服之。

黄芩半两　黄芪蜜炙　石莲肉去心　白茯苓　车前子　人参各七钱半　麦门冬去心　甘草炙　地骨皮各半两

上咬咀。每服三钱，水一盏①，麦门冬十个煎。发热，加柴胡、薄荷。

（二十五）五苓散 治伏热，小便赤痛如淋。（方载中暑门）

（二十六）石韦散 治肾气不足，膀胱有热，水道不通，淋沥不出，脐腹急痛，蓄作有时，劳倦即发，或尿如豆汁，或出沙石并皆治之。

芍药　白术　滑石　葵子　当归去芦　瞿麦各三两　石韦去毛　木通各二两　甘草炙　王不留行各一两

上为末。每服二钱，空心小麦汤调服。

（二十七）导赤散 治心虚蕴热，小便赤涩，或成淋痛。

生干地黄　木通　甘草各等分

上咬咀。每服三钱，水一盏，竹叶少许，煎六分，温服不

---

① 盏 《得效方》卷第八作"盏半，煎取八分"。

拘时。

（二十八）火府丹　治心经蕴热，小便赤少，及五淋涩痛。

木通　黄芩各一两　生干地黄二两

上为末，炼蜜杵丸如梧桐子。每服五十粒，木通汤煎下。

冷淋

（二十九）生附散　治冷淋，小便秘涩，数起不通，窍中肿痛。

附子去皮、脐，生用　滑石各半两　瞿麦　木通　半夏汤洗七次。各三分

上为末。每服二钱，水一盏，姜七片，灯芯二十茎，蜜半匙，煎服。

血淋

（三十）发灰散　治小便尿血，并治肺疽，心衄吐血。

上用发烧灰，每用二钱，以米醋二合，汤一盏调服。

（三十一）叶氏治血淋方

阿胶二两，麸炒　木猪苓　赤茯苓　滑石　泽泻　车前子各一两

上㕮咀。每服三钱，水一盏，煎七分，五更时服。

（三十二）琥珀饮　治尿血

上用琥珀，为细末。每服二钱，灯芯薄荷煎汤下。

（三十三）立效散　治下焦结热，小便淋闭作痛，有时尿血。

甘草炙，三两①　瞿麦穗一两　山栀子去皮，炒，半两

_____

①　两　《局方》卷之八，《三因方》卷之十二均作"分"。

上㕮咀。每服五钱，水一盏，姜三片，葱三个，灯芯三十①茎煎服。

（三十四）小蓟饮子 治下焦结热，尿血成淋。

生地黄洗，四两　小蓟根　通草　滑石　山栀子仁　蒲黄炒　淡竹叶　当归去芦，酒浸　藕节　甘草炙。各半两

上㕮咀。每服四钱，水一盏②，煎八分，空心温服。

（三十五）鹿角胶丸 治房事劳伤，小便尿血。

鹿角胶半两　没药别研　油头发灰各三钱

上为末，用茅根汁打糊丸，如梧桐子，每服五十丸，盐汤下。

气淋

（三十六）沉香散 治气淋，多因五内郁结，气不舒行，阴滞于阳而致壅滞，小腹胀满，便尿不通，大便分泄，小便方利。

沉香　石韦　滑石　王不留行　当归各半两　葵子　白芍药各三分　甘草　陈皮各一分

上为末。每服二钱，大麦汤调下。

沙石淋

（三十七）石燕丸 治小便渗痛不可忍，出沙石，然后方通。

石燕烧红，水淬二次　滑石　石韦　瞿麦

等分为末，糊丸，梧子大，每服五十③丸，瞿麦灯芯汤下。日三。

---

① 三十 《局方》卷之八、《三因方》卷之十二均作"五十"。

② 盏 《济生方·小便门》作"盏半"。

③ 五十 《三因方》卷之十二作"十"。

膏淋

（三十八）**鹿角霜丸** 治膏淋。多因忧思失志，浊气干清，小便淋闭，黯如膏脂，疲剧筋力，或伤寒湿，多有此证。

鹿角霜　白茯苓　秋石各等分

上为末，面糊丸，如梧桐子。每服五十丸，空心米汤下。

（三十九）**海金砂散** 治膏淋。

海金沙　滑石各一两　甘草一分

上为末。每服一匕，麦门冬汤下，灯芯汤亦可。

劳淋

（三十九）**鹿角膏丸鹿角霜丸** 并治劳伤疲而后发。（方并见前）

通治

（四十）**五淋散** 治膀胱有热，水道不通，淋沥不宣，脐腹急痛。或尿如豆汁，便如砂石，淋膏尿血，并宜服之。

山茵陈二两，去根　淡竹叶四两　木通去节　滑石　赤茯苓去皮。各半斤　甘草炙，六两　山栀仁炒，十四两　赤芍药六两

上㕮咀。每服三钱，水一盏，煎服。一方加当归，除木通、滑石。

（四十一）**秘方** 治血淋，诸热淋疾。

山茵陈　淡竹叶　山栀子　滑石　甘草　木通　猪苓　瞿麦各半两

上为锉。每服五钱，水一盏半，灯芯少许同煎，去滓，空心服。如大便秘涩，加大黄两半同煎。

（四十二）**地肤子汤** 治诸病后体虚触热，热结下焦，遂成

淋疾，小便赤涩，数起少出，茎痛如刺，或尿出血。

猪苓_{去皮} 地肤子_{一两} 知母 黄芩 海藻_洗 通草 瞿麦_去梗、叶 枳实_{麸炒} 升麻 葵子_{各半两}

上㕮咀。每服四钱，水一盏，姜五片，煎七分，温服不拘时。

（四十三）通草汤 治诸淋。

王不留行 葵子 通草 茆根 蒲黄_炒 当归_{去芦，洗} 桃胶 瞿麦 滑石_{各一两} 甘草_{炙，半两}

上㕮咀。每服四钱，水一盏，姜五片，温服不拘时。

（四十四）五淋散 治肾气不足，膀胱有热，水道不通，淋沥不出，或尿如豆汁，或如砂石，或冷淋如膏，或热淋便血，并皆治之。

赤茯苓_{六两} 赤芍药 山栀子仁_{各十两}① 当归_{去芦} 甘草_{生用。各五两}

上㕮咀。每服二钱，水一盏，煎八分，空心服。

消　渴

人身之有肾，犹树木之有根，根肾受病，先必形体憔悴，虽加以滋养，不能滋养，故患消渴者，皆是肾经受病，由壮盛之时不自保养，快情恣欲，饮酒无度，食脯炙及丹石等药，遂使肾水枯竭，心火燔炽，三焦猛烈，五脏干燥，由是渴利生焉，医经所载，有消渴，内消，强中三证，消渴者，多渴而利，内消者，由热中所作，小便多于所进饮食，而反不渴，虚极短气，强中者，虚阳强大不交而精气自泄，大概消渴之疾，上盛下虚，心脉多浮，肾脉必弱，故经云脉洪大阴不足阳有余则为热中，即消中

---

① 各十两 《局方》卷之六作"二十两"。

也，又云肾实则消而不渴，小便自利，名曰消肾，即内消也，其治宜抑损心火，摄养肾水，消渴之人，津液枯竭，服刚剂过多，防发痈疽之疾，尤忌房事并饮酒咸食实麦之物，切不可用金石之药，临证慎之。

消渴

（四十五）**五苓散**　治伏暑发渴，引饮无度。（方载中暑门）

（四十六）**清心莲子饮**　治心经蕴热作渴，小便赤涩。（方载五淋门）

（四十七）**卫生天花丸**　治三焦渴疾。

黄连去须，三两，童子小便浸三宿，焙干　白扁豆炒二钱　辰砂别研　铁艳粉别研各一两　牡蛎煅　知母　苦参　天花粉各半两　芦荟一分　金箔　银箔各二十片

上为末，取生瓜蒌根汁和蜜丸，如梧桐子，每服五十丸，空心麦门冬汤下。

（四十八）**大黄甘草饮子**　治男子、妇人一切消渴不能止者。

大豆五升，先煮三沸，出，淘，苦水再煮　大黄一两半　甘草大粗者四钱，长四指打碎

上三味，用井水一桶，将前药同煮三五时，如稠糊水少，更添，豆软盛于盆中，放冷，令病人食豆，渴食汤汁，无时候食尽，如止渴燥罢不止，再煮前药，不三次病悉去矣。

（四十九）**朱砂黄连丸**　治心虚蕴热，或因饮酒过多，发为消渴。

朱砂一两，别研　宣连三两　生地黄二两

上为末，炼蜜丸如梧桐子，每服五十丸，灯心枣子煎汤送下。

（五十）**珍珠丸**　治心虚蕴热，或内积七情，醋饮过多，皆致烦渴，引饮无度，小便或利或不利

知母—法—两—分　川连去毛，—法—分　苦参—两　玄参—法无
铁胤粉—两—分，研　牡蛎煨，—两—分　朱砂别研，二两　麦门冬去
心　天花粉各半钱　金箔　银箔各二百片，—法白扁豆煮去皮—两

上为末，炼蜜入生瓜蒌根汁少许，丸入梧桐子，以金银箔
为衣，每服三十丸，瓜蒌根麦门冬煎汤任下。

（五十一）秘法益元散　白虎汤五苓散去桂

合和煎，或和为末。大治消渴。（方并见暑门）

消中

（五十二）加味钱氏白术散　治消中，消谷善饥。

人参　白术　白茯苓　甘草炙　枳壳去瓤，麸炒。各半两　藿
香叶—两①　干葛二两②　木香三钱　北五味子　柴胡各半两

上㕮咀。每服三钱，水一盏，煎服。

强中

（五十三）黄连猪肚丸　治强中消渴。

黄连去须　粱米　瓜蒌根　茯神各四两　知母　麦门冬去心。
各二两

上为末，用大猪肚一个，洗净入药末于内，以麻线缝合口，
置瓶中，炊极烂取出，药别研，以猪肚为膏，再入蜜搜和前药，
杵数千下，丸如梧桐子，每服五十丸，参汤下，一方加人参、熟
地黄、干葛。《济生》除知母、粱米，用小麦。

（五十四）鹿茸丸　治失志伤肾，肾虚消渴，小便无度。

鹿茸去毛，炙，三分　麦门冬去心，二两　熟地黄　黄芪　五味
子　鸡膍胵麸炒　苁蓉酒浸　山茱萸　破故纸炒　茯苓　地骨皮各

---

① 两　《丹溪心法》卷三、《玉机微义》卷二十一均作"钱"。
② 两　《丹溪心法》卷三、《玉机微义》卷二十一均作"钱"。

五钱　人参三分　牛膝酒浸　玄参各五钱

上为末，蜜丸如梧桐子，每服三十丸①，米汤下。

（五十五）葛根丸　治消渴消肾。

葛根三两　栝楼三两　铅丹二两　附子一两。炮，去皮、脐

上四味，捣罗为细末，炼蜜丸桐子大，每服十丸，日进三服，春夏去附子。

（五十六）苁蓉丸　止消渴，补心肾。

黄芪盐汤浸　苁蓉酒浸　巴戟酒浸　泽泻　龙骨　菟丝子酒浸　磁石煅碎　牛膝酒浸　桂心　萆薢　鹿茸去毛，醋炙　山药炒　熟地黄　附子炮去皮、脐，一个，六钱重者　远志去心，炒　补骨脂　五味子　杜仲去皮，姜汁制，炒去丝　石斛　覆盆子　山茱萸　茯苓各等分

上为末，蜜丸如梧桐子，每服五十丸，空心米饮下。

（五十七）八味丸　治心肾不交，消渴引饮。（方载痰气门，一方除附子加五味子，名肾气丸）

（五十八）加减肾气丸　治肾水不足，心火上炎，口舌干躁，多渴引饮，肢体消瘦，并宜服之。

山茱萸取肉　白茯苓　牡丹皮　熟地黄酒蒸　沉香不见火　五味子　泽泻　鹿角镑　山药炒。各一两　官桂不见火，半两

上为末，炼蜜丸如梧桐子，每服七十丸，盐汤米饮任下，弱甚者加附子一两，兼进黄芪汤。

通治

（五十九）黄芪六一汤　治男子妇人诸虚不足，胸中烦悸，时常消渴，或先渴而欲发疮，或病痈疽而后渴者，并宜服之。

---

①　三十丸　《三因方》卷之十作"三十丸至五十丸"。

黄芪去芦，蜜涂炙，六两　甘草炙，一两

上咬咀。每服三钱，水一盏，枣一枚，煎七分，温服不拘时。

（六十）玄菟丹　治肾水枯竭，心火上炎，消渴引饮。（方载诸虚门）

（六十一）地黄饮子　治消渴咽干，面赤烦躁。

人参去芦　生干地黄洗　熟干地黄　黄芪蜜炙　天门冬去心　麦门冬去心　泽泻　石斛去根，炒　枇杷叶去毛，炒　枳壳去瓤，麸炒　甘草炙。各等分

上咬咀。每服三钱，水一盏，煎七分①，食后温服。

（六十二）乌梅五味子汤　专治消渴，生津液。

五味子　巴戟酒浸，去心　百药煎　乌梅　甘草各等分

上咬咀。每服四钱，水一盏，空心煎服。

（六十三）茯苓丸　治三消渴疾，累有奇效。

五倍子去瓤，四两　莲肉一两　龙骨煅，两半　牡蛎火煅，二两

上用茯苓二两为末，煮糊丸如梧桐子，每服五十丸，空心空心盐汤下，仍兼服灵砂黑锡丹。

（六十四）六神汤　治三消渴疾。

枇杷叶　瓜蒌根　干葛　莲房　甘草　黄芪各等分

上咬咀。每服四钱，水一盏，空心煎服，小便不利加茯苓。

预方

（六十五）忍冬丸　治渴疾既愈之后，须预防发疮疽之患。

用忍冬草不以多少，根茎花叶皆可用，置饼内，用无灰好酒浸，以糠火煨一宿，取出晒干，入甘草少许，碾为细末，以所

---

①　煎七分　《普济方》卷一百七十八作"煎至六分"。

浸酒打麸糊丸，如梧桐子，每服一百丸①，不拘时，酒饮任下，一方用忍冬草水浸，煎服。

丹石毒

（六十六）罂粟汤　治先煎服丹石毒而发渴不止。

罂粟子煮粥，入蜜饮之。

（六十七）三黄丸　治证同上。（方见积热门）

赤 白 浊

　　人之五脏六腑俱各有精，然肾为藏精之府，而听命于心，贵于水火升降，精气内持。若调摄失宜，思虑不节，嗜欲过度，水火不交，精元失守，由是而为赤白浊之患。赤浊者，心虚有热，多因思虑而得之。白浊者，肾虚有寒，过于嗜欲而得之，其状漩面如油，光彩不定，漩脚澄下，凝如膏糊。治法当以赤白究其病源。心虚者，当清心调气。肾寒者，温补下元，仍需清上，使水火既济，阴阳调和，精气自固矣。凡思虑过度，不特伤心，亦能病脾，脾生虚热而肾不足，故土邪干水，亦能令人便下浑浊。史载之云，夏则土燥而水浊，冬则土坚而水清，医多峻补，其疾愈甚，只宜以平和之药疗之，水火既济，脾土自坚，其流清矣。

心浊

（六十八）导赤散　治心虚蕴热，小便赤涩，遂成赤浊。（方载诸淋门）

----

①　一百丸　《三因方》卷之十作"五十丸至百丸"。

（六十九）心肾丸 治水火不既济，心下怔忡，夜多盗汗，便赤梦遗。

熟地黄_{先煮} 牛膝_{去苗，酒浸} 苁蓉_{酒浸。各二两} 白茯神_{去木} 人参_{去芦} 远志_{去苗，甘草煮，槌去骨} 附子_{炮，去皮、脐} 鹿茸_{火去毛，酒浸炙} 山药_炒 五味子_{去枝} 当归_{去芦，酒浸} 黄芪_{蜜炒} 龙骨_{生。各一两} 菟丝子_{酒浸，并研成饼，三两}

上为末，用浸药酒煮糊丸如梧桐子，每服七十①丸，枣汤下。

（七十）猪苓丸② 治年壮气盛欲动，所顾不得，意淫于外，梦遗白浊。

上用半夏一两，破如豆大，用猪苓③末四两，先将一半炒半夏，黄色不令焦，地上空出，去火毒半日，取半夏为末，糊丸如梧桐子，候干，更用前猪苓末二两炒药微裂，同于砂瓶内藏之，空心温酒盐汤下四五十④丸。

（七十一）清心莲子饮 心虚有热，小便赤浊有砂膜。（方载五淋门）

（七十二）瑞莲丸 治思虑伤心，小便赤浊。

白茯苓_{去皮} 石莲肉_{炒，去心} 龙骨_{生用} 天门冬_{洗，去心} 麦门冬_{洗，去心} 远志_{甘草煮，洗，去心} 柏子仁_{炒，别研} 紫石英_{火煅七次，研细} 当归_{去芦，酒浸} 酸枣仁_{炒，去壳} 龙齿_{各一两} 乳香_{半两，别研}

上为末，炼蜜丸如梧桐子，以朱砂为衣，每服七十丸，空

---

① 七十 《瑞竹堂经验方》卷七作"五、七十"。

② 猪苓丸 《御药院方》卷六作"木猪苓丸"。

③ 猪苓 《本事方》卷第三作"木猪苓"。

④ 四五十 《本事方》卷第三作"三四十"。《济生方·小便门》作"四十"。《御药院方》卷六作"五十"。

心温酒枣汤任下。

（七十三）直指方莲子六一汤　治心经虚热，小便赤浊。

石莲肉连心六两　甘草炙，一两

上为末。每服二钱，食后灯芯一小撮，煎汤调下①。

（七十四）治赤浊方②　治心经伏暑，小便赤浊。

人参　白术　赤茯苓去皮　香薷　泽泻　木猪苓去皮　莲肉去心　麦门冬去心。各等分

上㕮咀。每服四两，水一盏煎服。

（七十五）叶氏育神散　治夜梦惊恐，小便白浊。（方载心痛门）

（七十六）宁心膏　治心脏虚亏，神志不守，恐怖，恍惚健忘，赤白浊。（方见心痛门）

（七十七）叶氏定心汤　理心气不足，荣血衰少，梦寐多惊，心神不宁，梦中遗精，白浊不已。（方载心痛门）

（七十八）叶氏镇心爽神汤　理心气不足，夜梦多惊，小便白浊，遗精。（方见心痛门）

脾浊

（七十九）羊胫炭丸　治思虑伤脾，以不摄精，遂致白浊。

厚朴去皮取肉，姜汁制，为细末，二两　羊胫炭火锻过通红，窨杀研如粉，一两

上二味，煮面糊丸，如梧桐子，每服百丸，空心米饮下。

---

①　食后灯芯一小撮，煎汤调下　原作"灯芯煎汤调服"，据《仁斋直指方论》卷十改。

②　治赤浊方　此处方名原脱，今据原书目录补。

肾浊

（八十）五子丸　治小便频数，时有白浊。

菟丝子酒蒸　家韭子炒　益智子去皮　茴香炒　蛇床子去皮、炒。各等分

上为末，酒糊丸如梧桐子，每服七十丸，米饮盐汤任下，一方用川椒为衣，恐麻人咽喉，加入前药内亦可。

（八十一）固精丸　治嗜欲过度，劳伤肾经，精元不固，梦遗白浊。

肉苁蓉酒浸，切炒　阳起石火煅，细研　鹿茸火去毛，酥炙　韭子炒　鹿角霜　赤石脂火煅七次　川巴戟去心　白茯苓　附子炮，去皮、脐　龙骨生用。各等分

上为末，酒糊丸如梧桐子，每服七十丸，空心盐酒盐汤任下。

（八十二）益志汤　治肾经虚寒，遗精白浊，四肢烦倦，时发蒸热。

鹿茸去毛，酥炙　巴戟去心　枸杞子　熟干地黄酒浸　苁蓉酒浸　牛膝酒浸　附子炮，去皮、脐　桂心不见火　山茱萸　白芍药　甘草炙　防风各等分

上㕮咀。每服四两，水一盏，姜五斤，盐少许同煎，空心服。

（八十三）安中散　治三焦虚寒，短气烦闷，小便白浊，精血不禁。

熟地黄　巴戟去心　龙骨各二两半　远志去心，炒　茯苓各三两　蛇床子炒，四两半　天雄炮，去皮、脐　五味子　山药各三两半　苁蓉酒浸　续断各四两　菟丝子酒浸，四两半

上为末。每服二两，温酒调下。

（八十四）家藏方萆薢分清饮　治真元不足，下焦虚寒，小便白浊，频数无度，漩面如油，光彩不定，漩脚澄下，凝如膏糊。

益智仁　川萆薢　石菖蒲　乌药各等分

上哎咀。每服四两，水一盏，入盐一捻，煎七分，食前温服，一方加茯苓甘草。

（八十五）韭子丸　治膀胱肾冷，小便白浊滑数。(方见虚劳门)

通治

（八十六）桑螵蛸散　治男子小便日数十次，稠如米泔，或赤或白，心神恍惚，瘦悴减食，此证多因房劳过度，耗竭真气得之。

桑螵蛸盐水炙　远志甘草水煮，去苗　菖蒲盐炒　龙骨锻，研
人参去芦　茯神去木　当归酒洗，去芦　鳖甲醋炙。各等分

上为末。每服二钱，临睡时人参汤下。

（八十七）秘传玉锁丹　治心肾俱虚，小便白浊，淋涩不止，漩面如膏，夜梦遗精，虚烦盗汗。

茯苓去皮，四两　龙骨二两　五倍子十六两

上为末，水煮面糊丸如梧桐子，每服四十粒，空心盐汤下。

（八十八）固真丹　治元脏久虚，小便白浊，妇人赤白带，崩漏下血，并宜服之。

苍术四两，用茴香一两，盐一两同炒，令术黄为度

苍术四两，用川乌一两，炮裂去皮、尖，切片子，并川楝子一两，和皮核剉，同炒，令术黄为度

苍术四两，用红椒一两，去目，并合口者，以补骨脂同炒，令术黄为度

苍术四两，用好酒好醋各半升，一处通煮三五沸，却取术焙干

上同为末，同煮药酒醋，打面糊丸如梧桐子，每服三十[1]丸，男子温酒盐汤空心下，妇人醋汤下。

（八十九）十四交丸 补诸虚不足，收敛心气，治怔忡不宁，精神昏健，赤白浊甚。（方见心痛门）

（九十）白浊出髓方[2] 治小便白浊。

酸枣仁炒　白术　人参　白茯苓　破故纸炒　益智净洗　大茴香　牡蛎锻。各等分

上为末，加青盐酒为丸，如梧桐子，每服三十丸，温酒米饮下。

（九十一）蜡苓丸 治赤白浊。

黄蜡　白茯苓为末等分

熔[3]蜡和茯苓末，丸如弹子大，枣汤嚼下，无时。

（九十二）直指方炼盐散 治漏精白浊。

雪白盐如磁瓶内，按实，以瓦盖定，黄泥封，火锻一日取出，顿阴地上一夜，用密器收贮　白茯苓　山药炒。各一两

上为末，入盐一两研匀，用枣肉和蜜丸如梧桐子，每服三十丸，空心枣汤下。

（九十三）茯兔丸 治思虑太过，心肾虚损，真阳不固，溺有余涩，小便白浊，梦寐频泄。

菟丝子五两　白茯苓三两　石莲肉二两

上为末，酒糊丸如梧桐子，每服三十丸，空心盐汤下。

---

① 三十　《百选一方》卷之十五第二十三门》作"二十"。

② 白浊出髓方　此处方名原脱，今据原书目录补。《普济方》作"大茴香丸"。

③ 熔　原作"溶"，据文意改。

318

名方类证医书大全卷十四

龙峰熊宗立道轩编集

水 肿

岐伯所谓水肿，有肤胀、鼓胀、肠覃、石瘕者是也，名虽不一，皆聚水所致。故人身之脾属土，五行论之，虽曰克制肾水，然非土则又不能防其泛滥。水肿之疾，究其所因，皆由脾土有亏，不能防制，以致肾水浸渍脾土，凝而不流，遂成此疾。其为证也，发见之初，裹里微肿，有若卧蚕才起之状，微而至大，以手按之，则随手而起。如裹水其内，上则喘急咳嗽，下则足膝胕肿，面目虚浮，外肾或肿，小便不利。治疗之法，当辨其阴阳脉证。若阴水为病者，脉来沉迟，色多青白，不烦不渴，小便涩少而清，大腑多泄。阳水为病者，脉来沉数，色多黄赤，或烦或渴，小便赤涩，大腑多秘。腰以上肿者，宜发汗，腰以下肿者，宜利小便。然后实其脾土，土盛自能摄养肾水，其肿自消。虚弱者，又当温补下元。尤宜节饮食，绝生冷，戒房事，否则愈而复作。凡肿证甚者，肌肉崩溃，足胫流水，又若唇黑、缺盆平、脐凸、背平、足平五者，皆是五脏有损，非可疗之病。又有内挟七情之气，停滞涎饮，腹满胁胀，名为气分。及少血①，血热生疮，变为肿痛，名为热肿，又当随证施以治，不可一途②而取。

---

① 血 原脱，今据《普济方》卷一百九十一补。
② 途 原作"涂"，今据《普济方》卷一百九十一改。

要知此证，脉浮大者生，沉细者死，临证施治，宜详审焉。

阴水

（一）**实脾散**　治阴水发肿，用此先实脾土。

厚朴_{去皮，姜炒}　白术　木瓜_{去瓤}　木香_{不见火}　草果仁　大腹子　附子　白茯苓_{去皮}　干姜_{炮。各一两}①　甘草_{炙，半两}

上咬咀。每服四钱，水一盏②，姜五片，枣一③枚，煎服，不拘时。

（二）**煨肾散**　治肾经积水，流注经络，腿膝挛急，四肢肿痛。

甘遂_{半两，生}　木香_{一两}

上为末。每服一④钱，以獖猪腰子一只，劈开，去筋膜，掺药在内，淹匀，用荷叶⑤裹定，外用纸四五重再裹，以水蘸湿，于火内煨熟。临卧细嚼，温酒送下，当下黄水是其效也。

阳水

（三）**疏凿饮子**　治水气，通身浮肿，喘呼气急，烦躁多渴，大小便不利，服热药不得者。

羌活_{去芦}　商陆　泽泻　赤小豆_炒　槟榔　秦艽_{去芦}　木通　大腹皮　椒目　茯苓皮_{各等分}

上咬咀。每服四钱，水一盏⑥，姜五片，煎七分，温服，不

---

①　干姜炮。各一两　原位于"木香不见火"之后，今据《济生方·水肿门》、《得效方》卷第九、《普济方》卷一百九十一改。

②　盏　《济生方·水肿门》、《得效方》卷第九、《普济方》卷一百九十一作"盏半"。

③　一　《普济方》卷一百九十一作"二"。

④　一　《御药院方》卷六作"二"。

⑤　荷叶　原作"薄荷"，今据《御药院方》卷六改。

⑥　盏　《济生方·水肿门》、《得效方》卷第九作"盏半"。

拘时。

（四）鸭头丸　治水肿，面赤烦渴，肢体俱肿，喘急不安，小便涩少[1]。

甜葶苈炒　猪苓去皮　汉防己各一两

上为末，取绿鸭头血为丸，如梧桐子。每服七十丸，木通汤下。

（五）神助散　旧名葶苈散。治十种水气，面目、四肢浮肿，以手按之，随手而起，咳嗽喘急，不得安卧，小便赤涩，大便不利。

泽泻一[2]两　椒目一两半　黑牵牛炒，取末一两[3]　猪苓去皮，二两　葶苈炒，别研，三两

上㕮咀。每服三钱，葱白三茎，浆水一盏，煎至一半，入酒半盏调药，绝早向东立服。如人行十里久，又以浆水、葱白煮稀粥，候葱烂，入酒五合，量人所饮多少，须啜一升许，自早至午，当利小便三四升，或大便微利，喘定肿减，隔日再服。必须善为将理，忌盐、面、房事。

（六）十枣丸　治水气，四肢浮肿，上气喘急，大小便不通。

甘遂　大戟　芫花各等分

上用枣子煮熟，去皮、核，以肉杵烂如膏，丸如梧桐子。清晨热汤送下四十丸，以利去黄水为度，否则次早再服。

（七）家藏方消肿丸　治水气腹胀，头面、四肢、阴囊皆肿，喘急咳嗽，睡卧不安，小便赤涩。

---

① 少　原脱，今据《济生方·水肿门》补。
② 一　《局方》卷之八、《得效方》卷第九作"二"。
③ 一两　《得效方》卷第九作"二两半"。

淡豉二两，新好者，研　巴豆一两，水半升，煮令干，去心，并出油
荆三棱煨　大戟新者　杏仁烧存性，研。各半两　五灵脂去沙石，一分

上为末，以生面水调，搜和杵千百下，丸如绿豆大。每服
五丸，煎桑白皮汤送下。大便秘者，加至十丸。喘急者，加杏
仁，去皮、尖，煎汤送下。忌甘草、盐、酱。

（八）麻黄甘草汤　治水肿，从腰以上俱肿，以此汤发汗。

麻黄去根、节，四两　甘草二两

上㕮咀。每服三钱，水一盏①，煮麻黄再沸，后入甘草，煎
七分，取汗。慎风，老人、虚人不可轻用。

（九）大戟散　治水肿，腹大如鼓，或遍身皆肿。

大戟　白牵牛头末　木香各等分

上为细末。每服三钱，以猪腰一对，劈开掺药在内，烧熟，
空心食之。如食左腰子塌左臂，右腰子塌右臂。如肿不能全去，
于腹绕脐涂甘遂末，饮甘草水少许，其肿尽去。

（十）三仁丸　治水肿喘急，大小便不通。

郁李仁　杏仁炮②，去皮、尖　薏苡仁各一两

上为末，米糊丸如梧桐子。每服四十丸，不拘时米饮下。

气肿

（十一）杏苏饮　治上气喘嗽，面目浮肿。

紫苏叶二两　五味子　大腹皮　乌梅肉　杏仁去皮、尖。各两
半　陈皮　桔梗　麻黄去节　桑白皮炒　阿胶炒。各七钱半　紫菀

---

① 盏　《济生方·水肿门》、《得效方》卷第九、《普济方》卷一百九
十一作"盏半"。
② 炮　原作"泡"，今据《济生方·水肿门》、《得效方》卷第九、
《普济方》卷一百九十一改。

甘草炒。各一两

上㕮咀。每服三钱，水一盏，姜五片，煎服。

（十二）直指方郁李仁丸　治水气乘肺，动痰作喘，身微肿。

葶苈隔纸炒　杏仁去皮、尖　防己　郁李仁炒　真苏子　陈皮
赤茯苓各半两

上为末，炼蜜丸如梧桐子。每服三①四十丸，食后，生姜②
紫苏汤下。

（十三）葶苈丸　治肺气咳嗽，面目浮肿，喘促不安，小便
赤涩。

甜葶苈隔纸炒令紫色，一③两　汉防己二④两　木通一两　杏仁
二⑤两，去皮、尖，取仁，麸⑥炒黄⑦　贝母煨令黄，一两

上为末，枣肉丸如梧桐子。每服五⑧十丸，煎桑白皮汤下。

（十四）分气补心汤　治心气郁结，发为四肢浮肿，上气喘
急。

大腹皮炒　香附子炒，去毛　白茯苓　桔梗各一两　木通　甘
草炙　川芎　前胡去苗　青皮炒　枳壳去白，麸炒　白术各三分　细
辛去苗　木香各半两

---

① 三　原脱，今据《直指方》卷之八补。
② 生姜　原脱，今据《直指方》卷之八补。
③ 一　《百一选方》卷之五作"二"。
④ 二　《百一选方》卷之五、《直指方》卷之十七作"一"。
⑤ 二　《直指方》卷之十七作"一"。
⑥ 麸　原为大字，且与前"杏仁"中间有空，今据《百一选方》卷
之五、《直指方》卷之十七改。
⑦ 炒黄　后原有"二两"，今据《百一选方》卷之五、《直指方》卷
之十七删。
⑧ 五　《百一选方》卷之五作"三"。

上咬咀。每服四钱，水一盏，姜三片，枣一枚，同煎，食前服。

（十五）木香分气丸　治一切气逆，心胸满闷，腹胁胀急，咳嗽冷痰，气不升降，并皆治之。（方载气门）

虚证

（十六）当归散　水肿之疾，多由肾水不能摄养心火，心火遂不能滋养脾土，故土不制水，水气盈溢，气脉闭塞，渗透经络，发为浮肿之证，心腹坚胀，喘满不安。

木香煨　赤茯苓　当归洗　桂心　木通　赤芍药　牡丹皮槟榔　陈皮　白术各等分

上咬咀。每服三①钱，水一盏，紫苏五②叶，木瓜③一片，煎八分，温服。

（十七）复元丹　治脾肾俱虚，发为水肿，四肢虚浮，心腹坚胀，小便不通，两目下肿。

附子炮，一④两　南木香煨　茴香炒　川椒炒出汗　独活　厚朴去皮，姜制　白术炒　陈皮　吴茱萸炒　桂心各一两　泽泻一两半肉豆蔻煨　槟榔各半两

上为末，糊丸如梧桐子。每服五十丸，紫苏汤下，不拘时。

（十八）加味肾气丸　治脾肾虚损，腰重脚肿，小便不利。

白茯苓去皮，一两　附子炮，二两　泽泻　官桂不见火　川牛膝去芦，酒浸　车前子酒蒸　山药炒　山茱萸取肉　熟地黄　牡丹皮去

---

①　三　《三因方》卷之十四、《普济方》卷一百九十一作"二"。

②　五　《三因方》卷之十四、《普济方》卷一百九十一作"三"。

③　木瓜　《普济方》卷一百九十一前有"淡竹叶一片"。

④　一　《得效方》卷第九、《三因方》卷之十四、《普济方》卷一百九十一作"二"。

木。各一两

上为末，炼蜜丸如梧桐子。每服七十丸，空心米饮下。

（十九）加味肾气丸　治肾虚，腰重脚肿，小便不利。

附子炮，二两　白茯苓去皮　泽泻　山茱萸取肉　山药炒　车前子酒蒸　牡丹皮去木。各一两　官桂不见火　川牛膝去芦，酒浸　熟地黄各半两　与前方分两不同

上为细末，炼蜜为丸，如梧桐子。每服七十丸，空心米饮吞。

热证

（二十）牵牛丸　治一切湿热肿满等疾。

黑牵牛　黄芩　大黄　大椒　滑石各等分

上为细末，酒煮面糊，和丸如桐子大。每服五丸至七丸，生姜汤下，食后，虚实加减。

（二十一）赤小豆汤　治血气俱热，遂生疮疥，变为肿满，或烦或渴。

赤小豆炒　当归去芦，炒　商陆　泽泻　桑白皮炙　连翘仁　赤芍药　汉防己　木猪苓去皮　泽漆各半两

上㕮咀。每服四钱，水一盏，姜三片，煎八分，温服。热甚加犀角。

四气

（二十二）五皮散　治风湿客于脾经，气血凝滞，以致面目虚浮，四肢肿满，心腹膨胀，上气促急。

五加皮　地骨皮　生姜皮　大腹皮　茯苓皮各等分

上㕮咀。每服三钱，水一盏，煎至八分，热服，不拘时。切忌生冷、油腻、坚硬等物。《澹寮》去五加皮、地骨皮，用陈皮、桑白皮。

（二十三）牵牛汤 治感四时之气，腹中有湿热，足胫微肿，中满气急，咳嗽，小便不利。

牵牛头末一两 厚朴去皮，姜汁制，炒，五钱，末

上每服二钱，姜枣汤调下。或为丸，姜枣汤，每服三十①丸亦可。

（二十四）葶苈丸 治脾经受湿，流注四肢，足胫浮肿，小便涩少。

赤茯苓 桑白皮炙。各三分 黑牵牛生，取头末 泽泻 白术汉防己 川羌活 苦葶苈炒，研 郁李仁②去皮，研 陈皮去白。各半两

上为末，炼蜜丸如梧桐子。每服五十丸，温水送下，不拘时。

（二十五）葶苈木香散 治湿热内外余热，水肿腹胀，小便赤涩，大便滑泄。

葶苈 猪苓去皮 茯苓去皮 白术各一分 滑石三两 木香半钱木通 泽泻 甘草各半两 辣桂一分

上为末。每服三钱，白汤调下，食前。此药下水湿，消肿腹，止泄泻，利小便。若小便不得通利，而反转泄者，此乃湿热痞闭③极深而攻之不开，是能反为注泄，此正气已衰，而多难救也，慎不可攻之，而无益耳。

（二十六）大橘皮汤 治湿热内攻，心腹胀满，并水肿，小便不利，大便滑泄，并宜服之。

橘皮去白，两半 木香二钱半④ 滑石六两 槟榔三钱 白术半

---

① 三十 《普济方》卷一百十八作"十（三）"。

② 郁李仁 《御药院方》卷八用"三分"。

③ 闭 《宣明论方》卷八作"闷"。

④ 二钱半 《普济方》卷一百十八作"一分"。

两　茯苓去皮，一两　木猪苓去皮　泽泻　肉桂各半两　甘草二钱

上㕮咀。每服四①钱，水一盏，姜五片，煎六分，温服。

通治

（二十七）楮实子丸　治水气鼓胀。洁净府。

楮实子一斗五升，熬成膏　白丁香一两　茯苓二两

上为末，用楮实子膏为丸，梧子大。服至小便清利及腹胀消为度。后服中治调养药，疏启其中，五补七宣，即其理也。

（二十八）消肿丸　治水肿喘满，小便不利。

滑石　木通　白术　黑牵牛炒　通脱木　茯苓　茯神去木　半夏汤洗七次　陈皮各一分　木香半分　瞿麦穗　丁香各半两②

上为末，酒糊丸如梧桐子。每服五③十丸，灯心麦门冬汤下。

（二十九）禹余粮丸　治十种水气。凡脚膝肿痛，上气喘满，小便不利，但是水气，并皆治之。

蛇含石大者，三两，以铁铫盛，入炭火中煅，药与铫子一样通红，用钳出铫子，以药淬醋中，候冷，研极细　真针砂五两，先以水淘净，控④干，更以铁铫子炒干，却入禹余粮一处，用水醋二升就铫内煮，令醋干为度，却就用铫子同二药入一秤，炭火中煅，令通赤，钳出铫子，倾药⑤于净砖地上，候

---

①　四　《普济方》卷一百十八作"五"。

②　两　《三因方》卷之十四、《普济方》卷一百九十一作"钱"。

③　五　《三因方》卷之十四作"三"，《普济方》卷一百九十一作"四"。

④　控　原作"空"，今据《三因方》卷之十四、《得效方》卷第九改。

⑤　药　原作"茶"，今据《三因方》卷之十四、《得效方》卷第九改。

冷，研令极细 **禹余粮**三两，同入针砂①内，制

以上三物为主，其次量人虚实，入下项药。治水多是取转，推②此方三物，既非大戟、甘遂、芫花之比，又有下项药扶持，故虚老人可服。

木香 **牛膝**酒浸 **蓬术**炮 **白蒺藜** **桂心** **川芎** **白豆蔻** **土茴香**炒 **荆三棱**炮 **羌活** **茯苓** **干姜**炮 **青皮**去白 **附子**炮 **当归**酒浸一夕③。各半两，虚人、老人全用半两，实壮人者，随意减之。

上为末，拌匀，以汤浸蒸饼，揉去水，和药，再捣极匀，丸如梧桐子。每服五十④丸，空心温酒下。最忌食盐，否则发疾愈甚。

（三十）苦葶苈丸 治一切水瘤⑤气，通身肿满，不可当者。

人参一两 **苦葶苈**四两，于锅内铺纸上，炒黄色为度

上二味同为细末，用枣肉和丸，如桐子大。每服十五丸，煎桑白皮汤下，日进三服，空心食前。此药恐君子不信，试验之。

（三十一）直指方萝卜子饮 治水病浮肿。

萝卜子生用 **赤茯苓**去皮。各半两 **牵牛末**炒 **葶苈**炒 **甘草**炙。各四两 **半夏**制 **川芎** **槟榔** **青木香** **辣桂** **青皮** **陈皮** **白色商陆**各三钱

上㕮咀。每服三钱，水一盏，姜四片，煎服。

（三十二）茯苓散 治诸般气肿、水肿。

---

① 砂 原作"沙"，今据前文"真针砂"改。

② 推 《三因方》卷之十四作"唯"，《得效方》卷第九作"惟"。

③ 夕 《三因方》卷之十四、《得效方》卷第九作"宿"。

④ 五十 《三因方》卷之十四、《得效方》卷第九前有"三十丸至"。

⑤ 瘤 疑为"病"的误字。《普济方》卷一百九十三作"病"。

328

芫花醋拌炒　泽泻　郁李仁　甜葶苈　汉防己　藁本各三钱①
陈皮去白　白茯苓　白槟榔　瞿麦各半两　滑石　大戟各七钱半②

上为末。每服二③钱，桑白皮煎汤，空心调下。取下碧绿水
如烂羊脂为度。忌盐，食百日。

（三十三）川活散　治水气浮肿，冷热通治。

川羌活　萝卜④子炒

各等分⑤为末，酒调下。

胀　满

胀满之疾，古方以为鼓胀、谷胀是也。虽见之方治，而其
论自《三因》、《严氏》始详。大抵胀满之证，多是脾胃素弱，
或病后失调，外为风寒暑湿之气所侵，内为忧思七情之气所伤，
及过餐生冷、饮浆之类，并伤脾胃，以致五脏传克，阴阳之气不
得升降，痰饮结聚中焦，遂成胀满之疾。其为证也，或肠鸣气
走，漉漉有声，或两胁、腰皆痛连上下，或头疼呕逆，胸满不
食，大小便为之不利。其脉浮者易治，脉虚小者为难治⑥。如积
聚之证，亦由膨胀而始，又当以脉证辨之，从五积治法。更有水
疸、水气、脚气及妇人血膨，皆能令人胀满，又当以各类求之。

气胀

（三十四）平肝饮子　治喜怒不节，肝气不平，邪乘脾胃，

---

① 三钱　《得效方》卷第九、《普济方》卷一百九十二作"二钱半"。

② 七钱半　《普济方》卷一百九十二作"三分"。

③ 二　《得效方》卷第九、《普济方》卷一百九十二作"一"。

④ 卜　原作"苩"，今据《得效方》卷第九改。

⑤ 各等分　《得效方》卷第九作"各一两"。

⑥ 治　原作"至"，今据前文"易治"改。

心腹胀满，头晕呕逆，脉来浮弦。

防风去芦　桂枝不见火　枳壳去瓤，麸炒　赤芍药　桔梗去芦，炒。各一两　木香不见火　人参　槟榔　当归去芦，酒浸　川芎　陈皮　甘草炙。各半两

上㕮咀。每服四钱，水一盏，姜五片，煎服。不拘时。

（三十五）紫苏子汤　治忧思过度，致伤脾胃，心腹膨胀，喘促烦闷，肠鸣气走，漉漉有声，大小便不利，脉虚紧而涩。

紫苏子一两　大腹皮　草果仁　半夏汤洗七次　厚朴去皮，姜炒　木香不见火　陈皮　木通　白术　枳实去瓤，麸炒　人参　甘草炙。各半两

上㕮咀。每服四钱，水一盏①，姜五②片，枣二枚，煎服，不拘时。

（三十六）五嗝宽中散　治七气沉滞，饮食不下，气满膨胀。（方见气门）

（三十七）藿香正气散　调荣卫，利三焦，行痞滞，消膨胀。（方见气门）

（三十八）煮附丸　治男子、妇人气虚膨胀，或胸膈停痰，或滞积气，小便赤白浊，并宜服之。

香附子去毛，一斤　老姜不去皮，六两　盐二两。各上三件安砂瓶内，煮三昼夜，焙干　茯神去皮木　白茯苓去皮。各四两　北茴香净炒，一两　大椒去目及闭口者，炒出汗，二两

上为末，陈米糊丸如梧桐子。每服五十丸，空心煎紫苏汤下。小便多者，研碎茴香，浓煎汤下。

---

① 盏　《济生方·胀满门》作"盏半"。

② 五　《得效方》卷第五作"三"。

（三十九）木香顺气汤 治浊气在上，则生䐜①胀。

木香三分 厚朴姜制，四分 青皮去白 陈皮 益智仁 白茯苓去皮 泽泻 干生姜 半夏汤洗 吴茱萸洗。各二分 当归五分 升麻 柴胡各一两 草豆蔻面裹，烧去皮，三分 苍术泔浸，三分

上㕮咀。都作一服，水二大盏，煎至一盏，去滓，温服食前。忌生冷及硬物，息怒。

（四十）木香分气丸 善治脾胃不和，心腹胀，两胁膨胀，胃膈注满，痰嗽喘息，刺②心干呕，咽喉不利，饮食不化，并皆治之，有效。

木香 槟榔 青皮去白 陈皮去白瓤 蓬莪茂炮 干生姜 当归 姜黄 玄胡 白术 枳壳麸炒 荆三棱湿纸裹，煨香 赤茯苓肉豆蔻 秋冬加丁香炒。各等分

上为细末，白面糊为丸，小豆大。每服三五十丸，生姜汤下。忌生茄、马齿苋。

（四十一）调中顺气丸 治三焦痞滞，水饮停积，胁下虚满，或时时刺痛。

木香 白豆蔻仁 青皮去白 陈皮③去白 荆三棱炮。各一两大腹子 半夏汤洗七次。各二两 缩砂仁半两 槟榔炮，一④两 沉香半两⑤

上为细末，水糊为丸，如桐子大。每服三十丸，陈皮汤下。

（四十二）沉香降气汤 治气不升降，胸膈痞闷，心腹胀满。（方见诸气门）

---

① 䐜（chēn） 肌肉胀大。《太玄·争》："股脚䐜如，维身之疾。"

② 刺 《御药院方》卷三、《普济方》卷二十二作"醋"。

③ 陈皮 《普济方》卷一百七十用"半两"。

④ 一 《普济方》卷一百七十作"半"。

⑤ 沉香半两 《普济方》卷一百七十无。

食胀

（四十三）强中汤 治食啖生冷，过饮寒浆，有伤脾胃，遂成腹胀，心下痞满，有妨饮食，甚则腹痛。

干姜炮 白术各一两 青皮去白 陈皮去白 人参① 丁香各三两 草果仁② 附子炮，去皮、脐 厚朴姜炒 甘草炙。各半两

上㕮咀。每服四钱，水一盏③，姜五片，枣二枚，煎七分，温服，不拘时。呕者，加半夏或食面。胀满，加萝卜子半两④。

（四十四）桂香丸 治大人、小儿过食杂果伤脾，令人腹胀气急。

肉桂不见火，一两 麝香别研，一钱

上为末，用饭丸如绿豆大。大人十五丸，小儿七丸，熟水送下。

（四十五）异香散 治脾气不和，饮食难化，腹胁胀满。（方见气门）

（四十六）楠木汤 治饮食过饱所伤腹胀。

上以楠木煎浓汤饮之。

热胀

（四十七）枳实汤 治腹胀发热，大便秘结，脉多洪数，此名热胀。

---

① 人参 《济生方·胀满门》、《得效方》卷第六用"半两"。前"青皮"、"陈皮"同。

② 草果仁 《济生方·胀满门》、《得效方》卷第六用"三两"。

③ 盏 《济生方·胀满门》、《得效方》卷第六作"盏半"。

④ 半两 原前有"各"，今据《济生方·胀满门》、《得效方》卷第六及文意删。

枳实去瓤，麸炒，半两　厚朴姜炒，一两　大黄酒蒸　桂心①不见火　甘草炙。各三钱

上吹咀。每服四钱，水一盏②，姜枣煎服。呕者，加半夏一分。

（四十八）是斋推③气丸　治三焦痞塞，气不升降，胸膈胀满，大便秘涩，小便赤少，并宜服之。

槟榔　陈皮　黄芩　大黄　枳实　黑牵牛生用。各等分

上为末，炼蜜丸如梧桐子。每服五七十丸，临卧以温熟水下。更量虚实加减。

（四十九）中满分消丸　治中满鼓胀、气胀、水气胀、大热胀，不治寒胀。

人参去芦　白术　姜黄④　黄芩去腐，锉，炒。各⑤半两　炙甘草　猪苓去黑皮。各一钱　黄连去须，锉，炒，半两　白茯苓去皮　缩砂仁　干生姜各二钱　枳实麸炒黄　半夏汤洗七次。各五钱　厚朴姜制，一两　知母锉，炒，四钱　泽泻三钱　陈皮半两⑥

上细碾茯苓、泽泻、生姜各⑦各为末，另秤，外共为细末秤，入上三味和匀，水浸蒸饼为丸，如桐子大。每服一百丸，热白汤送下。寒因热用，故焙热服之。食远，量人虚实加减。

---

① 桂心　《济生方·胀满门》用"二钱半"。

② 盏　《济生方·胀满门》作"盏半"。

③ 推　原作"椎"，今据《家藏方》卷第五、《得效方》卷第六、《普济方》卷一百八十二及原书目录改。

④ 姜黄　《直指方》卷之十七后有"各一钱"。

⑤ 各　《直指方》卷之十七无。

⑥ 半两　《直指方》卷之十七作"三钱"。

⑦ 各　疑衍。

寒胀

（五十）补附汤　治老人中寒下虚，心腹膨胀，不喜饮食。

附子炮，去皮、脐　厚朴姜制，炒。各等分

上吹咀。每服四钱，水一①盏，姜七片，枣二枚，煎至八分，温服，不拘时。加少木香尤佳。

（五十一）大半夏汤　治肝气大盛，胜克于脾，脾不运化，结聚涎沫，闭塞脏气，胃冷中虚，遂成胀满之病，其脉多弦迟。

半夏汤洗七次　桂心各五两　附子炮，去皮、脐　枳实麸炒　茯苓　甘草炙　厚朴姜炒　当归　人参各二②两　川椒炒出汗，去合口者，八百粒

上吹咀。每服四钱，水一盏③，姜五片，枣二④枚，空心煎服。

（五十二）导气丸　治诸气痞塞，关格不通，腹胀如鼓，大便虚秘。又治肾气、小肠气等，功效尤速。

青皮水蛭炒赤，去蛭　莪术虻虫炒，去虻　三棱干漆炒，去漆　槟榔斑蝥炒，去蝥　茱萸牵牛炒，去牛　干姜硇砂炒，去砂　附子盐炒，去盐　赤芍药川椒炒，去椒　胡椒茴香炒，去香　石菖蒲桃仁炒，去仁

上各锉，与所注药炒熟，去水蛭等并不用，只以青皮等十件为末，酒糊丸如梧桐子。每服五丸至七丸⑤，空心紫苏汤下。

（五十三）附子粳米汤　治喜怒忧思扰乱脏气，胸腹胀满，肠鸣走气，呕吐不食。

---

① 一　《济生方·胀满门》、《得效方》卷第六作"二"。
② 二　《三因方》卷之十一作"三"。
③ 盏　《三因方》卷之十一作"盏半"。
④ 二　《三因方》卷之十一作"三"。
⑤ 五丸至七丸　《得效方》卷第六作"五十九丸至七十九"。

半夏汤洗七次　粳米各二钱①　干姜②炮　甘草各二钱半③　大附子一枚，去皮，虚人略炮

上㕮咀。每服四④钱，水一⑤盏，枣二⑥枚，煎七分，食前服。

（五十四）厚朴橘皮煎　治伤冷溏泻，腹肚膜胀，其状如覆栲栲，喘满奔急，气不得舒。

厚朴去皮，姜制，三两　枳壳麸炒　干姜炮　良姜各一两二钱青皮　陈皮各去白　肉桂去皮　全蝎去尾、足，斟酌分两

上末，醋糊丸如梧桐子。每服三十丸，生姜橘皮汤、紫苏汤下。

（五十五）气针丸　专治气滞膨胀。

全蝎去尾并足　木香不见火　丁香　胡椒　肉豆蔻煨。各一两片子姜黄　青皮各去白。各二两

上末，用萝卜子炒，去壳，取净四两，烂研和药，用酒同姜汁各少许，煮糊丸如梧桐子。每服五十丸，煎紫苏陈皮汤送下。

蛊胀

（五十六）四炒丸⑦　治气血凝滞，腹内蛊胀。

---

①　二钱　《得效方》卷第六、《三因方》卷之十作"三钱半字"。

②　干姜　《得效方》卷第六、《三因方》卷之十用"一分"。

③　各二钱半　《得效方》卷第六作"一钱半"，《三因方》卷之十作"一钱一字"。

④　四　《得效方》卷第六作"二"。

⑤　一　《得效方》卷第六、《三因方》卷之十作"二"。

⑥　二　《得效方》卷第六、《三因方》卷之十作"三"。

⑦　四炒丸　《普济方》卷一百九十四作"四妙丸"，《得效方》卷第六作"四炒枳壳丸"。

枳壳四两，去瓤，切作两指面大块，分四处。一两用苍术一两同炒黄，去苍术；一两用萝卜子一两炒黄，去萝卜子；一两用干漆一两炒黄，去干漆；一两用茴香一两同炒，去茴香。止用枳壳，为细末

上用炒苍术四味，同水二碗，煎至一碗，去滓，煮面糊，丸如梧桐子。每服五十丸，食后米饮下。

（五十七）三棱煎丸 治心腹坚胀，胁下紧硬，胸中痞塞，喘满短气。常服顺气宽中，消积滞，除膨胀。

荆三棱生，细锉，半斤，捣为末，以酒三升，于银石器熬成膏　青皮去白　萝卜子炒　神曲①炒。各二两　麦蘖炒，三②两　硇砂飞，研，二③两　干漆④炒　杏仁汤去皮、尖，炒。各三两⑤

上为末，以三棱膏丸如梧桐子。每服二十丸，食后温米饮下。

（五十八）气鼓胁痛方⑥ 治气鼓胁下，痛引及背。

青皮去白　川楝子巴炒，去巴　三棱煨　莪术煨　木通巴炒，去巴　陈皮　甘草　槟榔各等分

上㕮咀。每服神曲，水一盏，橘皮、橘叶同煎，温服。

通治

（五十九）赤茯苓丸 治脾湿太⑦过，四肢肿满，腹胀喘

---

① 神曲 《局方》卷之三用"三两"。《得效方》卷第三用"三分"。

② 三 《得效方》卷第三作"二"。

③ 二 《局方》卷之三、《得效方》卷第三、《直指方》卷之五作"一"。

④ 干漆 《局方》卷之三、《得效方》卷第三、《直指方》卷之五用"二两"。

⑤ 各三两 《局方》卷之三、《得效方》卷第三、《直指方》卷之五作"一两"。

⑥ 气鼓胁痛方 此处方名原脱，今据原书目录补。

⑦ 太 原作"大"，今据《普济方》卷一百十八改。

逆，气不宣通，小便赤涩。

葶苈四两　防己二两　赤茯苓一两　木香半两

上为细末，枣肉为丸桐子大。每服三十丸，煎桑白皮汤送下。

（六十）大正气散　治脾胃怯弱，为风寒湿气所伤，遂致心腹胀满，有妨饮食。

厚朴姜炒　藿香叶　半夏汤泡七次　陈皮　干姜①炮　白术各一两　甘草炙　槟榔　桂枝不见火　枳壳去瓤。各半两

上㕮咀。每服四钱，水一盏②，姜五片，枣二枚，煎七分，温服。

（六十一）桃溪气宝丸　治腰胁俱病，如抱一瓮，肌肤坚硬，按之如鼓，两脚肿满，曲膝仰卧，不能屈伸，自头至颠③中，瘠瘦露骨。一切气积、食积，并脚气走注，大便秘结，寒热往来，状如伤寒，并宜服之。

黑牵牛二两　大黄一两半　槟榔　青皮去白。各一两　木香　羌活　川芎　陈皮　茴香炒　当归各半两

上为末，用皂角膏丸如梧桐子。每服一百丸，生姜灯心汤下。

（六十二）木香流气饮　治诸气痞滞④不通，腹内胀满。

（六十三）经验调气方　治证同上。皆能通胸膈膨胀。（并见气门）

---

① 干姜　《济生方·胀满门》、《得效方》卷第六用"半两"。
② 盏　《济生方·胀满门》、《得效方》卷第六作"盏半"。
③ 颠　疑为"膻"之误。
④ 滞　原作"带"，今据《局方》卷之三改。

积　聚

五积六聚者，五脏六腑之有所积聚也。其为病，诸书所载，皆以内为喜怒忧思七情之气克制五脏，结而不散，乃成积聚之证。故忧伤肺者，以所胜传之肝，遇夏则脾土旺，传克不行，故成肝积，名曰肥气，其状在左胁下，大如覆杯，似有头足，诊其脉，弦而细，其色青，两胁下痛引小腹，男子为积疝，女子为瘕聚。失志伤肾者，以所胜传心，遇秋则金肺旺，传克不行，故成心积，名曰伏梁，其状起于脐下，大如臂，犹梁之横架于胸膈间，诊其脉，沉细而玬，其色赤，腹热心烦，面赤咽干，令人食少羸瘦，甚则吐血。怒伤肝者，以所胜传脾，遇冬则肾水旺，传克不行，故成脾积，名曰痞气，其状见于胃脘，大如覆杯，痞塞不通，诊其脉，浮大而长，其色黄，遇饥则灭，遇饱则见，腹常满而足肿，兼以呕泄，久则肉削，令人四肢不收。喜伤心者，以所胜传肺，遇春则肝木旺，传克不行，故成肺积，名曰息贲，其状覆在右胁下，大如杯样，喘息奔隘，诊其脉，浮而毛，其色白，气逆背痛，目喜闭而肤寒，皮中时痛如刺，或如风。缘思伤脾者，以所胜传肾，遇夏则心火旺，传克不行，故成肾积，名曰奔豚，其状发于小腹，或凑心下，上下无时，有若奔走之状，诊其脉，沉而急，其色黑，饥则见，饱则灭，小腹里急，腰痛骨冷，眼昏口干，久则令人骨痿少气。至如六聚之在六腑，其痛上下，亦无常处，在上则挌①，再下则胀，旁攻两胁，如有坏块，易于转动，此其与五积为异耳。虽曰，气之积聚，而成此证。余忖度之，必是因气，结聚痰饮或是积聚之物，而后能坚硬如此。发萌之初，早能辨其脉证，投以药饵，或以导引之法，尤云庶

---

① 挌　疑为"格"之误。

338

几。若其见形于皮肤之下，药入肠胃，熏蒸之所不及，诚为难治之证。凡积聚之脉，实强者生，沉小者死。

心积

（六十四）伏梁丸 治心积起于脐上，至心大如臂，久不已，病烦，身体、髀股皆肿，环脐而痛，其脉沉而芤。

茯苓 厚朴 人参 枳壳_{去瓤，麸炒} 白术 半夏_{汤洗 三两}煨。各等分

上为末，煮面糊，丸如梧桐子。米饮下二十丸。作散，酒调亦可。

（六十五）温白丸 治心腹积聚，久癥癖块，大如杯碗，心胁胀满，如有所碍，十种水肿，八种痞塞，翻胃吐逆，并皆治之。

川乌炮，_{去皮、脐，二①两半} 皂荚_{去皮、子，炙，半两} 巴豆_{去皮、心膜，出油，炒} 厚朴_{去皮，姜制} 吴茱萸_{汤洗，炒} 紫菀_{去叶、土} 茯苓_{去皮} 人参_{去芦} 桔梗 菖蒲 柴胡_{去芦} 干姜_炮 肉桂_{去皮} 蜀椒_{去目及闭口，炒出汗} 黄连_{各半两}

上为末，入巴豆令匀，炼蜜丸如梧桐子。每服五②丸，姜汤下。

肝积

（六十六）肥气丸 治肝之积，在左胁下，如覆杯，有头足，如龟鳖状，久不愈③，发咳逆，呕，其脉弦而细。

---

① 二 《直指方》卷之十七作"一"。

② 五 《局方》卷之三、《直指方》卷之十七作"三"。

③ 愈 原作"俞"，今据《三因方》卷之八、《得效方》卷第四、《普济方》卷一百七十改。

当归头①　苍术各一两半　青皮炒，一②两　蛇含石煅，醋淬，三分　莪术　三棱　铁孕粉各三两。与三棱、莪术同入，醋煮一伏时久

上为末，醋煮米糊，丸如绿豆大。每服四十丸，当归浸酒下。

脾积

（六十七）痞气丸　治脾积在胃脘，覆大如盘，久不愈，病四肢不收，黄疸，饮食不为肌肤，心痛彻背，背痛彻心，其脉浮大而长。

大乌头一分，炮，去皮、尖　附子半两，炮　赤石脂煅，醋淬　川椒炒出汗　干姜炮。各二两　桂心半两

上为末，蜜丸如梧桐子，朱砂为衣。每服十③丸，米汤下。

（六十八）家藏方木香槟榔丸　治脾积气块，腹胁走痛，口吐清水。

木香一两　槟榔七枚　干漆炒，令烟尽　硇砂各半两，别研　肉豆蔻五枚　胡椒四十九粒，炒　肉桂去皮，一两

上为末，次入硇砂和匀，炼蜜丸如梧桐子。每服七丸，橘皮汤下。

（六十九）五香蠲痛丸　冷物所伤脾胃，久积成癖。（方见气门）

（七十）胜红丸　治脾积气滞，胸膈满闷，气促不安，呕吐清水。丈夫酒积，妇人脾血积气，小儿食积，并皆治之。

---

① 头　《三因方》卷之八、《得效方》卷第四、《普济方》卷一百七十作"须"。

② 一　《三因方》卷之八、《得效方》卷第四、《普济方》卷一百七十作"二"。

③ 十　《三因方》卷之八、《得效方》卷第四作"五七"。

陈皮　青皮　三棱　莪术二味同用醋煮　干姜炮　良姜各一两
香附子炒，去毛，二两

上为末，醋糊丸如梧桐子。每服三十丸，姜汤下。

肺积

（七十一）息贲汤　治肺积，在右胁下，大如覆杯，久不愈，病洒洒寒热，气逆喘咳，发为肺痈，其脉浮而毛。

半夏汤洗七次　吴茱萸汤洗　桂心　人参　甘草炙　桑白皮炙
葶苈各二两半

上㕮咀。每服四钱，水盏半，姜七片，枣二枚，煎，食前服。

肾积

（七十二）奔豚汤　治肾积发于小腹，上至心，如豚奔走之状，上下无时，久不愈，病喘逆，骨痿少气，其脉沉而滑。

甘李根皮焙干　干葛各一两一分　当归　川芎　白芍药　甘草
炙　黄芩各二两　半夏汤洗七次，四两

上㕮咀。每服四钱，水盏半，煎七分，服。

六聚

（七十三）散聚汤　治久气积聚，状如癥瘕，随气上下，发作有时，心腹绞痛，攻刺腰胁，小腹䐜胀，大小便不利。

半夏汤洗七次　槟榔　当归各三分　陈皮去白　杏仁去皮、尖，
麸炒　桂心各二两　茯苓　甘草炙　附子炮，去皮　川芎　枳壳去
白，麸炒　厚朴姜制　吴茱萸汤泡洗。各一两

上㕮咀。每服四钱，水一盏①，煎服。大便不利，加大黄。

---

① 盏　《三因方》卷之八、《得效方》卷第四作"盏半"。

（七十四）大七气汤　治五积六聚，状如癥瘕，随气上下，发作有时，心腹疠痛，上气窒塞，小腹胀满，大小便不利。

益智仁　陈皮去白　荆三棱　蓬术　香附子炒，去毛　桔梗去芦　肉桂不见火　藿香叶各一两半　甘草炙，三分　青皮一两①

上㕮咀。每服五钱，水二盏，煎一盏，去滓，食前温服。

痃癖

（七十五）磨积丸　治肠胃虚寒，气癖于盲膜之外，流于两胁②，气逆喘急，久败荣卫凝滞，溃为痈脓，多致不救。

胡椒一百五十粒　木香不见火，二钱半③　全蝎去毒，十个

上为末，粟米饮为丸，如绿豆大。每服二十④丸，橘皮汤下。

通治

（七十六⑤）消饮丸　治一切积聚，痃癖气块，及大小结胸，痛不能抑按⑥。

天南星　半夏　芫花　自然铜各等分，生用

上为末，醋煮面糊为丸，如桐子。每服五七丸，食前温水下。

（七十七）姜合丸　疗中脘积聚痰气，胸膈结痞。（方见翻胃门）

----

① 一两　《济生方·癥瘕积聚门》作"一两半"。

② 两胁　《三因方》卷之八、《济生方·癥瘕积聚门》、《得效方》卷第四作"季胁"。

③ 二钱半　《济生方·癥瘕积聚门》、《三因方》卷之八作"一分"。

④ 二十　《济生方·癥瘕积聚门》、《三因方》卷之八、《得效方》卷第四作"十五"。

⑤ 七十六　原脱，今据前后文补。

⑥ 抑按　《宣明论方》卷七作"仰"。

（七十八）**硇砂丸**　治一切积聚痰饮，心胁引痛。

硇砂　荆三棱别末　干姜　香白芷　巴豆去油。各半两　大黄别末　干漆各一两　木香　青皮　胡椒各一分　槟榔　肉豆蔻各一个①

上为末，酽醋②二升，煮巴豆五七沸，复下三棱、大黄末，同煎三五③沸，入硇砂同煎成膏，却入别药和匀，杵，丸如绿豆大。每服五丸，姜汤下。

（七十九）**枳壳散**　治五种积气，三焦痞塞，胸膈满闷，呕吐痰逆，口苦吞酸。常服顺气宽中，除痃癖，消积聚。

枳壳　荆三棱　陈皮　益智仁　莪术　槟榔　肉桂各一两　干姜　厚朴　青皮　肉豆蔻　甘草　木香各半两

上㕮咀。每服三④钱，水一盏，姜枣同煎七分，热服，不拘时。

（八十）**香棱丸**　治一切积聚。破痰癖，消癥块。

蓬术细锉，一两，用去壳巴豆三十粒同炒，巴豆令黄色，去巴不用　青皮去白　丁香　川楝子炒　茴香炒　荆三棱酒浸一⑤夕　枳壳去白，麸炒　木香不见火。各半两

上为末，醋煮面糊，丸如梧桐子，以朱砂为衣。每服三⑥十丸，姜盐汤下，温酒亦可，不拘时。

（八十一）**妙应丸**　治老人一切虚寒，痰癖积块，攻胀疼痛。

----

① 个　《普济方》卷一百六十八作"两"。
② 酽醋　《普济方》卷一百六十八作"水"。
③ 三五　《本事方》卷第三、《普济方》卷一百六十八作"五七"。
④ 三　《本事方》卷第三作"二"。
⑤ 一　原脱，今据《济生方·癥瘕积聚门》补。
⑥ 三　《济生方·癥瘕积聚门》作"二"。

黑附子二①枚，各②七钱重，去皮、脐，剜作罐子　硇砂三钱，用水一盏，化在盏中，火上熬干，秤　木香不见火，七钱半　破故纸炒　荜茇各一两

上将飞过硇砂末分在附子瓮内，却用所剜附子末盖口，以水和白面裹约半指厚，慢火内煨令黄熟，去面，同木香等为末，却将原③裹附子熟黄面为末，醋调煮粥，丸如绿豆大。每服二十丸，食后生姜汤下。

（八十二）积气丸　治阴阳不和，脏腑虚弱，寒冷之气留滞于内，使气积不散，胸胁支满，食即气噎，心腹膨胀，气刺气急，宿食不化，心腹引痛，噫气吞酸，停饮浸渍，恶心呕逆，癖块疼痛，脏腑不调，饮食不进，往来寒热，渐觉瘦弱。

巴豆一百个，去皮、心膜，出油，取霜三钱　桃仁去皮、尖，炒，另研，一两半　附子④炮，去皮　木香　干漆炒焦　鳖甲醋炙黄。各半⑤两　三棱煨　肉桂　硇砂各二两　大黄煨，一两　米醋五升，以硇砂、大黄同用慢火熬成膏　朱砂　麝香另研。各二钱半

上为末，以醋膏为丸梧子大。每服十⑥丸，炒生姜汤温下，或木香汤亦得，食后临卧服。量虚实加减丸数，忌生冷。

---

① 二　原作"一"，今据下文"各七钱重"及《济生方·癥瘕积聚门》改。

② 各　《永类钤方》卷第十二无。

③ 原　原作"元"，今据《济生方·癥瘕积聚门》改。

④ 附子　《局方》卷之三、《普济方》卷一百八十一用"四两"。

⑤ 半　《局方》卷之三作"一"。

⑥ 十　《局方》卷之二、《普济方》卷一百八十一作"二"。

名方类证医书大全卷十五

鳌峰熊宗立道轩编集

宿　食

人之有身，藉五谷以生，故胃以纳之，脾以克化之。脾胃喜暖，不宜以生冷伤之。体虚者，不善调养，饥饱失时，或过餐饮食并一切生冷之物，脾胃怯弱，不能克化，停蓄胃脘，遂成宿滞。轻则吞酸呕恶，胸满噎噫，或泄或利，其臭如抱坏鸡子，或米谷不化，甚则积聚，结而为癥瘕之病。治之须究其原，又须量人气体虚实，病证浅深，投以药饵。病之浅者则消化之，甚者必须推利，而后调补脾胃。或有因挟寒暑之气而泄者，又当以脉证辨而料理。

（一）**丁香脾积丸**　治食积，心腹膨胀，不得克化。（方载诸气门）

（二）**感应丸**　治男子、妇人、小儿停积宿食、冷物，不能克化，有伤脾胃，或泄泻，臭如抱坏鸡子，或下利脓血，并宜服此通利。

百草霜用村家锅底上者，细研，二两　杏仁去皮、尖，取仁，要肥者，二百四十枚　巴豆七十粒，去皮、心膜，出油，研细如粉　肉豆蔻去皮，二十个　川干姜炮，一两　南木香去芦，二两半　丁香一两半

上除巴豆粉、百草霜、杏仁三味外，余四味杵为细末，与前三味同拌，研令细。用蜡柜先将蜡六两镕化作汁，以重绵滤滓，更以好酒一升于银石器内煮蜡镕，滚数沸，倾出，候酒冷，

其蜡自浮于上，取蜡秤用。凡春夏修合，用清油一两，秋冬用清油一两半，于铫内熬令香熟，次下酒煮蜡四两，同化作汁，就锅内乘热拌和前项药末成剂，分作小铤子，以油单纸裹之，旋丸服饵。每服三十丸，空心姜汤下。

（三）红丸子　壮脾胃，消宿食，去膨胀。（方见脾胃门）

（四）五百丸　治宿食留饮，积聚中脘，噎①臭吞酸，心腹刺痛。

巴豆去皮、心膜，别研　缩砂仁　胡椒　乌梅去核　丁香

上件各一百个，为细末，炊饼糊为丸，如绿豆大。每服五七丸，熟水临卧送下。

（五）黑丸子　治中脘有宿食不消，吞酸恶心，口吐清水，或心腹刺痛，飧泄如痢。

乌梅肉七个　百草霜三分　杏仁去皮、尖，别研，三七枚　巴豆去壳并油，三枚　半夏汤洗七次，九枚　缩砂仁三七枚

上为末，和匀，煮面糊，丸如黍米大。每服二十丸，姜汤下。

（六）如意丸　治气虚积冷，停食不消，心下坚痞，噫宿腐气。及霍乱吐泻，米谷不消，一切食癥之疾，并皆治之。

枳壳去白　槟榔　陈皮　干姜　黄连去须　蓬术　三棱　半夏汤洗七次，各二两　巴豆三七粒，连壳用，同前药醋煮

上除巴豆外，锉如豆大，用好醋煮干，去巴豆，余药焙为细末，薄②糊丸如绿豆大。每服十丸，加至十五丸，用茶清、姜汤任下，食后温服。孕妇不宜服之。

---

① 噎　《三因方》卷之十一作"噫"。

② 薄　原字不清，今据《济生方·宿食门》补。

（七）**阿魏丸** 治脾胃怯弱，过食肉面生果之物，停滞中焦，不能克化，以致腹胀刺痛，呕恶不食，或利或秘，悉皆主之。

阿魏酒浸化 官桂不见火 蓬术炒 麦糵炒 神曲炒 青皮去白 萝卜子炒 白术 干姜炮。各半两 百草霜三分 巴豆去壳油，三七个

上为末，和匀用，薄糊丸如绿豆大。每服二十丸，不拘时姜汤送下。面伤用面汤下，生果伤用麝香汤下。

（八）**混元邓山房神效感应丸** 常服消宿食，除积滞，不动脏腑。

黑角沉不见火 木香 檀香 全丁香 陈皮 青皮 黄连 砂仁 香附子去黑毛，见白 半夏水浸，去面衣 三棱①略煨 蓬术十分大者，湿纸裹煨

以上药各一两，净研为细末。

肥乌梅有肉者一百文重 巴豆三百粒，捶出油，去皮、膜、心

上用瓷器一只盛巴豆，上以乌梅肉盖之，却用陈米醋浸过，与乌梅肉平与甑坐，蒸至极熟，以巴豆红色为度，却擂二件，令极烂。次用糯米粽和前件诸药，搜匀，捣千百杵②，以黑色为度，众手丸如萝卜子大。每服一十丸。宿食不消，陈皮汤下。气滞，茴香汤下。酒后呕吐，淡姜汤下。

（九）**丁香烂饭丸** 治食伤太阴，又治卒心胸痛。

丁香一钱 丁香皮三钱 炙甘草三钱 甘松三③钱，去土秤 缩砂仁三钱 益智仁三钱 荆三棱一钱，炮 广茂一钱，炮 香附子半两 木香一钱

---

① 三棱 原作"二棱"，今据《普济方》卷一百七十二改。
② 杵 本字原作提手旁，今据《普济方》卷一百七十二改。
③ 三 《普济方》卷二十四作"二"。

上为细末，汤浸蒸饼为丸，如绿豆大。每服三十丸，白汤送下，或细嚼亦可，不拘时候。

（十）消痞丸　治一切心下痞闷，及积年久不愈，初因食伤者。

黄连_{去须、毛，炒，六钱}　黄芩_{炒①黄色，六钱}　姜黄　白术_{各一两}　人参_{四钱}　甘草_{炙，二②钱}　缩砂仁_{三钱}　枳实_{麸炒黄色，五钱}　橘皮_{四钱}　干生姜_{二③钱}　半夏④_{汤洗七次}　神曲⑤_{炒黄色。各五钱}　一方加泽泻　厚朴_{各三钱}　猪苓_{二钱半}

上为细末，汤浸蒸饼为丸，如桐子大。每服五七十丸至百丸，白汤送下，食后。

（十一）木香枳术丸　治破滞气，消饮食，开胃进食。

木香_{一两}　枳实_{炒，三⑥两}　白术_{二两}

上为细末，荷叶烧饭为丸，如桐子大。五十丸，温水送下。

（十二）三棱煎丸　治胸中痞塞，喘满气短。常服顺气宽中，消积滞。_{（方见胀满门）}

（十三）楠木汤　治宿食不消。_{（方见胀满门）}

自　汗

心之所藏，在内者为血，于外者为汗。盖汗乃心之液，而

---

①　炒　原作"刮"，今据《普济方》卷一百七十改。
②　二　《普济方》卷一百七十作"三"。
③　二　《普济方》卷一百七十作"一"。
④　半夏　《普济方》卷一百七十用"四钱"。
⑤　神曲　《普济方》卷一百七十用"二钱"。
⑥　三　《直指方》卷之六、《普济方》卷一百七十二作"一"。

自汗之证，未有不由心肾俱虚而得之者。故阴虚阳必凑，发热而自汗，阳虚阴必乘，发厥而自汗，此固阴阳偏胜所致。又有伤风、中暑、病湿，兼以惊怖、房室、劳极、历节、肠痈、痰饮、产褥等病，亦能令人自汗。如睡中不觉汗出者，是名盗汗，亦心虚所致，其脉多微而涩，濡而虚。治之宜敛心气，益肾水，使阴阳调和，水火升降，其汗自止。自汗之证，若兼以他病，又当各类求之。

伤风

（十四）桂枝汤　治伤风脉浮，自汗恶风。（方见伤寒门）

风湿

（十五）术附汤　治风湿相搏，不呕不渴，时或自汗。（方见湿门）

（十六）防己黄芪汤　治风湿相搏，时自汗出，或身热，或无热。（方载湿门）

体虚

（十七）牡蛎散　治诸虚不足，及大病后体虚，津液不固，体常自汗。

黄芪去苗、土　麻黄根净洗　牡蛎米泔浸，去土，火煅通赤。各一两

上㕮咀。每服三钱，水一盏①，小麦百余粒，同煎八分，不拘时服。

（十八）黄芪建中汤　男子、妇人血气不足，常自汗。（方见

---

① 盏　《局方》卷之八、《三因方》卷之十、《普济方》卷二百二十六作"盏半"。

（十九）黄芪汤 治喜怒惊恐、房室虚劳致阴阳偏虚，或发厥自汗，或盗汗不止，并宜服之。

黄芪去芦，蜜炙，两半　白茯苓去皮　熟地黄酒蒸　肉桂不见火　天门冬去心　麻黄根　龙骨各一两　五味子　小麦炒　防风去芦　当归去芦，酒浸　甘草炙。各半两

上㕮咀。每服四钱，水一盏①，姜五片，煎七分，温服，不拘时。发厥自汗，加熟附子。发热自汗，加石斛。

（二十）抚芎汤 治自汗头眩，痰逆恶心。

抚芎　白术去油，略炒　橘红各一两　甘草炙，半两

上㕮咀。每服四钱，水一盏②，姜七片，煎至八分，温服。

盗汗

（二十一）麦煎散 治荣卫不调，夜多盗汗，四肢烦疼，肌肉消瘦。

知母　石膏　甘草炙　滑石　白茯苓各半两　人参　地骨皮净洗　赤芍药　葶苈　杏仁去皮，麸炒　麻黄不去根，一两半

上为末。每服一钱，浮麦煎汤调服。

（二十二）防风散 治盗汗。

川芎一分　人参半分　防风二分

上为末。每服一钱，临卧米饮调下。

（二十三）白术散 治盗汗极效。

白术，不拘多少，用浮麦一升、水一斗煮干。如白术尚硬，又用水一二升煮，取出切作片，焙干，去麦不用。研为末，别用

---

① 盏　《济生方·诸汗门》作"盏半"。
② 盏　《济生方·诸湿门》作"盏半"。

浮麦汤。每服一二①钱，不以时。

（二十四）茯苓汤　治虚汗、盗汗。

白茯苓为末，煎乌梅、陈艾汤，调下二钱，服，神效。

（二十五）大建中汤　治虚热盗汗，百节痛，肢体倦②，口苦舌涩，气短。

黄芪炙　远志甘草③煮，去心　当归　泽泻各三两　白芍药　龙骨　人参各二两　甘草炙，一两

上锉散。每四钱，水二盏，姜五片，煎，温服。一方有桂枝。

虚脱

（二十六）芪附汤　治气虚阳弱，虚汗不止，肢体倦怠。

黄芪去芦，蜜炙　附子炮，去皮、脐。各等分

上咬咀。每服四钱，水一④盏，姜十⑤片，煎八⑥分，食前温服。

（二十七）正元散　治下元气虚，心腹胀满，夜常自汗。（方载诸虚门）

（二十八）三建汤　治真气不足，上盛下虚，面赤自汗，小便频数。如汗不收，加肉桂、黄芪。（方载诸虚门）

---

① 一二　《得效方》卷第九作"二三"。

② 倦　原作"健"，今据《得效方》卷第九改。健，同"健"，与文意不符。

③ 甘草　《得效方》卷第九作"灯心"。

④ 一　《得效方》卷第九作"二"。

⑤ 十　《济生方·诸汗门》作"五"。

⑥ 八　《济生方·诸汗门》作"七"。

通治

（二十九）温粉 止汗。

上用川芎、白芷、藁本各一分，为末，入米粉三分，以帛包，扑周身则汗止。

（三十）红粉 止汗。

麻黄根　牡蛎火煅。各一两　赤石脂　龙骨各半两

上为末，以绢袋盛，如扑粉用。

虚　烦

虚烦之疾，非止一端。究其大概，多是体虚者摄养有乖，荣卫不调，使阴阳二气有所偏胜，或阴虚而阳盛，或阴盛而阳虚。《素问》云：阳虚则外寒，阴虚则内热，阳盛则外热，阴盛则内寒。此固不易之论。而今虚烦之病，多是阴虚生内热所致。如虚劳之人，肾水有亏，心火内蒸，其烦必躁，吐泻之后，津液枯竭，烦而有渴。惟伤寒及大病后，虚烦之证，却无霍乱，临病之际，又宜审。治法宜用以平和之药清心实下，未可峻用补药。又若妇人产后，去血过多，虚烦发热，又当各以类求。

病后

（三十一）竹叶石膏汤 治大病后表里俱虚，内无津液，烦渴心躁及诸虚烦热，与伤寒相似，但不恶寒，身不疼痛，不可汗下，宜服之。（方见伤寒门）

（三十二）温胆汤 治大病后虚烦不得睡卧，及心胆虚怯，触事易惊，短气悸之，或复自汗，并宜服之。

橘红一两半　甘草炙，四钱①　茯苓三分　半夏汤洗七次　枳实炮，洗，炒。各一两

上㕮咀。每服四钱，水一盏半，姜七片，枣一②枚，竹茹一块如钱大，煎至六分，空心热服。

（三十三）人参竹叶汤　治汗下后表里虚烦，不可攻者。

竹叶二把　人参　甘草炙。各二两　半夏二两半　石膏　麦门冬各五两

上㕮咀。每服四钱，水盏半，姜五片，粳米一撮，煎热③，去滓，空心服。《济生方》除石膏，加茯苓、小麦二味。

（三十四）橘皮汤　治动气在下，不可发汗。发之，反无汗，心中大烦，骨节疼痛，目眩恶寒，食返呕逆，谷不得入，宜服此药。

橘皮二④两半　甘草炙，半两　人参一分　竹茹半两

上㕮咀。每服四⑤钱，水一盏，姜三片，枣一枚，煎七分，空心温服。《活人书》加生姜一两、枣子八枚，作六味。

（三十五）地仙散　治大病后烦热不安。及一切虚劳烦热，并宜服之。

地骨皮去木，二两　防风去芦，一两　甘草炙，半两

上㕮咀。每服四钱，水一盏，姜五片，煎八分，温服，不拘时。又方，加人参、鸡苏各半两。

---

① 四钱　原脱，今据《普济方》卷一百四十补。
② 一　《普济方》卷一百四十作"七"。
③ 热　《三因方》卷之五作"熟"。
④ 二　《三因方》卷之五作"一"。
⑤ 四　《三因方》卷之五作"五"。

心气虚

（三十六）小草汤　治虚劳忧思过度，遗精白浊，虚烦不安。

小草　黄芪去芦　当归去芦，酒浸　麦门冬去心　石斛去根　酸枣仁炒，去壳。各二①两　人参　甘草炙。各半两

上咬咀。每服四钱，水一盏②，姜五片，煎八分，温服，不拘时。

（三十七）辰砂妙香散　治心气不足，精神恍惚，虚烦。（方见心痛门）

胃热

（三十八）人参竹茹汤　治胃口有热，呕吐咳逆，虚烦不安。

人参半两　半夏一两　竹茹一团　一方加橘红一两

上作六服。用水一盏半，姜七片，竹茹一团，煎，温服。

健　忘

健忘者，陡然而忘其返也。虽曰，此证皆由忧思过度，损其心胞，以致神舍不清，遇事多忘，然过思伤脾，亦能令人健忘。治之须兼理心脾，神凝意定，其证自除。

（三十九）宁志膏　治心神恍惚，一时健忘。（方载心痛门）

（四十）定志丸　治心气不定，恍惚多忘。常服安神定志。

---

① 二　《济生方·惊悸怔忡健忘门》作"一"。

② 盏　《济生方·惊悸怔忡健忘门》作"盏半"。

远志去苗、心，二两　　人参去芦，三两　　菖蒲二两　　白茯苓去皮，三两

上为末，炼蜜丸如梧桐子，以朱砂为衣。每服二十丸，米饮下。

（四十一）寿星丸　治因事惊心，神不守舍，以致事多健忘，或痰迷心窍，妄语如有所见。

天南星一斤，先用炭火三十斤烧一地坑通红，去炭，以酒五升倾坑内，候渗酒尽，下南星在坑内，以盆覆坑，周回用炭拥定，勿令走气，次日取出，为末　朱砂别研，二两　琥珀别研，一两

上各研，用生姜汁煮面糊为丸，如梧桐子。每服三十丸，加至五十丸，煎石菖蒲、人参汤，食后送下。

（四十二）归脾汤　治思虑过度，劳伤心脾，健忘怔忡。

白术　茯神去木　黄芪去芦　龙眼肉　酸枣仁炒，去壳。各一两　人参　木香不见火。各半两　甘草炙，二钱半

上㕮咀。每服四钱，水一盏①，姜五片，枣一枚，同煎，温服，不拘时。

（四十三）朱雀丸　治心神不定，事多健忘，心火不降，肾水不升。

茯神二两，去皮　沉香半两。并为细末

上炼蜜丸如小豆大。每服三十丸，食后人参汤下。

癫　痫

癫痫之疾，诸方所载，并作一证治之，愚谓癫与痫难以一概而论。故癫者全归于心，痫者归乎五脏。所谓癫者，神不守

---

① 盏　《济生方·惊悸怔忡健忘门》作"盏半"。

舍，狂言妄语，如有所见，动经年岁，不得即愈。若心经有损，是为真病。如心经蓄热，则当清心除热。如痰迷心窍使然，又当下痰而宁其心志。妇人因血气迷心，或因产后恶露上冲而语言错乱，神志不守者，各当随其证治。所谓五痫者，马痫、羊痫、鸡痫、猪痫、牛痫是也。其为证也，卒然之际，旋晕颠倒，口眼相引，手足搐搦，背脊强直，口吐涎沫，食倾乃苏。原其所因，五脏之间，或为七情之气郁结，或为六淫之邪气所伤，闭塞诸经，一时痰涎壅并心膈，致有此证。马痫，作马嘶者，应乎心；羊痫，作羊叫者，应乎脾；鸡痫，作鸡叫者，应乎胃；猪痫，作猪叫者，应乎肾；牛痫，作牛吼者，应乎肺。此又以五行合五脏而言，须详考其因，施以治法。大抵当以祛痰顺气为先，然后辨其有无风寒暑湿之气，方可补其五脏。又有在母腹中受惊，及幼小时有所感触，而成此证，又当辨之。

癫狂

（四十四）**牛黄清心丸** 治心气不足，神志不定，惊恐悸怖，虚烦少睡，常发狂癫，言语错乱。（方载中风门）

（四十五）**归神丸** 治心气不足，作事多忘，癫痫乱语，并皆治之。（方载心痛门）

（四十六）**金露丸** 治痰迷心窍，恍惚狂言，妇人痰血上冲，或歌或笑，言语狂乱，并皆治之。

生干地黄焙　贝母去心。各一两　巴豆去心膜，醋煮三十沸，焙干，取一两，过其数无力　黄连洗，焙，二两　桔梗去芦　柴胡去芦　吴茱萸汤洗七次　防风去芦　紫菀去苗　菖蒲米泔浸一夕　干姜炮　白茯苓去皮　蜀椒去目，出汗　厚朴去皮，姜炙　枳壳去白，麸炒　鳖甲米醋煮黄　人参去芦　甘草炙　甘松净洗。各一两　草乌头炮，用二两　芎䓖去芦　桂心不见火。各一两　一方用甘遂

上为末，以面糊丸如梧桐子。每服五丸。心中痰患，姜汤

356

下。心痛，酸石榴皮汤下。口疮，蜜汤下。头痛，石膏汤、葱茶下。一切脾气，橘皮汤下。水泻、气泻，陈皮汤下。赤白痢，甘草干姜汤下。胸膈噎闷，通草汤下。妇人血气，当归酒下。疝气、岚气、小肠气及下坠，附子汤下。伤冷腹痛、酒食所伤、酒疸、黄疸、结气、痞塞、鹤膝，并用盐汤、盐酒下。

（四十七）抱胆丸　治男子、妇人一切癫痫疯①狂，或因惊恐怖畏所致者。及妇人产后血虚，惊气入心，并室女经脉通行，惊邪蕴结。

水银二两　朱砂一两　黑铅一两半　乳香一两

上将黑铅入铫子内，下水银结成砂子，次下朱砂、滴乳，乘热用木柳捶研匀，丸如鸡头大。每服一丸，空心井花水吞下。病者得睡，切莫惊动，觉来即安。再一丸，可除根。

（四十八）郁金散　治癫狂可畏，多因惊恐得之，涎留心窍，经年不愈。

郁金七两，真西②川来者，蚌粉炒　明矾三两

上为末，糊丸梧子大。每服五十丸，汤水下。初服觉心胸间有物脱去，神气洒然，再服稍苏。多服大能去痰，安平必矣。

风痫

（四十九）碧霞丹　治痰涎壅塞，牙关紧急，目睛③上视，时作搐搦，并五种痫疾，并皆治之。

石绿细研九度，飞过，十两　附子尖七十个　乌头尖七十个　蝎梢七十个

上为末，入石绿令匀，面糊丸如鸡头大。每服，用薄荷汁

---

① 疯　原作"风"，今据《百一选方》卷之一改。

② 西　疑为"四"的讹字。

③ 睛　原作"精"，今据《局方》卷之一改。

半盏化下一丸，更以酒半合温服之，须臾吐出痰涎，然后随证治之。如牙关紧急，斡开灌之。

（五十）六珍丹　治风痫卒然晕倒，或作牛吼、马嘶、鸡鸣、羊叫、猪嗥等声，腑脏相引，气争掣纵，吐沫流涎，久而方苏。

通明雄黄　叶子雌黄　未钻真珠各一两　铅二两，熬成屑　丹砂半两　水银一两半

上为末，研令极细，蜜和，杵二三万下，方丸如梧桐子。每服五丸，姜枣汤吞下。

（五十一）家藏方五痫丸　治癫痫发作，不问久年新日，并宜服之。

全蝎二①钱，去毒，炒　半夏二两，汤洗七次　雄黄一钱半，别研　蜈蚣半条，去头、足，炙　天南星炮，一两　乌蛇一两，酒浸一夕，去皮、骨，焙干　麝香二字②，别研　白矾一两　白附子半两，炮　皂角四两，捶碎，水半升，将汁与白矾一同熬干，研　白僵蚕一两半，炒，去丝　朱砂一分，别研

上为末，姜汁煮面糊，丸如梧桐子。每服三十丸，姜汤下。

（五十二）家藏方虎睛丸　治痫疾发作，涎潮搐搦，精神恍惚，时作谵语。

虎睛一对，微炒　犀角屑③　大黄　远志去心　栀子仁各一两
上为末，炼蜜丸如绿豆大。每服二十丸，温酒食后送下。

（五十三）控涎丹　治诸痫久不愈者，顽涎结聚，变生诸证，并宜治之。

---

① 二　原作"一"，今据《家藏方》卷第二改。
② 字　原作"钱"，今据《家藏方》卷第二改。
③ 犀角屑　原在"虎睛"之前，无剂量，今据《家藏方》卷第二改。

生川乌去皮　半夏　僵蚕三味，不炒，锉碎，生姜汁浸一夕。各半两　全蝎去毒，十个　铁粉三钱　甘遂二钱半

上为末，姜汁打糊，丸如绿豆大，朱砂为衣。每服十五丸，食后用姜汤下。忌甘草。

心恙

（五十四）一醉散　治心恙。

无灰酒二碗　真麻油四两

上和匀，用杨柳枝二十条，逐条搅一二百下，换遍柳条，候油、酒相入如膏，煎至七分碗。狂者，强灌之，令熟睡，或吐或不吐，觉来即安。

（五十五）蕊珠丸

大猪心一枚，取血　朱砂一两，末　青靛花一匙

上先将靛花同猪心血一处同研，次以朱砂末共丸梧子大。每服二十丸，茶、酒下。甚者，不过三服。

（五十六）引神归舍丹　治心风，大效。（方见心痛门）

阴 㿗

阴㿗之证，其种有四，一曰肠㿗，二曰气㿗，三曰外肾浮胀，四曰水㿗是也。究其所因，皆是肾经虚寒，或为劳役所伤，或为风湿之气所侵，结而不散，久则肾气虚惫，而成此证。外肾肿胀者，偏有小大，或坚硬如石，或脐腹绞痛，甚则肤囊肿胀成疮，时出黄水，病而至此，未易治也，肠㿗亦然。惟气㿗、水㿗，关元灸之可愈。又有小儿，自生以来，外肾偏坠者，此又宿疾，不必医疗可也。

（五十七）茱萸内消丸　治肾虚为邪气所搏，结成寒疝，伏

留不去，阴囊偏坠，痛连膀胱，小肠气刺，奔豚疝癖，疼不可忍者，并皆治之。（方载诸气门）

（五十八）麝香大戟丸　治阴㿗肿胀，并小肠气。

胡芦巴炒，四两　大戟去皮，炒黄，半两　麝香别研，一钱　川楝子　茴香舶上者。各六两　木香　附子炮，去皮、尖　诃子炮，去核，酒浸，蒸，焙　槟榔刮去底，细切，不见火。各一①两

上为末，独留川楝子，以好酒二升，葱白七枚，长四寸，煮川楝子，去核取肉，和药杵，丸如梧桐子。空心姜、酒下十丸。

（五十九）橘核丸　治四种㿗病，卵核肿胀，有小大，或坚硬如石，痛引脐腹，甚则肤囊肿胀成疮，时出黄水，或成痈溃烂。

橘核炒　海藻　昆布　海带各洗　川楝子取肉，炒　桃仁麸炒。各一两　厚朴去皮，姜炒　木通　枳实麸炒　玄胡索炒，去皮　桂心不见火　木香不见火。各半两

上为末，酒糊丸如梧桐子。每服七十丸，空心盐酒、盐汤任下。虚寒甚者，加熟川乌一两。坚胀久不消者，加硇砂二钱，醋煮，旋入。

（六十）牡丹散　治小儿外肾偏坠。

防风去芦　牡丹皮去木。各等分

上为末。每服二钱，温酒调服。如不饮酒，盐汤点亦可。

（六十一）竹皮汤　疗交接劳后，阴囊肿胀，痛入腹中，刮竹青皮一升，以水三升，煮一半，去滓分服，立愈。

（六十二）三茱丸　治小肠气并外肾肿痛。（方见气门）

---

①　一　原脱，今据《局方》卷之八补。

痼 冷

人之一身，贵乎阴阳升降，平和无偏，若有偏胜，是即为病。痼冷之证，皆以人身真阳耗散，脾胃虚弱，加以餐啖冷物，有伤其脾肾，痼结其冷于脏腑不散，以致手足厥逆，畏冷憎寒，饮食不化，呕吐涎沫，或大腑洞泄，或小便频数，其为证也。尤多治之，须暖下元，兼理脾胃。若又有脾虚而畏寒者，令人咳嗽，又当于咳嗽门求之。

（六十三）姜附汤 治一切沉寒痼冷诸证。（方载中寒门）

（六十四）沉香毕澄茄散 治内挟积冷，脐腹弦急，痛引腰背，面色萎①黄，脏腑自利，小便滑数，小肠一切气痛，并治之。

附子炮，去皮、脐 毕澄茄 沉香 胡芦巴炒 肉桂去皮 补骨脂炒 茴香炒 巴戟天去心 木香 川楝子炮，去核。各四②两 川乌炮，去皮、脐，半两 桃仁去皮、尖，双③仁，炒，二两

上㕮咀。每服三④钱，水一盏，入盐少许，煎八分，空心热服。

（六十五）三建汤 除痼冷，扶元气。（方载自汗门）

（六十六）洞阳丹 治阳虚阴盛，手足厥冷，暴吐大下，脉细羸瘦，伤寒阴证，悉皆治之。

附子炮，去皮、脐 钟乳粉各二两 天雄炮，去皮，三两 川乌

---

① 萎 原作"痿"，今据《局方》卷之五改。
② 四 《局方》卷之五作"一"。
③ 双 疑为"取"的讹字。
④ 三 《局方》卷之五作"二"。

炮，去皮，四两　阳起石火煅　朱砂火煅，别研。各一两

上为末，酒煮神曲糊，丸如梧桐子。每服五十丸，空心盐汤下。

（六十七）椒附丸　治内挟积冷，脐腹弦急，痛引腰背，时有盗汗，小便滑数，心腹胀满。（方见诸虚门）

（六十八）附子茴香散　治气虚积冷，心腹绞痛。

肉豆蔻煨　茴香炒　白术炒　木香　人参　白茯苓　干姜炮。各一两　附子大者，一枚，去皮、脐　丁香　甘草炙。各半两

上㕮咀。每服三钱，水一盏，盐少许，煎七分，空心服。

（六十九）紫沉煎丸　治虚寒积冷，伏滞阴气，心腹膨胀，两胁疼痛。

巴豆霜一分，酒半升，先入银石器内煮之　硫黄滴水，研极细　青皮　胡椒　硇砂各一两。酒半升煮，去石，入巴豆酒内，熬如稀糊，入沉香、前项药作一处，熬成膏　人参　丁香　阿魏酒半升，研，化尽　没药捣碎，酒半升，化尽，入匕酒　槟榔　官桂不见火。各一两　干姜三分　良姜一两，水煮七沸，日干　沉香一两，使炼蜜一斤，别贮①　朱砂半两，别研　木香不见火，一两

上为末，次入硫黄、朱砂二味研匀，入前膏于臼内杵三千下，丸如梧桐子。每服三十丸，陈皮汤下。

（七十）雄朱丹　治宿寒痼冷，饮食呕逆，久则羸弱，变为痨瘵。

朱砂　雄黄各二两

以上用沙合一个，先以牡丹皮二两内外熏黄，入药于内，以釅醋和腊茶作饼，盖定合口，以赤石脂固济合缝，又用赤石脂泥裹合子一重，再用黄泥纸筋又裹一重。先以草火烧，令干，次

---

① 贮　《普济方》卷一百二十作"研"。

362

以炭火五斤，渐渐添至一秤，候火力稍消，取出，掘地坑一尺，埋一宿，去火毒，取出，研入后药。

附子炮制为末　胡椒　赤石脂　官桂　丁香　荜茇　木香　沉香　白术各一两　乳香半两，与前石脂同研

上为末，入前药研匀。以清酒二升三分，熬去二分，入附子末，煮糊丸如梧桐子。每服十丸，空心温酒、盐汤任下。

积　热

积热者，热毒蕴积于其内也。夫人固有体气素实，一时感触热毒之气，或郁积脏腑之间，或在心肺之内，令人口苦咽干，涎唾稠粘，眼涩多泪，口舌生疮，大小便秘结。又有阴盛血衰，三焦已燥，服饵酒炙之物并丹石之药，愈助其热，结滞于内，亦能令人变生诸证。治之须详其脉证。若在心膈者，清之。结于脏腑者，荡涤之。更量人气体虚实轻重用药。

心热

（七十一）**洗心散**　治风壅痰滞，心经积热，口苦唇燥，眼涩多泪，大便秘结，小便赤涩。

白术一两半　麻黄和节　当归去苗，洗　荆芥穗　芍药　甘草炙　大黄面裹煨，去面，切，焙。各八两

上为末。每服二钱，水一盏，生姜、薄荷各少许，同煎，温服。

（七十二）**八正散**　治大人、小儿心经蕴热，咽干口燥，烦闷。（方载五淋门）

（七十三）**碧雪**　治一切积热，口舌生疮，心烦喉闭。

芒硝①　青黛　寒水石　石膏煅。各研　朴硝　消石　甘草

马牙硝各等分

上将甘草汤入诸药再煎，用柳木篦不住手搅，令消溶，入青黛和匀，倾砂盆内，候冷，结凝成霜，研为末。每用少许，含化咽津。如喉闭不能咽下，用竹筒吹药入喉中。

肝热

（七十四）消毒犀角饮　治大人、小儿内蕴邪热，痰涎壅滞，或腮项结核，遍生疮疖，已出未出，并宜服之。

防风去苗，八两　鼠黏子炒，十四②两　荆芥穗　甘草炙。各十六两

上㕮咀。每服三钱，水一盏，煎七分，食后温服。

胃热

（七十五）龙脑鸡苏丸　治烦渴，凉上膈，解酒毒，除邪热。并治咳嗽唾血，鼻衄吐血，诸淋下血，胃热口臭，肺热喉腥，脾疸口甜，胆疸口苦，并宜服之。

柴胡银州者，二两，和木通，以汤半升浸一二宿，取汁后入膏　生干地黄六两，末　黄芪去芦，二两　麦门冬去心，四两　阿胶炒　蒲黄炒。各二两　甘草炙，一两半　人参去芦，二两　木通二两，同柴胡浸鸡苏净叶，一斤，即薄荷

上除别研药外，并捣为末，将好蜜二斤先炼一二沸，然后下生干地黄末，不住手搅，令匀，取木通、柴胡汁，慢火熬成膏，勿令焦，然后将其余药末同和为丸，如豌豆大。每服二十

---

① 芒硝　原作"芒消"，异名。今作"芒硝"。全书同改，余不注。
② 十四　《局方》卷之六作"六十四"。

364

丸，嚼破，熟①水下。虚寒烦热，消渴惊悸，人参汤下。咳嗽唾血，鼻衄吐血，麦门冬煎汤下。惟诸淋，用车前子煎汤下。

（七十六）甘露饮　治胃中客热，牙宣龈肿，咽膈干燥，吐气腥臭，或胃经受湿，伏热在里，身黄如疸，亦能治之。

枳壳_{去白，面炒}　石斛_{去芦}　甘草_炙　枇杷叶_{净，去毛}　干熟地黄　黄芩　麦门冬_{去心}　天门冬_{去心，焙}　生地黄　茵陈_{各等分}

上咬咀。每服三②钱，水一盏，煎七分，食后温服。

肺热

（七十七）润肺汤_{发明内}　治大肠燥结不通。

升麻　当归尾　生甘草　煨大黄　桃仁　麻黄　熟地黄_{各一}钱　生地黄_{二钱}　红花_{三分}

上件锉如麻豆大，都作一服，水三盏，先伴药，温煎至一盏，热服食前，以通利为度。

肾热

（七十八）滋肾丸_{发明内}　治不渴，小便闭，邪热在血分也。

黄柏_{三两，细锉，酒拌，阴干}　知母_{二两，酒浸，阴干}　肉桂_{一钱半}

上上二味，气俱阴，以同肾气，故能补而泻下焦火也。桂与火邪同体，故曰寒因热用。凡诸病在下焦，皆不渴也。热③水为丸，百沸汤下。

风热

（七十九）荆黄汤　治风热结滞，或生疮疖。

---

① 熟　《局方》卷之六作"热"。
② 三　《局方》卷之六、《得效方》卷第八作"二"。
③ 热　《普济方》卷一百十九作"熟"。

荆芥四两　大黄一两

上咬咀。每服三钱，水一盏，煎六分，空心服。

（八十）凉膈散　治大人、小儿脏腑积热，口舌生疮，痰实不利，烦躁多渴，肠胃秘涩，便溺不利，一切风热，并皆治之。

连翘二斤半　甘草炙　川大黄　朴硝各二十两　薄荷叶去梗黄芩　山栀子仁各十两

上咬咀。每服三①钱，水一盏，入竹叶七片、蜜少许同煎，食后服。

（八十一）清气散　治风壅痰涎，上膈烦热。

枳壳　川芎　柴胡　前胡　茯苓　甘草　独活　羌活　青皮　白术　人参各等分

上为末。每服二钱，水一盏，荆芥一穗，煎七分服。

（八十二）神芎丸　治心经积热，风痰壅滞，头目赤肿，或有疮疖，咽膈不利，大小便闭涩，一切风热之证，并宜服之。

大黄生　黄芩各二两　牵牛生　滑石各四两　黄连　薄荷叶川芎各半两

上为末，滴水丸如梧桐子。每服五十丸，温水食后下。

通治

（八十三）三黄丸　治丈夫、妇人三焦积热，咽喉肿闭，心膈烦躁，小便赤涩，大便秘结，并宜服之。

黄连去芦、须　黄芩去芦　大黄煨。各十两

上为末，炼蜜丸如梧桐子。每服四②十万丸，熟水吞下。一方用脑、麝为衣，丸如大豆，夜间含化一两丸亦好。

---

①　三　《局方》卷之六作"二"。
②　四　《局方》卷之六作"三"，《济生方·癫冷积热门》作"五"。

（八十四）龙脑饮 治蕴积邪热，咽喉肿痛，心烦鼻衄，及痰热咳嗽，中暑烦躁，伤寒余毒发热，并宜服之。

缩砂仁　栝楼①根各三两　藿香叶二两四钱　石膏四两　甘草蜜炙，十六两　大栀子仁微炒，十二两

上为末。每服一钱，用新水入蜜调下。伤寒余毒，潮热虚汗，除蜜入竹青煎服。

（八十五）薄荷煎 治口舌生疮，痰涎壅塞，咽喉肿痛。

薄荷一斤，取头末二两半　缩砂仁半两，取末二钱　脑子半钱，别研　川芎半两，取末二钱　甘草半两，取末二钱半

上为末，入脑子和匀，炼蜜成剂，任意咽嚼。《和剂方》无脑子，有桔梗。

（八十六）酒蒸黄连丸 治膈热，解酒毒，厚肠胃。

黄连半斤，净用酒二升浸，以瓦器瓶上累蒸至烂，取出晒干

上为末，滴水丸如梧桐子。每服五十丸，食前温水吞下。

（八十七）玄明粉 以朴硝煎过，澄滤五七遍，至夜于星月下露至天明，自然结作青白块子，用瓷罐子按实于炭火内，从慢至紧，自然成汁，煎沸，直候不响，再加顶火，一煅便出，于净地上倒下，用盆合盖了，以去火毒，然后研为细末。每二斤，入甘草，生熟二两，为末，一处搅匀，临睡斟量用之。或一钱、二钱，以桃花煎汤，或葱白汤下。此药大治邪热所干，膈上气滞，五脏秘涩。此朴硝本性寒，烧过性温无毒。

（八十八）三黄汤 治积热结滞脏腑，大便秘结，心膈烦躁。

黄连去芦、须　黄芩去芦　大黄煨。各十两

---

① 栝楼　原作"苽蒌"。苽，"菰"的异体字，"瓜"的讹字。瓜蒌，"栝楼"的异名。

上咬咀。每服四钱，水一盏，煎七分，空心服。

（八十九）**天竺散**　治脏腑积热，烦躁多渴，口舌生疮，咽喉肿痛。

山栀子去壳　连翘各三钱　甘草三两二钱　栝楼根一①两六钱鸡冠雄黄半钱　郁金用皂角水煮，切片，焙干，三钱②

上为末。每服一钱，食后临卧，新汲水调服。

---

① 一　《普济方》卷一百十九作"二"。

② 三钱　《普济方》卷一百十九后有"天竺黄五钱"。

名方类证医书大全卷十六

失血 附：吐血、衄血、咳血论

人身之血，犹水行地中，百川皆理，则无壅决之患。一身
之间，荣卫失调，七情四气相干，气血逆乱，然后变生吐血、咳
血诸证。夫血之妄行，固由积热所致，然其证多端，难以一概而
论。有因饮食过饱，负重伤胃而吐者。有思虑伤心，并积热而吐
血、衄血者。有劳伤心肺，又为七情所干而咳血、吐血者。心主
血，肝藏之，而脾为之统，过思伤脾，亦能令人吐血。治之须究
其因。伤胃者，调胃安血。劳心者，补益其心志。热则清之，气
郁则顺之，伤脾则安之。吐血之脉，宜沉细，不喜浮数。吐而不
咳者易治，唾中带红线者难医，为其有所损故也。病之浅者，惟
有早灸膏肓而已。致若肺生疽疮，从高坠下，一应伤折，皆能吐
血。伤寒汗后不解，郁结经络，随气涌泄，吐血、衄血，又当从
各类求之。

吐血

（一）**茯苓补心汤** 治心虚为邪气所伤，吐血。(方载心痛门)

（二）**枇杷叶散** 治暑毒攻心，呕吐鲜血。(方载中暑门)

（三）**赤芍药汤** 治瘀血蓄胃，心下胀满，食入即呕，名曰
血呕。

上㕮咀。每服四钱，水一盏①，姜七片，煎七分，温服，不拘时。

（四）王医师固荣散　治吐血、便血。

白芷半两　真蒲黄炒，一两　甘草炙，三分②　地榆去芦，一两

上㕮咀。每服二③钱，温酒④调服。如气壮人，加石膏半两。

（五）归脾汤　治思虑伤脾，不能统摄心血，以此致妄行，或吐血、下血。（方载健忘门）

（六）三黄丸　治积热吐血，咽膈不利。（方载积热门）

（七）大蓟散　治饮啖辛热，伤于肺经，呕吐出血，名曰肺疽。

大蓟根洗　犀角镑　升麻　桑白皮炙　蒲黄炒　杏仁去皮、尖。各一两　甘草炙，半两　桔梗炒，一两

上㕮咀。每服四两，水一盏⑤，姜五片，煎八分，温服，不拘时。

（八）加味理中汤　治饮酒伤胃，遂成吐血。

干姜炮　人参　白术各一两　干葛　甘草炙。各半两

上㕮咀。每服三钱，水一盏，煎七分，温服，不拘时。

（九）莲心饮　治劳心吐血。

上莲子心五十个，糯米五十粒，为末，酒调服。

---

① 盏　《济生方·呕吐翻胃噎嗝门》作“盏半”。
② 钱　《百一选方》卷之六、《普济方》卷一百八十八作“钱”。
③ 二　《百一选方》卷之六、《普济方》卷一百八十八作“三”。
④ 酒　《百一选方》卷之六作“汤”。
⑤ 盏　《济生方·血病门》、《得效方》卷第七作“盏半”。

咳血

（十）薏苡仁散　治咳血、咯血。

上以薏苡仁一味为末，用煮熟猪胰蘸末，空腹食之。

（十一）选奇黄芪散　治咳血成劳，肌体消瘦。常服能解肌热。

黄芪蜜炙　麦门冬去心　熟地黄　桔梗炒　白芍药各一两　甘草炙，一分

上㕮咀。每服四钱，水一盏，姜三片，煎七分，温服。

（十二）鸡苏散　治劳伤肺经，唾内有血，咽喉不利。

鸡苏叶　黄芪去芦　生地黄洗　阿胶蛤粉炒　贝母①去心　白茅根各一两　桔梗去芦　麦门冬去心　蒲黄炒　甘草炙。各半两

上㕮咀。每服四钱，水一盏②，姜三片，煎七分，温服，不拘时。

（十三）是斋白术散　治积热吐血、咳血。若因饮食过度，负重伤胃而吐血者，最宜服之。惟忌食热面、煎煿、一切发风之物。

白术三③两　人参去芦　白茯苓去皮　黄芪蜜浸。各一两　山药百合去心。各三分　甘草炙　前胡去芦　柴胡去芦。各半两

上㕮咀。每服三钱④，水一盏，姜三片，枣一枚，煎六分，温服。

---

① 贝母　《济生方·血病门》、《普济方》卷一百九十用"半两"。

② 盏　《济生方·血病门》、《普济方》卷一百九十作"盏半"。

③ 三　《百一选方》卷之六作"二"。

④ 三钱　《百一选方》卷之六作"一钱半"。

衄血

（十四）四物汤① 治鼻衄。用《局方》四物汤，加侧柏叶，煎服。

（十五）麝香散 治鼻衄不止。

白矾枯过，别研　白龙骨粘舌者，别研。各半两　麝香别研，半字

上三味拌和匀。每用一字，先将冷水洗净鼻内血涕，然后吹药于鼻中，或以湿纸蘸药鼻内，尤妙。

（十六）茜梅丸 治衄血无时。

茜草根　艾叶各一两　乌梅肉焙干，半两

上为末，炼蜜丸如梧桐子。每服三十丸，乌梅汤下。

（十七）龙骨散 治鼻衄过多。

用龙骨，不拘多少，研为末，用少许吹入鼻中。凡九窍出血，皆可用此药吹之。一方用栀子，如前法。

（十八）硼砂②散 治大人、小儿喉闭生疮，风痰热毒，鼻衄出血。

山药六斤，生　脑子七两，别研　甘草二十两　牙硝一十四两
硼砂二十两，生，别研　麝香四两，研

上为末。每服半钱，如茶点服。

（十九）茜根散 治鼻衄不止。

茜根　侧柏叶　阿胶蛤粉炒　黄芩　生地黄各一两　甘草炙，半两

上㕮咀。每服四钱，水一盏③，姜三片，煎八分，温服，不

---

①　四物汤　原脱，今据原书目录及方中"四物汤"补。

②　硼砂　原作"鹏砂"，异名。今作"硼砂"。全书同改，余不注。

③　盏　《济生方·鼻门》作"盏半"。

拘时。

（二十）黄芩芍药汤　治鼻衄。

黄芩　芍药　甘草各等分

上㕮咀。每服三钱，水一盏，煎六分，温服。

（二十一）生地黄汤　治鼻衄昏迷不省。

生地黄三五斤　取汁，使患者生吃，吸汁。又以其滓①塞鼻，须臾血止，取服汁尤佳。

（二十二）单方　治衄血不止，又治吐血。

萝卜擂汁，入盐，服一盏立效。或萝卜汁、藕汁滴入鼻中。

（二十三）川芎三黄散　治实热衄血。

大黄煨　川芎　黄连　黄芩各等分

上为末。每服二钱，食后井水调服。

（二十四）衄血方十道

川郁金末，水调下，又治吐血。茅花煎汤，通口服。乌贼鱼骨、槐花等分，末，吹鼻中。槐花，半生半炒，为末，吹鼻中。人中白，烧去秽，为末，入麝香少许，吹鼻内，或加油发灰更妙。大蒜煨香，取三瓣研，敷脚底，鼻中有蒜气，即去之。烧山栀子灰，存性，为末，吹之。又方，头发烧存性，研末，米汤调下，仍吹少许入鼻。

（二十五）苏子降气汤　治虚壅鼻血。（方见气门）

（二十六）又方　治衄血百治不止。以蒲黄、血竭为末，吹之。

---

① 滓　原作"冲"，与文意不符，今据《普济方》卷一百八十九改。

通治

（二十七）**四生丸**　凡吐血、衄血，阳乘于阴，血热妄行，宜服此药。

生荷叶　生艾叶　生柏叶　生地黄各等分

上烂研，丸如鸡子大。每服一丸，水三盏，煎一盏，滤过，温服。

（二十八）**大阿胶丸**　治肺虚客热，咳嗽咽干，多唾涎沫，或有鲜血，劳伤肺胃，吐血呕血，并宜服之。

麦门冬去心　干山药　熟干地黄　五味子　杜仲去皮，炒　远志去心　丹参　防风去芦，叉①。各半两　贝母炒　茯苓去皮　阿胶炒　茯神去木　百部根　柏子仁　人参去芦。各一两

上为末，炼蜜丸如弹子大。每服一丸，水一盏，煎六分，和滓服。

（二十九）**龙脑鸡苏丸**　治膈热咳嗽，或吐血衄血。（方载积热门）

（三十）**必胜散**　治男子、妇人血妄流溢，或吐或咳，衄血，并治之。

小蓟并根用　人参去芦　蒲黄炒　当归去芦　熟干地黄　川芎　乌梅去核。各一两

上咬咀。每服四②钱，水一盏③，煎七分，温服，不拘时。

（三十一）**白及散**　治吐血、衄血、呕血、咯血、嗽血。

---

① 叉　原作"义"，今据《局方》卷之四改。

② 四　《局方》卷之八、《普济方》卷一百九十作"五"。

③ 盏　《局方》卷之八、《普济方》卷一百九十作"盏半"。

白及为末，米饮调下一匕，或井水调一匕，用纸花贴鼻宨①中。

（三十二）藕汁饮 治吐血、衄血不止。

生藕汁 生地黄汁 大蓟汁各三合 生蜜半匙

上件药汁，调和令匀。每服一小盏，不拘时。

（三十三）犀角地黄汤 治伤寒汗下不解，郁于经络，随气涌泄，为衄血。或清道闭塞，流入胃脘，吐出清血。如鼻衄，吐血不尽，余血停留，致面色萎黄，大便黑者，更宜服之。

犀角镑 生地黄 白芍药 牡丹皮去木。各等分

上㕮咀。每服四钱，水一盏，煎八分，温服。如潮热发狂，加黄芩、大黄。腹满，脉大而迟，只依本方，不须加减。

（三十四）门冬饮子 治脾胃虚弱，气促气弱，精神短少，衄血吐血。

人参五分 黄芪一②钱 五味子五个 芍药一钱③ 甘草一钱 紫菀一钱半 当归身 麦门冬各五分④

上㕮咀，分作二服。水煎，食后。

（三十五）天门冬汤 治思虑伤心，吐血衄血。

远志去心,甘草水煮 白芍药 天门冬 麦门冬各去心 黄芪去芦 藕节 阿胶蛤粉炒 没药 当归去芦 生地黄各一两 人参 甘草炙。各半两

---

① 宨（wā） 下凹，低陷。宋代叶适《北斋》诗之二："方嫌树影瘦，复虑地势宨。"

② 一 《普济方》卷一百八十九作"二"。

③ 一钱 原脱，今据《普济方》卷一百八十九补。

④ 五分 《普济方》卷一百八十九作"二钱"。

上咬咀。每服四钱，水一盏①，姜五片，煎八分，温服，不拘时。

(三十六) 天门冬丸　治吐血、咯血。大能润肺止嗽。

天门冬一两　甘草　白茯苓　阿胶炒　杏仁炒　贝母各五钱

上为末，炼蜜丸如梧桐子②。每服一丸，咽津含化，日夜可十丸。

(三十七) 黄芩芍药汤　治虚家不能饮食，衄血、吐血、呕血。

黄芩　白芍药　甘草　黄芪

上等分。每服三钱，水一盏，姜三片，煎，温服。

(三十八) 黑神散　治食饱，低头掬损，吐血至多，并血妄行，口鼻中俱出，但声未失，皆效。又治衄血不止。

百草霜，取村中烧草锅底煤最妙，为末。每服一③钱，糯米饮调下。鼻衄，搐一字。如皮破出血，或灸疮出血，并掺上。又治舌忽然肿破，干掺之。

下　血

人之滋养一身，惟气与血。血为荣，气为卫，荣行脉中，卫行脉外，故心主血，肝藏之，而脾为之统，贵于气顺则血调。若内因七情并酒食所伤，外为四气相干，则血气逆乱，荣卫失度，皆能令人下血。若风入肠胃者，其脉浮，下血必在粪前，是名近血。停积于大肠者，其脉沉滞，血在粪后，又名远血。脏寒

---

① 盏　《济生方·血病门》作"盏半"。

② 梧桐子　《得效方》卷第七、《普济方》卷一百六十二作"弹子"。

③ 一　《普济方》卷一百九十作"二"。

376

者，其脉沉微，下血无痛。积热者，其脉洪数，纯下鲜血，甚则
兼痛。伤湿者，脉沉而迟，下血如豆汁。又有因气郁结，酒色过
度，并过食炙脍，因毒生虫，亦能令人下血。又当以五脏所伤，
辨其证治。风湿则祛之，寒则温之，热则清之，停滞则疏涤之，
气则调之，有毒者解利之。下血之证，非止一端，大概血得热而
行，遇黑而止，用药当审之。

风热

（三十九）**败毒散**　治风热流入大肠经，下血不止。若因酒
食毒，加巴豆炒黄连，去巴不用。（方载伤寒门）

（四十）**槐花散**　治肠风脏毒下血。

槐花炒　柏叶烂杵，焙　荆芥穗　枳壳各等分

上为末。每服二钱，空心米饮调下。

（四十一）**黑玉丹**　治肠风积热，下血不止。

刺猬①皮十六两，锉　猪悬蹄一百个　败棕锉，八两　苦楝根五
两　雷丸四两　牛角腮十二两，锉　槐角六两　脂麻四两　乱发皂角
水洗净，焙，八两

上锉碎，用瓷罐内烧存性，研为细末，入乳香二两、麝香
八钱，研和令匀，用酒打面糊，丸如梧桐子。每服二十粒，先细
嚼胡桃一枚，空心以温酒吞下，多进得效。

（四十二）**地骨皮散**　治肠风痔瘘，下血不止。

地骨皮　凤眼根皮并用悬崖中者好，去土不用

上二味各等分，同炒微黄色，捣为细末。每服三钱，空心
温酒调服。忌油腻食物。

（四十三）**槐角丸**　治五种肠风下血，痔瘘脱肛下血，并宜

---

①　刺猬　原讹作"刺蝟"。全书错出，改从一律，余不注。

服之。

　　槐角去枝梗，炒，一两① 　**地榆** 　**黄芩** 　**当归**去芦，酒浸一宿，焙干 　**防风**去芦 　**枳壳**去白，麸炒。各半斤②

　　上为末，酒糊丸如梧桐子。每服三十丸，空心米饮下。

　　（四十四）肠风黑散 　治肠风下血，或在粪前粪后，并皆治之。

　　荆芥二两，烧 　**乱发** 　**槐花** 　**槐角**各一两，烧 　**枳壳**去白，二两，烧③一两 　**甘草**炙 　**猬皮**炒。各两半

　　上将所烧药同入瓷瓶内，黄泥固济，烧存三分性，出火气，同甘草、枳壳捣罗为末。每服三④钱，水一盏，煎七分，空心服。

　　（四十五）黄连散 　治肠风下血，疼痛不止。

　　黄连 　**鸡冠花** 　**贯众** 　**川大黄** 　**乌梅**各一两 　**甘草**炙，三分

　　上为末。每服贰钱，用温米饮调下，日三服，不计时候。

　　（四十六）黄连贯众散 　治肠风下血。

　　黄连 　**鸡冠花** 　**贯众** 　**大黄**各二⑤两 　**乌梅**二⑥两 　**甘草**三钱，炙 　**枳壳**炮 　**荆芥**各一两

　　上为细末。二大钱，温米饮下，食前。

　　（四十七）加减四物汤 　治肠风下血不止。

　　侧柏叶 　**生地黄**洗 　**当归**去芦，酒浸 　**川芎**各一两 　**枳壳**去白，

──────────

　　① 　两 　《局方》卷之八作"斤"。
　　② 　斤 　《直指方》卷之二十三作"两"。
　　③ 　烧 　《直指方》卷之二十三作"炒"。
　　④ 　三 　《局方》卷之八、《得效方》卷第七作"二"。
　　⑤ 　二 　《普济方》卷三十七、《直指方》卷之二十三作"一"。
　　⑥ 　二 　《普济方》卷三十七、《直指方》卷之二十三作"一"。

炒　荆芥穗　槐花炒　甘草炙。各半两

上咬咀。每服四钱，水一盏①，姜三片，乌梅少许，同煎，空心温服。

（四十八）香梅丸　治肠风脏毒下血。

乌梅同核烧灰存性　香白芷不见火　百药煎烧灰存性。各等分

上为末，米糊丸如梧桐子。每服七十丸，空心米饮下。

寒

（四十九）阿胶汤　治伤寒热毒入胃，下利脓血。

黄连炒，二两　栀子仁半两　阿胶炙，令炼　黄柏去粗皮，炙。各一两

上为粗末。每服四钱，水一盏，煎服无时。

暑

（五十）黄连香薷散　治伏暑纯下鲜血。（方载中暑门）

湿

（五十一）不换金正气散　治肠胃受湿，下血不止。

加黄连、乌梅同煎。（方见伤寒门）

（五十二）胃风汤　治风湿乘虚入于肠胃，或下瘀血者。（方见下痢门）

（五十三）槐角散　治肠胃不调，胀满下血。

苍术　厚朴　陈皮　当归　枳壳各一两　槐角二两　甘草炙
乌梅各半两

---

① 盏　《济生方·五痔肠风脏毒门》、《普济方》卷三十七作“盏半”。

上哎咀。每服五钱，水一盏，煎服。

（五十四）当归和血散 治肠癖下血，湿毒下血。

槐花　青皮各六分　当归身　升麻各二分①　荆芥穗六分　川芎四分　熟地黄　白术各六分

上为细末。每服二三钱，清米饮调下，食前。

（五十五）升阳去热和血汤 治肠澼下血，作劳②其血唧出，有力而远射，四散如筛。春二月中，下二行，腹中大作痛，乃阳明气冲热毒所作也，当去湿毒和血而愈。

生地黄　牡丹皮　生甘草各半钱　熟甘草　黄芪各一钱　当归身　熟干地黄　苍术　秦艽　肉桂各三分　橘皮二分　升麻七分白芍药一钱半

上哎咀，都作一服，水四盏，煎至一盏，去滓，稍热服，空心。

热

（五十六）三黄丸 治三焦蕴热，下瘀血者。（方载积热门）

（五十七）家藏方聚金丸 治肠胃积热，或因酒毒，大便下血，腹中热痛，作渴，脉来弦数。

黄连四两，一两水浸晒干，一两炒，一两灰火炮，一两生用　黄芩防风去芦。各一③两

上为末，煮面糊丸如梧桐子。每服五十丸，米泔浸枳壳水下，不拘时。冬月宜入大黄一两。

---

① 分 《普济方》卷三十七、《直指方》卷之二十六作"钱"。
② 劳 原作"沠"，今据《普济方》卷三十七改。
③ 一 原作"二"，今据《家藏方》卷第十三改。

冷

（五十八）**断红丸**　治脏腑虚寒，下血不止，面色萎黄，日久羸瘦。

侧柏叶炒黄　川续断酒浸　鹿茸火去毛，醋煮　附子炮，去皮、脐　黄芪去芦　阿胶蛤粉炒成珠[1]子　当归去芦，酒浸。各一两　白矾枯，半两

上为末，醋煮米糊，丸如梧桐子。每服七十丸，空心米饮下。

通治

（五十九）**伏龙肝汤**　治先粪后血，谓之远血。兼治吐衄。

伏龙肝半斤　甘草炙　白术　阿胶　黄芩　干地黄各三两。《千金》作干姜

上咬咀。每服四[2]钱，水一盏，煎，空心服。虚者，加附子。

（六十）**蒜连丸**　治脏毒下血。

鹰爪黄连，去须，不拘多少，为末，用独头蒜一个，煨香熟，研和入白，杵极烂，丸如梧桐子。每服四十丸，空心陈米饮下。

（六十一）**乌梅丸**　治大便下血不止。

乌梅三两，烧存性，为末，用好醋打米糊，丸如梧桐子。每服七十丸，空心米饮下。

（六十二）**结阴丹**　治肠风下血，脏毒下血，大便血疾。

---

① 珠　原作"朱"，今据《济生方·五痔肠风脏毒门》改。
② 四　《三因方》卷之九、《普济方》卷三十八作"五"。

枳壳_{麸炒} 威灵仙 黄芪 陈皮_{去白} 椿根_{白皮} 何首乌 荆芥穗_{以上各半两}

上为末，酒糊为丸，桐子大。每服五七十丸，陈米饮入醋少许煎过，放温送下。

（六十三）柿干散 治肠风脏毒，下血不止，面色瘦黄，肠癖痔漏疼痛，并皆治之。

干柿，烧存性，为末。每服二钱，米饮下。

（六十四）香连丸 治冷热不调，下血如痢。（方载下痢门）

痔　漏

痔之五种，牡痔、肠痔、血痔、牝痔、脉痔是也。究其所因，皆是素蕴热毒，或过食烧炙新酒，久坐血脉不流，或因七情之气郁结于脏腑之间，其毒不能消散，发而为痔。或藏于肛门之内，或突出于外，大者如莲花、鸡冠、核桃之状，小者如牛奶、鸡心、鼠尾、樱桃之类，名状更多。其实皆由脏毒所致，故蕴毒深者，其状大，蕴毒小者，其形小。或流脓水，或出鲜血，行坐之间，病者殊为之苦。久而不治，血气衰弱，必然成漏。今之治法，多用刀线割剔其痔，虽有药可以封固，然其毒在内，无由而去，必有再作之理，否则成漏，转而为难治之证。诸方多有服食、敷贴之药，今人用之，少见有效。揆度其理，其病既有形于外，非服药之能愈，必须用去毒消痔之药点之，俟其毒尽痔消，方可为愈。切不可用砒霜等毒药，恐致人奄忽，慎之慎之。又有无痔者，肛门左右别有一窍，流出脓血，名为单漏。治之须用温暖之药补其内，又以生肌肉之药敷于外。其窍在皮肤者易愈，脏腑有损而生窍者，未易治也。医者详审。

冷

（六十五）钓肠丸　治新久诸痔，肛门肿痛，或生疮痒，时有脓血。（方见脱肛门）

（六十六）黑丸子　专治久年痔漏下血，用之累验。

干姜　百草霜各①一两　木馒头二两　乌梅　败棕　柏叶　油发各五钱②

以上七味各烧存性，为末，却入后件。

桂心三钱　白芷五钱。各不见火

上九味为末，醋糊丸如梧桐子。空心米饮下三十丸。

热

（六十七）槐角丸　治五种痔疮，远年近日，并皆治之。（方载下血门）

（六十八③）宽肠丸　五灰膏涂痔疮之后，或脏腑秘结不通者，用此药宽肠。

黄连　枳壳各等分

上为末，面糊丸如梧桐子。每服五十丸，空心米饮下。

（六十九）香壳丸　治湿热内甚，因而饱食，肠癖为诸痔，久而成瘘。

木香　黄柏各三钱　枳壳去瓤，炒　厚朴各半两　黄连一两　猬皮一个，烧灰　当归四钱　荆芥穗三钱

上为末，面糊为丸，如桐子大。每服二三十丸，温水下，

---

①　各　原脱，今据《得效方》卷第七补。

②　钱　《得效方》卷第七作"分"。

③　六十八　原作"六十七"，与前方编码重复，据前文改，后顺次修改。

食前。

（七十）黄芪葛花丸　治肠中久积热，痔瘘下血疼痛。

黄芪　葛花　生地黄焙　黄赤小豆花各一^①两　大黄　赤芍药　黄芩　当归各三分　猬皮一个　槟榔　白蒺藜　皂角子仁炒。各半两

上为末，炼蜜和丸，如桐子大。每服二十丸至三十丸，煎桑白皮汤下，食前。槐子煎汤下亦得。

（七十一）黄连阿胶丸　治痔，解热调血。枳壳汤送下。（方见痢门）

（七十二）乳香丸　治诸痔，并肠风下血，肛边或生结核，肿痛，或已成疮，大便艰难，肛肠脱出。

枳壳去白，麸炒，半两　牡蛎煨，半两　乳香　白丁香各一分　毕澄茄　大黄蒸，焙　鹤虱　芫青去头、足，糯米炒。各半两

上为末，粟米糊丸如梧桐子。每服二十丸^②。肠气，腊茶清下。诸痔，煎薤白汤下。诸漏，煎铁屑汤。并空心下。

气痔

（七十三）橘皮汤　治气痔。

橘皮　枳壳　川芎　槐花炒。各半两　槟榔　木香　桃仁去皮、尖　紫苏茎叶　香附子　甘草各二钱半

上锉散。每服三钱，水一盏半，姜三片，枣一^③枚，煎，温服。

---

①　一　原脱，今据《宣明论方》卷十三补。

②　二十丸　《局方》卷之八作"十九至十五丸"。

③　一　《得效方》卷第七作"二"。

血痔

（七十四）白玉丹 治久年肠痔下血。

寒水石，煅红，研细，水飞，再入银窝中煅红，用糯米糊丸梧子大。每服五六十丸，陈米饮下，只一服。

酒痔

（七十五）干葛汤 专治酒痔。

干葛 枳壳 半夏 茯苓 生地黄 杏仁① 黄芩 甘草各等分②

上锉。每服三钱，黑豆百粒，姜五片，白梅一个，煎服。

（七十六）酒蒸黄连丸 治痔因酒过多而得。（方见积热门）

通治

（七十七）立效丸 治一切痔。

百药煎，研末。每服三钱，煮稀白粥，搅匀，服之立愈。糊丸，米饮下亦可。治气痔如神。

（七十八）猬皮丸 治五种痔漏。

猪左足蹄 黄牛角腮 猬皮一枚，同上烧灰存性 防风去芦 贯众 槐角子炒 鳖甲醋煮。各半两 枳壳去白，生用 鸡冠花 槐花炒 黄芪去芦 雷丸 黄连 香白芷 当归去芦，酒浸 油发灰 玄参各半两③ 麝香别研，半钱

上为末，米糊丸如梧桐子。每服百丸，空心以米饮汤送下。年高并虚弱者，不宜服。

---

① 杏仁 《直指方》卷之二十三后有"各半两"。
② 各等分 《直指方》卷之二十三作"各一分"。
③ 各半两 原脱，今据《济生方·五痔肠风脏毒门》改。

（七十九）槵藤子丸　治肠风下血，痔漏结核疼痛。

茴香炒　槵藤子一个，重七钱者，酥炙，和皮用　皂角刺烧存性
枯白矾　枳壳去白，麸炒　樗皮焙干。各半两　白附子炮，半两①　乳
香二钱半　猬皮烧存性，五钱

上为末，醋面糊丸如梧桐子。每服五十丸，空心温酒下。
如痔疮痛，醋研五七丸，涂患处。

（八十）五灰散　治五种痔，不问内外，并宜服之。

鳖甲治牡痔　猬皮牝痔　蜂房脉痔　蛇蜕气痔　猪左足悬蹄甲
治肠痔。各等分

上烧存性，随证倍用一分，为末。井花水调二钱，空心卧
时服。

熏洗法

（八十一）熏洗方②　槐花、荆芥、枳壳、艾叶同煎水，入
白矾熏洗。

（八十二）木鳖散

木鳖子、百药煎，等分。每一掬，布裹煎汤，以桶盛之，
盖上，穴一窍，先以气熏，后通手洗。

系痔法

（八十三）系痔　用白芷煮白苎作线，快手紧系痔上，虽痛
不妨，其痔自然干落，七日安。

（八十四）又法　用芫花汁浸线一日夜，用线系痔如上法，
亦可系瘤。

---

① 半两　原脱，今据《御药院方》卷八补。

② 熏洗方　此处方名原脱，今据原书目录补。

敷法

（八十五）槐白皮膏　治内外诸痔，久年不愈者。

槐白皮　楝实各五两　赤小豆二合　桃仁六十枚　当归三两
甘草　白芷各二两

上吹咀。以煎成猪膏一斤，微火煎①至黄色，药可成膏，以
贴疮。

（八十六）蒲黄散　治下部痔漏。

蒲黄一两　血蝎半两

上为细末。每用少许，贴患处。

（八十七）蜗牛膏　敷痔有效。

蜗牛一枚，麝香少许，用小砂合子盛蜗牛，以麝香掺之，
次早取汁，涂痔处。

（八十八）五灰膏　治脏腑一切蕴毒，发为痔疮，不问远年
近日，形似鸡冠、莲花、核桃、牛乳，或内或外，并皆治之。此
方亲传之，专科刘叔茂累试皆验，不敢自秘。

荞麦灰半斗②许　荆柴　老杉枝　山白竹　蓟柴

以上四般柴竹，截作二③尺许长，以斧劈破成片，各取一
束，晒干，于火上烧过，置坛内为炭，防为风所化。俟烧尽，却
以水于锅④内煮出炭汁。又用酒漏，以花⑤帛实其窍，置荞麦灰

----

① 煎　《局方》卷之八后有"白芷"。
② 半斗　《得效方》卷第七做"七升"。
③ 二　《得效方》卷第七、《普济方》卷二百九十五作"一"。
④ 锅　原作"窝"，"窝"的繁体字，其义不通，故据《得效方》卷
第七、《普济方》卷二百九十五改。
⑤ 花　《得效方》卷第七、《普济方》卷二百九十五作"布"。

于酒漏内，以所煮四般炭汁淋之。然后取汁于锅①内，慢火熬汁，约取一小碗，候冷，入石灰、国丹，调②和成膏，以瓦瓶贮之。上用石灰敷面，不令走气。临用时，却去石灰，以冷水调开。令病者以水洗③净痔疮，仰卧，搭起一足，先以湿纸于疮四围贴护，却用竹篦挑药涂痔上，须臾痛息，用纸揩去药，再涂，如此三四遍，要痔疮如墨样黑，方止，以水洗净。每日常置冷水一盆，以葱汤和之，日洗三五遍，六七日后，脓秽出尽，其疮自消。

脱　肛

肺与大肠为表里，故肺脏蕴热则肛门闭结，肺脏虚寒则肛门脱出，此《三因》之论。又有妇人产育用力过多，及小儿久痢后脏寒，皆能使肛门突出。治之必须温肺脏、补肠胃，久则自能收矣。

通治

（八十九）钓肠丸　治内外诸痔及肛门肿痛，或下脓血，肠风下血，以致肛门脱出，并宜服之。

栝楼二个，烧存性　胡桃仁十五个，不油者，就罐内烧存性　绿矾枯　白附子　鸡冠花炒。各五两　枳壳去白，麸炒　附子去皮、尖，生诃子煨，去核。各二两　白矾枯　半夏　天南星各一两　猬皮两个，罐

---

① 锅　原作"窝"，"窝"的繁体字，其义不通，故据《得效方》卷第七、《普济方》卷二百九十五改。

② 调　原作"稠"，"调"的讹字，今据《得效方》卷第七改。另《普济方》卷二百九十五作"相"。

③ 洗　此后原衍一"洗"字，今据《得效方》卷第七、《普济方》卷二百九十五删。

内烧存性

上为末，以醋煮面糊，丸如梧桐子。每服三十丸，空心温酒下。

（九十）圣散子 治小儿脱肛不收。

用浮萍草不以多少，杵为细末，干贴患处。

（九十一）猬皮散 治①肛门或因洞泄，或因用力太②过，脱出不收。

猬皮一个，烧存性　磁石煅　桂心各半两

上为末。每服二钱，米饮空心调下。《肘后方》治女人阴脱，加鳖头一枚，烧灰研入。

（九十二）脱肛方③ 治脱肛。

以槐花、槐角各等分，炒黄，为末，用羊血蘸药，炙热食之，以酒送下，以猪膘去皮，蘸药炙服亦可。

（九十三）紫蕺膏 治脏热肛门脱出。

以紫背蕺一大握，又名鱼腥草，擂烂如泥。先用朴硝水洗净肛门，用芭蕉叶托入，却用药于臀下贴坐，自然收入。

浸洗法

（九十四）浸洗方④ 以贴水荷叶，煎水浸洗可收。

（九十五）文蛤散 治脱肛。

上以文蛤为末，煎汁，入白矾、蛇床子尤佳。浸洗后，用

---

① 治　原作"或"，今据《得效方》卷第七改。

② 太　原作"大"，今据《得效方》卷第七改。

③ 脱肛方　此处方名原脱，今据原书目录补。另《得效方》卷第七此方名"槐花散"。

④ 浸洗方　此处方名原脱，今据原书目录补。

赤石脂末掺在芭蕉叶上，频用手托入。或肛长尺余者，以两床相接，中空一尺，以瓷瓶盛药，水满架起，与床平，令病者仰卧，以所脱肛肠浸在瓶中，时换药，逐日浸，缩尽为度。

（九十六）又方　采艾叶，浓煎汤，浸之即收。

（九十七）香荆散　治肛门脱出，大人、小儿悉皆治之。

香附子　荆芥穗各等分

上为末。每服三匙，水一大碗，煎热淋洗。又方，用五倍子为末。每用三钱，入白矾一块，水二碗，煎洗立效。又方，用木贼不以多少，烧存性，为细末，掺肛门上，按入即愈。

遗尿失禁

人之溲尿，藉心肾二气之所传送。盖心与小肠为表里，肾与膀胱为表里，若心肾气亏，阳气衰冷，传送失度，则必有遗尿失禁之患。故经云膀胱不利为癃，不约为遗是也。治之宜补暖下元，清心寡欲。又有产褥不顺，致伤膀胱，及小儿胞冷，俱能令人遗尿失禁，又当随证施治。

通治

（九十八）二气丹　治内虚里寒，膀胱积冷，阳气渐微，小便不禁。

硫黄细研　肉桂去皮，为末。各一分　干姜炮，为末　朱砂研为末。各二钱　附子一枚，大者，炮，去皮、脐，为末，半两

上以面糊为丸，如梧桐子。每服五十丸，盐汤空心下。

（九十九）秘元丹　治内虚里寒，自汗时出，小便不禁。

白龙骨三两　诃子十个，去核　缩砂一两，去皮　灵砂二两①

上为末，煮糯米粥，丸如梧桐子。每服五十丸，空心盐酒下。

（一百）家韭子丸　治大人、小儿下元虚冷，小便不禁，或成白浊。常服补养元气，进美饮食。

家韭子六两，炒　鹿茸四两，酥炙　苁蓉酒浸　牛膝酒浸　熟地黄　当归各二两　巴戟去心　菟丝子酒浸。各一两半　杜仲去皮，炒　石斛去苗　桂心　干姜炮。各一两

上为末，酒糊丸如梧桐子。每服一百丸，空心盐汤、温酒任下。小儿须作小丸服之。

（百一）茯苓丸　治心肾俱虚，神志不守，小便淋漓不禁。

赤茯苓　白茯苓各等分

上为末，以新汲水挼洗，澄去新沫，控干，别取地黄汁，与好酒同于银石器内熬成膏，搜和，丸如弹子大。空心盐酒嚼一丸。

（百二）鸡内金散　治遗尿失禁。

鸡脒胵一具，并肠净洗，烧为灰，男用雌者，女用雄者

上研为末。每服二钱，酒饮调服。

（百三）菟丝子丸　治小便多，或致失禁。

菟丝子②淘净，酒蒸　牡蛎煅，取粉　附子炮，去皮　五味子　鹿茸酒炙。各一两　肉苁蓉酒浸，二两　鸡脒胵炙　桑螵蛸酒炙。各③半两

上为末，酒糊丸如梧桐子。每服七十丸，空心盐汤、盐酒

---

① 灵砂二两　《得效方》卷第七无此药。

② 菟丝子　《济生方·小便门》、《得效方》卷第七用"二两"。

③ 各　原脱，今据《济生方·小便门》、《得效方》卷第七补。

任下。

（百四）**小便遗失方**① 治小便遗失。

阿胶炒珠子　牡蛎煅　鹿茸酒炙　桑螵蛸酒炙。各等分

上为末，糯米糊丸如梧桐子。每服五十粒，空心盐酒下。

（百五）**桑螵蛸散** 治男子小便频数，如稠米泔色，此由劳伤心肾得之。有服此药不终剂而愈。大能安神定志。

桑螵蛸盐水炙　远志去心　菖蒲盐炙　龙骨　人参　茯神　当归　鳖甲醋炙。各等分

上为末。每服二钱，临卧时，人参汤调服。

（百六）**一方** 益智子，为末。米饮调下，每服二钱。

（百七）**便宜方** 治遗尿。

用猪胞洗净，铁铲上炙香熟，嚼细，温酒下。

---

① 小便遗失方　此处方名原脱，今据原书目录补。

名方类证医书大全卷十七

鳌峰熊宗立道轩编集

五脏内外所因证治 肝心脾肺肾

人身之有形于外者，必有诸内，故五脏之受病于内而发于外者，必见之眼、耳、鼻、舌、口、牙之间。心经蕴热，则口舌生疮，唇口裂坼。脾与胃相通，故受热则噫气臭秽。肾受冷，则耳不能听，或兼风则牙痛颔肿。肺受风邪，则皮毛瘙痒，积毒则发为痈疽。肝受病，则目不能视，发乃血之余，焦枯者，血不足也。此皆病在内而应乎外也。凡有其证，必须考其所自来，辨其冷热虚实治之。

肝因

（一）**枳壳煮散** 治悲哀伤肝气，痛引两胁。

防风去芦 川芎 细辛 枳壳麸炒 桔梗炒，各四两 甘草炙，二两 干葛一两半

上㕮咀。每服四钱，水一盏①，姜三片，煎七分，空心服。

（二）**柴胡散** 治肝气实热，头疼目眩，眼赤心烦。

柴胡去芦 地骨皮去木 玄参 羚羊角镑 甘菊花去梗 赤芍药 黄芩各一两 甘草炙，半两

---

① 盏 《本事方》卷第七、《得效方》卷第三作"盏半"。

上咬咀。每服四钱，水一盏①，姜五片，煎八分，温服，不拘时。

（三）真珠丸 治肝经为风邪所干，卧则魂散而不守，状若惊悸。（方见风门）

（四）治肝积② 治肝积气滞，在左胁下，遇病作，则左边手足头面昏痛。

干葛一两 麻黄三③分 侧子一个 川芎 甘草 羌活 防风 枳实 芍药 桂枝 当归各四两

上咬咀。每服四钱，水一盏，姜三片，煎七分，热服。有汗，避风。

（五）枳实散 治肝气不足，两胁疼痛。

枳实一两 白芍药炒 雀脑芎 人参各半两

上为末。每服二钱，姜盐汤、酒任下。

（六）桂枝散 治因惊伤肝，两胁疼痛。

枳壳一两，小者 桂枝半两

上为末。每服二钱，姜枣汤下。

胆因

（七）泻胆汤 治胆实热，恶寒腹满，胁下坚硬，口苦咽干。

半夏三两，汤洗七次 酸枣仁二两半 生地黄五两 黄芩一两 远志去心，姜汁合炒 茯苓各二两 甘草炙，一两

上咬咀。每服四钱，水一盏，炒糯米一捻，姜七片，煎服。

---

① 盏 《济生方·五脏门》、《普济方》卷十四作"盏半"。

② 治肝积 此处方名原脱，今据原书目录补。

③ 三 《普济方》卷十四作"二"。

（八）酸枣仁丸　治胆气实热，烦闷不睡。

茯神_{去木}　酸枣仁_炒　远志_{去心，炒}　柏子仁_{炒，别研}　防风_去
芦。各一两　生地黄_洗　枳壳_{去白。各半两}　青竹茹二钱半

上为末，炼蜜丸如梧桐子。每服七十丸，不拘时，熟水下。

（九）茯神汤　治胆气虚冷，头痛目眩，心神恐畏，遇事多
惊。

茯神_{去木}　黄芪_{去芦}　五味子　柏子仁_{炒。各一两}　人参　酸
枣仁①_炒　白芍药　熟地黄_洗　桂心_{不见火}　甘草_{炙。各半两}

上㕮咀。每服四钱，水盏半，姜五片，煎八②分服，不拘时。

心因

（十）泻心汤　治心经实热，痞满发渴，烦闷喘急。

黄连_{去须，二两}　半夏_{三两，汤洗七次}　黄芩　甘草_炙　人参
干姜③_{炮。各一两}

上㕮咀。每服四钱，水一④盏，枣三个，煎七分服。

（十一）治心脾热⑤　治心脾壅热，生木舌肿胀。

玄参　升麻　大黄　犀角各七钱半　甘草半两

上为末。每服三钱，水一盏，煎五分，温服。

（十二）玄参升麻汤　治心脾壅热，舌上生疮，腮颊肿痛。

玄参　赤芍药　升麻　犀角　桔梗_{去芦}　贯众_洗　黄芩　甘
草_{炙。各等分}

---

①　酸枣仁　《济生方·五脏门》、《普济方》卷三十四用"一两"。后
"白芍药"同。

②　八　《济生方·五脏门》、《普济方》卷三十四作"七"。

③　干姜　《三因方》卷之八用"一两半"。

④　一　《三因方》卷之八作"两"。

⑤　治心脾热　此处方名原脱，今据原书目录补。

上㕮咀。每服四钱，水一盏①，姜五片，煎八分，温服。

（十三）叶氏清心丸　心受邪热，精神恍惚，狂言叫呼，睡卧不宁。

人参　蝎梢　郁金　生地黄　天麻　天南星为末，入黄牛胆内，令满，挂当风处吹干，腊月造，要用旋取。各等分

上为末，汤浸蒸饼，和丸如梧桐子。每服三十丸，人参汤下。

（十四）茯苓补心汤　治心气虚耗。（方见心痛门）

脾因

（十五）良姜拈痛散　治脾疼。

良姜切细②，先用吴茱萸慢火炒，次入东畔向日壁土不经雨者同炒，再以米醋同炒，至茱萸黑为度

上只用良姜为末。每服一钱，空心米饮调服。

（十六）直指方桂花散　治脾积气痛。

香附子五两，炒，去毛　蓬术醋煮，焙　良姜　甘草炙。各三③两　桂花一两④

上为末。每服二钱，空心沸汤盐点服。

（十七）陈茱萸丸⑤　治脾气虚，痛不可忍。

陈茱萸二两　蚌粉炒赤　浮椒⑥各一两

---

① 盏　《济生方·口齿门》作"盏半"。

② 切细　《直指方》卷之六、《普济方》卷二十作"切作大片"。

③ 三　原作"一"，今据《直指方》卷之六改。

④ 桂花一两　原位于"良姜"之后，无"一两"，今据《直指方》卷之六改。

⑤ 陈茱萸丸　《得效方》卷第四作"浮椒丸"，《普济方》卷二十作"胡椒丸"。

⑥ 浮椒　"胡椒"的别称。

上为末，醋糊丸如梧桐子。每服二十丸，温酒、盐汤任下。

（十八）治脾疼 用荔枝核为末。每服二钱，熟醋汤调下。

（十九）东京王先生治脾①疼方

巴豆瓦盖内炒黄　杏仁炒黄　牵牛各半两，炒黄　陈皮一两，去白，炒黄

上为末，醋糊丸如绿豆大。每服十丸，生姜汤下。妇人血气，醋汤下。产后气痛，艾汤下五丸。酒食伤，随物下。

肺因

（二十）葶苈散 治肺痈，咳唾脓血，喘急。（方见喘急门）

（二十一）升麻汤 治肺痈，吐脓血，作臭气。

升麻　桔梗　薏米　地榆　黄芩　牡丹皮　芍药各五钱　甘草七钱半

上吹咀。每服五钱，水一盏煎，日三服。

（二十二）桔梗汤 治肺痈，咳唾脓血，咽干多渴。（方载咳嗽门）

（二十三）排脓散 治肺痈得吐脓后，以此药排脓补肺。

用绵黄芪二两，生，为末。每服三钱，水一盏煎，温服。

（二十四）柏子仁汤 治肺②气虚寒，两胁胀满。

柏子仁炒　白芍药　茯神去木　防风去芦　桂心③不见火　当归去芦，酒浸　芎䓖　细辛④洗去土、叶　附子炮。各一两　甘草炙，半两

---

① 脾　原作"瘅"，今据《普济方》卷二十改。
② 肺　《济生方·五脏门》、《普济方》卷十四作"肝"。
③ 桂心　《济生方·五脏门》、《普济方》卷十四用"半两"。
④ 细辛　《济生方·五脏门》、《普济方》卷十四用"半两"。

上咬咀。每服四钱，水一盏①，姜五片，煎七分，温服，不拘时。

（二十五）枣膏丸　治肺积在右胁下，大如杯，发为痈疽。

陈皮　桔梗　葶苈别研。各等分

上前二味为末，入葶苈研匀，煮枣肉和丸，如梧桐子。每服五七丸，米饮送下。

肾因

（二十六）玄参汤　治肾脏实热，心下烦闷，耳听无声，腰背强痛。

五加皮去木　生地黄　玄参　黄芩　羚羊角　石菖蒲　赤茯苓　通草　甘草炙　麦门冬去心。各等分

上咬咀。每服四钱，水一盏②，姜五片，煎八分，不拘时服。

（二十七）椒附丸　治肾气上攻，头项不能转移。

以大附子一枚，炮，去皮、脐，为末。每用二钱，以椒二十粒，用白面填满椒口，水盏半，姜七片，煎七分，去椒入盐，空心点服。

眼　目

人之有两眼，犹天之有两曜，视万物，察纤毫，何所不至。日月有一时之晦者，风云雷雨之所致也，眼之失明者，四气七情之为害也。大抵眼目为五脏之精华，一身之至要，故五脏分五轮，八卦名八廓。五轮者，肝属木，曰风轮，在眼为乌睛。心属火，曰血轮，在眼为二眦。脾属土，曰肉轮，在眼为上下胞。肺

---

①　盏　《济生方·五脏门》、《普济方》卷十四作"盏半"。

②　盏　《济生方·五脏门》作"盏半"。

属金，曰气轮，在眼为白睛。肾属水，曰水轮，在眼为瞳子。至若八廓，无位有名，胆之腑为天廓，膀胱之腑为地廓，命门之腑为水廓，小肠之腑为火廓，肾之腑为风廓，脾胃之腑为雷廓，大肠之腑为山廓，三焦之腑为泽廓。此虽为眼目之本根，而又藉血为之包络。五脏或蕴积风热，或有七情之气郁结不散，上攻眼目，各随五脏所属而见，或肿而痛，羞涩多泪，或生障膜，昏暗失明，其证七十有二。治之须究其所因，风则驱散之，热则清凉之，气结则调顺之。切不可轻用针刀点割，偶得其愈，出乎侥幸，倘或不然，为终身之害。又且不可过用凉剂，恐冰其血脉，凝而不流，亦成痼疾。当量人老少、气体虚实用药。又有肾虚者，亦能令人眼目无光，或生冷翳，止当补暖下元，溢①其肾水。北方之人患眼最多，皆是日冒风沙、夜卧热炕，二气交蒸使然，治之多用凉药，北方禀受与南方不同故也。疹痘之后，毒气郁于心肝二经，不能自已，发于眼目，伤于瞳仁者，素无治法。

肝风热

（二十八）**明目流气饮**② 治肝经不足，内受风热，上攻眼目，视物不明，常见黑花，当风多泪，隐涩难开，或生障翳。妇人血风，时行暴赤，一切眼疾，并皆治之。

大黄 牛蒡子炒 川芎 菊花去枝 白蒺藜炒，去刺 细辛去苗 防风去苗 玄参去芦 山栀去皮 黄芩去芦 甘草炙 蔓荆子 荆芥去梗 木贼去根节。各一两 草决明一两半 苍术米泔浸，炒，二两

上为末。每服二钱③，临卧用冷酒调下。

（二十九）**曾帅干家传车前散** 治肝经积热，上攻眼目，逆

---

① 溢 疑为"益"之误。
② 明目流气饮 《局方》卷之七作"流气散"。
③ 钱 《局方》卷之七作"钱半"。

顺生翳，血灌瞳仁，羞明多泪。

密蒙花去枝、叶　羌活　菊花去枝、叶　白蒺藜炒，去刺　粉草
草决明　车前子各炒　黄芩　龙胆草净洗。各等分

上为细末。每服二钱，食后饭汤调服。

（三十）地黄丸　治肝经风热，上攻眼目，涩痛不可用补药
者。

熟干地黄两半　黄连　决明子各一两　没药　光明朱砂　甘
菊花　防风　羌活　桂心各半两

上为末，炼蜜丸如梧桐子。每服三十丸，食后熟水下。

（三十一）决明子散　治风毒上攻，眼目肿痛，或卒生翳
膜，或赤涩䵝肉，或痒或痛，羞明多泪。

黄芩　甘菊花去梗　木贼　决明子　石膏　赤芍药　川芎
川羌活去芦　甘草　蔓荆子　石决明各一两

上为末。每服三钱，水一盏，姜五片，煎至六分，食后服。

（三十二）荆芥散　治肝经蕴热，眼目赤肿。

荆芥穗　当归　赤芍药各一两半　黄连一两

上㕮咀。每服三钱，水一盏，煎三沸，滤去滓，洗病眼。

（三十三）芎藭丸　治远视不明，常见黑花。久服明目有功。

芎藭　菊花　荆芥　薄荷　甘草各一两　苍术二两，米泔浸

上为末，炼蜜丸如梧桐子。每服五十丸，食后茶清下。

（三十四）拨云散　治男子、妇人风毒上攻，眼目昏暗，翳
膜遮睛，怕日羞明。一切风毒眼疾，并皆治之。

羌活　防风　柴胡　甘草炒。各一斤

上为末。每服二钱，水一盏①煎，食后温服。薄荷清调茶，

---

①　盏　《局方》卷之七作"盏半"。

400

并菊花苗煎汤，皆可服。忌诸毒物。

（三十五）蝉花散　治肝经蕴热，毒气上攻，眼目赤肿，多泪羞明。一切风毒伤肝者，并宜服之。

谷精草_{去土}　菊花_{去梗}　蝉蜕_{净洗，去土}　羌活　甘草_炒　白蒺藜_{炒，去刺}　草决明_炒　防风_{去芦}　山栀子_{去皮}　川芎_{不见火}　密蒙花_{去枝}　木贼　荆芥穗　黄芩　蔓荆子_{各等分}

上为末。每服二钱，食后用茶清调服，或荆芥汤调亦可。

（三十六）菊花散　理肝受风毒，眼目赤肿，昏暗羞明，多泪涩痛。

菊花_{去枝，六两}　羌活_{去芦}　白蒺藜_{炒，去尖}　木贼_{去节}　蝉蜕①_{去头、足、翅。各三两}

上为末。每服二钱，食后茶清调下。

（三十七）洗肝散　治风毒上攻，暴作赤目，肿痛难开，隐涩眵泪。

薄荷_{去梗}　当归　羌活　防风_{各去芦}　山栀子仁　甘草　大黄　川芎_{各二两}

上为末。每服二钱，食后熟水调下。

（三十八）密蒙花散　治风气攻注，两眼昏暗，眵泪羞明，并暴赤肿痛。

密蒙花_{拣净}　石决明_{用盐同东流水煮一伏时，出研粉}　杜蒺藜_{炒，去尖}　木贼　羌活_{去芦}　菊花_{去枝。各等分}

上为末。每服一钱，腊茶清食后调下。

（三十九）蝉花无比散　治大人、小儿风毒伤肝，或为气攻，一切眼目昏暗，渐生翳膜，及久患头风，牵搐两眼，渐渐细

---

① 蝉蜕　原作"蝉脱"，异名。今作"蝉蜕"。全书同改，余不注。

小，连眶赤烂。小儿疮疹入眼，白膜遮睛，赤涩隐痛，并皆治之。

茯苓　甘草炙　防风去芦。各四两　石决明盐水煮，研如粉　川芎　羌活　当归洗，焙。各三两　芍药赤者，十三两　蒺藜炒，去皮、尖，半斤　蝉蜕①去头、足、翅，二两　苍术泔浸，炒，十二两　蛇蜕炙，一两

上为末。每服三钱，食后米泔调服，茶清亦得。忌毒食等物。

（四十）羊肝丸　治肝经有热，目赤睛疼，视物昏涩。

羊肝一具，生用　黄连去须，别研为末

上先将羊肝去筋膜，于沙盆内捣烂，入黄连末杵，和丸如梧桐子。每服五十丸，用熟水送下，不拘时。《和剂方》用白羊子肝。

（四十一）明眼地黄丸　治男子、妇人肝虚积热，上攻眼目，翳膜遮睛②，羞涩多泪。此药多治肝肾两经俱虚，风邪所乘，并治暴赤，热服。

牛膝去芦，酒浸，三两　石斛去苗　枳壳去白，面炒　杏仁去皮、尖，炒，去油，研　防风去芦。各四两　生地黄　熟干地黄洗，焙。各一斤

上为末，炼蜜丸如梧桐子。每服三十丸，食前盐汤、温酒任下。

（四十二）汤泡散　治肝经不足，风热上壅，眼目赤涩，睛疼多泪。

赤芍药　当归洗，焙　黄连去须。各等分

---

①　蝉蜕　原作"蝉退"，异名。今作"蝉蜕"。全书同改，余不注。
②　睛　原作"清"，今据《普济方》卷七十二改。

上为末，每服二钱，用极滚汤乘热熏洗，冷即再温，日三五次。

肝气虚

（四十三）养肝丸　治肝血不足，眼目昏花，或生眵泪。

当归去芦，酒浸　车前子酒蒸，焙　防风去芦　白芍药　蕤仁别研　熟地黄酒蒸，焙　川芎　楮实各等分

上为末，炼蜜丸如梧桐子。每服七十丸，熟水送下。

心经热

（四十四）七宝洗心散　治风壅痰滞，心经积热，邪气上冲，眼涩睛痛，或肿或赤，迎风多泪，怕日羞明，并皆治之。（方载积热门）

（四十五）曾帅干家传导赤散　治心脏积热，上攻眼目，两眦浮肿，血侵白睛，羞明洒泪。

牛蒡子炒　榆子①　槐子炒　生干地黄　黄芩各等分

上为末。食后麦门冬汤调二钱服。

肺家热

（四十六）桑白皮散　治肺气②壅塞，毒气上攻眼目，白睛肿胀，日夜疼痛。

玄参　桑白皮　枳壳去白，麸炒　川升麻　杏仁去皮、尖，炒　旋覆花去梗　防风去芦　赤芍药　黄芩　甘菊花去梗　甘草炙　甜葶苈炒。各等分③

---

① 榆子　原讹作"揄子"，今据《普济方》卷七十二改。
② 气　原脱，今据《济生方·眼门》补。
③ 各等分　《济生方·眼门》作"各一两"。

上㕮咀。每服四钱，水一盏①，姜三片，煎至八分，食后温服。

肾虚

（四十七）补肾丸　治肾气不足，眼目昏暗，瞳仁不明，渐生内障。

磁石煅，醋淬七次，水飞过　菟丝子酒蒸。各二两　五味子　熟地黄酒蒸　枸杞子　楮实子　覆盆子酒浸　肉苁蓉酒浸　车前子酒蒸　石斛去根。各一两　沉香别研　青盐别研。各半两

上为末，炼蜜丸如梧桐子。每服七十丸，空心盐汤下。

（四十八）曾帅干家藏杞苓丸　专治男子肾脏虚耗，水不上升，眼目昏暗，远视不明，渐成内障。

白茯苓八两，去皮　真枸杞四两，酒浸，蒸　当归二两，酒洗　青盐一两，别研　菟丝子酒浸，二②两

上为细末，炼蜜丸如梧桐子。食前汤下七十丸。

（四十九）肾冷眼昏方③　治肾经虚冷，水候不升，不能上荫肝木，致令眼目昏暗，或赤或涩，痛痒无时。

川芎　荆芥　天麻　茯苓　石斛　川乌　乌药　牵牛　当归各等分

上为末，炼蜜丸如豆大，朱砂为衣。每服一丸，薄荷茶嚼下。

肝肾虚

（五十）加减驻景丸　治肝肾气虚，两目昏暗，视物不明。

---

① 盏　《济生方·眼门》作"盏半"。
② 二　《普济方》卷八十一作"一"。
③ 肾冷眼昏方　此处方名原脱，今据原书目录补。

车前子炒，二①两　　熟地黄洗　　当归去尾。各五两　　楮实子无翳膜，则勿用　川椒炒出火毒。各一两　　五味子　枸杞子各二两　菟丝子酒制，半斤

上为末，蜜糊丸如梧桐子。每服三十丸，食前温酒、盐汤任下。

（五十一）四生散　治肝肾风毒上攻，眼赤痒痛，不时羞明多泪。（方载中风门）

（五十二）曾帅干家传五味子丸　治心肝二经蕴积风邪，并肾脏虚耗，眼目昏暗，或生翳膜。

阿胶蚌粉炒　熟地黄洗。各一两　　白茯苓去皮　麦门冬去心。各半两　　山药　五味子炒。各二两　贝母炒　柏子仁　人参　百部茯神去皮、木　远志去苗，取根上皮　防风去芦。各一两　杜仲去皮，二两，姜汁浸，炒，去丝

上为细末，炼蜜丸如弹子大。食前姜汤嚼下一丸。

（五十三）菊睛丸　治肝肾不足，眼目昏暗，常见黑花，多有冷泪。

枸杞子三两　苁蓉酒浸，炒，二两　　巴戟去心，一两　甘菊花拣，四两

上为末，炼蜜丸如梧桐子。每服五十丸，温酒、盐汤食后下。《杨氏家藏方》加五味子三两。

暴赤

（五十四）洗方　治暴赤热肿眼。

黄连　黄柏　赤芍药　杏仁各等分

每一钱，用水少许，入铜钱一个，磁碟盛，瓶内蒸，以青

---

① 二 《普济方》卷七十二作"三"。

绢片子蘸药汁，点眼洗之。

（五十五）暴赤眼三方①　治暴赤眼初发。

用升麻葛根汤三贴，每贴加蝉蜕七个，作三服。如未退，用败毒散加大黄。又不退，却用五嗝宽中散，酒调，坠下气，气顺则平矣。

翳膜

（五十六）白龙散　去翳膜，明眼目。

用川芒硝五两，取真白如雪者，置销金银锅子内，以新瓦盖，用熟炭火于砖外慢慢熬镕清汁，以铁钳钳出锅，倾药汁在别器中，凝洁如玉色者，方好。研令极细，入龙脑各等分。用点退翳膜，或吹入鼻中，立有神效。

（五十七）家藏方卷帘散　治久新病眼，昏涩难开，翳膜遮睛，或成胬肉，或暴发赤眼肿痛，并皆治之。

炉甘石四两，碎　黄连七②钱，捶碎，以一碗煮数沸，除去滓　朴硝半两，细研

以上先将炉甘石末入甘锅③内，开口煅，令外有霞色为度。次将入黄连、朴硝，水中浸，飞过，候干。又入黄连半钱，水飞过，再候干，次入

白矾二④钱，生用一半，飞过一半　腻粉别研，一字　黄连末，半两　青盐　胆矾各半⑤钱　白丁香别研　乳香别研　铅白霜各一字　铜青

————————————

① 暴赤眼三方　此处方名原脱，今据原书目录补。
② 七　原作"六"，今据《家藏方》卷第十一改。
③ 甘锅　即"坩埚"。
④ 二　原作"三"，今据《家藏方》卷第十一改。
⑤ 半　原作"七"，今据《家藏方》卷第十一改。

半①钱　硇砂别研，一字

上为末，同前件药合和令匀。每用少许点服。

风眩

（五十八）**铜绿膏**　治风眩烂痒。

铜青、枯矾等分为末，以白梅肉拌捣成，丸如鸡头大，瓶内蒸过。常用搽目眩痒处。

（五十九）**洗方**　治烂眩②风赤眼。

五倍子、蔓荆子③同煎，水澄清，洗目。

（六十）**烂眩风眼方**④　治烂眩风，眼目痒痛，时常出泪。

黄连　淡竹叶各一两　柏树皮二两，一半生，一半干

上㕮咀。水二升，煎五合，稍冷，用滴洗两目烂处。

（六十一）**又方**⑤　治烂眩风。

用覆盆子叶不拘多少，日干，捣烂如粉，以绵裹之。须用男孩乳汁浸少时，点眼中。

（六十二）**家藏方黄连散**　治肝受风热，眼睑⑥赤烂。

乳香一钱半，别研　黄连去须，一⑦两　荆芥一百穗　灯心一百茎

---

① 半　原作"七"，今据《家藏方》卷第十一改。

② 眩　《普济方》卷七十三作"睑"。

③ 蔓荆子　原讹作"蔓京子"，今据《普济方》卷七十三改。全书错出，改从一律，余不注。

④ 烂眩风眼方　此处方名原脱，今据原书目录补。另《得效方》卷第十六此方名"偶得方"。

⑤ 又方　此处方名原脱，今据原书目录补。另《得效方》卷第十六此方名"圣草散"。

⑥ 睑　原作"絃"，同"弦"，今据《家藏方》卷第十一改。

⑦ 一　原作"半"，今据《家藏方》卷第十一改。

上㕮咀。每用三①钱，水二盏，煎至一盏，滤去滓，热洗。

点法

（六十三）黄连膏　治一切眼目瘀肉攀睛，风痒泪落不止。

黄连半斤　朴硝一斗，以水半瓶淘净，去土，焙干用　白丁香五升，以水一罐淘净，去土，研细用

上取水、朴硝，香釜内熬至七分，淘出，令经宿，水面浮牙者，取出控干，以纸袋子盛，风中悬至风化。将黄连细末熬清汁，晒干硝，用猪羊胆和，加蜜点之，效矣。

（六十四）碧霞丹　点一切恶眼风赤者。

龙脑　麝香　硇砂各二钱　没药　血竭　乳香　铜青各一钱　硼砂三钱

上为末，滴水和丸，如梧桐子大。用一丸，新水化开，点之立效。

明眼

（六十五）千金神曲丸　明眼目，百岁可读细书，常服有功。

神曲四两　磁石二两，煅，醋重淬　光明朱砂一两

上为末，炼蜜丸如梧桐子。每服二十丸，食后米饮下。

耳

夫耳者，肾之所候，肾者，精之所藏。肾气实则精气上通，闻五音而聪矣。若疲劳过度，精气先虚，于是乎风寒暑湿得以外入，喜怒忧思得以内伤，遂致聋聩耳鸣。热壅加之出血、出脓，

---

① 三　原作"二"，今据《家藏方》卷第十一改。

则成聤耳、底耳之患。候其颧颊色黑者，知其耳聋也。亦有手少阳之脉动厥而聋，内则辉辉焞焞也，手太阳脉动厥而聋者，耳内气满也。大抵气厥耳聋尚易治，精脱耳聋不易愈。诸证既殊，治各有法。

虚证

（六十六）补肾丸　治肾虚耳聋。

山茱萸　芍药　干姜炮　巴戟　苁蓉酒浸　泽泻　桂心　菟丝子酒浸　远志去心　人参　黄芪　细辛　石斛　干地黄　甘草　附子炮　蛇床子　当归　牡丹皮各二两　羊肾二枚　茯苓半两　防风一两半　菖蒲一两

上为末，以羊肾研细，酒煮面糊丸如梧桐子。盐酒下五十丸。

（六十七）蜡弹丸　治两耳虚聋。

白茯苓二两　山药炒，三两　杏仁炒，去皮、尖，两半　黄蜡二两

上以前三味为末，研匀，镕蜡为丸，如弹子大，盐汤嚼下。

（六十八）久聋方①　治耳聋久不闻者。

全蝎黄色，全小者，四十九个　生姜切如蝎大，四十九片

上用铜铁器炒姜干，为细末，只作一服，临卧温酒调下。

（六十九）苁蓉丸　治肾虚耳聋，或风邪入于经络，耳内虚鸣。

肉苁蓉酒浸，切，焙　山茱萸去核　石龙芮　石菖蒲　菟丝子酒浸，蒸，焙　川羌活去芦　鹿茸火去毛，酒蒸，焙　石斛去根　磁石煅，醋淬，水飞过　附子炮，去皮。各一两　全蝎去毒，七②个　麝香一

---

① 久聋方　此处方名原脱，今据原书目录补。

② 七　《济生方·耳门》前有"二"字。

字，旋入

上为末，炼蜜丸如梧桐子。每服一百丸，空心盐酒、盐汤任下。

热证

（七十）犀角饮子　治风热上壅，两耳聋闭，内外肿痛，脓水流出。

犀角镑　菖蒲　木通　玄参　赤芍药　赤小豆炒　甘菊花去枝、梗。各一两　甘草炙，半两

上㕮咀。每服四钱，水一盏①，姜五片，煎八分，温服，不拘时。

（七十一）解仓饮子　治气虚热壅，或失饥冒暑，风热上壅，耳内聋闭彻痛，脓血流出。

赤芍　白芍各半两　当归　甘草　大黄　木鳖子去壳。各二②两

上锉。每服四钱，水煎，食后临睡服。

气证

（七十二）塞耳丹　治气道壅塞，两耳聋聩。

石菖蒲一寸　巴豆一粒　全蝎一个，去毒

上为末，葱涎丸如枣核大。每一丸，绵裹塞耳内。

（七十三）秘传降气汤　加石菖蒲。治气壅耳聋，大效。（方见气门）

（七十四）通耳法　治耳聋久不闻者。

紧磁石一块，如豆大　穿山甲烧存性，为末，一字

---

① 盏　《济生方·耳门》作"盏半"。
② 二　《三因方》卷之十六、《得效方》卷第十作"一"。

上用新绵子裹了，塞于所患耳内，口中衔少生铁，觉耳内如风雨声即愈。

卒聋

（七十五）菖蒲丸　治耳内卒痛，聋塞不闻。

菖蒲　附子炮，去皮、脐。各等分

上为末，醋糊丸如杏仁大。绵裹置耳中，日二易之。

久聋

（七十六）鼠胆方①　以鼠胆汁滴耳中，虽一二十年者亦效。

虚鸣

（七十七）芷芎散　治风入耳，虚鸣。

白芷　石菖蒲　苍术　陈皮　细辛　厚朴　半夏　辣桂　木通　紫苏　甘草②　川芎各等分③

上锉。每四④钱，姜五片，葱白二根，煎，食后临卧服。

（七十八）黄芪丸　治肾虚耳鸣，夜间睡着如打战鼓。

黑附子大者，一个　羖羊肾一双，焙干　黄芪独茎者，去芦，一两　白蒺藜炒，去刺　羌活去芦。各半两

上为末，酒糊丸如梧桐子。每服四十丸，食后煨葱汤送下。

---

① 鼠胆方　此处方名原脱，今据原书目录补。
② 甘草　《得效方》卷第十后有"各一分"。
③ 各等分　《得效方》卷第十作"二分"。
④ 四　《得效方》卷第十作"三"。

聤耳

（七十九）红绵散 治聤耳出脓及黄水。

白矾煅，一钱　胭脂一字　麝香少许

上入胭脂一字，研匀，用绵杖子缠，去耳中脓水尽，即用别绵杖子送药入耳中，令到底，掺之即干。《直指方》加国丹、龙骨。

（八十）直指方耳热出汁方① 治耳热出汁。

滑石　煅②石膏　天花粉　防风各一钱

上用脑子少许，同研为末，掺耳中。

（八十一）耳出血方 治耳内出血。

龙骨末吹之愈。

又治耳内出血或耳中痛。以生鳝刺尾血滴耳中。

（八十二）耳出脓方 治聤耳有脓出不止。

用五倍子焙干一两，及全蝎烧灰存性三钱，为末，掺耳中。

（八十三）百虫入耳方三道 治百虫入耳方。

一方 用香油灌入耳即出。

一方 用鸡冠血滴入耳即出。

一方 驴牛乳最良，灌入耳即出。

---

① 耳热出汁方　原脱，今据原文目录补。后"耳出血方"、"耳出脓方"、"百虫入耳方三道"亦脱，同补。

② 煅　原作"烂"，今据《卫生易简方》卷之七改。

名方类证医书大全卷十八

鼻

夫鼻者，肺之候，职欲常和，和则吸引香臭。若七情内郁，
六淫外伤，饮食劳役，致鼻气不得宣调，清道壅塞。其为病也，
为衄、为痈、为息肉、为疮疡、为清涕、为窒塞不通、为浊脓，
或不闻臭香，此皆肺脏不调，邪气郁积于鼻，清道壅塞而然也。
治之法，寒则温之，热则清之，塞则通之，壅则散之，无越于
斯。但时气鼻衄，不可便止，如此出三升以上，恐多者，方可断
之。《活人书》所谓：衄血者乃解，盖阳气重故也，此又不可不
知。

鼻塞

（一）嚼化毕澄茄丸　专治鼻塞不通。

毕澄茄半两　薄荷叶三钱　荆芥穗一钱[①]

上为末，炼蜜丸如樱桃大。每服一丸，嚼化津咽。

（二）人参汤　治肺气上攻，鼻塞不通。

人参　白茯苓去皮　黄芩　陈皮去白　麻黄去根、节　羌活去
芦　蜀椒去目及闭口者，炒出汗。各半两

上㕮咀。每服三钱，水一盏，煎服。

---

① 钱　《御药院方》卷八作"钱半"。

（三）菖蒲散　治鼻内窒塞不通，不得喘急。

菖蒲　皂角各等分

上为末。每用一钱，绵裹塞鼻中，仰卧少时。

（四）辛夷膏　治鼻生息肉，窒塞不通，有时疼痛。

辛夷叶二①两　细辛　木香　木通　白芷　杏仁汤浸，去皮、尖、研。各半两

上用羊髓、猪脂二两，和药于石器内，慢火熬成膏，取赤黄色放冷，入龙脑、麝香一钱，为丸，绵裹塞鼻中，数日肉脱即愈。

（五）辛夷散　治肺虚为四气所干，鼻内壅塞，涕出不已，或气息不通，或不闻香臭。

白芷　川芎　木通去节　防风去芦　甘草炙　辛夷仁　细辛洗去土、叶　藁本去芦　升麻各等分

上为末。每服二钱，食后茶清调服。

（六）苍耳散　治鼻流浊涕不止，名曰鼻渊。

辛夷仁半两　苍耳子炒，二钱半　香白芷一两　薄荷叶一钱②

上并日干为末。每服二钱，用葱茶清食后调服。

脑冷

（七）脑冷流涕方③　治鼻塞流体，为脑冷所致。

通草　辛夷各半两　细辛　甘遂　桂心　川芎　附子各一两

---

①　二　《御药院方》卷十、《普济方》卷五十七作"一"。

②　一钱　《济生方·鼻门》、《普济方》卷五十七作"半钱"，《直指方》卷之二十一作"五分"。

③　脑冷流涕方　此处方名原脱，今据原书目录补。另《得效方》卷第十此方名"通草膏"。

上为末，炼蜜丸如杏子①大。绵裹入鼻中，密塞，勿令气泄。或以生姜自然汁为丸亦可。

（八）千金细辛膏　治鼻塞脑冷，清涕常出。

黑附子去皮　川椒　川芎　细辛　吴茱萸　干姜各三分　桂心一两　皂角屑半两

上将猪脂六两煎油，先一宿，以苦酒浸前八味药，取入猪脂内同煎，以附子黄色为止。用绵蘸药塞鼻孔。

脑泻

（九）川乌散　治脑泻。

防风　白附子　北细辛　白茯苓　川乌　菖蒲　干姜　白芷　川芎　甘草各等分

上为末。每服二钱，嚼生葱，白汤调下，食后服。

酒齇

（十）赤瘤方②　治鼻赤如瘤。

硫黄　轻粉　细辛　乳香各等分

上为细末，井花水调搽。

（十一）凌霄花散　治酒齇鼻，不二次，可去根。但药差寒，量虚实用。

凌霄花　山栀子

等分为末。每服二钱，食后茶调下，日二服。

（十二）又方　南番没石子，有窍者，水研成膏，手指蘸涂。

―――――――

①　杏子　《本事方》卷第五、《得效方》卷第十、《普济方》卷五十七作"麻子"。

②　赤瘤方　此处方名原脱，今据原书目录补。

（十三）硫黄散　治酒齇鼻，及妇人鼻上生黑粉刺。

生硫黄二[1]钱　轻粉一钱匕　杏仁十四个，去皮

上为末，生饼药调，临卧时涂，早则洗去。

（十四）栀子仁丸　治肺热病发赤瘰，即酒齇。

上以老山栀子仁为末，镕黄蜡，等分，丸如弹子大，空心茶清嚼下。忌酒、炙煿半月。

（十五）又方　以白盐常擦，妙。

齆[2]鼻息肉鼻痔

（十六）细辛散　治鼻齆不闻香臭及鼻痔。

瓜蒂　细辛

等分为末。绵裹如豆大，塞鼻中。

（十七）黄白散　治鼻齆、息肉、鼻痔等证。

雄黄　白矾　细辛　瓜蒂[3]各等分

上为细末，搐入鼻中。

（十八）羊肺散　治肺虚上壅，鼻生息肉，不闻香臭。

羊肺一具，洗　白术四两　肉苁蓉　木通　干姜　川芎各一[4]两，除羊肺炒，五件为细末

上以水调前药，稀稠得宜，灌入肺中，煮熟细切，焙干为末。每服二钱，食后米饮调服。

---

① 二　《得效方》卷第十作"一"。

② 齆（wèng）　鼻病。鼻腔阻塞，发音不清。

③ 蒂　原作"丁"，今据《普济方》卷五十六改。

④ 一　《三因方》卷之十六作"二"。《普济方》卷五十六作"半"。

口 舌

夫口者，足太①阴之经脾之所主，五味之所入也。盖味②入口，藏于胃脾，乃运化津液，以养五脏。五脏之气偏胜，由是诸疾生焉。且③咸则为寒，酸则停滞，涩则因燥，淡则由虚，热则从苦、从甘也。口臭者，乃腑脏臊腐之不同，蕴积于胸膈之间而生热，冲发于口也。口疮者，脾气凝滞，风热之④而然。至于唇者，亦脾所主，经合于胃，脾胃受邪，则唇为之病。盖风胜则唇动，寒胜则唇揭，燥胜则唇干，热胜则唇裂，气郁则生疮，血少则藩而无色。治法，内则当理其脾，外则当敷以药，无不效矣。至于舌者，脾脉之所通，心气之所主，舌和则知五味，资于脾而荣于身者也。二脏不和，风寒中之，则舌强而不能言；壅热攻之，则舌肿而不得语。更有重舌、木舌、舌胎出血等证，皆由心脾虚，风热所乘而然矣。

心脾热

（十九）升麻散 治上膈壅毒，口舌生疮，咽喉肿痛。

升麻 赤芍药 人参洗 桔梗去芦 干葛各一两 甘草生用，半两

上咬咀。每服四钱，水二盏⑤，姜五片，煎八分，温服，不

---

① 太 原作"大"，"太"的讹字，今据《济生方·口齿门》、《普济方》卷五十八、《医方大成论·口唇》改。

② 味 《济生方·口齿门》、《普济方》卷五十八前有"五"。

③ 且 原作"旦"，"且"的讹字，今据《济生方·口齿门》、《普济方》卷五十八、《医方大成论·口唇》改。

④ 之 《济生方·口齿门》、《普济方》卷五十八前有"加"。

⑤ 二盏 《济生方·口齿门》作"一盏半"。

拘时。

（二十）口舌方四方①　洗心散、四味清凉饮②、甘露饮、八正散，并治心脾有热，口舌生③疮。（方见积热门）

（二十一）泻黄饮子　治风热蕴于脾经，唇燥坼裂，口舌生疮。

白芷　升麻　枳壳去白，麸炒　黄芩　防风去芦　半夏汤洗七次石斛各一两　甘草生用，半两

上㕮咀。每服四钱，水一盏，姜五片，煎八分，温服，不拘时。

脾肺虚

（二十二）菊花丸　治脾肺气虚，上盛痰壅，唇口坼裂，舌上生疮。

甘菊花　枸杞子　肉苁蓉　巴戟去心。各等分

上为末，蜜丸如梧桐子。每服五十丸，米饮下。

掺敷

（二十三）龙石散　治上膈蕴热，口舌生疮，咽膈肿痛。

寒水石煅，三两　辰砂二钱半，另研　生脑子半钱④

上为末，每以少许掺患处。如小儿疮毒攻口，先用五福化毒丹，然后用此药，立效。

---

① 口舌方四方　此处方名原脱，今据原书目录补。

② 四味清凉饮　《得效方》卷第十七、《直指方》卷之二十一作"四顺清凉饮"。

③ 生　原作"主"，"生"的讹字，今据《得效方》卷第十七、《直指方》卷之二十一改。

④ 钱　《得效方》卷第十七、《三因方》卷之十六作"字"。

（二十四）兼金散　治蕴毒上攻，口舌生疮。

细辛　黄连各等分

上为末。先以布帛蘸水揩净患处，掺药其上，涎出即愈。

（二十五）绿云膏①　治口②疮臭烂，久而不瘥。

黄柏半钱　螺青二钱。一方以铜绿易螺青

上研细，临卧置一字在舌下，不妨咽津。

（二十六）又口疮方③　治口疮。

用缩砂不拘多少，火煅为末，掺④疮即愈。一方，用槟榔，烧灰存性，为末，入轻粉。

（二十七）膈热口疮⑤　治上膈热极，口舌生疮。

腻粉二匕　杏仁七⑥粒，不去皮、尖

上二味，临睡时细嚼，令涎出再用。

（二十八）赴筵散　治口疮痛。

五味子新者，一两　滑石半两，研　黄柏半两，蜜炙

上为末。每服半钱，干掺疮上，良久便可饮食。

（二十九）冰柏丸　专治口疮。

硼砂疮甚者，加脑子，研　黄柏日干　薄荷叶各等分

上为末，生蜜丸如龙眼大。每服一丸，津液噙化。

---

①　膏　《济生方·口齿门》作"散"。

②　口　原脱，今据《得效方》卷第十七、《三因方》卷之十六、《济生方·口齿门》改。

③　又口疮方　此处方名原脱，今据原书目录补。另《得效方》卷第十七此方名"独胜散"。

④　掺　原作"渗"，今据《得效方》卷第十七改。

⑤　膈热口疮　此处方名原脱，今据原书目录补。

⑥　七　《卫生易简方》卷之七作"十"。

（三十）又口疮①　治口疮。

白矾一两，飞至半两　黄丹一两，炒红色，放下再炒，紫色为度

上为细末，掺于疮上立愈。

（三十一）吹喉散　治三焦有热，口舌生疮，咽喉肿塞。

蒲黄一两　盆硝八两　青黛一两半

上用生薄荷汁一升，将盆硝、青黛、蒲黄一处瓷罐盛，慢火熬干，细研。用一字或半钱掺口内，良久吐出痰涎。如喉中痛，用竹管吹药半钱入咽膈内，立效。

（三十二）消毒散　治口舌生疮，两唇肿裂。

晚蚕蛾　五倍子　密陀僧各一两

上同为末。每用少许，干敷疮上，有津吐去。

（三十三）柳花散　治口舌生疮。

玄胡索一两②　黄连　黄柏各半两③　青黛二钱④　密陀僧三钱，别研

上为末。每用敷贴口疮上，有津液，吐出再用。

（三十四）又方⑤　治口内生疮。

朴硝一钱　寒水石火煅过，一两，南人谓之软石膏

上同研，入少朱砂如桃红色，敷患处，咽下不妨。味苦加甘草。

---

①　又口疮　此处方名原脱，今据原书目录补。

②　一两　原脱，今据《御药院方》卷九、《普济方》卷三百九十九补。

③　各半两　原脱，今据《御药院方》卷九、《普济方》卷三百九十九补。

④　二钱　原脱，今据《御药院方》卷九补。另《普济方》卷三百九十九作"三钱"。

⑤　又方　此处方名原脱，今据原书目录补。

口气

（三十五）丁香丸　治口内臭气。

丁香三钱　甘草炙，一钱　川芎二钱　白芷半钱

上为末，炼蜜丸如弹子大。绵裹一丸，噙化。

（三十六）治口臭方

浓煎灯心汤，口含良久，吐出又含，多含有效。

引热归下

（三十七）敷法　治热壅上攻，口①舌生疮。用此法则热归于下，疮即愈矣。

用吴茱萸捣烂，敷脚板心。

（三十八）又敷方②　治虚壅上攻，口舌生疮。

草乌一个　南星一个　生姜一块

上焙干为末。每用三③钱，临睡时以好醋调作掩子，贴手脚心。

舌病

（三十九）黑散子　治血热，舌忽然肿破。

以釜底煤醋调，敷舌上下，脱去更敷。能先决出血竟，敷之尤佳。一法，用盐等分调。

（四十）薄荷蜜　治舌上生白胎，干涩难语。

白蜜　薄荷自然汁等分，调匀

---

① 攻，口　原作"口攻"，今据文意改。

② 又敷方　此处方名原脱，今据原书目录补。

③ 三　《卫生易简方》卷之七作"二"。

上以生姜片先蘸水揩患处，次以薄荷蜜敷之，未效，更以玄明粉涂之。

（四十一）文蛤散 治热壅舌上，出血如泉。

五倍子　白胶香　牡蛎粉各等分

上为末。每少许掺患处，或烧铁算热烙孔上。

（四十二）必胜散 治舌衄。

蒲黄　螺儿青等分

上为末。每少许掺患处，少时，温水漱①之。

（四十三）舌出血方② 舌无故出血，名曰舌衄。

炒槐花为末，掺之。

（四十四）治重舌 新蒲黄为末，掺之，吐去又掺，凡五七次，愈。亦治舌肿胀。

（四十五）又方 五灵脂，米醋一碗同煎，旋漱立安。

治舌肿胀。用硼砂为末，薄姜片蘸药，揩肿渐消。

牙　齿

齿乃骨之余气，骨乃肾之所主，呼吸之户门也。精气强则齿自坚，肾气衰则齿自豁。且手阳明大肠之脉入于齿，灌注于牙，倘风寒壅热之气郁滞心胸，冲发于口，则齿为之病矣。轻则宣露，龈头浮肿，甚则为疳䘌龋脱之证也。亦有肾气虚壅，齿痛宣露，当以补肾药以治之。

---

① 漱　原作"嗽"，"漱"的讹字，今据《得效方》卷第十七、《普济方》卷六十九改。

② 舌出血方　此处方名原脱，今据原书目录补。

冷痛

（四十六）透关散 治牙疼。

蜈蚣头 蝎梢去毒 草乌头尖如麦粒大者 川乌头底如钱薄。各七枚 胡椒七粒 雄黄七粒，如米大，别研

上为细末，用纸捻子蘸醋，点药少许，于火上炙干，塞两耳内，闭口少时，即可取效。

（四十七）丁香散 治牙齿疼痛。

丁香 荜茇 蝎梢 大椒各十①枚

上为末。每用少许，以指蘸药擦于牙痛处，有津即吐。

（四十八）荜薢散 治牙齿疼痛。

荜薢 良姜 胡椒 细辛各等分

上为末。每用少许，噙温水随痛处，鼻内搐。

（四十九）雄黄定痛膏 治牙齿疼痛。

盆硝别研，二钱 雄黄一钱，别研 大蒜二枚 细辛二钱 猪②牙皂角四铤

上为末，同大蒜一处捣为膏，丸如梧桐子大。用一丸，将绵子裹药，左边牙疼，放在左耳，右边牙疼，放在右耳内，良久痛止。

（五十）牙宣止痛方③ 治牙宣药。擦药，追出顽涎，休吐出药，漱数十次，痛止。

荜茇 胡椒 良姜 乳香 麝香 细辛 青盐 雄黄

上各等分，为细末。先以温浆水刷净，后用药末于痛处擦。

---

① 十 《御药院方》卷九、《普济方》卷六十五作"七"。

② 猪 原脱，今据上下文补。

③ 牙宣止痛方 此处方名原脱，今据原书目录补。

热痛

（五十一）**莽草散**　治风壅热气上攻，齿龈浮肿，或连颊车疼痛，或宣露血出。

莽草　升麻　柳枝　槐角　鹤虱　地骨皮　藁本　槐白皮

上锉散。每一两，水一碗，入盐少许煎热，含冷吐之，又含。

（五十二）**甘露饮**　加升麻，治证同上。（方见积热门）

（五十三①）**金沸草散**　治风寒伤于心脾，令人憎寒发热，齿浮舌肿。（方见伤寒门）

风痛

（五十四）**赴筵散**　治风牙、虫牙攻注疼痛，不可忍者。

良姜去芦　草乌去皮　细辛去土、叶　荆芥去梗。各等分

上为末。每用少许，于痛处擦之，有涎吐出，不得吞咽，良久用盐水灌漱，其痛即止。用腐炭末一半相和，常使揩牙。

（五十五）**一切牙痛②**　治一切牙痛。

川升麻　当归　川郁③金　细辛　荜茇　白芷　荆芥各等分

上为末，用瓦合子贮之，紧闭合口，勿令泄气。每用少许，揩在牙痛处，以温荆芥汤灌漱，立效。

（五十六）**定痛散**　治牙风疼痛，立效。

细辛半两，生　白芷一两，生　川乌头一两，生　乳香三钱

---

①　五十三　原作"五十二"，与前方编码重复，据前文改，后顺次修改。

②　一切牙痛　此处方名原脱，今据原书目录补。

③　郁　原作"乙"，今据《普济方》卷六十五改。

424

上为末。每用少许，擦牙痛处，引涎吐之，须臾以盐水灌漱。《济生方》除白芷、川乌，用全蝎、草乌。

（五十七）独活散 治风毒攻蛀[1]，牙根肿痛。

川芎 独活 羌活 防风各半两 细辛 荆芥 薄荷 生地黄各二钱

上㕮咀。每服三钱，水一盏，煎八分，温服。

（五十八）消风散 治风牙痛。（方见风门）

蛀痛

（五十九）细辛散 治风蚛牙疼，或牙龈宣烂，腮颔浮肿，悉皆主之。

荆芥去梗，一两 缩砂去壳，半两 细辛去苗，一两 白芷二两 红椒 鹤虱 牙皂 荜茇各半两 草乌二两

上为末。每用少许，于痛处频频擦之，有涎吐出，仍用水灌漱。

（六十）双枝散 牢牙去风，蛀齮宣露，一切齿疾，并皆治之。

槐枝 柳枝各截四十七茎，切碎 皂角不蛀者，七茎 盐四十文重
上同入磁瓶内固济，糠火烧一夜，候冷取研，揩牙，用如常法。

（六十一）虫蛀牙疼方
红川椒三钱 乳香一钱
上为末，溶蜡为丸麻子大。每一丸，塞蛀孔中。

（六十二）又方 莽草为末，掺之三五次，虫即无。

---

① 蛀 疑为"注"的讹字。

（六十三）取虫法 治牙有虫而痛。

韭菜头，连根洗净，烂擂，同人家櫺枝①上泥和匀，擦患处腮上，用纸贴之，一时倾取下，细细虫在泥上，可绝根。

牢固

（六十四）香盐散 牢牙，去风冷。

大香附子炒令极黑，三两　青盐半两，别研

上为末，匀和，用如常法。乃铁瓮先生良方。

（六十五）陈希夷刷牙药

猪牙皂角　生姜　熟地黄　升麻　荷蒂并锉　木律　旱莲　细辛　槐角子　青盐各等分

上用新瓦罐盛药，合口，以麻系定，盐泥固济，日干，穿一地坑，先放新砖，后放药，以罐口向下，用炭火烧，令青烟出，稍存性，去火，经宿，取为末。每用刷牙，温水漱去。

取落

（六十六）取牙方② 取牙落，不犯手。

草乌　荜茇各两半③　川椒　细辛各三④两

上为末。每用少许，揩在患牙处内外，其牙自落。

宣露

（六十七）小蓟散 治牙齿出血。

---

① 枝　原作"板"，"枝"的讹字，今据《得效方》卷第十七改。
② 取牙方　此处方名原脱，今据原书目录补。
③ 两半　《卫生易简方》卷之七、《普济方》卷七十作"半两"。
④ 三　《卫生易简方》卷之七作"一"。

百草霜　小蓟　香附子　蒲黄各等分①

上为末，揩牙上立愈。

（六十八）又方　用屋游，即屋青苔，洗去泥水煎，入盐少许含之。

（六十九）地龙散　治牙齿疼痛，宣露出血。

地龙去土　玄胡索　荜茇各等②分

上为细末。每用绵子裹，随左右痛处，于耳内塞之。

咽喉 附：重舌

咽喉者，为一身之总要，与胃相接，呼吸之所从出。若胸膈之间蕴积热毒，致生风痰，壅滞不散，发而为咽喉之病。喉内生疮，或状如肉窝，为肿为痛，窒塞不通，吐咽不下，甚则生出重舌。治之尤宜先去风痰，以通咽膈，然后解其热毒，迟则有不救之患。又有热毒冲于上腭而生疮，谓之悬痈。及腑寒亦能令人咽闭，吞吐不利，临病须详审其证，施以治法。

风热

（七十）荆黄汤　治脏腑实热，咽喉肿痛，大便秘结。咽喉之证，多是风热上壅，然后成之，非实热不可服。（方载积热门）

（七十一）玉钥匙　治风热喉闭及缠喉风。

焰硝一两半　硼砂半两　脑子一字　白僵蚕一分

上研匀，以竹管吹半钱许入喉中，立愈。

（七十二）碧玉丸　治心肺积热，上攻咽喉，肿痛闭塞，水

---

① 各等分　《得效方》卷第十七、《普济方》卷六十九作“各五钱”。

② 等　《御药院方》卷九、《普济方》卷六十五作“一”。

浆不下，或生疮疖，重舌木舌，并宜服之。

青黛　盆硝　蒲黄　甘草末各一两

上同研匀，用沙糖丸，每两作五十丸。每服一丸，嚼化。或用干药末掺咽膈内亦好。

风痰

（七十三）备急如圣散　治时气缠喉风渐入，咽塞，水谷不下，牙关紧急，不省人事。

雄黄细研　藜芦生用　白矾飞　猪牙皂角去皮，炙黄

上等分，为细末。每用一豆大①，鼻内撂②，立效。

（七十四）如圣散　治风痰壅盛，咽喉肿痛，水谷不下，牙关紧急。

硼砂细研　白矾飞过　藜芦厚，去皮、去心，不可生用　猪牙皂角去皮，炙黄

上为末。用一字，撂③入鼻内，吐痰为愈。

（七十五）甘桔汤　治风痰上壅，咽喉肿痛，吞吐如有所碍。

苦桔梗二④两　甘草炒，二两

上咬咀。每服三⑤钱，水一盏，煎七分，食后温服。

（七十六）解毒雄黄丸　治缠喉风及上膈壅热，痰涎不利，

---

① 大　原作"太"，"大"的讹字，今据《御药院方》卷一改。

② 撂　原作"嗜"，"撂"的讹字，今据文意及《御药院方》卷一改。嗜，①通"嗅"，用鼻子闻。《本草纲目·蟪蛄》："嗜鼻消水。"②象声词。抽噎声。《董西厢》七："哀哀怨怨不敢放声哭，只管嗜嗜嗄嗄地。"

③ 撂　原作"嗜"，"撂"的讹字，今据文意改。

④ 二　《普济方》卷六十三作"一"。

⑤ 三　《普济方》卷六十三作"二"。

咽喉肿痛。

雄黄飞　郁金各一分　巴豆去皮，出油，二七个

上为末，醋糊丸如绿豆大。茶清下七丸，吐出顽涎即愈。

急闭

（七十七）白矾散　治缠喉风，急喉闭①。

白矾三钱　巴豆二②枚，去壳，分作六片

上将白矾于铫内，慢火熬化为水，置巴豆其内，候干，去巴豆，取白矾研为末。每用少许，以竹管吹入喉中立愈。《本事方》去巴豆，用乌鸡子清调白矾，灌入喉内。

（七十八）如圣胜金铤　治咽喉急闭，腮颌肿痛，并单娥、双娥、结喉、重舌、木舌，并皆治之。

硫黄细研　川芎　腊茶　薄荷去枝、梗　川乌炮　硝石研　生地黄各二两

上为末，裂③生葱汁搜和为铤。每服，先用新汲水灌漱，次嚼生薄荷五七叶，却用药一铤，同嚼极烂，以井水咽下。甚者，连进三服，并以一铤安患处，其病随药便消。

（七十九）二圣散　治缠喉风，急喉痹。

鸭嘴胆矾一钱半④　白僵蚕炒，去丝、嘴，半两

上为末。每用少许，以竹管吹入喉中。

（八十）家藏方一字散　治喉闭，气塞不通，饮食不下者。

雄黄一分，别研　蝎梢七枚　白矾生研　藜芦各二钱　猪牙皂角七铤

---

① 闭　《济生方·咽喉门》作"痹"。

② 二　《济生方·咽喉门》作"三"。

③ 裂　原作"烈"，今据《局方》卷之七改。

④ 一钱半　《济生方·咽喉门》作"二钱"。

上为末。每用一字，吹入鼻中，即时吐出顽涎为愈。

（八十一）① **治喉痹②** 治喉痹痛。

用射干，即扁竹根也，旋取新者，不拘多少，擂烂取汁吞下，或动大腑即解。或用酽醋同研，取汁噙，引出涎痰妙。

（八十二） 治咽喉肿痛 治咽喉肿痛方。

用嫩艾叶，旋取研汁，逐时吞下亦佳。

（八十三） 治喉闭

用鼓槌草、土③牛膝，以二味生捣烂，取汁灌下，否则灌鼻中，得吐即为愈。

（八十四） 治咽喉④

用土乌药，即矮樟根，以酸醋两盏煎一盏，先噙后咽，候⑤吐出痰涎为愈。

（八十五） 咽喉牙关紧 治咽喉、牙关紧闭。

用巴豆去壳，以纸包巴豆肉，用竹管压出巴豆油在纸上，以此纸作捻子点灯，吹灭，以烟熏入鼻中，即时口鼻流涎，牙关开矣。

（八十六） 走马咽痹 治走马咽痹。

---

① 八十一 此处编码原脱，今据前文补，后顺次修改。后"八十二"亦脱，同补。

② 治喉痹 此处方名原脱，今据原书目录补。后"治咽喉肿痛"、"咽喉牙关紧"、"走马咽痹"、"咽喉肿闭"亦脱，同补。

③ 土 《卫生易简方》卷之六作"生"。

④ 咽喉 《卫生易简方》卷之六作"咽喉肿痛"，《普济方》卷六十一作"喉闭"。

⑤ 候 原作"喉"，今据《卫生易简方》卷之六改。另《普济方》卷六十一作"俟"。

430

上用巴豆去皮，以绵子微裹，随左右塞于鼻中，立透。如左右俱有者，用二枚。

（八十七）**咽喉肿闭**　治咽喉肿闭。

以山豆根洗净，新汲水浸少时，用一块入口中噙之，咽下苦汁，未[1]愈再用。又方，用甘草、白矾为末，每以半钱许入口中，津液咽下。

（八十八）**麝香朱砂丸**　治咽喉肿闭，或作疮疖，或舌根胀痛。

马牙硝生用，七钱　铅白霜三钱　硼砂三[2]两　龙脑三钱　烧寒水石拣净者，半[3]斤　麝香二钱　朱砂一[4]两半　甘草一[5]十两，熬成膏

上研极细，用甘草膏和丸，如梧桐子，朱砂为衣，噙化一二丸。

（八十九）**乌犀膏**　治咽喉肿痛，及一切结喉、烂喉、遁虫缠喉、闭喉、急喉、飞丝入喉、重舌、木舌等证。

皂荚两条，捶碎，用水三[6]升浸一时久，挼[7]汁去滓，入瓦器内熬令成膏　好酒一合　百草霜研，一钱，同皂角膏搅匀，令稠　硇砂　人参一钱，为末　焰硝　白梅霜少许，并研入膏中

上拌合前药，用鹅毛点少许于喉中，以出尽顽涎为度。却嚼甘草二寸，咽汁吞津。若木舌，先以粗布蘸水，揩舌令软，次用姜片擦之，然后用药。

---

① 未　原作"末"，"未"的讹字，今据《卫生易简方》卷之六改。
② 三　《御药院方》卷九作"二"。
③ 半　《御药院方》卷九、《普济方》卷六十二作"一"。
④ 一　原脱，今据《御药院方》卷九、《普济方》卷六十二改。
⑤ 一　《御药院方》卷九、《普济方》卷六十二作"二"。
⑥ 三　《普济方》卷六十三作"二"。
⑦ 挼　原作"援"，今据《普济方》卷六十三改。

气证

（九十）五香散　治咽喉肿痛，毒气结塞不通，急宜用之。

木香　沉香　鸡舌香各一两　麝香三分，别研　熏陆香一两

上为末，入麝香研匀。每服二钱，水一盏，煎服，不拘时。

寒证

（九十一）蜜附子　治腑寒咽闭，吞吐不利。

用大附子一只，去皮、脐，切作大片，蜜涂，炙令黄。含咽津，甘味尽，更以附子片涂蜜，炙用。

咽疮

（九十二）绛雪散　治咽喉肿痛，咽物妨碍，及口舌生疮。

龙脑半字　硼砂一钱　朱砂三[①]钱　马牙硝半钱　寒水石一[②]钱

上研匀。每用一字，掺于舌上，津咽之。

（九十三）牛蒡子汤　治风热上攻[③]壅，咽喉肿痛，或生痈疮，有如肉窝。

牛蒡子　玄参　升麻　桔梗去芦　犀角镑　黄芩　木通去节
甘草各等分

上㕮咀。每服四钱，水一盏，姜三片，煎八分，温服，不拘时。

（九十四）利膈汤　治脾肺有热，虚烦上壅，咽喉生疮。

鸡苏叶　荆芥穗　防风　桔梗　人参　牛蒡子隔纸炒　甘草
各一两

---

① 三　《济生方·咽喉门》、《普济方》卷六十三作"二"。
② 一　《济生方·咽喉门》作"二"。
③ 攻　《济生方·咽喉门》无此字。

上为末。每服二钱，沸汤点服。如咽痛、口疮甚者，加僵蚕一两更佳。

发　鬓

泽润

（九十五）犀皮汤　治髭发干燥，能令润泽。

小麦麸半升　半夏汤洗，一两①　沉香半两　生姜一两，和皮

上用水二碗，生姜一两，和皮细切，同煎，去滓取清汁，入脑、麝少许搅匀，洗髭发，自然润泽。

（九十六）洗发菊花散

甘菊花　蔓荆子　干柏叶　川芎　桑白皮生用　白芷　细辛去苗　旱莲根茎花叶。各二两②

上㕮咀。每用药二两，浆水三碗，煎至两碗，去滓，洗发。

（九十七）三圣膏　治髭发脱落，能令再生。

黑附子　蔓荆子　柏子仁各半两

上为末，乌鸡脂和，捣研，干置瓦合内，封固百日取出，涂在髭发脱处，三五日即生，自然牢壮不脱。

（九十八）巫云散③　治发鬓黄白不黑。

胆矾　五倍子　百药煎　诃子　细辛　青胡桃皮　醋石榴

---

① 　一两　原脱，今据《御药院方》卷八补。

② 　各二两　《御药院方》卷八、《普济方》卷五十本方除"甘菊花"外，均用"一两"。

③ 　散　《御药院方》卷九、《普济方》卷五十作"膏"。

皮　木瓜皮　猪①牙皂角　何首乌各等分

上为末，炼蜜丸如小钱大，常于木炭内培养，勿得离灰。如要乌髭时，用热酒化开，涂髭鬓上，好热醋亦可。

染法

（九十九）染发方②　治髭鬓黄赤，一染即黑。

生姜半斤　生地黄一斤。各净洗，研自然汁，留滓

上用不蛀皂角十茎，去黑皮并筋，将前药汁蘸皂角，慢火炙黄用，药汁尽为度。前药滓同入罐内，用火煅，存性为末，用铁器盛药末三钱，汤调，停三日，临睡将药蘸髭鬓即黑。

---

① 猪　原脱，今据《御药院方》卷九、《普济方》卷五十改。

② 染发方　此处方名原脱，今据原书目录补。

名方类证医书大全卷十九

鳌峰熊宗立道轩编集

痈疽疮疖

凡疮之痛痒，自属虚实寒热，故痛而实者为热，虚而痒者为寒。经云：诸疮痛痒，皆主于心。以心主血而行气，气血凝滞而为痈疽疮疖。阔大一寸以上曰痈疽，一寸以下曰疮疖。诸疮之中，惟背疽丁疮最为急证。其初发也，使身体或先热而后恶寒，或先痒而后痛，若其不痛，最为恶证。且如背疽始生，如黍粟粒大，才有觉时，便用艾于痛处灸之，痛则灸至痒，痒则灸至痛，使毒气随火而散。若失之于初，疮势已成，又当审其虚实寒热。热实则清之，虚寒则温之。后毒消脓溃，方为可治之证。丁疮者，必发于手足之间，生黄泡，其中或紫黑色，有一条如红线直上，仓卒之际，急宜以针于红线所至之处刺出毒血，然后以蟾酥乳香膏等于正疮上涂之，针时以病者知痛出血为好，否则红线入腹攻心，必致危困。至若瘰疬、颈疽、豚痈之类，皆毒气郁积于内，发而为此，治之皆须解毒溃脓。若气血弱者，又须生之，此一定之法。疮疖疥癣之类，随其脏腑所受冷热，调之所贵气血宣流，自失其痛痒矣。如脚外臁疮，久年不愈者，多是肾水流注。又有脾水溃溢，治各有方，随证选择。

初发

（一）**忍冬酒**　治痈疽发背，不问疽发何处，一切痈肿及妇

435

人乳痈，皆有奇效。

忍冬藤生取一把，以叶入沙盆内，烂研，入饼子酒少许，生饼酒尤佳，调和稀稠得所，涂敷四围，中心大留一口，泄其毒气。其藤只用五两，用木槌微微打损，不犯铁器　大甘草节一两①

上二味入砂瓶内，以水二碗，文武火慢煎至一碗，入无灰酒一大碗，再煎十沸，去滓，分三服，一日一夜吃尽。如病势重，更进一服。如无生者，可用干者，但力轻耳。

（二）**车螯**②**散**　治痈疽初发肿痛，或少年热盛发背等，皆宜宣毒利下，热退为度。

紫背车螯一双，盐泥固济，火煅红，地上出火毒　轻粉　甘草各二钱　大黄五钱　黄芩　漏芦　瓜根各半两

上为末。每二钱，薄荷汤或酒下。

（三）**五香连翘散**③　治一切积热，结核瘰疬，痈疽疮疖。

沉香不见火，一分　连翘去蒂　射干　桑寄生无，则以升麻代丁香④去枝、梗，不见火　独活羌活亦可　木通去节　升麻　大黄⑤蒸。各三分　甘草生，一分　乳香研，一分　麝香一钱半，研　舶上青木香不见火，一分

上㕮咀。每服四钱，水一⑥盏，煎七分，空心热服，以利下恶毒为度。本方有竹沥、芒硝，随热轻重，当自添减。

----

① 大甘草节一两　原脱，今据下文"上二味"及《得效方》卷第十九、《普济方》卷二百八十四补。

② 车螯　原讹作"车螯"，今据《得效方》卷第十九、《普济方》卷二百八十三改。全书错出，改从一律，余不注。

③ 散　《局方》卷之八作"汤"。

④ 丁香　《局方》卷之八用"半两"。

⑤ 大黄　《局方》卷之八用"三两"。

⑥ 一　《局方》卷之八作"二"。

（四）九珍散　治一切痈疽疮疖，肿毒因气壅血热而生者。

赤芍药　白芷　当归　川芎　大黄　甘草　生干地黄　栝
楼　黄芩①各等分

上㕮咀。每服四钱，水二盏，酒一盏，煎至两盏，去滓热
服。兼治妇人乳痈等疮。

（五）黄芪建中汤　加附子。治气体虚弱之人患背疮、颈
疽，不知痛痒，疮势不作急，宜服此以生血溃脓。有热者，不可
服。(方见自汗门)

宣热

（六）漏芦汤　治痈疽发背，及一切热毒成疮赤肿者。

漏芦　黄芩　白及　麻黄去节。各二②两　大黄三③两　白蔹
升麻　枳壳去白，麸炒　芍药　粉草炙。各二两

上㕮咀。每服四钱，水一盏，煎七分，空心热服。本方有
芒硝，今去之。若见热而实者，加大黄五两，或加芒硝皆可。

（七）单煮大黄汤　宣热拔毒。大便秘者，方可用此。
大黄，锉如豆大。每服三钱，水煮，服即快利。

追毒

（八）狗宝丸　专治痈疽发背、附骨疽、诸般恶漏等疮。

雄黄一钱　金头蜈蚣七个，头尾脚足炙黄色，研如泥　乳香别研，
一钱　乌金石即石炭，袁州萍乡县有之，二钱　没药别研，一钱　鲤鱼胆
七个，干者，用之去皮，腊月者尤佳　蟾酥二钱　狗胆一个，干者，用之去
皮，纯黑狗，腊月者尤佳　硇砂一钱　狗宝一两，生用，癫狗腹中得之

---

①　黄芩　《普济方》卷二百八十三作"茯苓"。

②　二　原脱，今据《普济方》卷二百八十三补。

③　三　《普济方》卷二百八十三作"五"。

轻粉—钱　麝香—钱　黄蜡三钱　粉霜—钱，别研　铅白霜—钱　头首孩儿乳—合

上先将头首儿乳、黄蜡放在铫内，文武火化开，用前药末和成剂，要用，旋丸如麻子大。每服二丸至五丸，用白丁香七个，直者，以新汲水化开，送下狗宝丸。腰以下病食前服，腰以上病食后服。如人行五里，用热葱白粥投之，即以衣被盖定，汗出为度，以后只吃白粥。常服十奇散，留头与四边，以乌龙膏贴。

（九）追毒丹　治痈疽丁漏、诸恶疮黑陷者。先服狗宝丸，次贴以乌龙膏收肿散毒、去赤晕，然后用针刀开疮，纳追毒丹，使之溃，然后去败肉、排脓，随证治之。

巴豆七粒，去皮、心膜，不去油，研如泥　白丁香—钱　雄黄　黄丹各二钱　轻粉—钱，加蟾酥尤神速

上研和，加白面三钱，滴水为丸，如麦状。针破疮，纳之，上覆以乳香膏，追出脓血毒物。漏疮四壁，死肌不去，不可治者，亦以此法追毒，去死肌，生新肉。疾小者用一粒，大者加用之。

（十）神仙截法　治痈疽发背，一切恶疮，服此毒气不内攻。

麻油半斤①，银器内煎十沸出，候冷，用无灰酒两碗浸②油内，重汤温稍热，通口急服，一日尽之为妙。

（十一）解毒万病丸　治痈疽发背及鱼脐疮，人多不识。治诸风瘾疹，赤肿丹瘤。能解一切毒，被狐狸毒、鼠莽毒、恶菌、河鲀毒、时疫死牛马肉毒或蛇犬恶虫所伤。

---

①　半斤　《普济方》卷二百八十五作"一斤"。
②　浸　原作"侵"，今据《普济方》卷二百八十五改。

五倍子三两　山慈菇①二两　续随子去壳研，去油，取霜一两　大戟一两半　麝香三钱

上除麝香、续随子霜外，为末，却入二味研匀，用糯米煮浓饮为丸，分作四十粒。每一粒，研生姜薄荷汁，井花水研服。合时宜用端午、七夕、重阳日合，或遇天德、月德日尤佳，要在净室焚香，至诚修②制。勿令妇人、鸡犬、孝子、不具足人见之。乃卫生之宝也。

止痛

（十二）乳香丸　治发背痈疽，一切疮疖烂溃，痛不可忍者。

当归　川芎　桂　白芷　真绿豆粉　羌活③　独活　五灵脂各五钱　乳香　没药各三钱　白胶香五钱

上为末，炼蜜丸如弹子大。每服一丸，薄荷汤嚼下。手足诸般损痛不能起者，加草乌五钱，用木瓜、盐汤下。

（十三）乳香膏　追脓血，消恶毒。

木鳖子去壳，细锉　当归各一两　柳枝七④八寸，寸锉之

以上清油四两，慢火煎令黑色，次用

乳香　没药各半两　白胶香明净者，四两。共研细，入油煎化，以绵滤之

上再治净铁铫，又倾前药油蜡在内，候温，入黄丹一两半，以两柳枝搅极匀，再上火煎，不住手搅，候油沸起，住搅，直待

---

① 山慈菇　原作"山慈茨"，今据《普济方》卷二百八十三改。

② 修　原作"端"，今据《普济方》卷二百八十三改。

③ 羌活　《得效方》卷第十九用"三钱"。后"独活"、"五灵脂"同。

④ 七　《济生方·痈疽疗肿门》作"二"。

注在水中成珠，不散为度。秋冬欲软，春夏欲坚，倾在水盆中，出火毒，搜成剂收之，遇用贴开。

（十四）乳香散　治发背肉溃及诸恶毒冲心，痛不可忍，多令人呕吐。毒疮，并皆治之。

绿豆粉_{四两}　乳香_{好者，二两}

上同研极细。每服二钱，新汲水浓调，食后服。

未溃

（十五）消肿毒方　专用涂诸疮疽。

川乌　蚌粉　草乌　海金沙　赤小豆　天南星

上为末，用生地黄汁调，涂患处。

（十六）排脓托里散　治一切疮疖痈毒，已破未破，悉皆治之。

地蜈蚣　赤芍药　当归　甘草_{各等分}

上为末。每服二钱，温酒调下，不拘时。

（十七）复元通气散　治诸气涩耳聋，腹痛便痈，疮疽无头。止痛消肿。

青皮　陈皮_{各四两}　穿山甲_炮　栝楼根_{各三①两}

加金银花　连翘_{各一两}　甘草_{三两，生熟各半}

上为细末，热酒调下。

（十八）悬蒌散　治发背恶疮。

悬蒌_{一个}　大黄_{一两}　当归_{五钱}　金银花_{一两}　皂角刺_{一两}

上锉碎，用酒一碗，煎至七分，去滓温服。如有头者，加黍粘子。

---

①　三　《普济方》卷二百八十三作"二"。

已溃

（十九）内补十宣散　治一切痈疽疮疖。未成者，自然消之。已成者，能令速溃。凡疮痒者，多是血虚，此药最能消风生血。

人参去芦　黄芪盐汤浸，焙　当归洗，焙。各二两　厚朴姜制　甘草生用　桂心不见火　桔梗去芦　川芎　防风去芦　白芷各一两

上同为末。每服三钱，热酒调下。不饮者，木香汤调服。

（二十）栀子黄芩汤　治发背疮溃后，因饮食有伤，发热不止。

漏芦　连翘　栀子　黄芩　防风　石韦无，以桑白皮代　白茯苓　生甘草　升麻①　人参　苦参各三钱②　黄芩二③两

为粗末。每服四大钱，水一盏，煎六分，去滓温服。

（二十一）黄芪六一汤　痈疽已溃，大渴不止。

绵黄芪六两，盐水润湿，饭上蒸三次，焙干，锉　粉草一两，用半生半炙

上为末。每二钱，白汤下，当汤水服。

（二十二）八味丸　治证同上。（方见虚劳门）

通治

（二十三）远志酒　用远志一味，洗净去心，焙干为末，酒调二④钱，澄清服，以滓敷患处。治一切痈疽发背，疖毒恶候。

---

① 升麻　《普济方》卷二百八十二作"生犀角屑"。
② 三钱　《普济方》卷二百八十二作"二钱半"。
③ 二　《普济方》卷二百八十二作"一"。
④ 二　《三因方》卷之十四、《普济方》卷二百八十四作"三"。

（二十四）治发背方①　治发背已溃未溃者，最有神效，及一切痈疽。

厚朴二钱，姜汁制　陈皮二②钱，去白　苍术五钱，米泔浸　甘草二钱，炙

上入桑黄菰五钱，同为末。疮溃则干掺之，未溃则油调涂之。

（二十五）一醉膏　治发背、脑疽，一切恶疮。

甘草半两，为粗末　没药一分，研　大栝楼一枚，去皮

上用无灰酒三升，熬至一升，放温顿服。如一服不尽，作三次。

（二十六）柞木饮子　治诸疮肿，发背痈疽。

干柞木叶　干荷叶　干萱草根　甘草　地榆各一两

上锉。每服五钱，水煎服。未成者自消，已成脓者自干。

（二十七）黄矾丸　治一切痈疽，服至一两以上，无不效。解毒止痛生肌，未溃已溃，皆可服。

白矾一两　黄蜡半两

和丸梧子大。每服十丸，渐加至二十丸，白汤或酒下。

洗方

（二十八）猪蹄汤　治一切痈疽肿坏。消毒气，去恶肉。凡疮有口，便要用此汤洗。

白芷　生甘草　羌活　露蜂房　黄芩　赤芍　当归各等分

上用猪前蹄两只一斤，水煮汁汤，以汤煎此药，去滓，以汤温洗。

---

① 治发背方　此处方名原脱，今据原书目录补。
② 二　《普济方》卷二百十九作"三"。

（二十九）**越桃散**　洗诸痈疖。

越桃_{一名栀子}　黄芩　甘草　当归　羌活　白芷_{各等分}

上咬咀。每用一两，水五碗，煎至四碗，去渣温洗。

（三十）**蜀葵膏**　治痈疽肿毒。以黄蜀葵花，用盐掺，收入磁器，密封，经年不坏。每用患处敷之，若无花，叶皆可。

（三十一）**透脓散**　治诸痈疮及贴骨痈不破者，不用针刀，一服，不移时自透，累有效验。

蛾口茧用出了^①_{蛾儿茧儿}

上将茧儿一个烧灰，用酒调服即透，切不可两个、三个茧儿烧服。若服一个，只一个疮口，若服两个、三个，即两个、三个疮口，切勿轻忽。

敷贴

（三十二）**乌龙膏**　治一切肿毒痈疽，收赤晕。

木鳖子_{去壳}　半夏_{各一两}　水粉_{四两}　草乌_{半两}

上于铁铫内慢火炒，令转焦，为末，出火毒，再研，以水调，敷疮。

（三十三）**圣效散**

黄柏　穿山甲_{炒焦。各一两}　槟榔　木香_{各半两}　鸡膍胵_{七枚，}_{生用，焙}

上为末。每用少许，候大脓出尽，方可掺疮口上。

（三十四）**神异膏**　治痈疽坏烂及诸疮口不合。

雄黄_{一两}　滑石_{焙，半两}

上为末，洗后掺疮上，以绵子覆护。凡洗后破烂者，用此贴之。

---

① 了　原作"子"，今据《瑞竹堂经验方》卷五改。

乳痈

（三十五）栝楼散

栝楼仁三钱，酒擂烂，入乳香末一钱，热酒调服。热甚者，加石膏末少许。

（三十六）蔓荆膏　治乳初发痈时，便服即散。

蔓荆子一味，以酒擂烂，去滓，温酒热服，以滓封敷患处。

心痈

（三十七）治心痈方[①]　治心痈作寒热，口干饮水，浑身痛，腹内作热，头面赤。先以何首乌散，次服乳香散、五香连翘散，已溃者多服内补十宣散。（方并见前）

（三十八）何首乌散　治痈疽发背折伤。救坏病，活死肌，弭患于未崩之前，拔根于既愈之后，大能顺气均血。先服此使气血和畅，然后随治，疾无不安。

何首乌　当归　木通　赤芍　白芷　茴香　土乌药　枳壳　甘草各等分

每服四钱，水酒相半煎。病在上，食后服。病在下，食前服。热多着，水多酒少。冷多者，酒多水少煎。治证详见《外科精要补遗》。

肾痈

（三十九）治肾痈方　治肾虚嗜欲过度，外挟寒邪，发为痈肿，不可施以凉剂，宜八味丸、十宣散服之，兼用葱白、橘叶、

----

① 治心痈方　此处方名原脱，今据原书目录补。后"治肾痈方"、"治肺痈方"亦脱，同补。

椒叶，猪蹄汤淋洗，仍以神异膏贴之。（方并见前）

肺痈

（四十）治肺痈方 治男子、妇人嗽而胸膈隐痛，两脚肿满，咽干口燥，烦闷多渴，时出浊唾腥臭，小便赤，大便秘，是曰肺痈。实者先投参苏饮四服，虚者先投小青龙汤四服，后服桔梗汤为妙。（方并咳嗽门）

（四十一）苇叶汤 治肺痈吐脓。

薏苡仁　栝楼仁　桃仁各等分

上锉。每四钱，先以苇叶一握，水二盏，煎取一半，去滓，入药再煎七①分，食后服。一方不用苇叶，用侧柏。

肠痈

（四十二）瓜子汤② 治肠痈，壮热微汗，气急小腹痛，大便涩，已成未成皆可用。

当归—两　甜瓜子—合　蛇蜕皮③—尺

㕮咀。每四钱，水煎服，利下恶物为妙。

（四十三）牡丹散 治肠痈未成脓，腹中痛不可忍。

木香　牡丹皮　败酱　甜瓜子　赤芍　桃仁　芒硝　大黄

等分。每四钱，水煎服。

---

① 七 《得效方》卷第十九、《三因方》卷之十三作"六"。

② 瓜子汤 原位于本段末，今据行文，移至此处。

③ 蛇蜕皮 原作"蛇退皮"，异名。今作"蛇蜕皮"。全书同改，余不注。

便毒

（四十四）治便毒方① 便毒之证，皆因内蕴热气，外挟寒邪，精血交滞，肿结疼痛。初发，用何首乌散数服，次五香连翘散、黄矾丸服之，后用雄黄、乳香、黄柏等分为末，水调，敷之自平。（方并见前）

偏痈

（四十五）治鲁气 俗名鲁气，又谓瘄②。初作未作之时，以天门冬去皮、心，半水半酒煎，热服即愈。

又方 治偏痈便毒初发。以生姜一大块，米醋一合，以姜蘸醋，磨取干步峰泥，敷肿处即消。干步峰，即人家行步，地上有高堆块者是。

丁疮

（四十六）治鱼脐 治鱼脐丁疮。

丝瓜叶即虞刺叶 连须葱 韭菜

上入石钵内，捣烂如泥，以酒和服，以滓贴腋下。如病在左手，贴左腋下，右手，贴右腋下，在左脚贴左胯，右脚贴右胯，如在中，则贴心脐，并用布帛缚住，候肉下红线处皆白，则可为安。如有潮热，亦用此法，却令人抱住，恐其颤倒，倒则难救矣。

（四十七）治丁疮三方

治丁疮。用苍耳根茎苗子一色者，烧灰为末，用醋泔调，

---

① 治便毒方 此处方名原脱，今据原书目录补。后"治鲁气"、"治鱼脐"、"治丁疮三方"亦脱，同补。

② 瘄（qí） 瘄疬，一种疬子。

446

涂疮上，毒根即出，或蓝靛调尤好。有用前药滤酒吃，以滓敷疮。

又方　治丁疮最有功效。用蝉蜕、僵蚕为末，酸醋调，涂四围，留疮口，俟根出稍长，然后拔去，再用药涂疮。

又方　治丁疮。

黄连　羌活　白僵蚕　青皮　独脚茅　防风　赤芍药　独活　蝉蜕　细辛　甘草节各等分

上㕮咀。每服五钱，先将一服入泽兰叶少许、姜十钱重，同擂烂，热酒和服。然后用酒水各半盏，姜三片，煎服。病势退减后，再加大黄少许煎服。略下一两场，荡去余毒。更用白梅、苍耳子研烂，贴疮上，拔去根脚。此方以药味观之，甚若不切，然效验神速，累试之验。

瘤

（四十八）系瘤法　以芫花汁浸线一宿，以线系瘤，旋撅紧，即落。

（四十九）南星膏　治皮肤头①面上生疮瘤，大者如拳，小者如栗，或软或硬，不疼不痛，宜用此药，不可辄用针灸。用生南星大者一枚，细研稠粘，滴好醋五七滴为膏。如无生者，则以干者为末，醋调如膏。先将小针刺痛处，令气透，却以药膏摊纸上，象瘤大小贴之，觉痒则频贴取效。

瘿

（五十）破结散　治石瘿、气瘿、筋瘿、血瘿、肉瘿等证。

---

①　头　原作"项"，今据《得效方》卷第十九、《济生方·瘿瘤瘰疬门》、《普济方》卷二百九十四改。

海藻洗　龙胆　海蛤　通草　贝母去心。各二分①　昆布洗
矾石枯　松萝各三分　麦曲四分　半夏汤洗七次

上为末。每服二钱，酒调服。忌甘草、鲫鱼、鸡肉②、五
辛、生果等物。

瘰疬

夫瘰疬之病，即九漏是也。古者所载，名状大概不一，难
以详述。及其生也，多结于项腋之间，累累大小无定，发作寒
热，脓水溃漏，其根在脏腑。盖肝主狼漏，胃主鼠漏，大肠主蝼
蛄漏，脾主蜂漏，肺主蚍蜉漏，心主蚱蟷漏，胆主浮蛆漏，肾主
瘰疬漏，小肠主转脉漏。原其所自，多因寒暑不调，或由饮食乖
节，遂致血气壅结而成也。巢氏所载：决其③生死，反其目而视
之，其中有赤脉上下贯瞳子，见一脉一岁死，一脉半一岁半死，
二脉二岁死，见二脉半二岁半死。若赤脉不下贯瞳子，可治。
《三因》云：有是说，验之少有是证，理宜然也。

宣毒

（五十一）治瘰疬④

荆芥穗　僵蚕　黑牵牛各二⑤钱　斑蝥二十八只，去头、翅、足，

---

① 贝母去心。各二分　《三因方》卷之十无。《普济方》卷二百九十
四"各二分"作"各三分"。

② 鸡肉　《直指方》卷之二十二、《得效方》卷第十九、《三因方》
卷之十五、《普济方》卷二百九十四作"猪肉"。

③ 决其　原脱，今据《济生方·瘿瘤瘰疬门》补。

④ 治瘰疬　《家藏方》卷第十二此方名"神秘散"，《得效方》卷第
十九此方名"牵牛丸"。

⑤ 二　《得效方》卷第十九作"五"。

用糯米炒

上为末。临睡时，先将滑石末一钱，用米饮调服。半夜时，再一服。五更初，却用温酒调药一钱服讫，如小便无恶物行，次日早再进一服。又不行，第三日五更初，先进白糯米稀粥汤，却再进前药一服，更以灯心汤调琥珀末一钱，重服之，以小便内利去恶毒为愈。

（五十二）三圣丸　治瘰疬。

丁香五十个　斑蝥十个　麝香一钱，别研

上为末，用盐豉五十粒，汤浸烂如泥，和前药令匀，丸如绿豆大。每服五七丸，食前温酒送下，日进三服。至五七日，外觉小便淋漓，是药之效，便加服，或便下如青筋膜之状，是病之根也。忌湿面毒食。

（五十三）已验方　治瘰疬已作①者。

乌鸡子七枚　斑蝥四十九个，去头、足、翅

上每鸡子一个，去顶，用筋搅匀，入斑蝥七粒，以纸糊盖，于饭上蒸熟，取开，去斑蝥食鸡子，煎生料五积散咽。每日如此，服至七日，则七个。已破者生肌，未破者消散。

通治

（五十四）乳香散　治瘰疬攻心呕吐，可解其毒。（方见痈疽门）

（五十五）黄矾丸　治瘰疬，神效。（方见痈疽门）

（五十六）白花蛇散　治九漏瘰疬，发于项腋之间，痒痛，憎寒发热。

----

①　作　原字不清，今据《得效方》卷第十九、《普济方》卷二百九十一补。

白花蛇酒浸软，去皮、骨，焙干，秤二两　生犀镑，半钱　黑牵牛半两，一半生用，一半炒　青皮半两

上为末。每服二钱，腻粉半钱研匀，五更，糯米饮调下，以利下恶毒为度。十余日，再进一服，可绝根源。

（五十七①）四圣散　治瘰疬。用花蛇取利后，用此补之。

海藻洗　石决明煅　羌活　瞿麦穗各等分

上为末。每服二钱，米汤调下。

（五十八）连翘丸　治瘰疬结核，或破未破者。

薄荷新者，二斤，取汁　皂角一②梃，水浸，去皮，裂，取汁

以上二味一处，于银石器内熬成膏，次入

青皮一两，不去白　连翘半③两　陈皮一两，不去白　黑牵牛一两④，半生半炒　皂角子慢火炮，去皮，取皂子仁，捣罗为末，两半

上五味为末，用前膏子为丸，如梧桐子。每服三十丸，煎连翘汤，食前送下。

（五十九）牛蒡子丸　治风毒结核，瘰疬肿痛。

牛蒡子微炒　何首乌各一⑤两　干薄荷　雄黄各一两　麝香牛黄各二⑥钱半　皂角七梃，水二斤，捣汁熬膏

上为末，以皂角膏丸如梧桐子。每服二十丸，煎黄芪汤下。

---

①　五十七　原作"五十六"，与前方编码重复，据前文改，后顺次修改。

②　一　《得效方》卷第十九作"二"。

③　半　原字不清，今据《济生方·瘿瘤瘰疬门》、《得效方》卷第十九补。

④　一两　《得效方》卷第十九、《普济方》卷二百九十二作"一两半"。

⑤　一　《御药院方》卷八作"二"。

⑥　二　原字不清，今据《御药院方》卷八补。

敷贴

（六十）蜗牛散 治瘰疬，已溃未溃，皆可贴。

蜗牛即蜗螺不拘多少，以竹索串尾上，晒干，烧存性，为末，入轻粉少许，猪骨髓调，用纸花量大小贴之。

（六十一）螺灰散① 大田螺，并壳肉烧存性灰。破者干贴，未破者，清油调敷之。

（六十二）敷疬方 先用白芷、荆芥煎汤洗，拭干，好膏药贴，出脓汁尽，用后药敷

半夏　南星　血竭各一钱　轻粉少许

上为末，以津唾调敷。

（六十三）敷疬散

五倍子　海螵蛸　槟榔　雷丸②　麝香　五灵脂

上为末。干用清油调敷，湿则干掺。

（六十四）又敷方 木鳖子二枚，草乌半两，以米醋磨，入擂烂葱白连根，蚯蚓粪少许，调匀敷之。

（六十五）鸡内金 治瘰疬，效。

先以水煎桃叶及枝，时常洗疮，拭干，以鸡卵蒸熟，取黄，熬令黑色，涂患处。

（六十六）敛疮口

血竭　枣子烧灰，半钱　麝香少许

上为末，津唾调敷。

---

① 螺灰散　《得效方》卷第十九、《普济方》卷二百九十一作"烧灰散"。

② 雷丸　《得效方》卷第十九无。

灸法

（六十七）灸方二道①

以手仰置肩上，微举肘，取之肘骨尖上是穴。随患处左即灸左，右即灸右，两边俱发，则左右皆灸。艾炷如小箸头大，再灸如前，三次灸，永不发，无恙。如四五年用药不退，辰时着灸，申时即落，所感稍深。三作，即三灸而安。

又法 若未破者，只以蒜捣贴病上，七壮一易蒜，多灸取效。

疮疥

疮疥之为病，虽苦，不害人，然而至难可者多矣。诸痛痒疮，属于心，多由心气郁滞，或饮食不节，毒蕴于肠胃，发见于皮肤。古方所谓马疥、水疥、干疥、湿疥，今之所谓热疮、冷疮、恶疮、反花疮，种②类不一。生于手足，乃至遍体，或痒或痛，或瘭或肿，或皮肉隐嶙，或抓之凹凸，或痞瘰③或脓水浸淫。治之当理心血，散风热，外则敷洗而愈矣。

疮疹

（六十八）苦参丸 治肺受热毒，遍身生疮。用苦参为末，

---

① 灸方二道 此处方名原脱，今据原书目录补。

② 种 原作"肿"，今据《济生方·疥癣门》、《普济方》卷二百八十改。

③ 痞瘰（pēi lěi） 痞，温病过程中皮肤出现的白色小水泡。《温热经纬》："再有一种白痞，小粒如水晶色者。"瘰，原作"瘟"，同"瘰"，指皮肤上发出的小疙瘩。《陶庵梦忆·柳敬亭说书》："南京柳麻子，黧黑，满面疤瘰。"

粟米饭和，丸如梧桐子。每服五十丸，空心米饮下。

（六十九）加味羌活饮　治四气外搏肌肤，发为瘾疹，憎寒发热，身痛。

羌活　前胡各一两　人参　桔梗　茯苓各半两　甘草①　枳壳麸炒　川芎　天麻　蝉蜕　薄荷各三钱

上㕮咀。每服三钱②，姜三片，煎七分服。

（七十）升麻和气饮　治疮疥发于四肢，痛痒不常，甚至憎寒发热，阴下湿痒，并皆治之。

干姜半钱　干葛一两　大黄蒸，半两　熟枳壳半钱　熟苍术桔梗　升麻各一两　芍药七钱半　白芷③　陈皮　甘草各两半　熟半夏　当归　茯苓各半钱④

上㕮咀。每服四钱，水一盏，生姜、灯心同煎，食前服。

（七十一）平血饮　治身生疮，脓血瘭肿，极痛且痒。

干葛　赤芍　升麻各一两　粉草　天麻　蝉蜕各五钱

上锉，与人参败毒散合，和生姜、薄荷、生地黄、麦门冬煎，大效。

（七十二）酒蒸黄连丸　治证同上。（方见积热门）

（七十三）当归饮子　治心血凝滞，内蕴风热，发见皮肤，遍身疮疥，或肿或痒，或脓水浸淫。

当归去芦　白芍药　川芎　生地黄洗　防风去芦　白蒺藜炒，

---

① 甘草　《三因方》卷之十六、《普济方》卷一百八用"半两"。后"枳壳"、"川芎"、"天麻"同。

② 三钱　《三因方》卷之十六、《普济方》卷一百八作"二大钱"。

③ 白芷　《局方》卷之八用"二钱"。

④ 半钱　《局方》卷之八作"二钱"。

去尖　荆芥穗各一两　何首乌　甘草炙。各半两①　黄芩去芦，半两

上㕮咀。每服四钱，水一盏②，姜五片，煎服，不拘时。

（七十四）何首乌散　治脾肺风毒，遍身癣疥瘙痒，或致肌肉顽麻，并紫癜、白癜风，并皆治之。

荆芥穗　蔓荆子去皮　蚵蚾草去土　威灵仙洗　何首乌　防风去芦　甘草炙。各等分

上为细末。每服二钱，食后温酒调下。

（七十五）赤小豆汤　治疮后遍身发肿。（方见水肿门）

敷方

（七十六）合掌散　治遍身生疮，百治不效。

槟榔五个，末　硫黄五钱，末　腻粉半钱

和匀。每一钱，安于手心内，油调，夜卧时涂外肾，不得洗手，但擦手令干可也，三日疮即愈。

（七十七）葵花散　治一切疮热。

郁金　黄连　黄柏　栀子仁　葵花

等分为末，冷水调成膏，敷之痛即止。

（七十八）一扫散　治一切疮疥。

藜芦③皮二两　蚌粉　水粉各一两　轻粉十贴　雄黄五钱④

上为末，用大鲫鱼一个，入香油煎，候熟，去鱼，以油调药敷之，效。可加信石末少许，研杏仁十粒，近阴处勿用。

---

① 甘草炙，各半两　原位于"生地黄"之后，今据《济生方·疥癣门》、《普济方》卷二百八十改。

② 盏　《济生方·疥癣门》、《普济方》卷二百八十作"盏半"。

③ 藜芦　原作"藜萝"，今据《得效方》卷第十九改。

④ 五钱　《得效方》卷第十九作"一两"。

（七十九）杀疥药

水银淬研末，黄蜡、猪脂调擦之。

（八十）真平胃散　治肿后作疮，或水泡成疮，是脾土崩害，及一切疮。清油调敷，湿则干掺。（方见脾胃门）

（八十一）神异膏　治一切疮疥。

全蝎七个，去毒　皂角一铤　巴豆七粒，去壳　蛇床子三钱　清油一两　黄蜡半两　轻粉一字①　雄黄三钱

先用皂角、全蝎、巴豆煎油变色，去了三味，入蜡化开，取出冷，入雄黄、蛇床末、轻粉和匀。先以苦参汤洗，后以药擦之。

（八十二）如圣散　治肺脏风毒，发于皮肤，变生疮癣，瘙痒不常。

蛇床子半两　黄连去须，三分　胡粉一两，结砂子　水银一分，同胡粉点水，研黑尽

上为末，用清油调稀。每用药时，先以盐浆水洗疮令净，后以此药涂之，干即换，不过三五度，瘥。

（八十三）积年疥癞②　治积年疥癞不愈者。

水银三钱，及茶末少许于瓦器，用津液擦化作末　轻粉三合　狼毒一两，置水中，取沉者，以一半炒为末，一半生用

上用清油出药面一寸高，浸药三日，候药沉油清，遇夜不见灯火，只点清油涂疮上，仍以口鼻于药盏上吸入药气。

---

①　一字　《得效方》卷第十九、《济生方·疥癣门》、《普济方》卷二百八十作"半字"。

②　积年疥癞　此处方名原脱，今据原书目录补。

（八十四）玉粉散① 治热汗浸渍成疮，肿痒焮痛。

定粉—两 蛤粉九两半② 石膏 白石脂各半两 滑石八两半③ 白龙骨半两 粟米粉 寒水石④烧出毒。各二两

上为末，研令极细。每用少许，干擦患处。

（八十五）竹茹膏 治黄泡热疮。

清油二两 青木香半两 青竹茹—小团 杏仁二七粒，去皮、尖

上用药入清油内，慢火煎令杏仁色黄，去滓，入松脂末半两，熬成膏子。每用少许，擦疮上。

（八十六）桃花散 治一切疮，生肌药。

白及 白蔹 黄柏 黄连 乳香别研 麝香别研 黄丹各等分

上为细末，掺于疮上，三二日生肌平满。

头疮

（八十七）⑤ **治患风屑** 极痒。用藜芦根不拘多少，为末。先洗头，须避风，候未至十分干时，却用药掺定，须要药入发至皮方可。

（八十八）治头疮 先以本人小便烧秤锤令红，投小便中，洗疮皮皆去。然后以帛拭干，用滴青五文研末，用油鱼三个，以灯盏烧成油，调滴青敷之，三日效。

（八十九）乌星散⑥ 治虚壅上攻，满口生疮。

---

① 玉粉散 原作"定粉散"，今据《御药院方》卷八、《普济方》卷二百七十四及原书目录改。

② 九两半 《御药院方》卷八作"半两"。

③ 八两半 《普济方》卷二百七十四作"二两"。

④ 寒水石 《御药院方》卷八、《普济方》卷二百七十四用"一两"。

⑤ 八十七 此处编码原脱，今据前文补，后顺次修改。

⑥ 乌星散 原脱，今据《普济方》卷二百九十九补。

草乌　南星各一个　生姜一大块

上为末。每服一①钱，临睡时，用醋调作掩子，贴手心脚心。

臁疮

（九十）隔壁膏

用煮酒埕头上干泥土，研细末，麻油调成膏。再用煮酒埕头蒻叶，量疮口大小样，剪二片，将一片蒻叶背摊药，不令药出蒻外，再将一片合之，以蒻叶光面贴在疮上，用帛包扎定，尽脓水流出，三两日一换，即生石榴肉。用忌口。

（九十一）又方　先用盐汤洗令净，用上等好砂糖，以津唾调和敷之。

（九十二）治外臁脚疮　用累经烧过窑灶黄土，研极烂，入黄柏、赤石脂、黄丹、轻粉拌匀，以清油调稀，用油绢盛药，敷疮上，却以布绢缚定药，纵痒，不可以手开动，直俟十数日后，疮愈，却去之。

阴疮

（九十三）治外肾痛疮　用抱鸡卵壳、鹰爪黄连、轻粉各等分为末，煎过清油调涂。

（九十四）乌荆丸　治肝肾风痒疮。（方见风门）

（九十五）神授丸　治外肾湿痒疮。（方见劳瘵门）

（九十六）治外肾疳疮　用抱鸡卵壳、黄连、轻粉等分为末，煎过清油涂。先用香附子、白芷、五倍子煎水洗。

---

① 一 《普济方》卷二百九十九作"二"。

（九十七）阴茎疮

豆粉一分　蚯蚓二分

用水研，涂上，干又敷之。

（九十八）阴囊上疮

甘草煎汤温洗，却用腊茶末敷之。

（九十九）阴头生疮

用溪螺壳，溪港中螺，旧者妙，甘锅中煅为末。先以盐汤洗了，后敷上。

（一百）炉精疮

用田螺两个，大者，和壳烧存性，为末，入轻粉擦患处。

（百一）茎物肿烂淫汁方

大腹皮一升，苦参、荆芥各二两，煎水洗，拭干，以津液涂润。次油发烧存性，入白及末少许，敷，逐日煎洗擦药。或加乳香末，仍服黄矾丸，以发灰末、米饮调吞下。（方见痈疽门）

（百二）肾脏风发疮疥

大红椒去目，水浸湿半日，夹生杏仁研膏，抹两手掌，掩外肾，女以两手掩两乳，各睡至醒，次日又用。

癣

（百三）胡粉散　治一切疮癣，瘙痒甚者。

胡粉一分　砒半分　大草乌一个，生用　蝎梢七枚　雄黄　硫黄各别研，一分　斑蝥一枚　麝香少许

上为末。先用羊蹄①根蘸醋擦动，次用少许药擦患处。

---

① 羊蹄　此后原有"菜"，今据《济生方·疗癣门》、《得效方》卷第十九、《普济方》卷二百八十一删。

458

（百四）**乌头丸**　治宿患风癣，遍身黑色，肌体麻木，痹痛不常。

用草乌头一斤，刮洗去皮，令极净，摊干，用清油四两，盐四两，同药入铫内，炒令深黄色，倾出剩油，只留盐并药，再炒令黑色，烟出为度。取一枚劈破，心内如米一点白者恰好，白多再炒，趁热杵罗为末，醋糊丸如梧桐子。每服三十丸，空心温酒下。然草乌性差热，难制，五七日间，以乌豆煮粥解毒。

（百五）**如意散**　治疥癣无时，痛痒愈发，有时不已，久新者。

吴茱萸　牛蒡子①　荆芥各三分②　牡蛎半两　轻粉半钱　信砒二分③

上为细末，研匀。每临卧，抄壹钱油调，遍身搓摩上一半。如后痒不止，更少旋涂之股髀之间，闻香悉愈。

恶疮

（百六）**一切恶疮**④　治一切恶疮，医所不识者。

水银　甘草　黄柏　黄连　松脂黄明者　腻粉　土蜂巢以泥做着壁上者，南方多有之

上取水银放在掌上，以唾擦为泥，入瓷器中，以清油和匀，生绢滤如稀饧，和药末，再研如稠饧。先以温水洗疮，以帛拭干

---

① 牛蒡子　原作"牛李子"，今据《宣明论方》卷十五、《普济方》卷二百七十九改。

② 三分　《宣明论方》卷十五作"一分"。《普济方》卷二百七十九作"二两"。

③ 分　《宣明论方》卷十五作"钱"。

④ 一切恶疮　此处方名原脱，今据原书目录补。《百一选方》卷之十六、《普济方》卷二百七十五此方名"神效方"，《得效方》卷第十九此方名"松脂散"。

涂之。一切无名疮，或痛或痒，并有黄水者，涂即愈。治疥尤妙。

（百七）恶疮方

白胶香一钱　明白矾三钱　黄丹半①钱

上为末。先暖浆水洗，拭干，清油调敷。

（百八）又方　治恶疮及人面疮。

贝母为末，入雄黄少许掺之。

（百九）净肌散　治一切恶疮。

雄黄　海螵蛸　大腹皮②　宣莲③　水粉　轻粉　蚌粉　杏仁④

上为末，麻油调敷。

（百十）苦楝膏　治恶疮，治大人、小儿疮秃。

苦楝皮烧灰，猪脂调敷。

（百十一）苦参汤　洗一切恶疮。

苦参　蛇床子　白矾　荆芥

等分，水煎，放温洗。

皲裂

（百十二）治手足裂

白及不拘多少，为末，水调涂裂处。

---

① 半　原字不清，今据《直指方》卷之二十四补。另《得效方》卷第十九、《普济方》卷二百七十五作"三"。

② 大腹皮　《得效方》卷第十九作"大柏皮"。

③ 宣莲　原作"宣连"，今据《得效方》卷第十九改。

④ 杏仁　原讹作"杏人"，今据《得效方》卷第十九改。全书错出，改从一律，余不注。

（百十三）又方① 治手足皲裂，春夏不愈者。

生姜汁 红糟 盐 猪膏腊月者

上研烂，炒热，擦入皲内，一时虽痛，少顷便皮软皲合，再用即安。

（百十四）治断跟皲 用头发一大握，桐油一碗，于瓦器内熬，候油沸，头发溶烂，出火摊冷，以瓦器收贮，不令灰入。每用，百沸汤泡洗皲裂令软，拭干，敷其上即安。一方加水粉。

（百十五）又方② 用五倍子为末，同牛骨髓填缝内即好。

（百十六）③ **百一选方治手足皲裂**

用滴青二两、黄蜡一两共熬，搅匀，瓦罐盛贮。先以热汤洗，令皮软，拭干，将药于慢火上略炙溶，敷之。

（百十七）百一选方治冻疮

用茄子根浓煎汤洗，并以雀儿脑髓涂之。

（百十八）百一选方治脚趾缝烂疮

捋鹅时，取鹅掌黄皮，焙干，烧灰存性，为末，湿则掺之。

汤火疮

（百十九） 凡被火伤，急向火炙，虽极痛，强忍，一时即不痛。慎勿以冷物塌之，热气不出，烂人筋肉。

（百二十）治汤火伤④ 治汤火伤未成疮者。

用小麦炒黑为度，研为末，腻粉减半，油调涂之。

---

① 又方 原脱，今据原书目录及《世医》卷第十九补。

② 又方 此处方名原脱，今据原书目录补。

③ 百十六 此处编码原脱，今据前文补，后顺次修改。后"百十七"、"百十八"、"百十九"亦脱，同补。

④ 治汤火伤 此处方名原脱，今据原书目录补。

（百廿一）赤石脂散 治汤火所伤，赤烂热痛。

赤石脂　寒水石　大黄各等分

上为末，以新汲水调，涂伤处。

一方 以杉皮烧灰存性，为末。湿用干掺，干用鸡子清调涂。

（百廿二）秘方 治汤火所伤。用大黄、当归各等分，为末。以清油调敷之，湿则干掺之。

（百廿三）四黄散 治汤泼火烧，热疮肿痛。

大黄　黄连　黄柏　黄芩　白及各等分

上为末，水调成膏，以鸡翎①时涂疮上。

（百廿四）澹寮方 治汤火疮。用螺蛳壳多年干白者，火煅为末。如疮破，用干药掺之。如不破，入轻粉，清油调敷之。

（百廿五）龙麟散 治汤火疮烂痛。

老松树悬皮，为末，麻油调敷，湿掺之。

膏　药

（百廿六）玄武膏 治痈疽发背，一切疮疖已溃未溃，悉皆治之。大能排脓血，生肌肉。

大巴豆去壳膜，二两，净　木鳖子去壳，二两　清油十两　国丹四两，净，飞过，研细　槐柳嫩枝各七寸长，七条，锉细

上将木鳖子、巴豆、槐柳枝用磁器或铜铁铫盛，油浸药一宿，慢火煎熬诸药黑色，用生绢帛滤出滓，复将所滤油于慢火上再熬，却将国丹入油内，用长条槐柳枝不住手搅，候有微烟起，

---

① 翎　原作"翅"，今据《卫生易简方》卷之十、《得效方》卷第十九、《直指方》卷之二、《普济方》卷二百七十七改。

即提出点药，滴在水面上，凝结成珠，不散方成膏矣。倾在磁器内收贮，置新汲水内，三日出火毒，然后用之。

（百廿七）善应膏 治一切疮疽及伤折损痛。

巴豆去皮、心，七十①个　僵蚕去丝、嘴　赤芍药　白芷各五钱　五倍子二钱　黄连一钱　乱发如鸡子大　桃柳枝各七寸　蓖麻子去壳，三十②粒　猪膏一指面大

上用清油半斤，浸药三日，慢火煎熬，令乱发焦烂，出火候冷，用绢滤去滓，再澄，却入铫内，上火再熬，次入飞过黄丹四两，以桃柳枝不住手搅，青烟微出为度，要滴在水上，不散方成膏。却出火，搅令温，再入乳香末五钱、没药末五钱、桂心末三钱，略上火，再搅令匀，却以净磁器收贮，任意使用。

（百廿八）神圣膏 治一切恶疮。

当归半两　没药三钱　白及二钱半　乳香三钱　藁本半两　琥珀三③钱半　铅丹四两　木鳖子五个，去皮　胆矾一两　粉霜二④钱　黄蜡三⑤两　白胶三两　巴豆廿五个，去皮　槐柳枝一百廿条　清油二⑥斤

上件一处，先将槐柳枝下油内，煮焦取出，次后下其余药物，煮得极焦，亦捞⑦出，却将油澄清，再熬成膏子，用绯绢上摊。

---

① 十　《普济方》卷三百十五无。
② 十　《普济方》卷三百十五无。
③ 三　《儒门事亲》卷十五、《普济方》卷三百十三作"二"。
④ 二　《儒门事亲》卷十五、《普济方》卷三百十三作"一"。
⑤ 三　《儒门事亲》卷十五、《普济方》卷三百十三作"二"。
⑥ 二　《儒门事亲》卷十五、《普济方》卷三百十三作"一"。
⑦ 捞　原作"涝"，今据《儒门事亲》卷十五改。

名方类证医书大全卷二十

鳌峰熊宗立道轩编集

急救诸方

自缢

（一）救自缢法二①

凡自缢高悬者，徐徐抱住解绳，不得截断上下。安被②卧之，以一人用脚踏其两肩，手挽其发，常令弦急，勿使缓纵。一人以手按据胸上，数摩动之。一人摩持臂胫，屈伸之。若已强直，但渐屈之，并按其腹。如此一时倾，虽得气从口出，呼吸眼开，仍引按不住。须臾，以少桂汤及粥清灌，令喉润，渐渐能咽，乃止。更令两人以管吹其两耳，此法最好，无不活者。自旦至暮，随冷亦可救。暮至旦，阴气盛为难。

又法 紧用两手掩其口，勿令透气，两时久，气急即活。

落水

（二）救溺水法六③

凡人溺水者，救上岸，即将牛一头，却令溺水之人将肚横覆在牛背上，两边用人扶策，徐徐牵牛而行，以出腹内之水。如

---

① 二　原脱，今据原书目录补。

② 被　原作"脚"，今据《得效方》卷第十改。

③ 六　原脱，今据原书目录补。

464

醒，即以苏合香丸之类或老姜擦牙。若无牛，以活人于长板凳上仰卧，却令溺水人如前法，将肚相抵活人身上，水出即活。

孙真人救落水死，急解去死人衣带，艾灸脐中即活。

得效方又法 凡溺水死，一宿尚可救。捣皂角，以绵裹纳下部，须臾水出即活，又将醋半盏灌鼻中。

得效方又法 以屈死人两脚着生人肩上，以死人背贴生人背，担走，水出即安。

得效方 又熬热砂或炒热灰，将溺者埋于其中，从头至足，出水七孔即活。

又以酒坛一个，以纸钱一把，烧放坛中，急以坛口覆溺水人面上或脐上，冷则再烧再覆，水出即活。数方皆效，奈人不谙晓，多以为气绝，而不与救，可怜。从其便而用之。

冻死

（三）救冻死法二①

四肢直，口噤，只有微气者，用大釜炒灰令暖，以囊盛熨心上，冷即换之，目开气出，然后以粥清稍稍进之。若不先温其心，便将火炙，则冷气与火争，必死。

又法 用毯或稿荐裹之，以索系定，放平稳处，令两人对面轻轻滚②转，往来如擀毯法，四肢若温和，即活。

救魇死

（四）救魇法三③

不得着灯火照，亦不得近前急唤，多杀人。但痛咬其足跟、

---

① 二 原脱，今据原书目录补。

② 滚 原作"衮"，今据《得效方》卷第十改。

③ 救魇法三 此处方名原脱，今据原书目录补。

大拇指甲边，并唾其面即活。如不醒者，移动些，徐唤之。若原有灯即存，如无灯，切不可用灯照。又用笔管吹两耳，或以皂角为末，吹两鼻中，或以盐汤灌之，或捣韭菜汁半盏，灌鼻中，冬月掘根研汁用。

又方 视上唇内有如黍米粒，以针挑破。又用蓬莪术末，酒调服一盏。

又方 盐一盏，水一盏，和服，以冷水噀之，吐即活。

（五）半夏散 治魇寐卒死，诸暴绝证。

用半夏不拘多少，汤洗七次，为末。每用少许，吹入鼻中，心头温者可治。仓卒无药，急于人中穴及两脚大拇指内离甲一薤叶许，各灸三五壮，即活。

（六）雄朱散 治到客店官驿及久无人居冷房，睡中为鬼物所魇，但闻其人吃吃作声，便令人叫唤，如不醒，急用救之。

牛黄 雄黄各一钱 朱砂半钱

上为末。每一钱，床下烧一钱，用酒调，灌之。无牛黄亦可。

（七）朱①犀散 治中恶中忤，或为鬼气所魇。急以安息香、苏木、樟木之类烧于患所，然后此药灌之。

犀角五钱 麝香 朱砂各一分

为末。每一钱，水调灌之。

救魇五方②

又方 雄黄末、桃枝叶煎汤调一钱，灌之。

又方 故汗衣，须用内衣久遭汗者，男用女衣，女用男衣，烧为末。每服二钱，百沸汤调下。

---

① 朱 《得效方》卷第十作"牛"。

② 救魇五方 此处方名原脱，今据原书目录补，后编码顺次修改。

又方 治客忤中恶，在途中得之，令人心腹绞痛胀满，不急救，杀人。好京墨为末，水调二钱服。或瓦器盛汤，用衣衬贴①烫脐腹。

又方 桃柳枝，取东向者，各三七寸。煎汤灌②之。

又方 灶中心土为末。每二钱，新汲水调下。更挑③半指甲许吹鼻中。

绞肠痧

（八）一方④ 宜以樟木浓煎汤服之。

又方 治绞肠痧证，手足厥冷，腹痛不可忍者。以手蘸温水，于病人膝弯内拍打，有紫黑点处，以针刺去恶血即愈。

骨鲠

（九）骨鲠九方⑤

治骨鲠入喉。

缩砂　甘草各等分

上为末，以绵裹少许噙之，旋旋咽津，久之随痰出。

又方 治骨鲠。以野苎根洗净，捣烂如泥。每用龙眼大，含化。鸡骨所伤，以鸡羹化下。如被鱼骨所伤，以鱼汁化下。

又方 用金凤花子，嚼烂噙下。无子，用根亦可。口含骨自下，急用温水灌漱⑥，免致损齿。鸡骨尤效。

又方 朴硝末对入鸡苏丸，别丸如弹大，仰卧含化。

---

① 贴　原作"盐"，今据《得效方》卷第十改。
② 灌　原作"嚯"，今据《得效方》卷第十改。嚯，古同"唤"。
③ 挑　原作"桃"今据《得效方》卷第十改。
④ 一方　此处方名原脱，今据原书目录补。
⑤ 骨鲠九方　此处方名原脱，今据原书目录补。
⑥ 漱　原作"嗽"，今据《得效方》卷第十改。

又方 硼砂末，新汲水调，噙化。

又方 贯众，浓煎一盏半，分三服，一咯而骨出。

又方 多食橄榄，其骨下，鱼骨尤妙。

又方 獭爪于咽喉下外爬，自下。治鱼骨。

又方 象牙磨浓汁，咽之。并治诸兽骨鲠。

（十）**误吞蜈蚣** 以生猪血令病人[①]吃，须臾，生清油灌口中，恶习，其蜈蚣衮[②]在血中吐出，即以雄黄末水调服之。

（十一）**误吞铜物** 不化，浓煎砂仁汤服之，铜自下。或用生荸荠研烂服之，其铜自化。或以坚炭为末，米饮调服，于大便泻下乌梅状。

折　伤

折伤者，谓其有所伤于身体者也。或为刀斧所刃，或坠堕险地，打扑身体，皆能使血出不止。又恐瘀血停积于脏腑，结而不散，去之不早，恐有入腹攻心之患。治疗之法，须外用敷贴之药散其血，止其痛，内则用花蕊石散之类化利瘀血，然后款款调理生肌。或因折伤而停郁其气，又当顺之。或因汤火所伤，并具一二方，以备搜讨。

（十二）**花蕊石散** 治一切金刃所伤，打扑伤损，身体血出者，急于伤处掺药，其血自化为黄水。如有内损，血入脏腑，热煎童子小便，入酒少许，调一钱，服之立效。若牛抵肠出不损者，急送入，用细丝、桑白皮尖茸为线，缝合肚皮，缝上掺药，血止立活。如无桑白皮，用生麻缕亦得，并不得封裹疮口，恐作

---

① 人　原脱，今据《得效方》卷第十补。

② 衮　《得效方》卷第十作"裹"。

脓血。如疮干，以津液润之，然后掺药。妇人产后，败血不尽，恶血奔心，胎死腹中，胎衣不下，并用童子小便调下。

硫黄上色明净者，四两，捣为粗末　花蕊石一两，捣为粗末

上二味相拌和令匀，先用纸筋和盐泥固济瓦罐子一个，候泥干，入药于内，再用泥封口，候干，安在四方砖石上，书八卦五行字，用炭一秤，笼叠周匝，自巳午时，从下着火，令渐渐上彻，直至经宿，火冷炭消，又放经宿，罐冷，取出细研，以绢箩子箩至细，瓮合内盛，依前法服。

（十三）**没药降圣丹**　治打扑闪肭，筋断骨折，挛急疼痛，不能屈伸。

自然铜火煅，醋淬七①次，为末，水飞过，焙，一两　川乌头生，去脐　川芎　没药别研　当归洗，焙　骨碎补炙，去毛　乳香别研　生干地黄　白芍药各一两半②

上为末，令匀，以生姜汁与炼蜜等分和丸，每一两作四丸。每服一丸，水酒各半盏，苏木少许，同煎八分，去苏木，空心热服。

（十四）**接骨散**　治从高坠下及马上折伤，筋骨碎，痛不可忍者。此药能接骨续筋，止痛活血。

定粉　当归各一钱　硼砂一钱半

上为末。每服二钱，煎苏木汤调下。服后，时时进苏木汤。

（十五）**补损当归散**　疗坠马落车，打伤身体，呼吸疼痛，连进此药，其痛即止，筋骨接续。

————————

①　七　《局方》卷之八、《家藏方》卷第十四、《普济方》卷三百十作"十二"。

②　各一两半　《局方》卷之八、《家藏方》卷第十四、《普济方》卷三百十本方除"川芎"、"生干地黄"外，均用"一两"。

泽兰炒 附子炮，去皮。各一分 当归炒 蜀椒炒，出汗 甘草炙 桂心各三分 川芎炒，六分

上为末。每服二钱，温酒调下，日三服。忌生葱、猪肉、冷水、菘菜。

（十六）淋渫顽荆散 治从高失坠及一切伤折，筋骨瘀血结痛。

顽荆叶两半 蔓荆子 白芷 细辛去苗 防风去芦 川芎 桂心 丁皮 羌活各一两

上为末。每服一①两，盐半匙，葱白连根五茎，浆水五升，煎五七沸，去滓，通手淋渫痛处，冷即再换。宜避风。

（十七）没药乳香散 治打扑伤损，痛不可忍者。

白术炒，五两 当归焙 甘草炒 白芷 没药别研② 肉桂去皮 乳香别研。各一两

上为末，入研药，再研令匀。每服二钱③，温酒调下，不拘时。

（十八）加味芎劳汤 治打扑伤损，败血流入胃脘，呕黑血如豆汁。

当归 白芍药 芎劳 荆芥穗 百合水浸半日。各等分

上㕮咀。每服四钱，水一盏，酒半盏，同煎七分，不拘时候。

（十九）鸡鸣散 治从高坠下及木石所压。凡是伤损，血瘀凝积，痛不忍，并以此药推陈致新。

---

① 一 《御药院方》卷八作"二"。

② 别研 《御药院方》卷八后有"各二两"，《普济方》卷三百十后有"各二斤"。

③ 钱 《御药院方》卷八作"分"。

大黄一两，酒蒸　杏仁三七粒，去皮、尖

上研细，酒一碗，煎至六分，去滓，鸡鸣时服至晓，取下瘀血即愈。若①便觉气绝不能言，取药不及，急掰开口，热小便灌之。

（二十）家藏方紫金散　治打扑伤折，内损肺肝，呕血不止，或有瘀血停积于内，心腹胀闷。

紫金藤皮二两　降真香　续断　补骨脂　无名异煅红，醋淬七次　琥珀别研　蒲黄　牛膝酒浸一夕　当归洗，焙　桃仁去皮、尖，炒。各一两　大黄纸裹煨　朴硝别研。各一两半

上为末。每服三②钱，浓煎苏木当归酒调下，并进三服，利即安。

（二十一）直指方茴香酒　治打坠肢体，凝滞瘀血，腰胁疼痛。

破故纸炒　茴香炒　辣桂各等分
上为末。每服二钱，食前热酒调服。

（二十二）木香调气散　治从高坠下，或打扑伤损，腰胁心痛。

木香调气散加红曲末少许，童子小便同酒调，空心热服。如无红曲，红酒亦好。

（二十三）打扑折手足③　治打扑伤折手足。用绿豆粉，新

———————

① 若　后原有"使"，今据《三因方》卷之九、《得效方》卷第七删。

② 三　原作"二"，今据《家藏方》卷第十四改。

③ 打扑折手足　此处方名原脱，今据原书目录补。另《得效方》卷第十八此方名"活血散"。

铁铫内炒令紫色，用新汲井水调稀①，厚敷损处，贴以纸，将杉木片缚定，立效。

（二十四）折骨损断方②　治打跌折骨损断。服此药，自顶心寻病至下，两手同遍身，遇受病处则飒飒有声，觉药力习习往来，则愈矣。

自然铜火煅，醋淬七次　川乌去皮、尖　松明节　乳香　没药　降真香　苏木各一两　血竭三钱　龙骨生用　地龙去土，油炒　水蛭③油炒。各半两　土狗十个，油炒，焙干为末，《本草》名蝼蛄

上为末。每服五钱，无灰酒调下。病在上，食后服。病在下，食前服。

（二十五）打扑伤损方④　治打扑伤损。用胡孙姜研烂取汁，以酒煎服，滓敷伤处。

（二十六）走马散　治折伤，接骨。

柏叶生　荷叶生　皂角生　骨碎补去毛。各等分

上为末，于伤折处揣定位入元位，以姜汁调药如糊，摊在纸上，贴骨断处，用杉木片子夹定，以绳缚之，莫令摇动。三五日后开看，以温葱汤洗之，后再贴药，复夹七日。如痛甚，加没药。

（二十七）应痛丸⑤　治折伤后为四气所侵，手足疼痛。

生苍术一斤半　破故纸一斤，一半炒，一半生　舶上茴香十二两，

---

① 稀　《得效方》卷第十八作"稠"。

② 折骨损断方　此处方名原脱，今据原书目录补。另《得效方》卷第十八、《普济方》卷三百九此方名"自然铜散"。

③ 水蛭　《得效方》卷第十八、《普济方》卷三百九无此药。

④ 打扑伤损方　此处方名原脱，今据原书目录补。

⑤ 应痛丸　《得效方》卷第十八所载此方所有用量均减半。

炒　骨碎补—斤去毛　穿山甲去膜，去皮，炒胀为度，柴灰亦可　生草乌一斤，锉如麦大

上除草乌一斤，用生葱二斤①，连皮生姜二斤，擂烂，将草乌一处淹两宿，焙干，连前药一处焙为末，酒煮面糊，丸如梧桐子。每服五十丸，酒、汤任下。忌热物。

（二十八）家藏方内托黄芪丸　治针灸伤经络，流脓不止。

黄芩八两　当归三②两，洗　肉桂去皮　木香　乳香别研　沉香各一两

上为末，用绿豆粉四两，姜汁煮糊，丸如梧桐子。每服五十丸，熟水送下。

（二十九）接骨方　治打损。

接骨木半两　乳香半钱　赤芍药　川当归　川芎　自然铜各一两

上为末，用黄蜡四两溶药末，搅匀候温，众手丸如龙眼大。如只打伤筋骨及闪抈疼痛者，用药一丸，好旧酒一盏，浸化药，乘热服之。若碎折筋骨，先用此药贴之，然后服食。

（三十）筋骨痛断方③　治打扑内损，筋骨疼痛。

没药　乳香　芍药　川椒去子及闭口者　川芎　当归各半两自然铜三钱半④，炭火烧

上为末，用黄蜡二两熔开，入药末，不住手搅匀，丸如弹子

---

①　二斤　《普济方》卷九十八、卷一百十八作亦为一半剂量，即"一斤"。

②　三　原作"二"，今据《家藏方》卷第十二改。

③　筋骨痛断方　此处方名原脱，今据原书目录补。另《得效方》卷第十八此方名"没药丸"，《普济方》卷三百十此方名"五伤接骨丸"。

④　三钱半　《得效方》卷第十八作"二两半"，《普济方》卷三百十作"二钱半"。

大。每服一丸，用好酒煎开，乘热服之。随痛处卧，霎时连进有效。

（三十一）**夺命散**　治刀刃所伤及从高坠下，木石压损，瘀血凝积，心腹疼痛，大小便不通。

红蛭用石灰慢火炒令干黄色，半两　　大黄　黑牵牛各二两

上为末。每服二钱，用热酒调下。约行四五里，再用热酒调牵牛末二钱催之。须下恶血成块，以尽为愈。

（三十二）**打扑折骨方**①　治打扑伤损骨折。此药专能接骨。

夜合树俗谓之萌葛，即合欢花，个人谓之乌颗树，去粗皮，炒黑色，四两　芥菜子炒，一两

上为末，酒调二钱，澄清，临卧服之，以粗滓罨疮上，札缚之。又方，用葱白、砂糖二味相等，烂研敷之，痛立止，仍无瘢痕。

（三十三）**救急方**②　救急。疗坠马落车，伤腕折臂。

当归炒　桂心　甘草炙　蜀椒去汗。各七钱半　川芎两半　附子炮　泽兰炒。各一两

上为末。酒服二三钱，立效。忌海藻、菘菜、生葱、冷水等物。

（三十四）**秘方**③　治打扑伤损，落马坠车，一切疼痛。

乳香　没药　川芎　白芷　芍药　甘草　牡丹皮　生地黄各半两

上为细末。每服二钱，温酒并童子小便调下，不拘时候服。

秘方　治折伤损。

南星　白芷　半夏　白及　黄柏皮　赤小豆各半两

上为细末，姜汁敷患处，蜜糖亦好。

---

① 打扑折骨方　此处方名原脱，今据原书目录补。
② 救急方　原脱，今据《得效方》卷第十八补。
③ 秘方　《普济方》卷三百十作"乳香定痛散"。

（三十五）没药散 治箭伤。止血定痛。

定粉一两 枯白矾三钱，另研 没药另研 乳香另研 风化石灰各一两

上各研为末，和匀掺上。

（三十六）接骨散 并治恶疮。

金头蜈蚣一个 金色自然铜半两，烧红，醋碎①，研为细末用 乳香二②钱，研为细末用 铜钱重半两者，取三文或五文，烧红，醋研碎细③ 金丝水蛭④一钱半⑤，每个作三截，瓦上煿去气道为度⑥

上为细末，如疮肿处，津调半钱涂，立止痛。如见出脓，先用粗药末少许，麻油少半匙，同打匀，再入少半匙，再打匀，又入前药接骨散半钱，再都用银钗子打成膏子，用鸡翎扫在疮肿处，立止痛，天明一宿，自破便效。

如打破骨头并损伤，可用前项接骨散半钱，加马兜铃末半钱，同好酒一大盏，热调，连滓温服。如骨折损，立接定，不疼。如不折损，吃了药，立便止住疼痛。此方累经效验，不可具述。

蛊 毒

蛊之为毒，医书所载虽有数种，而中土少见之。今古相传，

---

① 醋碎 《普济方》卷三百九作"醋淬"。

② 二 《普济方》卷三百九作"一"。

③ 醋研碎细 《儒门事亲》卷十五作"醋淬研细"，《普济方》卷三百九作"醋淬细末"。

④ 金丝水蛭 《儒门事亲》卷十五、《普济方》卷三百九此药后有"没药三钱，研细"。

⑤ 一钱半 《普济方》卷三百九作"半钱"。

⑥ 为度 《儒门事亲》卷十五、《普济方》卷三百九后有"没药三钱，研细"。

多是闽广深山之人，于端午日以蛇虺、蜈蚣、虾蟆三物同器贮之，听其互相食啖，俟一物独存者，则谓之蛊。欲害其人，密取其毒于酒食中啖之。若中其毒者，令人心腹绞痛，如有虫咬，吐下血皆如烂肉，若不即治，食人五脏即死。然此毒中人，有缓有急。急者，中数日便死。缓者，待以岁月，气力羸败，食尽五脏而后死，死则其毒流注于旁人，亦成蛊注。大抵试验蛊毒之法，令病人咳唾水中，沉者是毒，浮者非也。或含一大豆，其豆胀皮脱者，蛊也；豆不胀，皮不脱，又非也。又以鹄皮至病人卧下，勿令知觉，病甚者是，否则非也。治疗之法，必须审而后行，试而后可。今①人凡有积聚胀满之病，类乎蛊者，便以为蛊，尤为非也。世说闽广深山之人，专有以蛊行毒于人者，若欲知其姓名，呼唤将去，其病自愈。又一说，病者若②能知原中毒于何物之中，终身不服此物，其毒亦不复作。虽相传如此，俱未之见，谨用，载之以备搜览。

（三十七）**治蛊毒** 用升麻末三钱，溪水调，服水③。

（三十八）**治中蛊下血④** 中蛊下血者，用猬皮烧为灰，细研，以水调下二钱，日进三服，立愈。

（三十九）**治五种蛊毒** 以马兜铃根三两，捣筛，分为三贴。用一贴，以水一大盏，煎至五分，去滓，空心频服。当时吐蛊出，未快再服之，以快为度。

（四十）**丹砂丸** 治蛊毒。

---

① 今 原作“令”，今据《普济方》卷二百五十二改。
② 若 原作“善”，今据《普济方》卷二百五十二改。
③ 水 《卫生易简方》卷之五无。
④ 治中蛊下血 此处方名原脱，今据原书目录补。

雄黄别研　　朱砂别研。各半两　　藜芦略炒①　　鬼臼　　巴豆去壳、心油。各一分②

上为末，蜜丸如大豆。每服三丸，空心干姜汤下，当转下恶物并蛊等。如烦闷，后以鸭为羹食之。

（四十一）雄麝散　治五种蛊毒。

雄黄末　　麝香末各等分

上取生羊肺如指大，以刀开，内裹药吞之。

（四十二）泉僧方　治金蚕蛊毒，才觉中毒，先吮白矾，味甘而不涩，次吃黑豆不腥者是也。

上以石榴根皮煎汁，饮之即吐出活虫而愈。

（四十三）丹砂丸　治蛊毒从酒食中着者，端午日合。

辰砂　　雄黄　　赤脚蜈蚣　　续随子各一两　　麝香一分

上为末，糯米饮丸鸡头大。酒下一丸。蛇蝎所螫，醋磨涂之。

（四十四）国老饮　治蛊毒。

白矾　　甘草

等分为末，水调下。吐出黑涎一两碗，或泻下。

（四十五）荠苨汤　治蛊毒，多因假毒药以投之。知时，宜煮大豆、甘草、荠苨汁饮之。又治诸药毒。

（四十六）蚕蜕散　治中蛊面青，脉绝迷闷，口噤吐血，服之即苏。

蚕蜕纸，以麻油灯上焚，烧存性，为末。新汲水调下一钱。

---

① 藜芦略炒　《济生方·蛊毒门》无。

② 分　《济生方·蛊毒门》作"钱"，《普济方》卷二百五十二作"两"。

（四十七）**蓝青水**　治中金蚕蛊毒。

蓝青叶，多研，水服之。专解诸毒，杀腹内毒虫。

解　诸　毒

解诸毒

（四十八）**解毒二方**①

解诸毒。用黄连、甘草节，水一碗，煎服。

又方　解诸毒。用玉簪花根，擂水服。

（四十九）**矾灰散**　治中诸物毒。

晋矾　建茶各等分

上为末。每服二钱，新汲水调下，得吐即效。未吐再服。

（五十）**解毒丸**　治误食诸毒草，并百物毒。救人于必死。

板蓝根生者，四两　贯众去土，二②两　青黛别研　甘草生。各一
两

上为末，蜜丸如梧桐子，以青黛别为衣。如稍觉精神恍惚、
恶心，即是误中诸毒，急取药十五丸，烂嚼，用新汲水下。

（五十一）**青黛雄黄散**　凡中毒及蛇虫咬伤，即服此药，令
毒气不聚。

青黛　雄黄各等分

上为末，新汲水调服二钱。

（五十二）**奇方**　解一切毒。

白扁豆为末，新汲水下二三钱，得利即安。

―――――――

① 解毒二方　此处方名原脱，今据原书目录补。
② 二　《三因方》卷之十、《得效方》卷第十作"一"。

（五十三）万病解毒丸 能解一切毒。（方见痈疽门）

挑生毒

（五十四）升麻汤 治肋下忽然肿起，如生痈疖状，顷刻间大如碗，即中挑生毒也。俟五更，以绿豆细嚼，香甜不腥则是。

川升麻为末，冷熟水调二钱，连服之。若洞泄出，如葱数茎，根须皆具，即消。宜煎平胃散补调，兼进白粥。

（五十五）又方 治鱼肉、瓜果、汤茶皆可挑生。初中毒，觉胸腹稍痛，明日渐加刺痛，十日则物生能动，腾上胸痛，沉下则腹满，积以瘦悴。

其法：在上膈则取之。用热茶一盏，投胆矾半钱于中，候矾化，通口呷服，良久，以鸡翎探喉，即吐出毒物。在下即泻之。以米饮下郁金末二钱，毒即泻下。乃择人参、白术各半两，研末，同好酒半升纳瓶中，慢火煎半日，度酒熟温，温饮之，日一盏，五日乃止，任便饮食。

解砒毒

（五十六）方十二道

绿豆半升，细擂，去滓，以新汲水调下。

又方 青靛花二钱，分两服，水调下。

又方 黑铅，井水磨下。

又方 浓研青蓝汁，磨甘草节同服。

又方 生麻油一盏饮之，不能饮，灌之。

百一选方 解砒毒。

汉椒四十九粒　黑豆十四粒　乌梅二个，打碎　甘草节三寸，碎之
上咬咀。用水一碗，煎至七分，温服。

百一选方 解砒毒

白扁豆　青黛　甘草各等分　巴豆一粒，去壳，不去油

上同为末，以沙塘一大块，水化开，调一大盏饮之，毒随利去，却服五苓散之类。

经验方　解砒毒。用早禾秆烧灰，新汲水淋汁，绢帛滤过，冷服一碗，毒从下利即安。又方，用井花水调水粉或绿豆，擂水皆可。

秘方　中砒毒。以地浆调铅粉末，服之立解，豉汁又佳。

便宜方　蓝饮子，解砒毒及巴豆毒。用蓝根、沙糖二味相和，擂水服之，或更入薄荷汁尤妙。

秘方　解砒毒、鼠莽毒。用旋刺下羊血及鸡、鸭血，热服。

又方　解砒毒、鼠莽毒。用金线虫磨水，服之即愈。又有用乌柏根擂水亦好。

解鼠莽毒

（五十七）**方二道**①　枯白矾、好茶末等分，冷水调下。

又方　解鼠莽草毒。用大黑江豆煮汁服之。如欲试其验，先刈鼠莽苗叶，以豆汁浇其根，从此败烂，不复生矣。

菌毒

（五十八）**方二道**　解一切菌毒。掘新地窟，以冷水于内，搅之令浊，澄少顷，取饮之。此方见《本草》陶隐居注，谓之地浆。

又方　用芫花，生为末。每一钱，汲新水下，以利为度。菌之毒者，盖因蛇虫毒气熏蒸以致。

---

①　方二道　此处方名原脱，今据原书目录补。后"方二道"、"方三道"、"方一道"、"方六道"、"方三道"、"方四道"、"方三道"、"方一道"、"方一道"、"方一道"、"方一道"、"方一道"、"方一道"、"方一道"、"方一道"、"方一道"、"方二道"、"方二道"、"方二道"、"方二道"、"方八道"、"方三道"、"方二道"、"方一道"、"方一道"、"方一道"亦脱，同补。

中诸药毒

（五十九）方三道 治中诸药毒。

甘草生 黑豆 淡竹叶各等分

上㕮咀。用水一碗，浓煎连服。

秘方 中巴豆毒。以黄连、大豆、菖蒲汁并解之。

秘方 中乌头、天雄、附子毒。用大豆汁、远志、防风、枣肉、饴糖，并能解之。

河豚毒

（六十）方一道 食河豚鱼中毒，一时困殆，仓卒无药，急以清油多灌之，使毒物尽吐出为愈。

蛇伤毒

（六十一）方六道 恶蛇咬伤，顿仆不可治者。香白芷为末，麦门冬去心，浓煎汤调下，顷刻咬处出黄水，尽，肿消，仍用此药滓涂伤处。

又方 五灵脂一两，雄黄半两，为末，温酒下二钱，仍涂患处。

又方 冷水洗后，用茱萸二合，水一碗，研汁服，以滓敷。

经验方 治毒蛇所伤。

细辛 白芷各五钱 雄黄二钱

上为末，入麝香少许。每服二钱，温酒调服。

又方 应蛇虺、蜈蚣咬伤。用艾炷于伤处灸三五壮，拔去毒即愈。

得效方 治一切蛇虫所伤。用贝母为末，酒调，令病者尽量饮之。倾久，酒自伤处为水流出，候水尽，却以药滓敷疮上即愈。

蜈蚣毒

（六十二）①　方三道②　治蜈蚣诸毒虫所伤。

用清油，灯心点灯，以伤处于烟上熏之，其痛即愈。

又方　用鸡粪涂之。

又方　嚼吴茱萸，擦之立效。

狗咬

（六十三）　方四道　狗咬。用杏仁去皮、尖，同马兰根研细，先以葱汤洗，然后以此涂伤处。

经验方　治犬咬伤。用蓖麻子五十粒，去壳，以井水研成膏。先以盐水洗咬处，次以此膏敷贴。一方用虎骨屑敷。

秘方　治颠犬所伤，或经久复发，无药可疗者，用之极验。

雄黄色黄而明者，五钱重　　麝香五分重

上各研匀，用酒调二钱服。如不肯服者，则捻其鼻而灌之。服药后必使得睡，切勿惊起，任其自醒。候利下恶物，再进前药，即见效矣。

又方　治颠犬所伤。用斑蝥大者二十一只，去头、翅并足，用糯米一勺，先将斑蝥七只入米内，于微火上炒，不令米赤，去此斑蝥，别入七只，再于前米内炒，令斑蝥色变，复去之。又别用七只，如前法炒，以米出青烟为度，去斑蝥不用，以米研为粉，用冷水入清油少许，空心调服，须又再进一服，以小便利下恶毒为度。如不利，再进一服。利后腹肚疼痛，急用冷水调青靛服之，以解其毒，否则有伤，或煎黄连水亦可。不宜便食热物。

---

①　六十二　此处编码原缺，今据前后文补。

②　方三道　目录作"方二道"，今据此处所载方数改，目录亦改。

蜂虿毒

（六十四）方三道　用野芋叶擦之。

又方　或用盐擦之。

又方　以手就头爬垢腻敷之。

斑蝥毒

（六十五）方一道　用泽兰叶挼汁饮之，干者为末，白汤下。

鳝鳖虾蟆毒

（六十六）方一道　中此三物毒，令人小便秘，脐下痛，有至死者。以生豉一大合，新汲水半碗，浸浓汁服之。

虎伤

（六十七）方一道　生葛汁服，兼洗伤处。白矾为末，纳疮口中，痛即止。

马咬

（六十八）方一道　用马鞭稍烧灰敷之。

猫咬

（六十九）方一道　薄荷汁涂之。

蚕咬

（七十）方一道　苎汁涂之。

鼠咬

（七十一）方一道　猫毛烧灰，麝香少许，津唾调敷。

壁镜咬

（七十二）方二道　毒人必死。桑柴灰，用水煎三四沸，取汁，调白矾末涂疮口。兼治蛇毒。

又方　醋磨雄黄敷之。

蝎螫

（七十三）方二道　痛不可忍。白矾、半夏等分为末，醋调贴，痛止。

又方　治蝎螫。雄者，止在一处痛，用井底泥涂之。雌者，痛引诸处，用当檐下泥涂。

八脚虫伤

（七十四）方二道　其虫隐于壁间，其尿射人，遍体生疮，如汤火伤。用乌鸡翎烧灰，鸡子白调敷。

又方　治蠼螋毒即八脚虫

向南燕窝泥，新水调涂之，燕屎亦可。

诸爪牙毒

（七十五）方二道①　治凡为熊虎、豺狼、猘犬等爪牙所伤毒痛。

以水煮铁，令有味，洗之。又捣薤汁饮之，留渣封伤处。

诸丹毒

（七十六）方八道　紫背浮萍，研敷之。

又方　赤小豆为末，鸡子清敷。

---

① 方二道　目录作"方三道"，今据此处所载方数改，目录亦改。

又方 青淀汁敷之。

又方 蚕沙，水煎汁洗之。

又方 芭蕉根，取汁敷。

又方 活蚯蚓七条，研烂敷之。

又方 水藻研烂敷之。

又方 青白丹毒。用伏龙肝一分、豉半分，为末，香油调敷。

蜘蛛咬

（七十七）**方三道** 薤白研敷，雄黄亦可。遍身肿，服蓝汁。

蚯蚓咬

（七十八）**方二道**① 或于地上坐卧，不觉咬，肾阴肿，盐汤洗数次，效。或用蚯蚓粪为末，香油调敷。

食豆腐毒

（七十九）**方一道** 生萝卜煎汁饮之，子亦可。

误食桐油

（八十）**方一道** 吐不止者，食干柿解之。

中野葛毒

（八十一）**方一道** 取鸡子三枚，灌吞之。

---

① 方二道 目录作"方三道"，今据此处所载方数改，目录亦改。

汤 药

（八十二）① 百一选方煮香汤

木香　丁香　檀香　沉香　人参各二两②　甘草一两③　槟榔五钱　白茯苓去皮，二两

上日干为末，沸汤点服。

（八十三）百一选方橙子汤

橙子十个　干山药一两　盐四两，炒　甘草二两　盐白梅四两，打研，去仁，不去核

上先用五味④一处烂研，捏作饼子，焙干，再碾⑤为末，百沸汤调。

（八十四）百一选方橄榄汤

百药煎三两，切片　甘草炙，两⑥半　檀香　白芷各五钱

上为细末，沸汤点服。

（八十五）百一选方桂香汤

桂花旋摘三升，拣去蒂，细研，磁罐盛，覆罐口，略蒸　干姜　甘草各一⑦两。炒

---

① 八十二　此处编码原脱，今据前文补，后顺次修改。后"八十三"至"九十"亦脱，同补。

② 各二两　原脱，今据《百一选方》卷之二十、《普济方》卷二百六十七补。

③ 一两　前原有"各"，今据《百一选方》卷之二十、《普济方》卷二百六十七删。

④ 五味　《普济方》卷二百六十七作"橙子、山药、白梅"。

⑤ 碾　《普济方》卷二百六十七后有"和诸药"。

⑥ 两　原作"分"，今据《百一选方》卷之二十改。

⑦ 一　原作"二"，今据《百一选方》卷之二十改。

上为末，同桂花拌匀，入炒盐少许，磁器盛贮，沸汤点服。

（八十六）百一选方洞庭汤

用薄皮黄柑子一①斤于盆内，薄切，去核留汁，生姜去皮半斤，甘草四两，盐三两，炒神曲、麦芽各四两，拌和，罨一宿，以橘汁尽为度。取出焙干，碾为细末，沸汤点服。

（八十七）秘方杨梅煎

取熟杨梅于瓦器内，罨一宿即烂，用绢袋挤出汁，慢火熬成膏，瓦罐盛贮。每用，入蜜少许，沸汤点服。

（八十八）秘方金樱煎

法霜时取金樱子，先擦洗去刺，然后去瓤杵烂，用酒酢取汁，绢帛滤过，慢火熬成膏，后入檀香诸香在内，瓦罐收贮，沸汤点服。酒调能活血驻颜。

（八十九）秘方木瓜煎

用木瓜去瓤、子，蒸过，烂研如泥，入盐少许，用瓦罐盛贮。每用，入蜜少许，沸汤点服。

（九十）秘方梅花汤

旋摘梅花半开者，溶蜡封花口，投蜜罐子，过时用之，以匙挑花一两朵，连蜜一匙，沸汤斟服。

---

① 一 原作"二"，今据《百一选方》卷之二十改。

名方类证医书大全卷二十一

鳌峰熊宗立道轩编集

妇人调经众疾论

夫女子十四则月水行，男子十六则阳精溢，此皆合乎阴阳之数，各及其时，故男子之精气宜盛，女子之月水宜调。调经之道，贵乎耗其气以行其血，血盛气衰，是谓之从，从则百病不生，孕育无损矣。且妇人之病，四时所感，六淫七情所伤，悉与男子治法一同。惟胎前产后、七癥八瘕、崩漏带下之证为异，故别著①方。究其所因，多由月水不调，变生诸证。大概妇人之疾，以经候如期为安，或有愆期，当审其冷热虚实而调之。先期而行者，血热故也，法当清之。过期而行者，血寒故也，法当温之。然又不可不察其有无外邪为之寒热，而后投药。且经行之际，与产后一般，将理失宜，为病不浅。若被惊，则血气错乱，经脉斩然不行，逆于上，则从鼻口中出，逆于身，则为血分劳瘵之疾。若其时劳力太过，则生虚热，变为疼痛之根。若恚怒则气逆，气逆则血逆，逆于腰腿、心腹、背胁之间，遇经行时，则痛而重着，过期又安。若怒极而伤于肝，则又有眼晕、呕吐之证，加之经脉渗漏于其间，遂成窍穴，淋沥不已。凡此之时，中风则病风，感冷则病冷，久而不治，崩漏带下，七癥八瘕，可立而

---

① 著　原作"贮"，今据《普济方》卷三百三十二改。

待。若能治病于未然，当以调经为先，故首论之，各备诸方，依次于后。

月水不调

（一）**大温经汤**　治冲任虚损，月候不调，或来多不已，或过期不行，或崩中去血过多，或经损娠，瘀血停留，小腹急痛，五心烦热。

阿胶碎,炒　芎蒡　当归去芦　人参去芦　肉桂去皮　甘草炒　芍药　牡丹皮各一两　半夏二两半　吴茱萸三两。各汤洗七次　麦门冬去心,五两半

上㕮咀。每服三钱，水一盏，姜五片，煎八分，空心热服。

（二）**四物汤**　治冲任虚损，月水不调。常服调益荣卫，滋养血气。

当归去芦　川芎　白芍药　熟干地黄酒蒸,焙。各等分

上㕮咀。每服四钱，水一盏，煎八分，空心服。崩中去血过多者，加胶、艾煎服。

（三）**暖宫丸**　治冲任虚损，下焦久冷，月事不调，不成孕育，崩漏下血，赤白带下，并皆治之。

生硫黄六两　禹余粮九两,醋淬　赤石脂煅红　附子炮,去皮、脐　海螵蛸去壳。各三两

上为末，醋糊丸如梧桐子。每服三十丸，空心温酒、醋汤任下。

（四）**内补当归丸**　治①血气虚损，月水不调，或崩中漏下，去血过多，肌体羸困，及月水将行，腰腿重痛，并皆治之。

_____

① 治　原作"始"，今据《直指方》卷之二十六、《普济方》卷三百二十三改。

真蒲黄炒，三分半① 熟干地黄十②两 阿胶炒 当归去芦，炒
白芷③ 续断 干姜炮 甘草炙 芎䓖各四两 肉桂④ 附子⑤炮，
去皮、脐 白芍药各二⑥两 白术 吴茱萸汤洗七次，盐炒。各三两

上为末，炼蜜丸如梧桐子。每服五十丸，食前温酒下。

（五）熟干地黄丸 治妇人风虚劳冷，胃弱谷水不化，或肠
虚受冷，大便时泄，或月水不调，淋沥不止，或闭断不通，结聚
癥瘕，久不成胎。一切诸虚之证，并治之。

芎䓖 柏子仁炒，别研。各两半 肉桂去皮，一两一分 牛膝去
苗，酒浸一宿，焙干，三分 泽兰去梗，二两一分 石斛去根，一两二钱
半⑦ 禹余粮火煅，醋淬，研，一两 当归去芦，炒 藁本去芦。各一两
三分⑧ 肉苁蓉酒浸宿，焙 白茯苓各一两 川椒去目及闭口者 蛇床
子拣净 艾叶炒。各三分 紫石英煅，淬，研飞，三两 卷柏去根 山
药各一两 续断三分 厚朴去皮，姜制，一⑨两 赤石脂火煅，淬，二两
干姜炮 白芷各一两 熟干地黄两半 人参去芦，三分 石膏火煅，
研飞，二两 芜荑炒，三分 细辛去苗，一两 白术一两二钱半⑩ 杜
仲去皮，炙黄，三分 防风去芦，一两 五味子一两半 甘草炙，一两七

---

① 三分半 《直指方》卷之二十六作"七钱"。
② 十 《直指方》卷之二十六、《普济方》卷三百二十三作"半"。
③ 白芷 《普济方》卷三百二十三用"三两"。
④ 肉桂 《普济方》卷三百二十三用"半两"。
⑤ 附子 《普济方》卷三百二十三用"三两"。
⑥ 二 《直指方》卷之二十六、《普济方》卷三百二十三作"一"。
⑦ 二钱半 《局方》卷之九、《普济方》卷三百二十七作"一分"。
⑧ 三分 《普济方》卷三百二十七作"六分"。
⑨ 一 原脱，今据《局方》卷之九、《普济方》卷三百二十七补。
⑩ 二钱半 《局方》卷之九、《普济方》卷三百二十七作"一分"。

钱半①

上为末，炼蜜丸如梧桐子。每服五十②丸，空心温酒、米饮任下。

（六）南岳魏夫人济阴丹　治妇人血海虚冷，久无孕育，及数堕胎。一切经候不调，崩中漏下，积聚诸证，并皆治之。

秦艽二两　京墨煅，醋淬，研，一两　香附子炒，去毛，四两　糯米炒，一升　川芎一两半　木香炮，一两　熟地黄酒蒸，四两　茯苓去皮，三③两　人参④去芦　石斛去根，酒浸。各二两　藁本去芦，二两　当归去芦，酒浸　肉桂去粗皮　干姜炮。各一两半　山药三分　泽兰叶四两　细辛去苗、叶，一两半　桔梗炒，二两　川椒去目，炒，三分　桃仁去皮、尖，一两，炒　大豆黄卷炒，半升　蚕布烧灰　甘草炙。各二两　牡丹皮两半　苍术米泔浸，八两

上为末，炼蜜为剂，每两作六丸。每服一丸，细嚼，空心温酒、醋汤任下。以醋糊为丸如梧桐子，亦可。

（七）活血散　治冲任经虚，经事不调，不以多少，前后并治。

当归　川芎　白芍药　玄胡索⑤　肉桂去皮。各二两⑥

上咬咀。每服四⑦钱，水一盏⑧，煎至七分，食后热服。

---

①　七钱半　《局方》卷之九作"三分"，《普济方》卷三百二十七作"六分"。

②　五十　《局方》卷之九、《普济方》卷三百二十七作"三十"。

③　三　《局方》卷之九作"一"。

④　人参　《局方》卷之九用"一两"。

⑤　玄胡索　《御药院方》卷十一后有"各四两"。

⑥　各二两　《御药院方》卷十一作"一两"。

⑦　四　《御药院方》卷十一作"五"。

⑧　盏　《御药院方》卷十一作"盏半"。

（八）紫石英丸　治妇人诸病，补暖下元。然当知诸病皆由经候不调、阴阳相盛所致。若阴气乘阳，则胞寒气冷，血不运行，经所谓天寒地冻，水凝成冰，故令乍少，而在月后。若阳乘阴，则血流散溢，经所谓天暑地湿，经水沸溢，故令乍多，而在月前。须和其阴阳，调其血气，则百病不生矣。

紫石英细研，水飞　禹余粮煅，醋淬　杜仲炒，去丝①　远志去心
桂心　川乌头炮　泽泻　人参　龙骨　干姜炮　当归　桑寄生
苁蓉酒浸　甘草②炙　五味子　石斛各一两　牡蛎煅　川椒去子并合
口者，炒出汗。各半两

上为末，炼蜜丸如梧桐子。每服五十丸，空心米饮下。

（九）小温经汤　治经候不调，血脏冷痛。
当归　附子炮。各等分
上咬咀。每服三钱，水一盏，煎至八分，空心温服。

（十）皱血丸　治妇人血海虚冷，百病变生，或月候不调，崩中带下，癥瘕痞块等疾，并皆治之。
菊花　茴香　当归　香附子炒，去毛，汤浸，焙　熟干地黄
肉桂　牛膝　芍药　蒲黄　蓬莪术　延胡索炒。各三两
上为末，用乌豆一升，醋煮，焙干为末，再入醋二碗，煮至一碗，留为糊，丸如梧桐子。每服三十丸，温酒、醋汤任下。血气攻刺，炒姜酒下。癥块绞痛，当归酒下。忌鸭肉、羊血。

（十一）椒红丸　治血气不调，脏腑积冷，脐腹疼痛，肌体日瘦。

---

①　丝　原作"系"，今据《本事方》卷第十、《得效方》卷第十五改。

②　甘草　《本事方》卷第十、《得效方》卷第十五用"半两"。

沉香　蓬莪术　诃黎勒①煨，去核。各一两　麝香一分，另研
肉豆蔻　丁香　高良姜去芦。各半两　椒红　当归去芦，炒　白术
附子炮，去皮、脐。各一两

上为末，入麝香和匀，酒糊丸如梧桐子。每服三十丸，温
酒下。

（十二）当归散　治妇人经脉不匀，或三四月不行，或一月
再至。

白术②　黄芩　山茱萸③汤洗　当归　川芎　白芍药一同锉炒，
各一两。病证若冷，去黄芩，加肉桂

上为末。每服二钱，空心酒调下，日三服。

（十三）逍遥散　治血虚烦热，月水不调，脐腹胀痛，痰嗽
潮热。

甘草炙，半两　当归去芦，炒　茯苓去皮　芍药　白术　柴胡去
苗。各一两

上㕮咀。每服三钱，水一盏，煨姜一块，薄荷少许，煎服，
不拘时。

（十四）禹余粮丸　治气血虚损，月水不调，赤白带下，渐
成崩漏。

桑寄生一两　狗脊去毛，三分　柏叶炒，一两　白石脂二两　白
芍药三分　当归去芦　干姜炮　厚朴去皮，姜制　白术各一两　附子
炮，去皮、脐，一两　鳖甲醋浸，去裙，炙黄，一两　禹余粮煅，醋淬七

---

① 诃黎勒　原讹作"诃梨勒"，今据《局方》卷之九、《普济方》卷
三百二十二改。梨（lí），同"藜"，植物名。亦称灰藋。嫩叶可食，老茎
可为杖。梁简文帝《七励》："藜、藿可膳。"

② 白术　《本事方》卷第十、《得效方》卷第十五、《普济方》卷三
百山十二用"半两"。

③ 山茱萸　《本事方》卷第十用"一两半"。

次，飞过，研，二两　　吴茱萸汤洗七次，炒一[①]两

上为末，炼蜜丸如梧桐子。每服三十丸，温酒、米饮空心任下。

（十五）神仙聚宝丹　治妇人血海虚寒，外乘风冷，搏结不散，积聚成块，血气攻注，腹胁疼痛，及经候不调，崩中带下，并宜服之。

没药　琥珀各别研，一两　辰砂别研，一钱　木香煨，取末，一两　滴乳香别研，一分　当归洗，焙，取末，一两　麝香别研，一钱

上研细合匀，滴水为丸，每一两作十五丸。每服一丸，温酒磨下。如一切难产，及产后败血冲心，恶露未尽，并入童子小便。

（十六）醋煮香附丸　治妇人经候不调，血气刺痛，腹胁膨胀，头晕恶心，崩漏带下，便血癥瘕，并宜服之。

大香附子砂盆中擦去皮，以米醋浸半日，用瓦铫慢火煮，令醋尽，漉出，切薄片，焙，研为末

上用米醋煮糊，丸如梧桐子，日干。每服五十丸，淡醋汤下。一方，香附子一斤，艾叶四两，当归二两，制如前法，治证一同，名艾附丸。

月水不行

（十七）六合汤　治妇人经事不行，腹中结块，腰腿重痛。

当归　白芍药　官桂去皮　熟地黄洗　川芎　蓬术各等分

上㕮咀。每服四钱，水一盏，煎七分，空心服。

（十八）白薇丸　治妇人月水不利，四肢羸瘦，渐觉虚乏。

---

① 一　《局方》卷之九作"半"。

当归　白薇　柏子仁　白芍药①　白茯苓　白术②　桂心　附子　萆薢　人参　石斛　川芎　吴茱萸　木香　细辛　川牛膝各三分　泽兰叶三分③　槟榔半两　熟地黄二两　牡丹皮　紫石英各一两

上为末，炼蜜丸如梧桐子。每服五十④丸，空心温酒下。

（十九）温经汤　治妇人血海虚寒，月水不利。

当归　川芎　芍药　桂心　牡丹皮　莪术各半两　人参　甘草　牛膝各一两

上㕮咀。每服五钱，水一盏半，煎至八分，温服，不拘时。

（二十）滋血汤　治妇人血热气虚，经候不调，血聚四肢，或为浮肿，肌体发热，疑为劳瘵，宜以此药滋养通利。

马鞭草　荆芥穗各四两　牡丹皮一两　枳壳去白，麸炒　赤芍药　肉桂去皮　当归去芦，炒　川芎各二两

上㕮咀。每服四钱，水一盏，乌梅一个，煎服，以经行为愈。

（二十一）凌花散　治妇人月水不行，发热腹胀。

当归酒浸　凌霄花　刘寄奴　红花酒浸，候煎药三沸，即入　官桂去皮　牡丹皮洗　川白芷　赤芍药　延胡索各等分

---

① 白芍药　《妇人大全良方》卷之一、《直指方》卷之二十六、《普济方》卷三百三十四后有"各半两"。

② 白术　《妇人大全良方》卷之一、《直指方》卷之二十六、《普济方》卷三百三十四用"半两"。后"桂心"、"附子"、"萆薢"、"川芎"、"吴茱萸"、"木香"、"细辛"同。

③ 三分　原脱，今据《妇人大全良方》卷之一、《直指方》卷之二十六、《普济方》卷三百三十四补。

④ 五十　《妇人大全良方》卷之一、《普济方》卷三百三十四作"三十"。

上咬咀。每服四钱，水一盏，酒半盏，煎八分，再入红花煎，热服。

（二十二）加减四物汤① 冲任虚损，月水不行，肌肤发热如瘵状。

当归　地黄　芍药　川芎各一两　柴胡半两　黄芩二钱半

上咬咀。每服四钱，水一盏，煎七分，空心温服。

（二十三）牡丹散 治血气虚损，内则月水不行，外发潮热，肢体羸困②，渐成骨蒸，并宜服之。

桂心　牡丹皮　芍药　延胡索炒　没药别研　陈皮去白。各一两　蓬莪术　鬼箭各一分③　红花　当归去芦。各一两　干漆④炒，二两　苏木一分⑤　甘草　乌药各一两

上咬咀。每服三钱，水一盏，煎七分，不拘时服。

（二十四）红花当归散 治妇人血脏虚竭，经候不调，或断续不来，或积瘀块，腰腹刺痛，肢体瘦弱。

刘寄奴草五两　当归去芦　牛膝酒浸。各二两　肉桂去皮　红花⑥　白芷各两半　甘草炙，二两　赤芍药九两　紫葳　苏木各二两

上为末。每服二⑦钱，空心热酒调下。如经秘，浓煎红花酒调下。

---

① 加减四物汤　《御药院方》卷十一此方名"加味四物汤"。
② 困　原作"因"，今据《直指方》卷之二十六改。
③ 一分　《直指方》卷之二十六作"二钱半"。
④ 干漆　原讹作"干膝"，今据《直指方》卷之二十六改。
⑤ 一分　《直指方》卷之二十六作"二钱半"。
⑥ 红花　《局方》卷之九、《妇人大全良方》卷之一、《普济方》卷三百三十三用"二两"。
⑦ 二　《局方》卷之九、《妇人大全良方》卷之一、《普济方》卷三百三十三作"三"。

（二十五）**通经丸**　治妇人、室女经候不通，脐腹疼痛，或成血瘕。

川椒炒出汗　蓬术炮　干漆炒出烟　当归去芦　青皮去白　干姜炮　大黄　桃仁炒　川乌炮　桂心各等分

上为末，将一半①用米醋熬成膏，和余药一半②成剂，臼中杵之，丸如梧桐子，阴干。每服五十③丸，醋汤、温酒空心任下。《济生方》不用川乌，有红花等分。

（二十六）**琥珀散**　治妇人、室女月水凝滞，腹胁胀痛，及血逆攻心，眩晕不省，并皆治之。

刘寄奴去梗　牡丹皮　熟地黄酒浸　玄胡索炒，去皮　乌药　赤芍药　蓬莪术　荆三棱　当归去芦，酒浸　官桂不见火。各一两

上前五味，用乌药一升、生姜半斤切片、米醋四升同煮，豆烂为度，焙干，入后五味，同为末。每服二钱，空心温酒调下。

月水不断

（二十七）**胶艾汤**　治劳伤血气，冲任虚损，月水过多，淋沥不断，及妊娠调摄少宜，胎气不安，或因损动，漏血伤胎，并宜服之。

阿胶炒　芎䓖　甘草炙。各二④两　当归　艾叶炒。各二⑤两

---

①　一半　《本事方》卷第十、《得效方》卷第十五作"四分"。

②　一半　《本事方》卷第十、《得效方》卷第十五作"六分"。

③　五十　《本事方》卷第十、《得效方》卷第十五、《济生方·妇人门》作"二十"。

④　二　原字不清，今据《局方》卷之九、《直指方》卷之二十六、《普济方》卷三百二十九补。

⑤　二　《局方》卷之九、《直指方》卷之二十六、《普济方》卷三百二十九作"三"。

熟干地黄　白芍药各四两

上㕮咀。每服三钱，水一盏，酒半盏①，煎至八分，空心热服。

（二十八）虎茸丸　治冲任虚损，又为风冷所乘，以致经候过多，其色黑瘀尺脉微小。甚者，可灸关元百壮。

鹿茸火去毛，醋炙　赤石脂　禹余粮各一两　续断二两　柏叶　艾叶②　附子炮，去皮、脐。各半两　熟地黄洗，焙　当归酒浸。各二③两

上为末，酒糊丸如梧桐子。每服五十④丸，空心温酒下。

（二十九）十灰散　治下血不止。

锦片　木贼　棕榈　柏叶　艾叶　干漆　鲫鳞　鲤鳞　血余　当归

上逐味火化存性，各等分为末，和合，入麝香少许，温酒调服。

（三十）茯苓补心汤　治妇人去血过多，虚劳发热。

用四物汤一两半⑤，参苏饮三两，和匀，生姜五片，煎八分，温服。

崩漏

（三十一）镇宫丸　治妇人崩漏不止，或下五色，或如豆汁，或状若豚肝，或下瘀血，脐腹胀痛，头晕眼眩。

---

①　半盏　《局方》卷之九、《普济方》卷三百二十九作"六分"。

②　艾叶　原为最后一味药，无剂量，今据《直指方》卷之二十六、《普济方》卷三百二十九改。

③　二　《普济方》卷三百二十九作"三"。

④　五十　《普济方》卷三百二十九作"三十"。

⑤　半　《直指方》卷之二十六无此字。

代赭石　紫石英　禹余粮各煅，醋淬七次　香附子醋煮。各二两
川芎　阳起石煅红，研　鹿茸火去毛，醋蒸，焙　茯神去木　阿胶蛤粉
炒成珠①　蒲黄炒　当归去芦，酒浸。各一两　血竭别研，半两

上为末，用艾煎醋汁打糯米糊，丸如梧桐子。每服七十丸，
空心用米饮送下。

（三十二）十灰丸　治崩中下血不止。

黄绢灰　马尾灰　藕节灰　艾叶灰　蒲黄灰　莲蓬灰　油
发灰　棕榈灰　赤松皮灰　绵灰等分

上为末，用醋煮糯米，糊丸如梧桐子。每服一百丸，米饮
下。

（三十三）柏子仁汤　治妇人忧思过度，劳伤心经，不能藏
血，遂致崩中下血不止。

鹿茸火去毛，酒蒸，焙　柏子仁炒　芎䓖　当归各一两　香附子
炒，去毛，二两　甘草炙，半两　川续断一两半　阿胶　小草　茯神
去木。各一两

上㕮咀。每服四钱，水一盏②，姜五片，煎七分，空心温
服。

（三十四）艾煎丸　治崩伤淋沥不已，小腹满痛。常服益荣
调经。

茱萸汤洗　当归各七钱半　熟地黄　白芍药各一两半　川芎
石菖蒲炒　人参各一两　熟艾四两，用熟米饮调作饼，煅

上为末，酒糊丸如梧桐子。每服五十丸，酒、饮任下。

（三十五）黄芩汤　治崩中下血，今人多用止血、补血之

---

①　珠　原作"朱"，今据《济生方·妇人门》改。
②　盏　《济生方·妇人门》、《得效方》卷第十五、《普济方》卷三百
二十九作"盏半"。

药，少能见效，此是阳乘阴，则经水沸溢，宜清之为愈。

用黄芩碾为细末，烧秤锤，淬酒调下。

（三十六）荆芥散 治妇人崩下不止。

用荆芥穗于①灯盏，多着灯心，好清油点灯，就上烧荆芥焦色，为末。每服三钱，童子小便调下。

（三十七）独圣散 治妇人血崩不止。

用防风去芦叉②，随多少为末，酒煮面清调下二钱，空心，日二服。更以面作糊，酒投之极验。

（三十八）金华散 治妇人经血得热，崩漏不止。

延胡索　当归　瞿麦　牡丹皮③　威灵仙④各七钱半　干葛五钱⑤　蒲黄五钱　石膏二两　桂心三钱⑥

上为末。每服二钱，水一盏，姜三片，煎六分，食前温服。

（三十九）家藏方黑金散 治妇人血气虚损，经候不调，崩中漏下。

鲤鱼皮　破故纸　棕榈皮　黄牛角腮　乱发各一两　干姜炮⑦　乌贼鱼　熟干地黄　当归洗，焙　木贼各半两

---

① 于　原作"以"，今据《妇人大全良方》卷之一、《普济方》卷三百二十九改。

② 叉　原作"义"，今据《妇人大全良方》卷之一、《普济方》卷三百二十九改。

③ 牡丹皮　《得效方》卷第十五、《普济方》卷三百二十九后有"各一两"。

④ 威灵仙　《得效方》卷第十五、《普济方》卷三百二十九用"三分"。

⑤ 五钱　《得效方》卷第十五、《普济方》卷三百二十九作"一两"。

⑥ 钱　《得效方》卷第十五、《普济方》卷三百二十九作"分"。

⑦ 干姜炮　原在"鲤鱼皮"之后，今据《家藏方》卷第十六改。

上锉碎拌匀，入在瓷瓶内，盐泥固济，候干，以炭火五斤，煅令通赤，烟尽取，于土内埋令冷，取出研细。每服三钱，入麝香少许，米饮空心调下。

（四十）家藏方补宫丸 治妇人诸虚不足，久不妊娠，骨热形羸，崩中带下，并宜服之。

鹿角霜　白茯苓　香白芷　白术　乌贼鱼骨　白薇　白芍药　牡蛎煅　山药各等分

上为末，面糊丸如梧桐子。每服三十①丸，米饮空心送下。

带下

（四十一）白垩丸 治妇人白带久而不止，腰膝冷痛，日渐羸困。

白垩煅　禹余粮　鳖甲　乌贼鱼骨各用醋炙　鹊巢灰　当归去芦，酒浸　金毛狗脊　附子炮，去皮、脐　干姜　紫石英煅，醋七淬　川芎各一两　艾叶灰半两　香附子②醋煮　鹿茸燎去毛，切片，醋炙。各一两

上为末，醋煮糯米糊，丸如梧桐子。每服七十丸，温酒下。

（四十二）白薇丸 治室女冲任虚寒，带下纯白。

白薇　金毛狗脊燎去毛。各一两　鹿茸酒蒸，焙，二两

上为末，用艾煎醋汁打糯米糊，丸如梧桐子。每服五十丸，空心温酒送下。

（四十三）当归煎 治妇人赤白带下，腹内疼痛不饮食，日渐羸瘦。

---

① 三十　原作"五十"，今据《家藏方》卷第十五改。

② 香附子　《济生方·妇人门》、《普济方》卷三百三十一用"二两"。

当归去芦，酒浸　赤芍药　牡蛎火煅，取粉　熟地黄酒浸，蒸，焙
阿胶炒　白芍药　续断酒浸。各一两　地榆五钱

上为末，醋糊丸如梧桐子。每服五十丸，空心米饮下。

（四十四）卷柏丸　治妇人、室女腑脏冷热相攻，心腹疗痛，赤白带下，面色萎黄，四肢羸乏。

黄芩　熟地黄洗。各两半　卷柏醋炙　赤石脂煅，醋淬七次　鹿茸　白石脂　川芎　代赭石煅，醋七淬　艾叶　桑寄生　鳖甲醋炙　当归去芦，酒浸，炒　地榆各一两　木香不见火　龙骨各半两　干姜三分

上为末，醋煮糯米糊，丸如梧桐子。每服七十丸，空心米饮下。

血气

（四十五）大调经散　治荣卫不调，阴阳相乘，憎寒发热，自汗肿满。

大豆炒去皮，一两半　茯神一两　真琥珀一钱

上为末。每用一钱，浓煎乌豆紫苏汤调。

（四十六）异功散　治妇人血气虚冷，时发刺痛，头目昏闷，四肢乏力，寒热往来，状似劳倦，并宜服之。

牡丹皮　芍药　白芷　干姜各一钱　当归　玄胡索　陈皮　官桂　乌药　川芎　苦梗各半两

上生为末。每服二钱，生姜三片，酒水各半盏，煎七分，温服。

（四十七）伏龙肝散　治血气劳伤，冲任脉虚，经血非时注下，或如豆汁，或成血片，或五色相杂，脐腹冷痛，经久不止。

川芎三两　肉桂去皮，五钱　当归去芦，炒　干姜炮。各三分　赤

石脂一两　艾叶炒，二两　甘草炙，半两　熟干地黄二两　麦门冬①
伏龙肝即灶心土。各一两

上㕮咀。每服四钱，水一盏②，枣三枚，煎七分，食前温
服。

（四十八）当归建中汤　治妇人一切血气不足，虚损羸乏。

当归去芦，四两　肉桂去皮，二③两　甘草炙，二两　白芍药六两

上㕮咀。每服三钱，水一盏④，姜七片，枣一⑤枚，同煎，
空心热服。

（四十九）灵宝散　治血气攻刺，痛引两胁，并治疝癖冷
气。

丁香　木香　乳香各一钱半　当归　延胡索　白芍药各半两

上为末。每服三⑥钱，食前温酒调下。

（五十）六神汤　治血气不足，肌体烦热，四肢倦怠，不进
饮食。

当归　熟地黄　白芍药　川芎　地骨皮　黄芩各一两

上㕮咀。每服四⑦钱，水一盏⑧，煎七⑨分，空心温服。

---

① 麦门冬　《局方》卷之九用"一两半"。
② 盏　《局方》卷之九作"盏半"。
③ 二　《局方》卷之九、《得效方》卷第十四、《三因方》卷之十八
作"三"。
④ 盏　《局方》卷之九、《得效方》卷第十四、《三因方》卷之十八
作"盏半"。
⑤ 一　《得效方》卷第十四、《三因方》卷之十八作"二"。
⑥ 三　《御药院方》卷十一、《普济方》卷三百二十作"一"。
⑦ 四　《御药院方》卷十一、《普济方》卷三百二十二作"五"。
⑧ 盏　《御药院方》卷十一、《普济方》卷三百二十二作"盏半"。
⑨ 七　《御药院方》卷十一、《普济方》卷三百二十二作"八"。

（五十一）**吴茱萸汤**　治女人素虚，又为风冷乘，气停滞，腹胁刺痛。

桔梗_{去苗}　防风　干姜_炮　甘草_炙　当归_{去苗，炒}　细辛_{去苗}各五钱　熟干地黄_{三分}　吴茱萸_{汤洗七次，炒，二两}

上㕮咀。每服三钱，水一盏，煎至八分，空心热服。

（五十二）**加减吴茱萸汤**　治证与前茱萸汤同，药味但有加减。

防风_{去芦}　干姜　细辛　当归_{去芦，酒浸，炒}　桂心_{不见火}　茯苓_{去皮}　甘草_炙　半夏_{汤洗七次}　麦门冬_{去心}　牡丹皮　桔梗_{炒。各一两}　吴茱萸_{汤洗七次，炒，三两}

上㕮咀。每服四钱，水一盏①，煎至七分，食前热服。

（五十三）**三神丸**②　治室女血气相搏，腹中刺痛，经候不调。

橘红_{二两}　玄胡索_{去皮，醋煮}　当归_{去芦，酒浸，锉，炒。各一两}

上为末，酒煮米糊，丸如梧桐子。每服一百丸，空心艾醋汤下。

（五十四）**人参养血丸**　治女人禀受素弱，血气虚损。常服补冲任，调月候，暖下元，生血气。

乌梅肉_{三两}　熟干地黄_{五两}　当归_{去芦，二两}　人参_{去芦}　川芎赤芍药　蒲黄_{炒。各一两}

上为末，炼蜜搜丸如梧桐子。每服八十丸，温酒、米饮任下。

（五十五）**抑气散**　治妇人气盛于血，变生诸证，头晕膈

———————

① 盏　《局方》卷之九作"盏半"。
② 三神丸　原作"一神丸"，今据《济生方·妇人门》、《得效方》卷第十五、《普济方》卷三百三十五及本方药物数量改。

满，皆可服之。

香附子炒，净，四两　茯神去木，一两　橘红二两　甘草炙，一两

上为末。每服二钱，食前用沸汤调服。

（五十六）玄胡索汤　治妇人、室女七情所感，血与气并，心腹作痛，或引腰胁，甚作搐搦。但是一切血气经候不调，并可服之。

当归去芦　蒲黄　玄胡索　赤芍药　片子姜黄①　官桂不见火。各半两　乳香　木香不见火　没药各三钱②　甘草二钱半

上㕮咀。每服四钱，水一盏③，姜七片，煎至七分，食前温服。吐逆，加半夏、橘红各半两。

（五十七）内灸散　治妇人血气虚损，崩下漏下，淋沥不已，或凝积血块，腰腹刺痛。凡月水不调，血晕头眩，七癥八瘕，并宜服之。

藿香叶　丁香皮　熟干地黄洗，焙　肉桂去皮。各一两半　甘草炙　山药　当归去芦，洗　白术　白芷各八两　川芎　藁本去芦　干姜炮　黄芪去苗。各一④两　茴香一两半　木香一两　陈皮去白，四两　白芍药十⑤两

上为末。每服三钱，水一盏，姜五片，艾十叶，同煎，空心热服，温酒调下亦可。如产后下血过多，加蒲黄，煎。恶露不

---

① 片子姜黄　《济生方·妇人门》、《得效方》卷第十五、《普济方》卷三百三十五用"三两"。

② 钱　《济生方·妇人门》、《得效方》卷第十五、《普济方》卷三百三十五作"两"。

③ 盏　《济生方·妇人门》、《得效方》卷第十五、《普济方》卷三百三十五作"盏半"。

④ 一　《局方》卷之九、《得效方》卷第十四作"二"。

⑤ 十　《直指方》卷之二十六作"一"。

快，加当归、红花，煎。呕吐，加藿香、生姜，煎。上热下冷，加荆芥，煎。

血风

（五十八）虎骨散① 治妇人血风走注，疼痛不常。

虎骨酥炙　败龟醋炙　肉桂去皮　当归　延胡索　地龙去土，炒　威灵仙　牛膝去苗，酒浸　漏芦　自然铜煅，醋淬七遍。各等分②

上为末。每服一钱，热酒调下。

（五十九）油煎散 治妇人血风发热，喘满多汗，口干舌涩。

五加皮　牡丹皮　赤芍药　当归去芦。各一两

上为末。每服一钱，水一盏，将青铜钱一文，蘸油入药内，慢火同煎七分，煎不得搅，吃不得吹。常服此药，能肥妇人。

（六十）人参荆芥散 治妇人血风发热，身体疼痛，头昏目涩，烦渴盗汗，或月水不调，脐腹疞痛，癥瘕块硬，并皆治之。

赤芍药五两　柴胡去苗，七两半　牡丹皮五两　鳖甲醋浸，去裙，炙黄　荆芥穗　羚羊角　酸枣仁　枳壳去瓤，麸炒　生干地黄　人参去芦　白术　肉桂去皮。各七两半　当归　防风去叉③　甘草　芎劳各五两④

---

① 虎骨散　《妇人大全良方》卷之四、《普济方》卷三百十八作"大效虎骨散"。

② 各等分　原脱，今据《妇人大全良方》卷之四、《普济方》卷三百十八补。另《御药院方》卷十一作"各一两"。

③ 叉　原作"义"，今据《局方》卷之九、《妇人大全良方》卷之五、《得效方》卷第十五改。

④ 五两　《妇人大全良方》卷之五、《得效方》卷第十五作"半两"。

上㕮咀。每服三钱，水一盏①，姜三片，煎八分，温服，不拘时。

癥瘕

（六十一）千金桃仁煎　治妇人血积癥瘕，月水不行，并宜服之。

桃仁去皮、尖，麸炒　朴硝②　大黄各二③两　虻虫半两，炒令黑色

上和匀，以酸醋二升半，于银石器中慢火煎取一半，却以桃仁、大黄、虻虫末入内，不住手搅，度可丸时，却下朴硝，更不住搅，良久出之，丸如梧桐子。五更初，温酒下五丸，至日午取下如赤豆汁、鸡肝、虾蟆衣样，以尽为愈。

（六十二）琥珀丸　治妇人血瘕，腹中有块，攻刺小腹，痛引腰背。

琥珀别研　白芍药　川乌炮，去皮　川牛膝酒浸，制　鳖甲　蓬术　当归　厚朴姜汁制。各一两　木香　泽兰叶　官桂各半两　麝香别研，半钱

上为末，酒糊丸如梧桐子。每服七十丸，空心温酒、米饮任下。

（六十三）杨氏家藏方磨积丸　妇人积气内攻，经候不调，腹胁膨胀刺痛。

---

①　盏　《局方》卷之九、《妇人大全良方》卷之五、《得效方》卷第十五作"盏半"。

②　朴硝　《本事方》卷第十、《普济方》卷三百二十四用"一两"。下"大黄"同。

③　二　《本事方》卷第十作"一"。

荆三棱　莪术各煨，一两　茴香炒　附子　白芍药　干姜炮。
各两半　川楝子肉炒，一两①　巴戟去心，炒，一两　当归洗　艾叶醋
炒。各一两三分②

上为末，酒糊丸如梧桐子。每服五十丸，空心温酒下。

（六十四）三棱煎　治妇人血癥血瘕，食积痰滞。

三棱　莪术各四两　青皮　半夏汤洗七次　麦蘖各三两

上用好醋六升煮干，焙为末，醋糊丸如梧桐子。每服五十③
丸，醋汤下。痰积，姜汤下。

（六十五）小三棱煎　治食癥酒癖，血瘕气块，时发刺痛，
及积滞不消，心腹坚胀，痰逆呕哕。

荆三棱　蓬莪术各四两　芫花一两

上同入瓷瓶内，用米醋五升浸，封瓶口，以灰火④煨令干，
却取出棱、术，将芫花以余醋炒令焦，焙干，同为末，醋糊丸如
绿豆大。每服十五丸，姜汤、桑白皮汤任下。

（六十六）大腹皮饮　治妇人血瘿，单单腹痛⑤。

大腹皮　防己　木通　厚朴姜制　栝楼　黄芪　枳壳麸炒
桑白皮　大黄蒸　陈皮　青皮　五味子各等分

---

① 一两　原作"一两半"，今据《家藏方》卷第十五改。
② 三分　原作"七钱半"，今据《家藏方》卷第十五改。
③ 五十　《妇人大全良方》卷之七、《得效方》卷第十五、《三因方》
卷之十八作"三、四十"。
④ 火　原作"水"，今据《三因方》卷之九、《得效方》卷第四、
《普济方》卷一百七十三改。
⑤ 痛　《妇人大全良方》卷之二十、《三因方》卷之十八、《普济方》
卷三百二十四作"肿"。

上咬咀。每服五钱①，水盏半②，煎六分，去滓，入酒一分，温服。

通治

（六十七）乌鸡煎　治妇人百病。

吴茱萸醋炒　良姜　白姜炮　当归　赤芍药　生干地黄　延胡索炒　破故纸　川椒并炒　刘寄奴　蓬莪术　橘皮　青皮　川芎各一两　荷叶灰四两　白熟艾用糯米饮调作饼，焙，二两

上为末，醋糊丸如梧桐子。每服五十丸。月经不调，红花苏木酒下。白带，牡蛎粉调酒下。子宫久冷，白茯苓煎汤下。血崩，豆淋酒调绵灰下。胎不安，蜜和酒下。肠风，陈米饮调百草霜下。心疼，菖蒲煎酒下。漏阻下血，乌梅酒下。胎死不动，斑蝥三十个煎酒下。腰脚痛，当归酒下。胎衣不下，芸薹研水下。头风，薄荷汤下。血风眼，黑豆甘草汤下。生疮，地黄汤下。身体疼痛，黄芪末调酒下。四肢浮肿，麝香汤下。咳嗽喘痛，杏仁桑白皮汤下。腹痛，芍药调酒下。产前后痢白者，姜汤下。赤者，甘草汤下。常服，温酒、醋汤任下，并空心服。

杂病

（六十八）桂香散　治妇人脾血久冷，时作腹痛泄泻。

草豆蔻去壳，炒　甘草　白术　高良姜锉，炒香　缩砂仁各一两　青皮去白，炒　诃子肉各半两　肉桂一分　生姜　厚朴去皮　枣肉各一两，以水一碗，烂煮令干，同研为饼，焙

上为末。每服二钱，入盐少许，空心沸汤点服。

---

①　五钱　《妇人大全良方》卷之二十、《三因方》卷之十八、《普济方》卷三百二十四作"一两"。

②　盏半　《妇人大全良方》卷之二十、《三因方》卷之十八作"一碗"。

（六十九）人参白术散　治遍身燥湿相搏，玄府致密，烦心怔悸，发渴，饮食减少，不为肌肤。

人参三钱　白术焙，七钱　薄荷半两　缩砂仁两①三钱　生地黄　茯苓去皮　甘草各半两　黄芩二钱②　滑石三两　藿香三钱半　石膏一两

上为末。每服三钱，水一盏，煎至六分，去滓温服，食前，日二三服。

（七十）治妇人诸淋方　用苦杖根，俗呼名杜牛膝，净洗捶碎，一握③，水五盏煎至一盏，去滓，入麝香、乳香末少许调服，小便内当下砂石，剥剥有声，是其效也。

（七十一）家藏方内金鹿茸丸　治妇人劳伤血脉，胞络受寒，小便白浊，昼夜无度，脐腹疼痛，腰膝无力。

黄芪　鸡内金　牡蛎　鹿茸　远志　肉苁蓉　五味子　龙骨　附子　桑螵蛸各等分

上为末，炼蜜丸如梧桐子。每服五十丸，温酒、米饮任下。

（七十二）麝香杏仁散　治妇人阴疮。

麝香少许　杏仁不以多少，烧存性

上为细末。如疮口深，用小绢袋子二个，盛药满，系口，临上药，炙热安在阴内立愈。

（七十三）白矾散　治妇人阴肿坚痛。

白矾半两　甘草半分，生　大黄一分，生

---

①　两　《宣明论方》卷十一、《普济方》卷一百七十八、卷三百二十七无此字。

②　黄芩二钱　《普济方》卷一百七十八无。《宣明论方》卷十一作"黄芩一钱"。

③　握　《本事方》卷第十、《得效方》卷第八、《普济方》卷三百二十一作"合"。

上为末。每用枣大，绵裹纳阴中，日两换。

（七十四）阴痒①**洗方**　治妇人阴痒。

以蛇床子、白矾煎水淋洗。

（七十五）取虫方　治妇人阴痒有虫。

用鸡肝，乘热纳阴，有虫当尽下。牛肝、猪肝乘热皆可用。

---

① 阴痒　原脱，今据原书目录补。

名方类证医书大全卷二十二

鳌峰熊宗立道轩编集

妊育 附：转女成男法

生育之道，阴阳二气交感而成胎。若阴血先至，阳精后冲，血开裹精，阳内阴外，阴抱阳胎而男成形矣。若阳精先入，阴血后参，精开裹血，阴内阳外，阳抱阴胎而女形成矣。又云：妇人月信初止，一日、三日、五日及男女生命旺相。阳日生命交合，则有子皆男。若二日、四日、六日，又值男女生命休囚死绝，阴日时交合，有子多女。过此之外，皆不成胎。又有所谓转女成男法，女子但怀妊，始三月，名曰始胎，血脉不流，象形而变，是时男女未定，故令于未满三月之间服药，方术转令生男也。

求嗣

（一）**秦桂丸** 治妇人血海久冷，不能孕育者。

秦艽 桂心 杜仲 防风 厚朴各三分 人参一两 附子生 白茯苓各一两半 细辛二两一分 白薇 干姜 沙参 牛膝 半夏各半两

上并生碾为末，炼蜜丸如赤豆大，每服五十丸。空心，醋汤米饮任下，无效更加丸数。已觉有孕，便不可服，极有神效。

（二）**续嗣降生丹** 治妇人禀受气弱，胎脏虚损，子宫冷惫难成子息者。

当归 桂心 龙骨 益智 乌药真天台者 茯神 秦艽 川

512

牛膝　石菖蒲　白芍药各三分　苦梗　半夏　防风　杜仲　吴茱
黄各一两半　干姜二两。生一半，炒一半　川椒二两。汤浸半日，焙　细
辛三分　附子一只，八钱。中剜心作窍如皂子大，入朱砂一钱，中以湿面裹
煨，去面　牡蛎一大片。要取漳、泉二州者，却用学堂童子小便浸四十九日，
五日一换，取出用硫黄末一两，米醋涂遍，却用皮纸裹，又用米泔浸，令纸湿，
盐泥厚固济干，用炭五斤煅，每用二两，余者留后次合药用。

　　上为末，醋煮糯米糊丸，如梧桐子。每服一百丸，空心温
酒、盐汤、淡醋汤任下。

　　（三）阳起石丸　治丈夫精气不浓，不能施化，是以无子。

　　阳起石火煅红，研令极细　菟丝子水淘洗，酒浸蒸，别研　鹿茸酒
蒸，焙　天雄　苁蓉酒浸。各一两　韭子　原蚕蛾酒浸　覆盆子酒浸
石斛　沉香别研　桑寄生　五味子各五钱①

　　上为末，醋②煮糯米糊丸，如梧桐子。每服七十丸，空心，
盐酒盐汤下。

　　（四）诜诜丸　治妇人冲任虚寒，胎孕不成或多损堕。

　　泽兰叶两半　肉桂去皮。五钱③　当归洗、焙　熟地黄洗，焙。各
一④两　白术两半　川芎　石斛酒浸，炒。各一两　干姜炮。半两　白
芍药　牡丹皮　延胡索各一两

　　上为末，醋糊丸如梧桐子。每服五十丸，空心温酒下。

　　（五）紫石英丸　治妇人子宫久冷，不成孕育及数经堕胎，
月候不匀，崩中漏下，七癥八瘕，白淫白带，并宜服之。

　　川乌炮，去皮、尖　紫葳　辛夷仁　川芎　石斛去根　肉桂去
皮　卷柏去根　当归去芦，微炒。各二两　牡蒙　甘草　乌贼鱼骨烧

----

①　五钱　《济生方·妇人门》、《得效方》卷第十五均作"半两"。

②　醋　《济生方》、《得效方》均作"酒"。

③　五钱　《局方》卷之九作"半两"。

④　一　《局方》卷之十五、《杨氏家藏方》卷十五均作"二"。

灰　柏子仁炒　山蓣各一两半　紫石英　天门冬去心。各三两　食茱
萸　桑寄生　熟干地黄　牡丹皮　人参去芦　细辛去苗　厚朴去
皮，姜制　干姜炮　牛膝去苗　续断各一两　禹余粮煨，醋淬。两半

上为末，蜜丸如梧桐子。每服五十丸，温酒米饮空心任下。

转女成男法

（六）以斧置孕妇床下，系刃向下，务令人知。恐不信者，
令侍鸡抱卵时，依此置窠下，一窠尽出雄鸡。

又方　初觉有妊，取弓弩弦缚妊妇腰下，满百日去之。

又方　取雄鸡尾上长毛三茎，潜安在妊妇卧席下，勿令知。

又方　取夫发及手足甲潜安卧席下，勿令知之。已上四法，
皆在有①孕三个月前用之。

胎　　前

人之夫妇，犹天地也。天地之道，阴阳和而万物生矣。夫
妇之道，阴阳和而男女生矣。故妇人先须调其经而百病不生，百
病不生而成孕育。然犹当知气盛血衰则无孕，血盛气衰乃有孕，
须以抑气生血为先。若有胚腪，则服安胎顺气之剂，及善将理，
以候分娩。如胎前产后，变生诸证，皆由不善调摄所致，兹已详
具于各方后。临病之际，又当对证求药，若外感四气，内伤七
情，以成诸疾，治法则与男子无异，当于各类求之。但胎前治
病，损动胎气之药，尤宜避忌可也。

恶阻

（七）**半夏茯苓汤**　治妊娠恶阻，恶闻食气，胸膈痰逆，呕

---

① 有　原脱，据文意补。

吐恶心。

白芍药　旋覆花　桔梗　陈皮去白，麸炒　人参去芦　甘草炙
川芎各半两　熟干地黄　赤茯苓去皮。各三分　半夏汤洗七次，焙一两
一①分

上㕮咀。每服三②钱，水一盏③，姜四片，煎八分。空心热
服。

（八）茯苓丸　治妊娠恶阻，停饮，恶闻食气，当于茯苓汤
兼进。

赤茯苓去皮　白术　人参去芦　枳实去白，麸炒黄　干姜炮　葛
根　肉桂去皮　陈皮　甘草炙　半夏汤洗七次，焙。各二两

上为末，炼蜜丸如梧桐子。每服五十④丸，空心米饮下。

（九）安胎饮　治妊娠恶阻，呕吐不食，胎动不安，或时下
血。

地榆⑤　甘草炙　茯苓去皮　熟干地黄酒蒸焙　当归　川芎
白术　半夏汤洗七次　阿胶　黄芪　白芍药各等分

上㕮咀。每服三钱，水一盏⑥，煎八分，温服不拘时。

（十）竹茹汤　治妊娠呕吐，头痛眩晕。

橘红　人参去芦　白术　麦门冬去心。各一两　甘草　白茯苓
厚朴姜制。各半两

上㕮咀。每服三钱，水一盏，姜五片，入竹茹一块，如弹
子大，同煎至七分，温服不拘时。

---

① 分　《局方》卷之九作"二"。
② 三　《局方》卷之九作"二"。
③ 盏　《局方》卷之九作"盏半"。
④ 五十　《局方》卷之九作"三十"。
⑤ 地榆　原脱，据《局方》卷之九，《妇人大全良方》卷十二补。
⑥ 盏　《局方》作"盏半"，《妇人大全良方》作"盏半，姜四片"。

（十一）小地黄丸　治妊娠恶心，呕吐清水，腹痛不食。

人参去芦　干姜炮。各等分

上为末，用生地黄汁，丸如梧桐子。每服五十丸，米汤下。

（十二）参橘散　治妊娠三月恶阻，吐逆不食或心虚烦闷。

赤①茯苓　橘皮去白。各一两　麦门冬去心　白术　厚朴姜制甘草炙。各半两

上㕮咀。每服四钱，水一盏②，姜七片，竹茹少许，煎七分，温服。

（十三）人参半夏丸　治妊娠恶阻，醋心，胸腹冷痛，吐逆不食。

半夏汤泡七次　人参　干生姜各半两

上为末，以生地黄汁浸蒸饼，丸如梧桐子。每服四十丸，米饮下。

（十四）旋覆半夏汤　治妊娠恶阻，吐逆酸水，恶闻食气，多卧少起。

旋覆花去枝萼　川芎　半夏汤洗七次　甘草炙。各半两　赤茯苓去皮　当归去芦，酒浸　干生姜　细辛洗去土　人参　陈皮去白。各一两

上㕮咀。每服四钱，水一盏③，姜五片，煎七分，温服不拘时。

胎胀

（十五）鲤鱼汤　治妊娠胎水不利，胸满腹胀，小便不通，

---

①　赤　原作"计"与文意不服，据《济生方·妇人门》改。

②　盏　《济生方·妇人门》作"盏半"。

③　盏　《济生方·妇人门》作"盏半"。

遍身浮肿，或胎动腹中，并能治之。

当归　白芍药　白茯苓　白术各等分

上咬咀。每服四钱，用鲤鱼一尾，不拘大小，破洗鳞肠，白水煮熟，去鱼。每服用鱼汁盏半，生姜七片，橘皮少许，同煎一盏，空心服，以胎水去尽为度。

（十六）**全生白术散**　治妊娠面目虚浮，如水肿状。

白术二两　生姜皮　大腹皮　陈皮　茯苓皮各半两

上为末。每服二钱，米饮调下。

（十七）**归凉接命散**　治妊娠面赤口苦，心烦腹胀。

川芎　苧根　白芍药　麦门冬去心　当归去芦，酒浸　白术各一两　糯米半合　甘草炙半两

上咬咀。每服四钱，水一盏半，煎至一半，温服不拘时。

（十八）**大圣散**　治妊娠怔悸，睡里多惊，腹胀膨胀，坐卧不宁。

白茯苓去皮　川芎　麦门冬去心　黄芪去芦，蜜炙　当归去芦，酒浸。各一两　木香不见火　人参　甘草炙。各半两

上咬咀。每服四钱，水一盏①，姜五片，煎七分，温服不拘时。

（十九）**平安散**　治妊娠上气喘急，大便不通，呕吐不食，腹胁胀痛。

厚朴去皮，姜汁炒　生姜各二钱　干姜炮　陈皮去白。各一钱　川芎半钱　木香二钱半　干地黄洗，半钱　甘草炙，四钱

上咬咀。每服四钱，水一盏②，入烧盐一捻，煎服不拘时。

---

① 盏　《济生方·妇人门》作"盏半"。
② 盏　《济生方·妇人门》作"盏半"。

（二十）胜金散 治妊娠脾胃气冷，小腹虚胀。

吴茱萸　陈皮　生姜　干姜　川芎　厚朴　缩砂仁　甘草各等分

上为末。每服二钱，盐汤调服不拘时。

（二十一）安胎和气饮 治胎冷腹胀，痛饮两胁，小便频数，大便虚滑。

诃子面裹，煨去核　白术各一两　陈皮去白　高良姜炒　木香不见火　白芍药　陈皮炒　甘草各半两

上㕮咀。每服四钱，水一盏①，姜五片，煎服，忌生冷之物。

胎痛

（二十二）地黄当归汤 治妇人有孕胎痛。

当归一两　熟地黄二两

上为末，作一服，水三升，煎一升，去滓顿服。

（二十三）火龙散 治妊娠心气痛。

艾叶末盐炒，一两半　茴香炒　川楝子各半两炒

上为末，水煎。

感冒

（二十四）芎苏散 治妊娠外感风寒，浑身壮热，眼晕头眩，心胸烦闷。

紫苏叶　川芎　白芍药　白术　麦门冬去心　陈皮去白　干葛各一②两　甘草各半两

---

① 一盏　《普济方》卷二百三十五作"二盏"。

② 一　"一"字原脱，据《济生方·妇人门》补。

上咬咀。每服四钱，水一盏①，姜五片，葱白三②寸，煎服。

（二十五）百合散　治妊娠风壅咳嗽，痰多喘满。

百合蒸　紫菀茸洗　贝母去心　白芍药　赤茯苓去皮　前胡去芦　桔梗去芦，炒。各一两　甘草炙，半两

上咬咀。每服四钱，水一盏③，姜五片，煎八分，温服不拘时。

伤寒

（二十六）白术散　治妊娠伤寒，烦热头痛，胎气未安，或时吐逆，不下食。

白术　橘红　人参　前胡　川芎　麦门冬　赤茯苓以上各一两　甘草　半夏洗，炒。各半两

上咬咀。每服四钱，姜四片，竹茹二钱半，水煎。

（二十七）升麻散　治妊娠伤寒，头痛身体热。

升麻　苍术　麦门冬　麻黄去节。各一两　黄芩　大青各半两石膏二两

上为粗末。每服四钱，生姜四片④，淡竹叶二、七片，水煎

（二十八）芍药散　治妇人妊娠伤寒，自利，腹中痛，饮食不下，脉沉者，太阴也，宜此药。

芍药　白术各一两　甘草　茯苓各五钱　黄芪一两

上锉细。每服一两，水煎。

---

① 盏　《济生方·妇人门》作"盏半"。
② 三　《济生方·妇人门》作"二"。
③ 盏　《济生方·妇人门》，《得效方》卷第十四均作"盏半"。
④ 四片　《妇人良方大全》卷十四作"半分"。

（二十九）若妊娠伤寒中风，表虚自汗，头痛项强，身热恶寒，脉浮而弱，太阳经病，宜**表虚六合汤**

四物汤_{四两}　桂枝　地骨皮_{各七钱}

拔萃方若妊娠伤寒头痛，身热无汗，脉浮紧，太阳经病，宜**表实六合汤**

四物汤_{四两}　麻黄　细辛_{各半两}

拔萃方若妊娠伤寒，汗吐下过后经不愈，温毒发斑如锦纹，宜**升麻六合汤**

四物汤_{四两}　升麻　连翘_{各七钱}

拔萃方若妊娠伤寒汗下后，咳嗽不止者，宜**人参六合汤**

四物汤_{四两}　人参　五味子_{各五钱}

拔萃方若妊娠伤寒汗下，虚痞胀满者，阳明本虚也。宜**厚朴六合汤**

四物汤_{四两}　厚朴　枳实_{麸炒。各五钱}

疟证

（三十）**驱邪散**　治妊娠停食，感冷，发为疟疾。

高良姜_炒　白术　草果仁　橘红　藿香叶　缩砂仁　白茯苓_{去皮。各一两}　甘草_{炙，半两}

上㕮咀。每服四钱，水一盏①，姜五片，枣一枚。煎服不拘时。

风热

（三十一）**消风散**　治妊娠肝脏热毒上攻太阳，胸膈痰涎壅盛，头眩目晕，或腮项肿核。

石膏_煅　甘菊花_{去枝}　防风_{去芦}　荆芥穗　川羌活_{去芦}　羚羊

---

① 盏　《济生方·妇人门》作"盏半"。

角镑　川芎　当归去芦,酒浸　大豆黄卷炒　白芷各一两　甘草炙,
半两

上㕮咀。每服四钱,水一盏①,入好茶半钱,煎至八分,温
服。

(三十二)天门冬饮子　治妊娠风热上攻,眼目带吊失明。

天门冬　茺蔚子　知母各一两　防风去芦,半两　五味子　茯
苓去皮　川羌活去芦　人参各七钱半

上㕮咀。每服四钱,水一盏②,姜三片,煎八分,食后温
服。

胎漏

(三十三)榆白皮散③　治妊娠漏胎去血,恐其难产,常宜
服之。

榆白皮　葵根　瞿麦各一两　大麻仁去壳　木通半两　牛膝三
分,去苗,酒浸焙

上㕮咀。每服三钱,水一盏④,煎八分,温服。

(三十四)如圣汤　治胎动腹痛,或为漏胎。

鲤鱼皮　当归去芦,酒浸　熟地黄酒蒸　阿胶蛤粉炒成珠　白芍
药　川芎　川续断酒浸　甘草炙。各等分

上㕮咀。每服四钱,水一盏,苎根少许,姜五片,同煎,
温服。

(三十五)桑寄生散　治胎满经血妄行,淋沥不已。

当归去芦,酒浸　桑寄生　川续断酒浸　香附子炒,去毛　阿胶

---

①　盏　《济生方·妇人门》、《得效方》卷第十四均作"盏半"。

②　盏　《济生方·妇人门》作"盏半"。

③　榆白皮散　《局方》卷之九此方有冬葵子。

④　盏　《局方》卷之九、《得效方》卷第十四均作"盏半"。

_{蛤粉炒如珠子} 茯神_{去木} 川芎 白术_{各一两} 人参 甘草_{炙。各半两}

上㕮咀。每服四钱，水一盏①，姜五片，煎七分，不拘时温服。

（三十六）枳壳汤 治妇人胎漏下血及因事下血。

枳壳_{去瓤，炒} 黄芩_{各半两} 白术_{一两}

上为末，水煎，食前温服。

淋秘

（三十七）全生茯苓散 治妊娠小便不通。

赤茯苓 葵子_{各等分}

水煎，每服三②钱。

（三十八）安荣散 治妊娠小便涩少，遂成淋沥。

麦门冬_{去心} 通草 滑石_{各一钱} 当归_{去芦，酒浸} 灯芯 甘草_{各半两} 人参 细辛_{各一两}

上为细末。每服二钱，煎麦门冬汤调服，不拘时。

（三十九）桑螵蛸散 治妊娠小便不禁，用桑螵蛸二十个，炙为细末。每服二钱，空心米饮调下。

（四十）白薇散 治妊娠遗尿不禁。

白薇 白芍药_{各等分}

上为末，空心，米饮调下二钱。

（四十一）大腹皮散 治妊娠大小便赤涩。

枳壳_{去白，麸炒} 大腹皮 甘草_{炙。各一钱} 赤茯苓_{去皮，三钱}

上为末。每服二钱，·浓煎葱白汤调下，不拘时。

---

① 盏 《济生方·妇人门》作"盏半"。

② 三 《济阴纲目》卷九作"五"。

（四十二）冬葵子散　治妊娠小便不利，身重恶寒，起则眩晕欲倒。

冬葵子三钱　赤茯苓去皮，二钱

上为末。每服二①钱，米饮调服，不拘时。如小便利则住服。如不通恐是转胞，加发灰少许极妙。

（四十三）八味丸　治妊孕小便不通，名曰转泡。（方见痰气门）

痢证

（四十四）干姜黄连丸　治妊娠下利赤白，谷道肿痛，冷热皆可服之，良效。

干姜炮　黄连去须　缩砂仁炒　川芎　阿胶蛤粉炒　白术各一两　乳香三钱，别研　枳壳去白，麸炒，半两

上为末，用盐梅三个，取肉，入少醋糊同杵，丸如梧桐子。每服四十丸。白痢，干姜汤下。赤痢，甘草汤下。赤白痢，干姜甘草汤。

（四十五）当归芍药汤　治妊娠腹中疗②痛下利。

白芍药　白茯苓去皮　当归　泽泻　川芎各一两　白术一两半

上为末。每服二③钱，空心温酒米饮下。

子烦

（四十六）麦门冬汤　治妊娠心惊胆怯烦闷，名曰子烦。

麦门冬去心　防风　白茯苓各两　人参半两

---

① 二　《济生方·妇人门》作"三"。

② 疗　《康熙字典》卷二"《说文》腹中急也。《广韵》腹中急痛。"

③ 二　《济生方·妇人门》，《得效方》卷第十四均作"三"。

上㕮咀。每服四钱，水一盏①，姜五片，淡竹叶十片，煎八分，温服。

（四十七）竹沥汤　治妊娠心惊胆怯，终日烦闷，证曰子烦。

白茯苓四两　防风　麦门冬去心　黄芩各三两

上㕮咀。每服四钱，水一盏，竹叶五片，煎服不拘时。

（四十八）知母饮　治妊娠心脾壅热，咽膈渴苦，烦闷多惊。

赤茯苓　黄芩　黄芪各三两　知母　麦门冬去心　甘草各二两

上㕮咀。每服四②钱，水一盏③，入桑白皮④煎熟，再入竹沥同服。

子悬

（四十九）紫苏饮　治胎气不和撞上，心腹胀满疼痛，谓之子悬。

大腹皮　川芎　白芍药　陈皮去白　紫苏叶　当归去芦，酒浸。各一两　人参　甘草各半两

上㕮咀。每服四钱，水一盏⑤，姜五片，葱白七寸，煎，空心服。

子痫

（五十）羚羊角散　治妊娠中风，头项强直，筋脉挛急，言

---

① 盏　《济生方·妇人门》作"盏半"。

② 四　《得效方》卷第十四作"三"。

③ 盏　《得效方》卷第十四作"盏半"。

④ 桑白皮　《得效方》作"桑白皮七寸"。

⑤ 盏　《济生方·妇人门》作"盏半"。

524

语謇涩，痰涎不消或时发搐，不省人事，名曰子痫。

羚羊角镑　川独活去芦　酸枣仁炒，去壳　五加皮去木。各半①
钱　薏苡仁炒　防风去芦　当归去芦，酒浸　川芎　茯神去木　杏仁
去皮、尖。各四两　木香不见火　甘草各二钱半

上㕮咀。每服四钱，水一盏②，姜五片，煎七分，不拘时
服。

安护

（五十一）**川芎散**　治妊妇从高坠下，胎气不和，转动不
能，脐腹疼痛，用川芎为末。每服二钱，温酒调下。

（五十二）**白术散**　治妊娠胎气不和，饮食不进。

白术炒　紫苏各一两　白芷炒　人参各二两③　诃子　青皮去白
川芎各三分　甘草炙，一分

上㕮咀。每服三④钱，水一盏，姜三片，煎七分，不拘时
服。

（五十三）**佛手散**　治妊娠胎动不安，血气冲心欲绝者。

当归去芦，酒浸　川芎各一两

上㕮咀。每服四钱，酒一盏煎干，用水一盏，煎三二沸，
温服。

（五十四）**胶艾汤**　治妊娠或因顿仆，胎动不安，腰膝疼
痛。

熟地黄洗　艾叶炒　白芍药　川芎　黄芪去芦　阿胶蛤粉炒成

---

① 半　《得效方》卷第十四作"二"。

② 盏　《得效方》卷第十四作"盏半"。

③ 各一两　《普济本事方》卷十作"三分，去芦"《妇人良方大全》
卷十五作"各三分"。

④ 三　《普济本事方》卷十、《妇人良方大全》卷十五均作"二"。

珠　当归去芦，酒浸　甘草炙。各一两

上㕮咀。每服四钱，水一盏，姜五片，枣一枚同煎，空心温服。

（五十五）安胎散　治妊娠自高坠下，或为重物所压，触动胎气，腹痛下血。用缩砂仁不拘多少，于熨斗内炒令熟，去皮，研为细末。每服二钱，热酒调服。艾盐汤亦可。胃虚呕吐者，更易服之。

（五十六）立效散　治妇人胎动不安，如重物所坠，冷如水。

川芎　当归各等分

上为粗末，秤三钱，水煎，食前温服。

（五十七）芎蓎补中汤　治怀孕血气虚弱，不能卫养，以致数月而坠，名曰半产。

干姜炮　阿胶蛤粉炒　川芎　五味子各一两　黄芪去芦，蜜炙　当归去芦，酒浸　白术　赤芍药各两半　木香不见火　人参　杜仲去皮，炒　甘草各半两

上㕮咀。每服四钱，水一盏①，煎服不拘时。

（五十八）救生散　治胎气本怯，不宜瘦胎，合服此药，安胎益气，易产。

人参　诃子煨，去核　麦芽　白术　神曲　陈皮②各炒，等分

上为末。每服二③钱，水一盏④，煎七分，空心温服。

（五十九）杜仲丸　治妊娠三两月，胎动不安，防其欲堕，

---

①　盏　《济生方·妇人门》作"盏半"。

②　陈皮　《济生方·妇人门》、《得效方》卷第十四均作"橘红"。

③　二　《济生方·妇人门》、《得效方》卷第十四均作"三"。

④　盏　《得效方》卷第十四作"盏半"。

预宜服之。

杜仲去皮，锉，姜汁炒去丝　川续断酒浸。各二两

上为末，枣肉煮烂，杵和为丸如梧桐子，每服七十丸，米饮下。

（六十）**枳实槟榔丸**　治安养胎气，调和经候，癥瘕癖块，有似妊孕。可以久服，血气通和，兼宽膈美食。

枳实生　槟榔　黄连　黄柏　黄芩　当归　阿胶灰炒，另研　木香各半两

上为末，水和丸如小豆大，温米饮下三十丸，不计时。

（六十一）**黄芩汤**　治妇人孕胎不安。

白术　黄芩各等分

上为末。每服三二钱，水二盏，入当归一根，同煎至一盏，温服。

（六十二）**白术散**　治妇人妊娠，宿有风冷，胎痿不长，或失于将理，动伤胎气，多至损堕，常服壮气益血，保护胎脏。

牡蛎煅，五钱　白术　川芎各一两　蜀椒去目，炒，七钱半

上为末。每服一钱，空心温酒调下。

滑胎

（六十三）**瘦胎枳壳散**　治妊孕七八月，常宜服之，滑胎易产。

粉草一两半，炙　商州枳壳五两，去白，炒赤

上为末。每服一钱，空心白汤点服，一方加香附子尤佳。或咬咀。每服五钱，水二盏，煎一盏，温服亦可。

（六十四）**无忧散**　治胎肥气逆，临蓐产难。

当归去芦　川芎　白芍药各三钱　木香不见火　甘草炙。各一钱半　枳壳去白，麸炒　乳香别研。各三钱　血余发灰一钱半，獖猪血和之

上咬咀。每服三钱，水一盏，煎八分，温服不拘时。

难产

（六十五）胜金散　治血气不旺，临蓐产难。

麝香一钱　盐豉一两，旧青布带裹烧令红，急研令细

上为末，取秤锤烧红，以酒淬之，调药二钱①服。

（六十六）独圣散　治难产。

黄葵子炒七十粒　研烂酒服济君急
若也临危难产时　免得全家俱哭泣

（六十七）金液丸　治胎气大肥，横逆难产。

飞升毛半钱，火烧，如腋下毛尤佳　父母羊粪烧灰　血余无病女人
发烧成灰。各半钱　灶心土一钱②　朱砂半钱，别研　黑铅二钱，用挑子
火上熔，投水银半钱，急搅结成砂子，候出，研令极细

上为末，用粽子角为丸，如绿豆大。遇难产，以倒流水吞
五丸。

（六十八）催生铅丹　治横逆难产。用黑铅一钱，用小铫子
火上溶。投水银一钱③，急搅，结成砂子，倾出，用热绢衫绞纽
作丸子如绿豆大。临产时香水吞下二丸，立便生下。

（六十九）霹雳夺命丹　治临产惊然气痿，目翻口噤，面黑
唇青，沫出口中，子母俱损，两脸微红，子死母活。修合时，勿
令娇姜鸡犬见。

蛇蜕一条，入瓦罐内煅　金银箔各七片　乳香半钱，别研　千里

---

①　二钱　《济生方·妇人门》作"一钱匕"，《三因方》卷之十七作
"一钱"。

②　一钱　"一"字原脱，据《济生方·妇人门》补。

③　一钱　《济生方·妇人门》作"二钱"。

马路上左脚，草鞋一只，洗净烧灰，一钱　发灰一钱　马鸣蜕蚕蜕，烧灰，
一钱　黑铅二钱半，水银七钱①，一依前法

上为末，以獖猪心血丸如梧桐子，倒流水灌二丸，化开亦
得。

（七十）**益母丸**　专治产难横逆，并安胎顺气，用益母草，
其叶类火麻，叶茎方，花紫色。白者不是。五月五日采其茎叶，
阴干不见日，忌铁器，以石磨为末，炼蜜丸如弹子大，每服一
丸。临产以童子小便温酒送下。若气不顺，用木香参汤并艾醋汤
送下。此草今人唤作猪麻。

（七十一）**催生丹**　治妇人生理不顺，临蓐艰难。

十二月兔脑髓去皮膜②，研　乳香研如粉，一分　母丁香末一钱
麝香细研，一字

上研匀，用兔脑髓和丸如鸡头大，阴干，用油纸密封贴。
每一丸破水后，温水下，即时产下。随男左女右，手握药出是
验。

（七十二）**集效催生神应黑散**　兼治横生逆产。

百草霜研　香白芷末各等分

上和匀。每用二钱，童便并好醋调稀，更以沸汤浸，服之
甚效。

（七十三）**香桂散**　下死胎。

麝香半钱，别研　官桂三钱，为末

上和匀，只作一服，温酒调下，须臾即下。

（七十四）**来苏散**　治临产用力太过，气血晕闷，不省人事。

---

① 七钱　《济生方·妇人门》作"七分半"。
② 膜　原作"摸"与文意不符，据《局方》卷之九、《妇人大全良
方》卷七、《得效方》卷第十四改。

木香不见火　神曲炒　陈皮去白　麦蘖炒　黄芪去芦　生姜炒黑
阿胶蛤粉炒　白芍各一钱　糯米一合半　苎根洗净　甘草炙。各三钱

上㕮咀。每服四钱，水一盏煎，斡开口灌，连进为愈。

产　后

凡妇人生产毕，且令饮童子小便一盏，不得便卧，且宜闭
目而坐，须臾方可扶上床仰卧。宜立膝高倚枕头，厚铺茵褥，使
无贼风吹着，兼时时令人以软物从心撋至脐下，使恶露不滞。如
者两三日，常令产妇闻醋或烧干漆烟，若无干漆，以破旧漆器烧
之，以防血逆、迷运之患。分娩之后，须更且食白粥一味，不可
令太饱，逐日渐增之。仍时与童子小便一盏饮之，或童子小便以
好酒和半盏，温服三日。过后方可进醇酒，并些盐味，及吃烂猪
蹄肉或雌鸡，亦不可太过。恐产母脏府方虚，不禁酒力，必引血
进入四肢，致生诸证。或热酒入腹致昏闷，况不善饮者乎。馋产
食肉太早，缘脏腑方虚，恐成泄泻或变积滞。亦不可喜怒忧思，
动力太早，恣食生冷及不避风寒，或冷水洗濯。当时虽未觉大
损，满月之后，致病百端，或成产后诸疾。小可虚羸，失于将
补，便成大患，终身悔而不及。其产后倘有诸证，不论巨细，并
有方药可治。

胎衣不下

（七十五）黑神散　治妇人产后恶露不尽，胎衣不下，血气
攻心。

黑豆炒，半升　熟干地黄　当归去芦，酒浸　肉桂去皮　干姜炮
甘草炙　芍药　蒲黄各四两

上为末。每服二钱，熟酒调下，入童子小便尤为佳。《济生
方》除蒲黄加附子。

530

（七十六）花药石散　治产后胎衣不下，极有神效。（方载伤折门）

（七十七）夺命丹　治产后血入衣中，胀满冲心，久而不下，或去血过多，肺气喘促，谓之孤阳绝阴，亦难治之。证急宜取鞋底灸热，小腹上下熨之，此进此药。

附子炮，去皮、脐，半两　牡丹皮去心　干漆炒，令烟尽。各一两

上为末，用酸醋一升，大黄末一两，同熬成膏，和药丸如梧桐子，每服五七丸，温酒送下。

血晕

（七十八）芎归汤　治产后去血过多，晕烦不醒，一切去血，并宜服之。

当归去芦，洗，焙　芎䓖各二分

上㕮咀。每服三钱，水一盏①，煎七分，热服不拘时。腹中刺痛，加白芍药。口干烦渴，加乌梅、麦门冬。发寒热，加干姜、白芍药。水停心下，微有呕逆，加茯苓、生姜。虚烦不得眠，加人参、竹叶。大便秘涩，加熟地黄、橘红、杏仁。小便不利，加车前子。腹胁膨胀，加厚朴。血崩不止，加香附子。咳嗽痰多，加紫菀、半夏、生姜。腰痛脚痛，加牛膝。心下疼痛，加玄胡索。恶血不下，腰腹重痛，加牡丹皮，煎。

（七十九）卷荷散　治产后血上冲心，血刺血晕，腹痛，恶露不快。

初出卷荷　红花　当归　蒲黄纸炒　牡丹皮各一两

上为细末。每服三钱②，空心盐酒调下，一蜡内用童子小便调下。

---

① 盏　《济生方·眩晕门》作“盏半”。

② 三钱　《妇人良方大全》卷二十作“二平钱”。

（八十）黑龙丹 一切产难，又治妊娠临产难生，或胎衣不下，产后血晕不省人事，及恶露不尽，腹中刺痛，血入心经，语言恍惚，并宜服之。

当归去芦，酒浸　生地黄　五灵脂　川芎　高良姜各三①两

以上锉，入沙锅内，纸巾盐泥固济，炭火煅，令通红，火冷取出，细研，入后药。

生硫磺　花蕊石　百草霜②　乳香　琥珀各二钱半③

上五味，一两二钱细末，同前药和匀，米醋煮面糊丸，如弹子大。每服一丸，服时再入，炭火煅药通红，入姜汁内浸碎，以无灰酒和童子小便顿服，神效不可述。

（八十一）神仙索金散 治妇人产后血晕，积血不散，寒热往来，膈不快，气喘，不进饮食，骨节疼痛，生血风疮。此药逐恶血，生心血，止肚痛。

紫荆皮　川牛膝　当归　川芎　麻黄　玄胡索炒　官桂　神曲　荆芥　粉草　赤芍药　熟地黄　雄黑豆各二两

上为末，温酒调，或当归童子小便任下。

（八十二）清魂散 治产后血晕，昏不知人，更易取干漆烧烟，鼻中熏之，置醋炭房中，次进此药。

泽兰叶　人参去芦。各一两　荆芥穗四两　甘草炙，八钱　川芎二两

---

① 三　《妇人良方大全》卷十八、《济生方·妇人门》、《得效方》卷第十四、《三因方》卷之十八均作"一"。

② 百草霜　《妇人良方大全》卷十八、《济生方·妇人门》、《得效方》卷第十四、《三因方》卷之十八均有"五两"二字，疑原文脱。

③ 二钱半　《妇人良方大全》卷十八、《济生方·妇人门》、《得效方》卷第十四、《三因方》卷之十八均作"各一钱"。

上为末。每服二钱①，热汤温酒各半盏，调匀灌下。

新产

（八十三）四顺理中丸 治新产血气俱伤，脾胃不调，百日内宜常服。

甘草炙　人参去芦　干姜炮　白术各一两

上为末，炼蜜丸如梧桐子，每服三十丸，空心米饮下。

恶露

（八十四）增损四物汤 治产后阴阳不和，乍寒乍热，如有恶露不尽，停滞胞络，亦能令人寒热，但小腹急痛为异。

当归去芦，酒浸　白芍药　川芎　人参各一两　甘草各半两　干姜一两

上㕮咀。每服四钱，水一盏，姜三片，煎服不拘时。

（八十五）当归养血丸 治产后恶血不尽，发热身痛经闭者，并治之。

肉桂一两　当归去芦　赤芍药　牡丹皮　延胡索炒。各二两

上为末，炼蜜丸如梧桐子，每服五十②丸，空心温酒米饮下。

（八十六）地黄散 治产后恶物不尽，腹中疗痛。

生干地黄　当归并炒。各一两　生姜半两，细切，如蝇头大，新瓦上炒，令焦黑

上为细末，姜酒调下二钱③服。

---

① 二钱 《济生方·妇人门》作"一钱重"。

② 五十 《局方》卷之九作"每服三十"。《得效方》卷第十四、《三因方》卷之十八均作"三五"。

③ 二钱 《妇人良方大全》卷二十作"一大钱"。

恶露不止

（八十七）治产后败血不止。

干地黄生者

上器内捣为末。每服二钱，食前热酒调服，连进三服。

（八十八）**固经丸** 治产后崩中暴下，淋沥不已，如有腹胀，则是淤血使然，此药又非其治。

赤石脂煅 艾叶 补骨脂 木贼各半两 附子一个，炮去皮、脐

上为末，陈皮饮和丸，如梧桐子，每服五十①丸，温酒送下。

通治

（八十九）**经验加减四物汤** 治妇人诸虚不足，胎前产后诸病，加减于后。

当归酒浸一宿 熟干地黄 白芍药 川芎各一两

上咬咀，为锉散，随病证加减后药，煎服。

血气不调，加吴茱萸一两，甘草半两。胎动下血，加熟艾一块，阿胶七片。补下元，加干姜半两，甘草七分。血崩淋漓不断，加炮附子一个，赤石脂一两。便血及带下，加荆芥、地椒。血气滞，腹内刺痛，加桂。产后伤风头痛，加石膏一两，甘草半两。血风劳，加荆芥、柴胡。潮热加前胡子、干葛、人参、黄芩。虚热口干，加门冬半两，黄芩一两。呕吐不止，加藿香、白术半两，人参一钱。产后虚惫，血热烦闷，加生地黄。产后腹胀，加枳壳、肉桂各三钱。产恶露，腹痛不止，加桃仁、苏木、牛膝。产后寒热往来，加柴胡、麦门冬各半两。经血淋沥不断，

---

① 五十 《三因方》卷之十七、《得效方》卷第十四、《妇人大全良方》卷二十二均作"二十"。

534

加干瑞莲房，炒入药。血滞不通，加红花、桃仁各一分。大便闭，加大黄、桃仁各一分。产后闷乱加茯神、远志各半两。虚而多汗，加煅牡蛎、麻黄根各半两。妊娠心烦，加竹茹一块。如有败血则用当归近上节、白芍药以赤者，熟地黄以生者。

血虚

（九十）**人参当归散**　治产后去血过多，血虚则阴虚，阴虚生内热。其证心胸烦闷，吸吸短气，头痛闷乱，晡时辄甚①，与大病后虚烦相类，急宜服之。

熟地黄　人参去芦　当归去芦　肉桂去皮　麦门冬去心。各一两
白芍药二两

上咬咀。每服四钱，水二盏，洗以粳米一合，淡竹叶十片，煎至一盏，去米叶，入药并枣三②枚，煎温服。血热甚者加生地黄。

（九十一）**当归黄芪汤**　治产后失血过多，腰脚疼痛，壮热自汗。

当归去芦，三两　黄芪　芍药各二两
上咬咀。每服四③钱，水一盏④，姜五片，煎服不拘时。

（九十二）**济危上丹**　治产后下血过多，虚极生风，唇青肉冷，汗不止。

---

① 甚　原作"其"，与文意不符，据《局方》卷之九、《妇人大全良方》卷二十二改。

② 三　《妇人大全良方》卷二十二作"二"。

③ 四　《局方》卷之九、《三因方》卷之十八、《得效方》卷第十四作"四大"。

④ 盏　《局方》卷之九、《三因方》卷之十八、《得效方》卷第十四均作"盏半"。

太阴玄精石别研　乳香别研　五灵脂　卷柏生　硫磺别研　桑寄生　陈皮去白　阿胶蛤粉炒。各等分

上将前四味同研匀，石器内微火炒，勿令焦，再研极细，却入后四味药末，用生地黄汁丸如梧桐子，每服五十①丸，当归酒下。

（九十三）**熟地黄汤**　治产后虚渴不止，少气脚弱，眼眩，饮食无味。

熟地黄一两，净洗，酒浸，蒸焙　人参去芦　麦门冬去心。各二两甘草炙，半两　栝楼根四两

上咬咀。每服四钱，水盏半②，糯米一撮，姜三片，枣三个，煎服。

血气

（九十四）**抵圣汤**　治产后血气于脾胃，腹胁满闷，呕逆恶心。

赤芍药　半夏汤泡　泽兰叶　陈皮去白　人参各二钱　甘草炙二钱　生姜半两

上咬咀。每服四钱，水一盏，煎服不拘时。

（九十五）**大岩蜜汤**　治产后血气冲心，时发疼痛，甚者宜进玄胡索汤。

熟地黄酒蒸，焙　当归去芦，酒浸　川独活去芦　白芍药　细辛洗。各半两　吴茱萸炒　桂心不见火　小草各二两　干姜炮　甘草炙。各三钱

---

① 五十　《局方》卷之九、《妇人良方大全》卷十九、《得效方》卷第十四、《三因方》卷之十七均作"二十"。

② 水盏半　《三因方》卷之十八、《得效方》卷第十四均作"水二盏"。

上咬咀。每服四①钱，水一②盏，煎服不拘时。

（九十六）调中汤 治产后肠胃虚怯，冷气乘之，腹胁刺痛，洞泄不止。

良姜炒　当归去芦，酒浸　肉桂不见火　白芍药　附子炮，去皮　川芎各一两　甘草炙　人参③各半两

上咬咀。每服三钱④，水一盏，煎服。

（九十七）趁痛散 治产后血滞，筋脉拘挛，腰背强直，遍身疼痛。

当归去芦，酒浸　官桂不见火　白术　川牛膝　黄芪去芦　独活去芦　生姜各半两　甘草炙，二钱　薤白二钱半

上咬咀。每服四钱⑤，水一⑥盏，煎服。加桑寄生半两尤佳。

（九十八）调经散 治产后败血停积五脏，流入四肢，令人浮肿，不可作水气治之。但调经，水肿自消。又有去血过多，心虚易惊，加生龙脑一握煎服。

没药别研　肉桂不见火。各一钱　细辛洗，半钱　琥珀别研，一钱

---

① 四钱 《济生方·妇人门》作"半两"《三因方》卷之十七作"半两"《妇人大全良方》卷二十作"半两"

② 一 《济生方·妇人门》作"二大"。《三因方》卷之十七作"三大"。《妇人大全良方》卷二十作"三"。

③ 人参 《局方》卷之九、《妇人大全良方》卷二十二、《三因方》卷之十七均无"人参"。

④ 钱 太平惠民和剂局方》卷九、《妇人大全良方》卷二十二、《三因方》卷之十七均作"钱匕"。

⑤ 四 《三因方》卷之十七、《妇人大全良方》卷二十均作"半"。

⑥ 一 《三因方》卷之十七作"五"。《妇人大全良方》卷二十作"三"。

赤芍药　当归去芦，酒浸。各一两　麝香半钱，别研　甘草炙，二钱

上为末。每服二钱①，生姜汁温酒任意调下。

（九十九）见现丸　治产后血气耗散，口干烦闷，心下痞痛。

高良姜炒　姜黄洗　毕澄茄　陈皮去白　蓬术炮　人参　京三棱炮。各一两

上为末，用萝卜慢火煮，令极熟，研烂，将余汁煮面糊丸如梧桐子，每服五十②丸，就用萝卜汤调下。

（一百）失笑散　治产后心腹绞痛欲绝者。

蒲黄炒　五灵脂调研，去沙土，各等分

上为末，先用酽醋调二钱，熬成膏，入水一盏，煎七分热服。

（百一）四神散　治产后瘀血不消，积聚作块，心腹切痛。

当归　干姜炮　川芎　赤芍药各等分

上为末。每服二钱③，温酒调下。

（百二）血块痛方④　治产后血块腹痛。

荆芥炒　川当归炒　干地黄洗　芍药各半两　蒲黄一分，铫内隔纸炒赤

上为末。每服二钱，食后热酒下。

便秘

（百三）麻仁丸　治产后去血过多，津液枯竭，不能传送，

---

①　二钱　《局方》卷之九作"一钱"。《济生方·妇人门》，《三因方》卷之十七均作"半钱匕"。

②　五十　《妇人大全良方》卷二十一作"三十"。《济生方·妇人门》作"用萝卜汤吞下三十丸，或加至五十丸"。

③　二钱　《局方》卷之九、《三因方》卷之十八均作"方寸匕"。

④　血块痛方　此处方名原脱，今据原书目录补。

大便闭涩，虚弱则以橘杏丸以润滑之。

麻子仁别研　枳壳去白，麸炒　人参　大黄各半两

上为末，炼蜜丸如梧桐子，每服五十①丸，温酒米饮下。

（百四）橘杏丸　治产后体弱，大便虚秘。（方载秘结门）

蓐劳

（百五）当归羊肉汤　治产后发热自汗，肢体疼痛，名曰蓐劳。

当归去芦，酒浸　人参各七钱　黄芪去芦，一两　生姜半两

上㕮咀，用羊肉一斤，煮清汁五大盏，去肉入前药，煎四盏，去滓作六②服，早晚频进。

（百六）猪腰子粥　治产后蓐劳发热。用猪腰子一只，去白膜，切作柳叶片，用盐酒拌之，先用粳米一合，入葱椒煮粥，盐醋调和，将腰子铺锅底，用热粥盖之，如作盦生粥状。空心服之。

感冒

（百七）旋覆汤　治产后感冒风寒，风寒咳嗽喘满，痰涎壅塞。

麻黄去节　前胡　五味子拣　旋覆花　杏仁去皮、尖，麸炒　甘草炙　茯苓　赤芍药　荆芥去梗　半夏曲各等分

上㕮咀。每服四钱③，水一盏④，姜五片，枣一枚，同煎七分，温服。

---

① 五十　《三因方》卷之十七作"二十"。

② 六　《济生方·妇人门》作"六、七"。

③ 四　《局方》卷之九作"四大"。

④ 盏　《局方》卷之九作"盏半"。

下乳

（百八）漏芦散　治乳妇气脉壅塞，乳汁不行。

漏芦二两半　蛇蜕炙，一十条　瓜蒌十个，急火烧存性

上为细末。每服二钱，温酒调下，不拘时候，仍吃热羹助之。

（百九）猪蹄汤　治奶妇气少力衰，脉涩不行，绝无乳汁。

猪蹄一只　通草五两

上将猪蹄净洗，依食法事治，次用水一斗，同通草浸煮，得四五升，取汁饮之。

中风

（百十）交加散　治产后中风，腰胁不得转动。

生地黄五两，研取汁　生姜五两，研取汁

上交互以浸，浸淬一夕，次日漉尽汁，各炒黄，焙为末，酒调服。

血迷

（百十一）八珍散　治产后血迷心窍，言语不正，状如癫狂或不语。

人参　石菖蒲　生地黄　川芎各一两　朱砂别研　防风去芦，各半两　细辛洗净，一钱　甘草炙，半两

上为末。每服一钱，薄荷汤下，不拘时。地黄多恋膈，脾胃不快者，以当归代之。

名方类证医书大全卷二十三

小 儿 方

小儿初生，受胎气之厚者，疾病自少。禀赋怯弱者，又藉药力以扶植元气。何况养护不谨，或受惊触，或饮食过度，冲冒寒暑，以致变生诸证。调治之法，又须察脉观证，审之而后，投以药饵，略备数方于后，以备仓卒。

脐风撮口

小儿初生一七日内，忽患脐风撮口，十无一活，坐视其毙，良可悯也。有一法极验，世罕有知者。凡患此证，儿齿龈上有小泡子，如粟米状，以温水沾热帛包手指，轻轻擦破，即口开便安，不用服药。

（一）**定命散**① 治因剪脐伤于风湿，致令唇青撮口。

赤脚蜈蚣半条，酒炙　川乌头尖三个，生　麝香少许，别研

上为末，和匀，每服半字，金银薄荷汤调下。

陈氏方 治小儿脐疮不干。

白矾煅，研　白龙骨煅，研。各等分

上为末。每用少许敷之。又用有棉子烧灰亦可。

汤氏方 治撮口，用白僵蚕末蜜调，涂唇口内即瘥。

---

① 定命散 《幼幼新书》卷五作"神妙定命散"。

圣惠方　治撮口，用牛黄一钱，研竹沥一合，调匀滴入口中。

张氏方　治小儿断脐为风湿所伤，或尿在抱裙之内，遂成脐风。面赤喘息，啼声不出，名曰撮口。并皆治之。

赤脚金头蜈蚣一枚　蝎梢四尾　僵蚕七个　瞿麦半钱

上为末，先用鹅毛管吹药入鼻内，使喷喷啼叫为可医，后用薄荷汤调服之。

口疮重舌

小儿夜啼，要饮乳，若口到乳上即啼而不乳者，必身额皆微热。急取灯照口，若无疮，身必肿也，随证施治。

口疮

（二）**泻心汤**　治口疮。用黄连去芦为末，蜜水调服。

（三）**珠矾散**　治口疮，鹅口不能乳者。朱砂细研，白矾等分为末，使乱发缠指，揩舌上令净，以药敷之。

秘方　治鹅口不能乳者，用地鸡擂水涂疮即愈。地鸡，扁虫也。人家砖下多有之。

秘方　治小儿白屑满舌状，如鹅口。用发缠指头，蘸井花水拭舌上。如不脱，浓煮粟壳汁，以棉缠筋头试之，却用煅过黄丹掺之。小儿初生，舌下有膜如石榴子，连于舌根，令儿言语不发，摘断之微有血无害，如不止，烧发灰掺之。

汤氏方　治小儿心有客热，满口生疮，用天南星末醋调贴脚心。又有吴茱萸末，米醋调涂亦可。

（四）**洗心散**　治小儿心经蕴热，满口生疮。（方在积热门）

重舌

（五）方三道①　治小儿舌下生舌，名曰重舌。用针刺去恶血即愈。

千金方　治小儿重舌。用竹沥渍黄檗，无时点舌上，真蒲黄末掺涂亦可。

和济方　治小儿舌肿，塞口欲满者。用紫雪一分，竹沥半合，细研和匀，频置口中，以尽为度。

夜啼客忤

夫小儿胎热，则心躁而喜夜啼，或腹热，啼时有汗而身仰，或口舌疮肿，不能吮乳，故夜啼不止也。客忤者，见生人气忤犯而啼也。

夜啼

（六）秘方二道②　治小儿胎中受惊，故生未满月而发惊。用朱砂末研细，同牛黄少许，取猪乳汁调稀，抹入口中，入麝香当门子尤妙。

秘方　治小儿夜啼，用蝉蜕二七枚，去大脚为末，入朱砂一字，蜜调为丸，使吮之。

（七）灯花散　治邪热在心，内燥夜啼，用灯花三两颗，研为末。灯芯煎汤调抹口中，以乳汁送下，日三服。

（八）龙齿散　治小儿夜哭不住。

---

① 方三道　此处方名原脱，今据原书目录补。
② 秘方二道　此处方名原脱，今据原书目录补。

蝉壳去翅足，洗去土　　钩藤有钩子者　　龙齿　　茯苓去皮　　人参各

等分

上为末。每服一钱，水半盏，煎服。

（九）乳头散　治夜啼不止，腹中疼痛。

黄芪　当归　甘草炙　赤芍药　木香各等分

上为末。每挑少许着乳头上，使吮乳服之。

客忤

（十）珍珠散　治小儿客忤，惊风痰热，心烦恍惚，睡卧惊跳，时或咬牙，啼叫不已，小便赤涩，或吐黄沫。

真珍珠　海螵蛸　滑石各一钱　茯苓　白附子　人参各二钱

甘草　全蝎各半钱　朱砂一钱　脑子　麝香各一钱　金银箔五片

上为末。每服半钱，灯芯麦门冬汤，入蜜少许下。

（十一）黄土散　治小儿卒然客忤。

伏龙肝　蚯蚓粪

等分研匀，和水涂儿头上及五心良。

胎热胎寒　附：盘肠内吊

凡小儿胎中受热，生下则多惊啼身热，或大小便不通，胎中受寒，生下则身青体冷，或腹痛，盘肠内吊，须查其候而治之。

胎热

（十二）酿乳方①　解胎中受热，生下面赤，眼闭不开，大

---

①　酿乳方　《普济方》卷三百六十一作"解胎热酿乳方"。

小便不通，不能进乳食。

泽泻二两半　猪苓　赤茯苓　天花粉各两半　生地黄二两　茵陈　甘草各一两

上咬咀。每服三①钱，水一盏煎。食后令乳母捏去宿乳，却服。

（十三）生地黄汤　治小儿生下遍体皆黄，状如金色，身上壮热，大小便不通，乳食不进，啼叫不止，此胎受黄之候，皆因母受热而传与胎也。凡有此证，乳母宜服此药，并略与儿服。

生干地黄　当归　赤芍药　川芎　天花粉各等分

上咬咀。每服五钱，水一盏，煎服。

胎寒

（十四）当归散　治小儿胎中受寒，生下再感外感，面色青白，四肢厥冷，大便青黑，心腹疼，盘肠内吊。并皆治之。

当归锉，微炒　黄芪蜜炙　细辛　黄芩　龙骨细研　桂心　赤芍药各半两

上为末。每服以乳汁调下一字，日三服，看儿大小加减服之。

内吊

（十五）钩藤膏　治内吊腹痛。

没药　乳香各三分　木鳖二十个　木香　姜黄各四钱

上先将后三味为细末，同煎二味拌和，炼蜜成剂，收沙罐内，量儿大小加减，煎钩藤汤化下，次服魏香散。

---

① 三 《得效方》卷第十一作"二"。《普济方》卷三百六十一作"五"。

盘肠气

（十六）魏香散 治盘肠内吊。

蓬莪术_{半两} 真阿魏_{一钱}

上先用温水化阿魏，浸蓬莪术一昼夜，焙干为末。每服一字，煎紫苏米饮空心调下。

（十七）盘肠气痛方① 治盘肠气痛，用没药乳香各少许，研细，用木香一块，于乳钵内磨，水半盏，调乳香没药末，煎数沸，服之立效。

（十八）茴香散 治小儿盘肠气痛。

茴香_炒 木香 黑附子_炮 金铃子_{去核，用皮} 萝卜子_炒 槟榔 破故纸_炒 白豆蔻_煨。各等分

上㕮咀。每服二钱，水半盏，入盐煎服。

（十九）木香散 治小儿盘肠气痛不已，面青手冷，日夜啼叫，尿如米泔。

川楝子_{七个，去皮核，用巴豆三十五粒，去皮同炒，令巴豆黄，去豆不用} 木香 黄使君子肉 延胡索 茴香_{各一分}

上为末，清米饮空心调下，量儿大小服之。

急慢惊风

惊风有阴阳二证，身热面赤而发，抽搐上视，牙关紧硬者，阳证也。因吐泻，或只吐不泻，日渐困，面色白，脾虚或冷而发，惊不甚，抽搐微微，目上视，手足微动者，阴证也。阳证急惊风用凉剂，阴证急惊风用温药，不可一概作惊风治也。又有一

---

① 盘肠气痛方 此处方名原脱，今据原书目录补。

证，欲发疮疹，先身热惊跳，或发抽搦，此非惊风，当宜解散。

（二十）大青膏

蝎尾去毒，生。半钱　朱砂研一字匕　青黛一钱。研　天麻末一钱，分作一分　天竺黄一匕　麝香一字匕　白附子末生。二钱半　乌梢蛇肉酒浸，焙干，取末。半钱

上为末，蜜和成膏，每服一丸①，如皂角子大，同牛黄膏，温薄荷汤化一处服之。五岁以上同甘露散服。

（二十一）泻青丸

当归去芦　龙胆焙，秤　川芎　山栀子仁　川大黄湿纸裹煨，本无大黄　羌活　防风去芦，焙。各等分

上为末，炼蜜丸如鸡头大。每服半丸至一丸，煎竹叶汤同沙糖水化下。

（二十二）金箔镇心丸　治风痰用热，心神恍惚，急惊抽搦。

紫河车黑豆水煮软，二钱半　山药两半　甘草五钱　牙硝一两　麝香研，五钱　人参五钱　金箔用十片为衣　龙脑一钱　茯苓五钱　朱砂研，飞，一两

上为末，炼蜜成剂，每两作五十丸②，以金箔为衣。每服一丸，薄荷参汤化下，常服安心止惊，散邪凉膈。

（二十三）睡惊丸　治心蕴邪热，怔忡不安，睡中惊啼，风痰壅盛。

茯苓去皮　铁粉　蛇黄煅，醋淬　南星炮　使君子去壳。各一两半　脑子半两，别研　麝香一两，别研　银箔　金箔各一百片，研

---

①　一丸　《普济方》卷三百七十四作"每服半皂角子大"。《小儿药证直诀》卷下作"半皂子大至一皂子大"。

②　每两作五十丸　《局方》卷之十作"每一两半作五十丸"。

上为末，糯米糊丸，如皂荚子大，朱砂为衣，薄荷汤化下。

（二十四）天麻防风丸 治一切惊风壮热，痰盛惊怖。

僵蚕去嘴，炒，半两 天麻煨 防风 人参各一两 牛黄一钱，研 全蝎去毒，炒半两 朱砂 雄黄 麝香各二钱半。研细 甘草炙，二两

上为末，炼蜜丸如梧桐子。每服三丸①，薄荷汤化下。

（二十五）宁眠散 治小儿风痰抽搐，夜卧多惊。

天南星炮制 人参去芦 白附子炮。各半两 干蝎二十一个，生用 干赤头蜈蚣一条，酒浸，醋炙，微黄 乳香 血竭各一分

上为末。每服一字②，用好酒少许，浸薄荷酒调下。

（二十六）金星丸 治急惊壮热，上壅痰涎，大便不通。

郁金末 雄黄各一分 腻粉半钱 巴豆七个，去油心膜

上为末，醋糊丸如黍米大，一岁二丸，薄荷汤腊茶清下。

（二十七）天麻丸 治急惊风，四肢拘急，壮热口噤。

天麻 雄黄细研 乌蛇肉 蝉蜕 干蝎 麝香细研 天竺黄细研 桂心 天南星 白附子 腻粉 白芷 半夏汤洗七次。各一分

上为末，煮枣肉丸如绿豆大，每服三五丸③，薄荷酒下。

（二十八）红绵散 治夹惊伤寒。

麻黄去节 全蝎炒 甘草炙 大黄湿布裹，煨 天麻 白附子炮 苏木炒。各等分

上为末。每服一钱，水半盏，煎服。

---

① 每服三丸 《局方》卷之十作“每服一丸至二丸”。

② 每服一字 《御药院方》卷十一后有作“每服一字至半钱”。

③ 每服三五丸 《太平圣惠方》卷八十五、《幼幼新书》卷九均作“以薄荷酒下三丸”。

（二十九）**抱龙丸**　治痰咳惊风，时作潮热。

牛胆南星二两　天竺黄半两　雄黄　辰砂各一分。别研　麝香一钱，别研

上为末，炼蜜丸如芡实大①，甘草薄荷汤化下。

慢惊

（三十）**吉州醒脾散**

人参去芦　橘红　甘草炙　白术　白茯苓　木香　全蝎各半两　半夏曲　白附子四个，炮　南星　陈仓米二百粒

上为末。每服一钱，水半盏，姜二片，枣一枚煎服。

（三十一）**蝎乌汤**　治惊风，手足抽搐，涎潮上壅。

川乌一两，去皮、脐，生用　全蝎十个，去梢后毒

上作三服，水一盏，姜七片，煎温服。

（三十二）**术附汤**　治慢脾风，身弓发直，吐乳贪睡，汗流不已。

大附子一个，炮　白术一两，煨　木香半两　肉豆蔻一个，面煨　甘草

上㕮咀。每服二钱，水半盏，姜三片，枣一枚，煎服。

（三十三）**八仙散**　治慢惊虚风。

天麻　白附子　花蛇肉　防风去芦　南星炮　半夏曲　冬瓜子　全蝎各等分

上㕮咀。每服一钱，水半盏，姜枣薄荷煎服，加川乌尤妙。

（三十四）**酿乳法**　治慢惊，睡多惊啼，凡面黄脉细者难治。

人参　木香　藿香　沉香　陈皮　神曲　麦糵　丁香减半，

---

①　炼蜜丸如芡实大　《小儿药证直诀》卷下作"煮甘草水和丸，皂子大"。

余各等分

上㕮咀。每服四钱，水一碗，姜十片，紫苏十叶，枣三枚。砂瓶内煮至半碗，乳母食后捏去奶汁，服之即仰卧，霎时令药入乳之络，次令儿吮，不可过饱，亦良法也。

通治

（三十五）生珠膏 治急慢惊风。

天麻一分 朱砂一钱 僵蚕 白附子煨。各二钱 全蝎二十一个 黑附子一钱，炮 麝香半字 蜈蚣一条，酒浸 南星一钱半，煨 花蛇酒浸，炙干，二钱

上为末，和匀，炼蜜丸如鸡头大，每服一丸，金银薄荷汤化下。

（三十六）浴体法

天麻二钱 蝎尾去毒 朱砂各半钱 乌蛇肉酒浸，焙 白矾各三钱 麝香一字 青黛三钱

上为末。每用三钱，水一碗①，桃枝同煎，温热浴儿，勿浴背上。

（三十七）封囟法

麝香一字匕 蝎尾去毒，为末，半钱匕。一方作半字匕。 薄荷叶半字匕 蜈蚣末 牛黄末 青黛末各一字匕

上为末，熟枣肉和成膏，新棉上涂匀，贴于囟上四方，可出一指许。火上炙手频熨，百日裹外。儿可用此涂并浴法。

（三十八）夺命散 治急慢惊风，痰潮壅滞，塞于咽间，命在须臾。服此药者，无有不愈。

---

① 水一碗 《小儿药证直诀》卷下作"水三碗，桃枝一握、叶五七枚"。

青礞石一两，入旧锅内，同稻硝一两，用白石灰火煅，令通红，须硝尽为灰，候药冷如金色，取出，研为细末。

上为末，急惊风痰发热者，薄荷自然汁入蜜调服。慢惊脾虚者，有以青州白丸子再碾，煎稀糊，入蜜调下，神效。

（三十九）直指方全蝎散 治小儿惊风。

人参 陈皮各七钱 全蝎炙三个 甘草炙，半钱 木香二钱 天南星湿纸煨，三钱

上㕮咀。每服一钱，紫苏姜枣煎服。有热加防风。

（四十）朱砂丸 治小儿急慢惊风，风热生涎，喉咽不利，取惊积。

朱砂 天南星 巴豆霜①各半钱

上为末，面糊和丸，如黍粒大，看病虚实大小，每服二丸。或天吊戴上眼，每服四五丸，薄荷水下立愈。

（四十一）大天南星丸 治小儿急慢惊风，涎潮发搐，目睛上视。

天南星牛胆制，半两 朱砂三钱。各别研 脑子 人参 乳香各半钱 全蝎十四个，去毒炒 麝香一钱半 牛黄 天麻 防风各二钱半

上为末，炼蜜丸如鸡头大，每服一丸，荆芥薄荷汤下。

（四十二）安神丹 治小儿心神不宁，困卧多惊，痰涎壅盛。

朱砂二钱半 人参二钱半 乳香半两，别研 酸枣仁炒，去皮，一两 远志去心，一钱半

上为末，蜜丸如榛子大，金箔为衣，每服一丸，人参汤化下。

又方 治小儿急慢惊风

---

① 巴豆霜 原讹作"芭豆霜"，今据《中药大辞典》改，全书错出，改从一律，余不出注。

乌药磨水暖服之，土乌药亦可。一名傍其葛。

变蒸发热

（四十三） 惺惺散 治小儿变蒸发热，或咳嗽痰涎，鼻塞声重。

人参去芦 白术 白茯苓 甘草 白芍药 天花粉 桔梗去芦。各半两 细辛一分，去叶，只用根

上为末。每服一钱①，水半盏②，姜一片，薄荷一叶煎服。

（四十四） 神仙黑散 治小儿变蒸与伤寒相似者，当详其证。若上唇中心有白点子者，为变蒸，宜服此药。

麻黄去节 大黄 杏仁和皮。各一分

上烧炭存性为末。每服一字，煎服，抱儿与温暖处，连进之，有微汗身凉即瘥。

中恶风痫 附：天吊

中恶

（四十五） 苏合香丸 治小儿卒中恶毒，心腹刺痛。（方载诸气门）

（四十六） 辟邪膏 治小儿卒中恶毒，心腹刺痛，闷乱欲死，反腹大而满。诊其脉，紧细而微者生，紧大而浮者死，急服

---

① 一钱 《三因方》卷之十八作"一钱匕"。《瑞竹堂经验方》卷十五作"三钱"。

② 盏 《局方》卷之十、《三因方》卷之十八、《御药院方》卷十一作"小盏"。《瑞竹堂经验方》卷十五作"大盏"。

苏合香丸，再以皂角末触鼻。次服沉香降气汤加人参、茯苓，不愈，进以辟邪膏，无不效者，客忤亦可服。

降真香　白胶香　沉香　虎头骨_炙　鬼臼　龙胆草　人参　茯苓_{各半两}

上为末，入雄黄半两，麝香一钱，炼蜜为丸，乳香汤下，及令儿带烧卧内尤妙。

风痫

（四十七）珍珠丸　治小儿虚中，积热惊痫等疾。

巴豆霜　腻粉_{二钱}　滑石_{三钱}　天南星　粉霜_{各一分半}　蝎梢　续随子_{去皮，各二十四个}

上为末，研令及细，以糯粥为丸，如黄米大。小儿二岁以下，每服三丸至五丸①，十五岁每服五至十丸，点茶汤下，荆芥汤亦得，量虚实加减。

（四十八）断痫丹　治痫疾愈而复作者。

黄芪_{蜜水涂炙}　钩藤钩子　细辛_{去苗叶}　甘草_{炙。各半两}　蛇蜕皮_{三寸}　蝉壳_{四个，洗去土}　牛黄_{一字，别研}

上为末，枣肉为丸，如麻子大，煎人参汤下，一岁十丸，大小加减。

（四十九）细辛大黄汤　治风痫热痫。

细辛_{去土，苗}　大黄_炮　防风_{去芦。各十两}　甘草_{炙，一分}

上㕮咀。每服一钱②，水半盏，加犀角屑少许煎服。

（五十）大圣一粒金丹　治大儿小儿急患中风，左瘫右痪，口眼歪斜，涎潮语塞，遍身疼痛，一切风痫之证，并宜治之。

---

① 三丸至五丸　《普济方》卷三百七十六作"一丸至三丸"。

② 一钱　《普济方》卷三百七十七作"三字"。

大黑附子炮，去皮尖　大川乌头炮，去皮尖。各二两　新罗白附子炮　白僵蚕洗，去丝微炒　五灵脂去石，研。各一两　白矾枯　没药　白蒺藜炒，去尖刺　朱砂　麝香各半两，各别研　金箔二百片为衣　细香墨半两

上前六味，同为细末，后四味研停，合用井花水一盏研磨。尽为度，将墨汁搜和，杵臼内捣五百下，丸如弹子大，金箔为衣，阴干。每服一粒，食后临卧，生姜自然汁磨化，入热酒服，再以热酒随多少饮之，就无风暖处卧，用衣被盖，得汗为愈。病少者，每粒分作二服，忌发风等物，孕妇不可服。

（五十一）竹沥膏　治小儿诸痫。

白术一分，蜜炒　大附子去皮脐，一钱　犀角锉末，一钱　全蝎七个，每一个用大叶子薄荷裹，汤炮麻黄令软，缠定慢火炙，黄色　厚朴甘草水煮焙一分

上为末，取竹沥为膏，丸如黑豆大，每服用金银薄荷汤化下一丸，随儿大小加减。

（五十二）至宝丹　诸痫急惊，卒中客忤，并宜服之。

安息香两半，为末，无灰酒飞过，滤去砂石，约取一两，慢火熬成膏，入药内用　琥珀研　朱砂　雄黄各一两，研，水飞　金箔五十片半，为衣　银箔五十片，研　龙脑　麝香各一分　牛黄半两，各研　生乌犀角锉　生玳瑁屑各一两

上生玳瑁捣罗为细末，研入余药，令匀，将安息香膏以重汤煮，凝成搜和为剂，如干，即入少熟蜜，丸如梧桐子。二岁服二丸，人参汤化下，大小以意加减。

（五十三）得效方　治小儿癫痫及妇人心风诸疾。用甘遂末一钱，猪心一个，取三管头血三条，和甘遂末，将猪心批作两片，以药入内，用线缚定，外以皮包裹，水湿入文武火内，煨热，不可过度。除纸，以药细研辰砂末一钱，和匀，分作四丸。

554

每服一丸，猪心煎汤化下，再服，别取猪心汤煎，此方神效。

（五十四）**分肢散**　治小儿卒风，大人口眼歪斜，风涎裹心，惊痫，天吊走马，喉痹急惊，一切风热等疾。

巴豆不去油　朴硝各半两　川大黄一两

上大黄为末，后入巴豆霜朴硝一处细研，用油单贴起，如有前患，每服半钱，热茶下，吐下痰涎，立愈。如小儿胸喉惊吊等①，先服龙脑地黄膏一服，次服此药一字，茶下时间，上吐下泻，微泻或吐利得快为效。大人半钱，小儿一字，看虚实加减，只是一两，服见笑，不宜频服。如吐泻不定，以葱白汤立止。

（五十五）**治胎痫**②　治痫惊风。用全蝎头尾全者，以生薄荷叶裹之，以线扎定，火上炙燥，碾为末，入麝香朱砂少许，麦门冬汤下。

天吊

（五十六）**九龙控涎丹**　治小儿蕴热，痰塞经络，头目仰视，名为天吊。

滴乳香二钱，别研　天竺黄二钱半　雄黄别研　蜡茶　白矾枯，各一分　甘草炙，二钱　荆芥穗炒，二钱　绿豆一百粒，半生，半炒赤脚蜈蚣一条，酒浸炙

上为末。每服半钱至一钱，煎人参薄荷汤调下。

（五十七）**钩藤饮**　治天吊潮热。

钩藤　人参去芦　犀角屑各半两　甘草炙，半分　全蝎　天麻各一分

上为末。每服一钱，水半盏，煎至一半，温服。

---

① 等　原脱，据《宣明论》卷十四补。

② 治胎痫　此处方名原脱，今据原书目录补。

感冒四气

伤风

（五十八）麻黄汤　治伤风发热，咳嗽喘急。

麻黄去节根，锉，三钱，水煮　肉桂去粗皮　甘草各一分　杏仁四钱，去皮尖，炒令黄色

上㕮咀。每服二钱，水一盏，煎服，有汗者不宜服。

（五十九）金沸草散　治肺感风寒，咳嗽声重。（方载伤寒门）

（六十）润肺散　治肺感风寒，咳嗽喘急，鼻流清涕。

贝母麸炒黄　杏仁去皮，麸炒。各二两半　麻黄去根节　人参各二两　阿胶炒，半两　陈皮二钱半　甘草一两　桔梗半两

上㕮咀。每服二①钱，水一盏②，食后煎服。

（六十一）薄荷散　治热极生风，痰涎壅盛。

薄荷叶半两　羌活　全蝎　麻黄去节　甘草半分　僵蚕　天竺黄　附子炮。各二分

上为末。每服一钱，水半盏煎服，加竹沥少许尤妙。

感寒

（六十二）人参羌活散　治伤寒发热。

羌活　白独活　柴胡去芦　川芎　人参去芦　甘草炙　白茯苓各一两　前胡　桔梗去芦　地骨皮　天麻酒浸，焙。各半两　枳壳一两，去梗，麦麸炒赤

---

① 二　《局方》卷之十作"一"。

② 一盏　《局方》卷之十作"八分"。

556

上㕮咀。每服一钱，水半盏①，姜一片，薄荷一叶，枣半枚煎服。疮疹未发亦可服。

（六十三）小柴胡汤　治感伤寒发热，或作疟疾，汤氏方加生地黄。（方见伤寒门）

（六十四）麦汤散　治伤寒夹惊夹食，气急咳声发热。

滑石　石膏②　知母　贝母　麻黄　杏仁　甘草　甜葶苈　人参　地骨皮各等分

上为末。每一③钱，小麦二十粒，煎汤下。涎盛气促，加桑白皮。

（六十五）七宝散　治感寒头昏体热，小儿乳母同服。

紫苏叶　香附子炒，去毛，各三钱　橘皮　甘草　桔梗去芦　白芷　川芎各一两　加麻黄少许

上㕮咀。每服二钱，水半盏，姜一片，枣半枚煎服。

（六十六）加减建中汤　治伤寒发热，自汗虚烦。

熟地黄半两　白芍药三两　甘草炙　黄芪一两　人参半两

上㕮咀。每服二钱，水半盏，煎服。

（六十七）解肌汤　治伤寒发热，心烦燥咳。

麻黄去节，半两，冬用三分　人参　芍药各半两　川芎　前胡各一分　独活半两

上㕮咀。每服一钱，水半盏，姜一片，薄荷一叶煎服。

————————

①　水半盏　《局方》卷之十作“水七分盏”。《御药院方》卷十一作“以水七分”。

②　石膏　原作“石交”，据《得效方》卷第十一、《普济方》卷三百六十九改。

③　一　《普济方》卷三百六十九作“半”。

（六十八）**田方导赤散**①　治小儿伤寒热烦，小便赤色，大便褐色，面赤气。

生地黄　木通　甘草各等分

上为细末。每服二②钱，竹叶三五片同煎。

（六十九）**三拗汤**　治伤寒咳嗽。（方载咳嗽门）

伏暑

（七十）③**黄连香薷散**　治伏暑发渴，或作疟痢并宜。（方载中暑门）

（七十一）**五苓散**　治中暑身热，烦渴呕吐。（方载中暑门）

冒湿

（七十二）**不换金正气散**　治感冒风湿，头目昏重，时发壮热。（方载伤寒门）

诸热

（七十三）**地骨皮散**　治虚热潮作，亦治伤寒壮热。

知母　柴胡　甘草　人参　地骨皮　赤茯苓　半夏汤泡。各等分

上为末。每服二钱，姜五片，水一盏，煎八分，温服。

（七十四）**柴苓散**④　治腹中浮热，候如温壮。

柴胡三分，去苗　麦门冬去心　人参　赤茯苓　甘草各半两　黄芩一两

---

①　田方导赤散　《局方》卷之六作"导赤散"。
②　二　《局方》卷之六作"三"。
③　七十　此处编码原脱，今据前文补，后顺次修改。
④　柴苓散　《普济方》卷三百八十五作"柴胡汤"。

上咬咀。每服二钱，水半盏，入小麦二十粒，青竹叶一片①，煎服。

（七十五）人参前胡汤 治感冒发热。

前胡一两 柴胡 黄芩去心 半夏汤洗七次 人参 桔梗各去芦 甘草炙，各半两

上咬咀。每服二钱，水半盏，姜枣煎服，一方治疟，加地骨皮。

（七十六）二黄犀角散 治大腹秘热。

犀角屑 大黄酒蒸 钩藤 栀子仁 甘草 黄芩各半两

上为末，看儿大小加减，热汤调服。

（七十七）益黄散 治小儿客热在内，不思乳食，宜服导赤散，次服此药。

陈皮一两 青皮 诃子肉 甘草各半两 丁香二钱

上为细末。每服二钱②，水煎。

（七十八）人参黄芪散 治发热自汗虚烦。

人参 黄芪 芍药 甘草炙。各等分

上锉，每服二钱，水一盏，姜二片，枣一枚煎，更加麦子二粒炒。

咳喘

（七十九）华盖散 治肺感寒邪，咳嗽声重。（方见咳嗽门）

（八十）人参清肺汤 治肺胃俱寒，咳嗽喘息。（方见喘急门）

---

① 青竹叶一片 《普济方》卷三百八十五作"每服一钱，水七分，小麦五七十粒，竹叶十片"。

② 二钱 《小儿药证直诀》卷下作"三岁儿一钱半"。

559

（八十一）参苏散　久咳不宜卒止，先需调气，宜服此。（方见伤寒门）

（八十二）泽泻散　治小儿駒齝，膈上壅热，涎潮咳嗽。

泽泻一分　蝉蜕全者二十一个　黄明胶手掌大一片，炙令焦。

上为细末。每服一大钱，温米汤调下，日进二服，未愈再服。

（八十三）人参散　治咳嗽发热，气喘面红。

人参　天花粉各等分

上为末。每服半钱，蜜水调下。

（八十四）泻肺散①　治肺气壅盛，咳嗽不已。

桑白皮炒　地骨皮各一两　甘草炒，五钱

上为末。每服二②钱，水一盏③，粳米同煎，食后服。

（八十五）补肺散④　治肺气不足，咳嗽喘急。

阿胶炒，两半　牛蒡子⑤　甘草各二钱半　马兜铃五钱　杏仁七个，去皮尖　糯米一两

上为末。每服二钱，水一盏，煎至六分，食后服。

（八十六）百部丸　治小儿感寒咳嗽。

百部焙干，秤　麻黄去节。各一分　杏仁四十个，去皮、尖，微炒，别研

上为末，炼蜜丸如芡实大，热水化下。一方加松子肉五十粒，同杏仁入沙糖为丸，含化尤妙。

---

① 泻肺散　《鸡峰普济方》卷二十作"泻白散"。
② 二　《鸡峰普济方》卷二十做"一二"。
③ 盏　《鸡峰普济方》卷二十作"中盏"。
④ 补肺散　《小儿药证直诀》卷下作"阿胶散"。
⑤ 牛蒡子　《小儿药证直诀》卷下作"黍粘子"。

诸疟

（八十七）**清脾汤**　治因食伤脾，停滞痰饮，发为寒热，遂成疟疾，渴热者宜。(方见疟疾门)

（八十八）**养胃汤**　治内伤生冷，外感风寒，憎寒壮热，脏腑寒者宜。(方见伤寒门)

（八十九）**常山饮**　治一切疟疾。

常山　人参去芦　草果　知母　贝母　甘草　半夏曲　茯苓　厚朴姜汁制一宿，炒令黄色。各等分

上㕮咀。每服二钱，水半盏，姜三片，枣一个，空心煎服。

（九十）**鬼哭饮**①　治疟疾久不愈者。

常山　大腹皮　茯苓　鳖甲醋炙　甘草炙。各等分

上为末，用桃柳枝各七②寸同煎，临发时服之，略吐痰涎不妨。

（九十一）**露星饮**　治久疟成劳。

秦艽　白术　柴胡　茯苓　半夏曲　槟榔　黄芩　常山　甘草　官桂各等分

上㕮咀。每服三钱，酒醋合一盏③，姜三片煎，露一宿，此早服。

（九十二）**通神饼**　截疟有效。

甘草　败荷叶　绿豆各三钱　定粉　砒霜各半钱　朱砂一钱半　脑子　射杏各少许　金银箔十片

上为末，炼蜜丸如梧子大，作饼子。周岁半丸，大者三丸

---

①　鬼哭饮　《普济方》卷三百九十作"茅先生鬼哭散"。

②　七　《普济方》卷三百九十作"一七"。

③　酒醋合一盏　《普济方》卷三百九十作"酒醋各一半"。

而止①。一日只一服，并用井花水或桃柳枝煎水化下。向此服了，忌烧物，饮食一时久，亦可系于候脉处。

（九十三）草果饮②　治发疟寒多热少，或遍身浮肿者。

厚朴姜汁制　青皮去白　草果　藿香　半夏曲　甘草炙　丁香皮　神曲炒　良姜各等分

上㕮咀。每服二钱，姜三片，枣一个，空心煎服。

---

① 周岁半丸，大者三丸而止　《得效方》卷第十一作"周岁半丸或一丸，大者二丸而止"。

② 草果饮　《普济方》卷三百九十作"张氏草果饮"。

名方类证医书大全卷二十四

小儿方下

呕吐泻痢 附：脱肛

呕吐

（一）藿香散　治小儿睨乳呕逆，身热面青，不能乳食。

藿香一钱半　丁香　人参　白术　茯苓　神曲　扁豆各半钱

上为末。每服半钱，罂粟米饮温温调下，陈皮煎米饮下亦可。

（二）助胃膏　治小儿冷气入胃，呕吐不已。

白豆蔻十四个　木香煨，三钱　缩砂仁四十个　人参去芦　白茯苓　白术各半两　丁香五钱　肉豆蔻四个，炮　干山药一两　甘草炙，半两

上为末。每服一钱①，陈紫苏木瓜汤调下。

（三）朱沉煎　治儿呕吐不止。

朱砂二钱，水飞　沉香二钱　藿香三钱　滑石半两　丁香十四个

上为细末。每服半钱，用新汲水一盏，芝麻油点成花子，

---

① 每服一钱　《普济方》卷三百九十五作"炼蜜丸如芡实大"。

抄药在上，须臾，坠，滤去水，却用别水送下。

吐泻

（四）人参散① 治小儿虚热烦渴，因吐泻烦渴不止。

人参一钱半 茯苓二两半 生犀 桔梗各二钱半 甘草 干葛各半两

上为末。每服一大②钱，水一中盏③，入灯芯五茎，同煎至六分④，放温，不计时候。烦渴者，以新竹叶汤下，量年纪加减。

（五）观音散 治小儿外感风冷，内伤脾胃，呕逆吐泻，不进乳食。

石莲肉炒，去心，一分 茯苓一钱半 人参 白芷 木香炮 绵耆各一钱 神曲炒，二钱 白扁豆 甘草炙。各三钱

上为末。每服一钱，水半盏⑤，枣一枚，藿香三茎煎服，或发为疟，亦可服之。

（六）香朴饮子 治小儿伏热吐泻，虚闷烦乱，如发惊状。

人参 茯苓 甘草 紫苏叶 木瓜 泽泻 香薷 半夏曲 白扁豆炒 陈皮 乌梅肉 厚朴炒。各四两

上为末。每服一钱，姜枣煎服。

脏寒

（七）豆附丸 治小儿抽搐吐泻。

---

① 人参散 《普济方》卷三百九十五注有"一名犀角人参散"。
② 一大 《普济方》卷三百九十五作"一"。
③ 中盏 《普济方》卷三百九十五作"一盏"。
④ 六分 《普济方》卷三百九十五作"五分"。
⑤ 半盏 《局方》卷之十作"一小盏"。

564

肉豆蔻一个　附子一个，炮

上为末，面糊丸如粟米大，饭饮饮下。

（八）益黄散　治脾胃虚寒，呕吐不止或泄泻腹痛，并治之。

丁香四钱，不见火　陈皮去白，二两　甘草炙　诃子炮，去核　青皮去白。各一两

上为末。每服一钱①，水半盏②，食前煎服。

（九）四柱散　治小儿元脏气虚，泄泻不止，水谷不化，四肢厥冷。（方见泄泻门）

（十）诃子汤　治脏寒泄泻。

诃子炮，取肉　人参去芦　白茯苓　白术各一两　木香炮　陈皮去白　甘草炙　豆蔻各半两

上为末，水半盏，姜二片，煎服。寒甚者，加附子。

（十一）六神丸　治疳月衮肚泻，并聚泻。

肉豆蔻去皮　木香各炮一两　丁香　诃子肉炮。各半两　使君子二钱半　芦荟分半，别研

上为末，米饮为丸，如黍米大，一岁二十丸③，凡聚泻不已者，必须用金星丸等推去积滞，而后调理脾胃。

痢

（十二）治休息痢④　治休息痢及疳泻，日久不能安者，用

---

①　一钱　《局方》卷之十作"一大钱"。《小儿药证直诀》卷下作"三岁儿一钱半"。《儒门》事亲》卷十二作"二钱"。

②　半盏　《局方》卷之十作"七分盏"。

③　一岁二十丸　《三因方》卷之十八作"每服五丸至七丸"。

④　治休息痢　此处方名原脱，今据原书目录补。

鸡子一枚打破，用黄蜡一块，如指大，铫内镕，以鸡子拌和，炒熟，空心服之。

（十三）水煮木香丸 治下痢赤白，里急后重。（方见下痢门）

（十四）胃风汤 治风冷乘虚，客于肠胃，水谷不化，泄泻下痢，肠鸣疠痛，或下如豆汁，或纯下瘀血，并皆治之。（方见下痢门）

（十五）真人养脏汤 治冷热不调，下痢赤白，或脓血如鱼脑①，里急后重，脐腹绞痛，并皆治之。（方见痢门）

（十六）紫霜丸 治宿滞不化，胸腹痞满，泄泻如痢，当以此药推痢。

杏仁五十个，去皮、尖，别研　巴豆去皮、心，出油，细研，三十粒　代赭石火煨，醋淬，研　赤石脂末。各一两

上研匀，汤浸蒸饼，丸如黍米大。三岁以下服三两丸②，或以乳汁，或以米饮下，皆可。

（十七）香连丸 治冷热不调，下痢赤白，里急后重。（方见下痢门）

（十八）木香散③ 治冷痢，肚痛不食。

木香炮　白术各一分　厚朴姜制　龙骨　当归洗净，炒。各半两　干姜炮　诃子肉各一分

---

① 脓血如鱼脑　原作"如脓血鱼脑"，疑为错简，据文意调整。

② 三岁以下服三两丸　《局方》卷之十作"一岁至三岁并服二丸至三丸"。《小儿药证直诀》卷下作"一岁服五丸"。《得效方》卷第十一作"每服二丸"。

③ 木香散　《普济方》卷三百九十六作"木香白术散"。

上为末，姜枣煎服①，随大小加减。

（十九）木香散　治诸般泻痢，日久不安，并皆治之。

白术用面炒　麦芽　木香　人参　陈红曲同白术炒　茯苓　神曲　甘草　青皮　当归各一钱

上为末。每服二钱，姜二片②，米十粒，煎，温服。

（二十）厚朴散　治小儿虚滑，泄痢不止。

厚朴半两　诃子皮半两　使君子一个　拣丁香十个　吴白术　茯苓　青皮各二钱　甘草一寸，炒

上为末。每服一字，量岁数加减，用清米汤下。

（二十一）木香丸　治下痢赤白。

黄连一两，用吴茱萸炒，去茱萸不用　肉豆蔻二个　木香一分二件，一处面煨

上为末，面糊丸如黍米大。赤痢，粟米饮下。白痢，厚朴汤下。赤白相杂，陈米饮下。

脱肛

（二十二）赤石脂散　治因泄痢后，肛门不收。

真赤石脂　伏龙肝各等分

上为末。每服半钱，敷肠头上频用。

（二十三）治痢后脱肛③　治泄痢后脱肛，用陈槐花为末，不拘多少为末，陈米饮调下。

---

① 姜枣煎服　《太平圣惠方》卷九十三、《普济方》卷三百九十六均作"每服一钱，以水一小盏，入枣二枚，同煎至五分"。

② 二片　《普济方》卷三百九十五作"半钱"。

③ 治痢后脱肛　此处方名原脱，今据原书目录补。

（二十四）治肠虚脱肛① 治大肠虚弱，肛门脱下。

龙骨 诃子肉炒去核。各一分 没食子大者，一枚 婴粟壳去瓤，醋涂，炙，二钱

上为末，用白汤点服。仍用葱汤熏洗令软，款款以手拖上，又用新瓦一片，烧红，以醋浇之。气上即用脚布叠数重压定，使热气上透，不可过热。令病者以臀坐于布上，如觉布温，遂旋减之，以得常温为度，并常服前药。

调 理 脾

（二十五）参苓白术散 治小儿脾胃不和，饮食不进。（方载脾胃门）

（二十六）四君子汤 调脾胃，进饮食。

人参 白术 茯苓 甘草各等分

上为末。每服一钱，盐汤点服。一方加陈皮、缩砂，名六君子汤。

（二十七）温脾散 治脾胃不和，胁腹虚胀，不进乳食，困倦无力。

诃子炮，去核 人参各七钱半 白术 木香 桔梗各半两 茯苓 藿香 陈皮 黄芪各半两 甘草二钱半

上咬咀。每服二钱②，水半③盏，姜枣煎服，不拘时。

（二十八）丁香散 治胃虚气逆，睍乳不食。

人参五钱 丁香 藿香叶各二钱半

---

① 治肠虚脱肛 此处方名原脱，今据原书目录补。
② 每服二钱 《局方》卷之十作"三岁儿，每服一钱"。
③ 半 《局方》卷之十作"一"。

上咬咀。每服二①钱，水半盏②，煎热，入乳汁少许，煎服。

（二十九）和中散　治脾胃不和，呕逆恶心，乳食不进。

厚朴一两，姜制　　干姜炮　甘草各三两　白术三两

上咬咀。每服二③钱，水小盏④，姜二片煎，空心热服。

（三十）调中散　治脾胃不和。

人参去芦　白茯苓　木香炮　白术　甘草炙　干姜炮　藿香叶　香附子炒，去毛　缩砂仁　丁香各等分

上为末。每服一钱，姜枣煎汤，如肚痛，以白汤点下。

（三十一）醒脾散　治小儿脾胃怯弱，为风冷所乘，体虚头痛，霍乱。

人参去芦　丁香四十粒　白茯苓　藿香叶　白术　甘草炙。各半两　天南星二个，重八钱者　缩砂仁四十枚，各炮

上为末⑤，生姜冬瓜子煎服。

（三十二）加减观音散　调理脾胃，宜常服之。

白术炒　人参去芦　白扁豆蒸　白茯苓　黄芪蜜水炙　麦蘖炒　甘草　干山药　神曲炒　香附子炒。各等分

上为末。每服一钱，空心米汤下。

（三十三）白术散　治小儿脾胃虚弱。

白术　甘草　肉豆蔻　丁香　青皮　茯苓各等分

---

①　二　《局方》卷之十作"一"。
②　半盏　《局方》卷之十作"一盏"。
③　二　《局方》卷之十作"一"。
④　小盏　《局方》卷之十作"八分盏"。
⑤　上为末　《普济方》卷三百九十五作"上为细末。每服一钱，水六分，生姜三片，冬瓜子四十粒，同煎至三分"。

上为末。每服一钱，紫苏汤下。

（三十四）平胃散　治吐逆频，并手足心热，不进乳食。

红曲三钱半，年久者　甘草炙，一钱　白术一钱半，麸炒

上为末。每服半钱，煎枣子米饮下。

（三十五）瑞莲散　治脾胃一切虚寒，呕吐不食，并皆治之。

石莲肉一两　木香　丁香各二钱半　人参三钱　泽泻三钱　诃子肉三个　紫苏子炒，半两　肉豆蔻两个，煨　白芷半两　陈皮五钱

上为末。每服一钱，姜枣煎汤下。

（三十六）银白散　治小儿百病，调和脾胃。

藿香去土，半两　白术锉，以绿豆同炒令香，去豆不用，一两　僵蚕炒去丝、嘴　川升麻各一分　白扁豆微炒　山药各一两　糯米炒，一方用糯米半两　白附子半钱　人参　白茯苓各一两半　甘草炒，二钱半　天麻炒，半两　黄芪炒，一两　木香一钱半

上为末，随证加减服之。慢惊抽搐，麝香饭饮下。急惊定后，吐不止，陈米饮下。夹惊伤寒，发抽搐，薄荷葱白汤下。壮热面赤，干葛金银薄荷汤下。疳气腹急多渴，百合汤下。饮食不和，不知饥饱，不生肌肉，炒麦芽生姜煎汤下。吐泻，藿香汤下。暴泻，紫苏木瓜汤下。赤白痢，不进饮食，米饮煎罂粟壳汤下。常服调理脾胃，姜枣汤下。和剂，去木香、白附子、僵蚕、糯米、藿香加知母，只八味，各等分。

（三十七）快膈消食丸①

缩砂仁　橘皮　京三棱　莪术　神曲　麦糵各半两　香附子一两。各炒

———————————

① 快膈消食丸　《普济方》卷三百九十三注"又名消乳丸《汤氏宝书》"。

570

上为末，面糊丸如麻子大，食后白汤下，随大小加减丸数。

（三十八）泻黄散① 泻脾热，目黄不能吮乳。

藿香七钱　山栀仁二两　甘草二两　石膏半两　防风四两

上锉，用蜜酒微炒香，为细末。每一钱二钱，水一盏，煎清汁服，不拘时。

积聚

（三十九）挨积丸 治宿食伤脾，停滞不化，腹肚胀痛。

三棱炮　丁香各三两　干姜炮，一钱半　丁皮　青皮各一两　巴豆二钱半

上为末，醋糊丸如粟米大，每服十丸②，生姜汤下，大小加减。

（四十）磨积丸 治脏腑怯弱，内有积滞，腹肚胀痛，肠鸣泄泻，或因食甘肥，虫动作痛，叫哭不已，悉皆治之。

干漆炒，一两　莪术半斤　三棱炮　青皮去白，炒。各六两　丁香一两

上为末，水糊丸如粟米大，每服十丸③，姜汤吞下。

（四十一）进食丸 治乳食不化，心腹胀满，疳积肚痛，并宜服之。

木香炮　枳壳去白，炒　当归去芦　代赭石　朱砂各三钱，别研　巴豆一钱，去油膜　麝香半钱，别研

上为末，面糊丸如黍米大，一岁一丸，以意加减，米饮送

---

① 泻黄散　《小儿药证直诀》卷下作"又名泻脾散"。

② 每服十丸　《局方》卷之十作"每服五十丸至六十丸，二岁可服七丸至十丸"。

③ 每服十丸　《局方》卷之十作"每二岁儿，可服五丸"。

下。一方以巴豆炒枳壳，去巴豆，可常服。

（四十二）紫霜丸　治小儿乳食失节，宿滞不化，胸腹胀痛，大便酸臭。（方见吐泻类）

（四十三）塌气丸　治小儿乳食不化，腹急气逆。

青橘十个，汤浸一宿，不去皮瓤，每个巴豆半个，胡椒一粒，丁香一个在内，却用麻线缚之　胡椒　丁香　巴豆去瓤，不去油，各十粒

上用米醋一碗，煮干为度，取出细切青橘，同诸药为末，粟米糊丸如粟米大，每服五七丸，饭饮下，日三服，以意加减。

（四十四）三棱散　治气积腹痛。

缩砂仁　甘草炙　益智炒去壳　三棱　莪术　青皮去白，炒各等分

上为末。每服一钱①，白汤调下。

（四十五）十全丹　治乳哺不调，伤于脾胃，丁奚②哺露，积聚腹满。

枳壳去白炒　槟榔生用　青皮　陈皮各去白　木香炮，各一分莪术炒　三棱炒　缩砂仁各半两　丁香　香附子炒一两

上为末，以神曲末打糊丸如黍米大，空心米汤下五十丸③。

（四十六）七圣丸　消积滞，调脾胃。

芫花先用醋浸一宿，炒渐干，入三棱莪术同炒令赤色，入陈皮、川楝同

---

①　每服一钱　《普济方》卷三百九十二作"等分为末"。

②　丁奚　《诸病源候论》卷四十七"小儿丁奚病者，由哺食过度而脾胃尚弱不能磨消故也。哺食不消，则水穀之精减损，无以荣其气血，致肌肉消瘠。其病腹大，颈小黄瘦是也。若久不瘥，则变成穀症伤饱。一名哺露、一名丁奚，三种大体相似轻重立名也。"

③　空心米汤下五十丸　《普济方》卷三百九十三作"食前米汤下一百丸"。

炒，令微焦，取出用　陈皮去白　蓬莪术　京三棱　川楝取肉　青皮去白　杏仁去皮、尖。各等分

上各件为细末，入巴豆二十粒，去油膜，和匀，醋糊丸如黍米大，一岁常服二丸，临睡熟水送下，常服宜去巴豆。

浮肿

（四十七）退肿塌气散 治积水惊水，或饮水过多，停积于脾，故四肢肿而身热，宜用药内消之，其肿自退。

萝卜子　赤小豆　陈皮　甘草炙。各半两　木香炮，一分

上㕮咀。每服二钱，水小盏，姜枣煎服。

（四十八）海蛤散 治小儿阴肿，由啼叫怒气闭击手下。

怀香子炒，三分　薏苡仁　海蛤　白术　槟榔面裹煨。各半两

上为末。每服一钱①，食前温酒下。

（四十九）取水方 积水疳水，并宜服之。

甘遂　青皮　陈皮各去白　木香炮。各一钱　槟榔一个，生用

上为末，紫苏木瓜汤点下，忌服甘草。

（五十）内消丸 治头面手脚虚浮。

青皮五个，去白　木香一钱　巴豆七个，去壳　防己一钱半　丁香一十四个

上青皮同巴豆炒苍色，去巴豆不用，以余药为末，蒸饼丸如麻子大。每服四五丸②，男用陈皮汤下，女艾叶汤下，日三服。

---

① 每服一钱　《普济方》卷三百九十九作"食前温酒调下半钱"。

② 每服四五丸　《普济方》卷三百八十六作"每服二三岁五丸，四五岁七丸"。

胀满

（五十一）**甘遂散** 治胸膈浮热，内停饮食，以至脏腑不舒，气结胀满。

甘遂煨，令赤 青皮去白 黄芩 大黄炒，各等分

上咬咀。每服二①钱，水半盏②，煎服，以利为度。

（五十二）**橘皮饮子** 治日食不化，心腹胀满，呕逆恶心，不进乳食。

陈皮去白 人参 高良姜米泔煮 槟榔各一分 白茯苓 甘草各半分

上咬咀。每服二钱，水小盏，姜枣煎服。

秘结

（五十三）**木香散** 治心经伏热，小便不通。

木通一两 牵牛子半两，炒 滑石一两

上为末，灯芯葱白煎服。

（五十四）**栀子仁散** 治小便不通，心神烦热。

栀子仁五枚 茅根 冬葵根各半两 甘草炙，一分

上为末。每服一钱，水小盏，煎服。

（五十五）**冬葵子散** 治小腹急闷。

冬葵子一两 木通半两

上为末。每服一钱③，煎服。

（五十六）**匀气散** 治脾肺气逆，喘咳面浮，胸膈痞闷，小

---

① 二 《普济方》卷三百九十二作"一"。
② 半盏 《普济方》卷三百九十二作"一小盏，煎至五分"。
③ 一钱 《普济方》卷三百八十八作"一钱，水一小盏"。

便不利。

桑白皮一两　陈皮去白，一两半　桔梗炒，一两　甘草炙，一两　藿香叶半两　木通四两　赤茯苓去皮，一两

上㕮咀。每服二钱，水小盏，姜二片，煎服。

（五十七）八正散　治心经积热，大小便秘结。（方见诸淋门）

痘疹斑疮

东垣先生试效方论

夫小儿斑疹始出之证，必先面燥腮赤，目胞赤，呵欠烦闷，乍凉乍热，咳嗽嚏喷，足稍冷，多睡惊，并疮疹之证，或生脓胞，或生隐疹，此三等不同，盖诸证皆太阳寒水，起右肾之下，煎熬左肾。足太阳膀胱寒水，夹脊逆流，上头下额，逆手太阳丙火，不得传道，逆于面，是壬水逆克丙丁热火故也。

小儿疮疹之由，皆始生之时，啼声一发，口中所含恶血随吸而下，还于右肾胞络之胞中。其疮之发，下焦相火炽也。三等之与，皆出于足太阳寒水之经，外为大寒，内为二火交攻，化血肉为脓，寒发为寒邪，可令内泻二火，令湿气上归本位。三服斑疹即愈，以后再无二番，斑出之患，损生命者矣。

未出

（五十八）三豆饮子　治天行豆疮，但觉有此证，即服之。

赤小豆　黑豆　绿豆各一升　甘草节五钱

上淘净，水煮熟，任意食豆饮汁，七日自不发。

（五十九）升麻葛根汤　治小儿身热，欲作疹豆，先宜服之。

白芍药　川升麻各一两　甘草五钱　干葛一两

上咬咀。每服二①钱，水半盏②，煎服不拘时。

（六十）惺惺散　治小儿发热头痛，欲作疹豆。（方载变蒸类）

已出

（六十一）异功散　治豆出欲靥未靥之间，头温足冷，腹胀泻渴，急服此药，切不可与蜜水。

木香　当归各三钱半　官桂去皮　白术　茯苓去皮。各二钱　陈皮去白　厚朴姜制　人参去芦　肉豆蔻　丁香各二钱半　半夏姜制　附子炮，去皮。各一钱半

上咬咀。每服二③钱，水一盏④，姜五片，枣三枚，煎服。

（六十二）木香散　治发疮疹，身热作渴。

木香　大腹皮　人参去芦　桂心　赤茯苓去皮　青皮去白　前胡去芦　诃梨勒⑤去核　半夏姜制　丁香　甘草炙。各三钱

上咬咀。每服二钱，水小盏，姜三片，煎，空心服。

（六十三）豆蔻丸　治疹豆泄泻。

缩砂仁　木香各三钱　白龙骨　诃子肉各半两　赤石脂　枯白矾各七钱半　肉豆蔻半两

上为末，面糊丸如黍米大，每服三十丸至五十丸，煎异功散下。或泻水谷白色、淡黄色，木香散下。

---

①　二　《局方》卷之二、《御药院方》卷二均作"三"。

②　半盏　《局方》卷之二、《御药院方》卷二均作"一盏半"。

③　二　《瑞竹堂经验方》卷十五作"三"。

④　一盏　《瑞竹堂经验方》卷十五作"一大盏半"。

⑤　诃梨勒　原讹"呵梨勒"，今据《中药大辞典》改，以下从。

倒靥

（六十四）① **必用四圣散** 治小儿疹出不快，透及倒压，一切恶候。

紫草茸　木通去节　甘草　枳壳去白，麸炒。各等分

上㕮咀。每服二钱，水一盏，煎服。

黑陷

（六十五）**无价散** 治斑疹不出，黑陷欲死者。

人猫猪犬蜡晨烧　小许微将蜜水调

百者救生无一死　万锭黄金也不消

上将前四番于腊日早晨，日未出时贮于销银锅内。

（六十六）**黍粘子汤** 如斑子已出，稠密身表，急于此药，以防以后青干黑陷。

黍粘子炒香　当归身酒洗　甘草炙。各一钱　柴胡　连翘　黄芩　黄芪各一钱半　地谷皮二钱

上为粗末。每服秤二钱，水煎，去滓，温服，空心，药毕且休与乳食。

解毒

（六十七）**消毒救苦散** 治斑疹悉具，消化便令不出。如已出稀者，再不生。　东垣方

麻黄　羌活　防风各五钱　川芎　藁本　葛根　苍术　酒黄芩　生黄芩　柴胡各二分　细辛　红花　苏木　橘皮　白术各一分　升麻　生地黄　酒黄柏各五分　生甘草一分　当归身　黄连各三分　连翘半钱　吴茱萸半分

---

① 六十四　原方名在方后，今移此。

上锉，如麻豆大，每服五钱，水二盏，煎去滓，热服。

（六十八）五福化毒丹① 治疹豆余毒未解，并上焦热壅，口齿出血。

玄参一两　桔梗去芦，八钱　赤茯苓　牙硝别研　人参各半两　青黛一分　甘草一钱　麝香半钱，别研

上为末，入青黛和匀，炼蜜为丸如芡实大，金银箔为衣，磨生犀水化下。齿血臭气，用生地黄汁化下。

（六十九）消毒饮 治毒气壅遏，壮热心烦，疮疹难出，未能匀透。

牛蒡子炒，六两　荆芥穗一两　甘草炙，二两　防风　升麻各一两半

上㕮咀。每服二钱，水一盏，煎服。如大便利者，不宜服之。

已靥面

（七十）白术散 治痘已靥，身热不退。此药能清神生津，除烦止渴。

人参　白术　藿香叶　木香　白茯苓　甘草各一两　干葛三两

上㕮咀。每服二钱，水一盏，煎六分，温服不拘时。

（七十一）人参麦门冬散 治发热烦渴。

麦冬一两，去心　人参去芦　甘草炙　陈皮　白术　厚朴姜制，各半两

上㕮咀。每服二②钱，水一盏③，煎六分，温服不拘时。

---

① 五福化毒丹　《普济方》卷四百四注"一名青黛丸"。
② 二　《普济方》卷四百三作"三"。
③ 盏　《普济方》卷四百三作"大盏"。

（七十二）**谷精草散**　治豆已靥，眼目翳膜或瘾涩泪出。

谷精草一两　生蛤粉二两

上为末，獖猪肝一叶，以竹刀劈作片子，掺在药内，用苧绳缚定于瓦器，用贮水慢火煮熟，令儿食之。

痘入眼

（七十三）**疮入眼方**[1]　治斑疮入眼。

蒺藜麸炒　甘草炙　羌活　防风各等分

上捣，每服二钱，研水下，拨云见日有效。

又方　朱砂　脑子　水银　麝香各等分

上四味，研为细末，用水银调滴耳中。

（七十四）**又二方**[2]　治小儿出疮疹，眼内有云翳方。

轻粉　黄丹各等分

上为竹筒吹在耳内，左眼有翳吹右耳，右眼有吹左耳，即退。

疳蚀疮

（七十五）**绵茧散**　治豆疮，身体肢节上有疳蚀疮，脓水不绝，用出蛾绵茧不拘多少，以生白矾槌碎置在内，炭火烧，令矾汁尽，取细，研干掺疮上。

（七十六）**雄黄散**　治小儿因豆疮，牙龈生疳蚀疮。

雄黄一两　铜绿二钱

上同研极细，量疮大小，干掺其上。

---

① 疮入眼方　此处方名原脱，今据原书目录补。

② 又二方　此处方名原脱，今据原书目录补。

水痘

（七十七）麦煎散 治水豆。

地骨皮炒　滑石　甘草炙。各半分　甜葶苈纸夹，炒用　麻黄去节　大黄纸裹，煨　知母　羌活　人参各一分

上为末。每服半钱，水一盏，小麦七粒，煎服。

五疳五软

诸疳

（七十八）芦荟丸① 治脾胃积热，随成疳疾，宜服此药。

龙胆草　黄连去须　芜荑各一两，去皮，洗，炒黄色，吹入前药一处，炒赤色

上各件为末，别入芦荟末一分，和匀，饭饮丸如黍米大，随大小加减②，空心米汤下。

（七十九）鳖甲散 治疳劳骨蒸。

鳖甲九胁者，沸汤浸洗，用童子小便涂炙　黄芪蜜炙　白芍药各一两　生熟地黄　地骨皮　当归去芦，洗　人参去芦。各半两

上㕮咀。每服二钱，水半盏，煎服。

（八十）猪肚丸 治骨蒸疳劳，肌体黄瘦。

木香半两　宣连　生地黄　青皮　银州柴胡去芦　鳖甲九胁者，汤浸洗令净，却用童子小便涂炙。各一两

上为末，猪肚一枚，入药内，麻绳缠定于沙钵内，悬肚煮

---

① 芦荟丸　《普济方》卷三百八十注"一名胆连丸《傅氏活婴方》"。
② 随大小加减　《普济方》卷三百八十作"服三丸至三十丸"。

熟，取出细研猪肚为丸，如麻子大，米饮下，大小加减，不拘时。

（八十一）大胡黄连丸　治惊痫腹胀，虫动多睡，肌黄体瘦，五心烦热。

胡黄连　黄连　苦楝子各一两　白芜荑去扇，半两炒　干蟾头一分，存性烧　麝香一钱　青黛一钱半　芦荟一分。各别研

上将前四味为末，猪胆汁和为剂，每一胡桃大，入巴豆仁一枚在内，却用油单一重裹之，蒸熟，又入后四味，面糊丸如麻子大，每服十四五丸，清米饮下，食后临卧，日进三服。

（八十二）肥儿丸　消疳进食。

黄连　神曲　麦蘖各一两，微炒　使君子肉　豆蔻各半两，煨木香一钱，炮　槟榔一个，不见火

上为末，面糊丸如粟米大①，空心饭饮下，大小以意加减。

（八十三）清肺饮子②　治匿鼻凉膈。

桑白皮　地骨皮　黄芩　生干地黄各等分

上㕮咀。每服量大小加减，水煎，食后服。

（八十四）直指方胡黄连丸　治小儿热疳。

胡黄连　川黄连各半两　朱砂一钱半，别研

上为末，入猪胆内系定，虚悬于铫中，煮一时久取出。入芦荟青黛各二钱半，去足蛤蟆灰二钱，麝香少许，粳米饭丸如麻子大，每服十丸，米饮下。

（八十五）芦荟丸　治小儿五疳。

芦荟　芜荑去皮　青黛　宣连　真麝香少许　槟榔各一分　胡

---

① 面糊丸如粟米大　《普济方》卷三百七十九作"糊丸如小豆大，三岁三十丸"。

② 清肺饮子　《普济方》卷三百六十四作"凉膈饮子"。

黄连半两　　獖猪胆二个　　蝉壳二十个

上为末，猪胆丸如麻子大，每服五七丸，饭饮吞下。

（八十六）使君子丸　治小儿五疳下痢。

使君子三两　丁香　木香　厚朴　麝香各一钱　没食子　胡黄连　肉豆蔻各一两　芦荟二钱

上为末，粟米丸如黍米大，每服二十①丸，米饮下。

（八十七）北枣散　治小儿走马疳，用北枣一枚，去核，入鸭嘴胆矾一片在内，纸裹火煅通红，出火毒研细，敷牙左右。

（八十八）月蚀疳疮②　治小儿耳边鼻下赤烂湿痒，名月蚀疳疮。

黄丹一钱，煅令赤色　绿豆粉一钱　白矾一钱，飞过

上研细，干敷疮上，唾调亦可。

（八十九）木香丸　治冷疳多渴，烦躁啼叫，乳食不进，好卧冷地。

木香　青黛　槟榔　豆蔻去皮。各三分　麝香一钱　续随子一两，去壳　小蛤蟆三个，先用绳缚，晒干，烧存性

上为末，炼蜜丸麻子大，一岁儿十丸③，薄荷汤下。

（九十）使君子丸　治脏腑虚滑，疳瘦下痢，腹胁胀痛，不思乳食，常服安虫补胃，消疳肥肌。

厚朴去皮，姜炒　青黛各半两，疳热兼壅滞热渴者，方即用此一味。只脏腑不调，不用　诃子半生半煨，去核　甘草炙　陈皮各半两　使君子肉一两，面裹煨热，去面焙干

---

① 二十　《御药院方》卷十一作"一十五"。

② 此处方名原脱，今据原书目录补。

③ 一岁儿十丸　《普济方》卷三百七十九作"一岁十丸，加至三十丸"。

上为末，炼蜜丸如鸡头大，每服一丸，米饮化下，小儿生百日以上，三岁以下，服半丸，乳汁化下。

（九十一）大芦荟丸 治疳煞虫，和胃止泻。

黄连　胡黄连　白芜荑去扇　芦荟　鹤虱炒　雷丸窍间白者佳，赤者杀人勿用　青皮　木香各半两　麝香一钱，别研

上为末，粟米饭丸，绿豆大，米饮下一二十[1]丸。

（九十二）橘连丸 治疳瘦，久服消食和气，长肌肉。

陈皮　黄连去须，米泔浸一日。各等分

上为末，别研，入麝香半钱，用猪胆七个，分药入胆内，浆水煮，候临熟，以针微刺破，以熟为度。取出用粟米粥和丸，如绿豆大，每服十丸至二十[2]丸，米饮下，量大小加减。

（九十三）龙粉丸 治疳渴。

草龙胆　定粉　乌梅肉　黄连

等分为末，炼蜜丸如麻子大，米饮下一二十丸。

诸软

（九十四）点头方 治肝胆停热，致令筋弱项软，抬头不起。

附子生　南星

等分为末，姜汁调摊，贴患处，次服防风丸、泻青丸。

（九十五）地黄丸 治小儿头颅不合，体瘦骨露，脚软不能行，有如鹤膝，皆禀赋不足，肾虚不生骨髓，此药补之，疾自愈。

熟地黄洗，焙，八钱　泽泻二钱　牡丹皮去心　牛膝　山茱萸

---

① 一二十　《小儿药证直诀》卷下作"二十"。

② 二十　《普济方》卷三百八十作"三十"。

山药　白茯苓　鹿茸去毛，酥炙。各四钱

上为末，炼蜜丸，梧子大，三岁以下三二丸，温水化下，空心。

（九十六）羚羊角丸　治小儿五六岁，骨气虚，筋脉弱，不能行者。

羚羊角屑　白茯苓　防风去芦　虎胫骨涂醋，炙黄　酸枣仁炒
生干地黄各半两　黄芪　桂心　当归炒。各一分

上为末，炼蜜丸如绿豆大，食前以温酒研破三五丸服之，一月渐渐可行也。

（九十七）小茸丸　治胎中受热，遍身筋软。

鹿茸　川牛膝　苁蓉　木瓜　杜仲　菟丝子　当归　熟地黄　天麻　青盐各等分

上为末，用蜜丸，盐汤温酒化下皆可。

（九十八）羚羊角散　治面红唇白，肠热项软。

熟地黄酒浸　白茯苓　羚羊角　酸枣仁炒　虎胫骨酒炙　肉桂　防风　甘草各等分

上为末，温酒盐汤化下皆可。

喉痛丹毒

喉痛

（九十九）甘桔汤　治风痰壅盛，咽喉肿闭。（方见咽喉门）

（一百）四顺清凉饮子　治一切丹毒积热壅滞，咽喉肿痛。

当归去芦　甘草炙　赤芍药　大黄各等分

584

上咬咀。每服一钱，水半盏①，煎七分，去滓，食后温服。

丹毒

（百一）牛黄散　治五种丹毒。

郁金　桔梗去芦　天花粉　甘草炙　葛粉各等分

上为末。每服一钱，薄荷汤入蜜调下。

（百二）白玉散　治赤游丹毒。

白玉一两　寒水石二两

上为末，米醋调敷患处，或肿至外肾，有破出，只用水调。

（百三）生料四物汤　治血热生疮，遍身肿痒。

生干地黄　赤芍药　川芎　当归去芦，此本方　防风续加。各等分　黄芩减半

上咬咀。每服二钱，水一盏，煎服。忌诸毒食。

（百四）防己散　治小儿伏热毒之气，遍身赤肿，入腹入肾，防其杀人。

汉防己半两　朴硝　犀角　黄芩　黄芪　川升麻各一分

上咬咀②，加竹叶煎，大小以意加减。

（百五）漏芦散　治五种丹毒，并诸疮疖。

漏芦　麻黄去根、节　连翘　川升麻　川芒硝　黄芩各一分　白敛三分　甘草一分　川大黄一两

上咬咀。每服二钱，水一盏，煎服。

（百六）丹毒入腹方③　治丹毒发作，恐其入腹，一时无药，急以针于红点处刺出恶血，使毒气于此而散。

----

① 半盏　《普济方》卷二百七十九作"一盏半"。

② 上咬咀　《普济方》卷四百六作"每服半钱，水一盏"。

③ 丹毒入腹方　此处方名原脱，今据原书目录补。

虫痛疝气 附：疮疹杂方

虫痛

（百七）化虫丸　治一切瘠虫攻刺心腹，疼痛不已，叫哭合眼。

胡粉炒　鹤虱各五两　白矾枯过，一两二钱半　槟榔　苦楝根各五两

上为末，面糊丸如麻子大，量儿大小加减，米汤下。

（百八）灵矾散①　治小儿虫咬心痛欲绝者。

五灵脂末二钱匕　白矾火飞，半钱匕

上咬咀。每服二钱，水一盏，煎服不拘时，当吐出虫愈。

（百九）安虫散　凡虫不可直攻，宜安之。

槟榔　胡粉炒黄　川楝子去皮、核，秤　鹤虱炒黄色。各二两　白矾一分，铁器内火上熬枯，秤

上为末。每服一字，温米饮调下。

（百十）川楝丸②　治上中二焦虚，或胃寒虫动作痛。

干漆一分，杵碎，炒烟出尽　雄黄一分　巴豆霜一钱

上为末，曲糊丸如黍米大，看儿大小与服，取东向石榴根煎汤。下痛者，煎有子，苦楝根汤下，或芜荑汤下亦可。

（百十一）芜荑散　治诸虫作痛。

白芜荑去扇　干漆炒，令烟尽。各等分

---

① 灵矾散　《普济方》卷三百九十九作"灵白散"。
② 川楝丸　《鸡峰普济方》卷二十作"安虫丸"。

586

上为末。每服一字①，饮调下，临发时服。

（百十二）化虫丸 治因疳虫，五心烦热。

芜荑　黄连　神曲炒　麦糱炒。各等分

上为末，面糊丸如黍米大，空心米饮下。

（百十三）金露丸 专治小儿劳瘵，尸虫作痛，面目羸瘦，五心烦热。如其它食积冷气作痛，又非其治，临证审之。又有心痛欲绝，一时无药可疗，急用艾灸足大拇指中，男左女右。

厚朴去皮，姜制　柴胡去芦　桔梗去芦。各二分　附子一个，炮　大黄　紫菀茸炒，各三分　干姜炮　川椒去目，合口者　吴茱萸　白茯苓　人参去芦　川乌炮　官桂去皮。各半两　菖蒲三分　猪牙皂角去皮，二钱

上为末，别研甜葶苈子半两，巴豆三分，去油膜，续随子半两，同煎。药一处面糊丸入麻子大，以意加减，空心下。

疝气

（百十四）治小儿疝气方

芫花醋浸炒　木香　槟榔　三棱炒。各半两　附子炮　茯苓　青皮去白　全蝎　肉桂　硇砂各一分

上为末，将硇砂浸洗去土，顿在汤瓶上，候成膏子，和糠醋打面糊丸如绿豆大。每服三十丸，空心温酒下，未效再服。

（百十五）外肾肿方② 外肾肿硬及阴疮，用干地龙为末。先以葱椒汤于避风处洗，次用津唾调敷其上。

（百十六）三白散 治小儿膀胱蕴热，风湿相乘，阴囊肿胀，大小便利。

---

① 每服一字 《普济方》卷三百九十九作"每服一字半钱或一钱"。

② 外肾肿方 此处方名原脱，今据原书目录补。

牵牛二两，白者　桑白皮　木通去节　陈皮去白。各半两

上为末。每服二钱，姜三片，空心煎服。

杂方

（百十七）金华散　治小儿疮疖、疮癣、疳疮等。

黄连　黄柏各半两，并为末　黄丹一两，火熔　轻粉一钱　麝香一字，别研

上同研，先以温水洗疮，后贴之。

（百十八）治湿癣方①　治湿癣疮，用蛇床子为末，先以韭菜根煎汤洗，次用腊月猪脂调药敷之。

（百十九）鼻衄方②　治鼻衄，用生萝卜籽去叶捣汁，仰头面滴入鼻中。或血妄行，取汁饮之立效。

（百廿）白蔹散　治小儿冻耳成疮，或痒或痛。

黄柏　白敛各半两

上为末，先以汤洗疮，后用生油调涂。

（百廿一）生附散　治冻烂脚成疮，用生附子为末，面水调，贴之即愈。

（百廿二）香薷煎　治小儿白秃，不生发，燥痛。

陈香薷二两　胡粉一两　猪脂半两

上用水一大盏，煎香薷取汁三分，去滓，入胡粉猪脂相和令匀，涂于头上，日频用之。

（百廿三）芎黄散　治小儿齿不生。

川芎　熟地黄　山药　当归　芍药　甘草炙。各等分

---

① 治湿癣方　此处方名原脱，今据原书目录补。

② 鼻衄方　此处方名原脱，今据原书目录补。

588

上为末，热汤调服，用擦齿脚。

（百廿四）黄连散　治头疮。

川黄连　黄檗去粗皮　真轻粉　草决明各等分

上为细末，用小生油调药于疮上，涂立愈。

医学源流

三皇

伏羲皇帝

太昊伏羲氏，风姓。代燧人氏而王，蛇身人首。始画八卦，造书契以代结绳之政。制嫁娶以俪皮为礼。结网罟教佃渔，养牺牲以庖厨，故曰庖牺。

《历代名医图》赞曰：

茫茫上古　是及庖牺　始画八卦　爰分四时

究病之源　以类而推　神农之降　因而得之

神农炎帝

炎帝神农氏，姜姓。人身牛首，继风姓而立火德王。斲木为耜，揉木为耒，始教耕。作蜡祭，以赭鞭鞭草木。始尝百草，始兴医。教人日中为市，交易而退。《淮南子》云："神农尝百草，一日而七十毒，由是医方兴焉。"盖上世未著文字，师学相传，谓之草本。

《历代名医图》赞曰：

仰惟神农　植艺五谷　斯民有生　以化以育

虑及夭伤　复尝草木　民到于今　悉沾其福

轩辕黄帝

黄帝者，姓公孙，名轩辕，又曰姬姓。有熊国君少典之子。

炎帝世衰，诸侯相征伐，轩辕乃习用干戈，以征不享，平定天下，歼灭蚩尤。以土德王天下。《内经素问序》云："安不忘危，存不忘亡。求民之瘼，恤民之隐者，往圣之用心也。在昔黄帝之御极也①，以理身绪馀治天下。坐明堂之上，临观八极，考建五常，以谓人之生也，负阴而抱阳，食味而被色，外有寒暑之相荡，内有喜怒之交侵，夭昏札瘥，国家代有。将欲敛时五福，以敷锡厥庶民，乃与岐伯等②上穷天纪，下极地理，远取诸物，近取诸身，更相问难，垂法以福万世。于是雷公之伦，授业传之，而《内经》作矣。"

《历代名医图》赞曰：

伟哉黄帝　圣德天授　岐伯俞府　以左以右
导养精微　日穷日究　利及生民　勿替于后

天师岐伯

《素问内经》③ 问答，岐伯为黄帝之师，故称之曰天师岐伯。全元起有说："素者，本也。问者，黄帝问于岐伯也。方陈性情之源，五行之本，故曰素问。"岐伯世师僦贷季。

《名医图》赞曰：

天师岐伯　善答轩辕　制立素问　始显医源

伯高

《素问》《灵枢经》论顺逆，论五味及卫气失常，论客邪，伯高有答黄帝问难之语。

鬼臾区

《素问内经》天元纪大论有答黄帝之语。

---

① 也　原脱，据《重广补注黄帝内经素问》林亿序补。
② 等　疑为衍文《重广补注黄帝内经素问》林亿序未见。
③ 《素问内经》　当作《内经素问》，与前文同。

俞附

林改之作《历代名医图》序有云俞附煎肠涤脏云云。

少俞

《素问》《灵枢经》论勇，论痛，论五味。少俞有答黄帝问难之语。

少师

《灵枢经》忧恚无言篇及通天论，少师有答黄帝问难之语。

桐君

轩辕以前文字未传。如六爻指垂，画象稼穑，即事成绩。至于草本药性所主，当以识识相图①，不而，何由得闻。至于桐雷乃著，在于编简，草本应与素问同类。至后人张机、华佗辈，遂为《本经》，后人多更修饰之而。

太乙雷公

黄帝坐名堂，招引雷公问整济生灵之道，因而授之。事见《素问内经》十二卷著至教论篇，由是雷公医道益著，有炮炙论。其序载在本草，云公姓雷名敩。

《名医图》赞曰：

太乙雷公　医药之宗　炙煿②泡煎　千古无穷

马师皇

马师皇者，黄帝时马医也，知马形生死，诊治之辄愈。后有龙下向之垂耳张口，皇曰："此龙有病，知我能治。"乃针其唇下口中，以甘草汤饮之而愈，后数数有疾龙出其波，告而求治之，一旦，龙负皇而去。

---

① 图　《本草经集注》序作"因"。

② 煿　烘烤或煎炒食物。《齐民要术·作酢法》："但是烧煿者，皆得投之。"

《列仙传》赞曰：

师皇点马　厥无残驷　精感群龙　术无殊类
灵虬报德　弥鳞衔辔　振跃天汉　粲有遗蔚

按《历代名医图》

三皇时有僦贷季为岐伯祖世之师，理色脉而通神明。

五帝

按《历代名医图》

五帝时有巫咸、伊尹。

殷

伊尹

伊尹发《内经素问》之蕴，著汤液之论。《名医图》伊尹
作五帝时人，在巫咸之次。愚按伊尹相汤以王天下，当在三代殷
商之世，其姓字相同者乎。今移于此，以俟识者而校之。

周

范蠡

范蠡，字少伯，徐人也。事周师太公望，好服桂饮水，为
越大夫，佐勾践①破吴后轻舟入海，变名姓适齐，为鸱夷子，更
后百馀年见于陶，为陶朱君。财累亿万，号陶朱公，复弃之，兰
陵卖药，后人世世识见之云。

《列仙传》曰：

范蠡御桂　心虚志远　受业师望　载潜载惋
龙见越卿　功遂身反　脱屣千金　与道舒卷

---

① 践　原作"钱"，据《史记》卷四十二改。

按《历代名医图》 周时有七人未详出处。

巫彭 娇氏 俞氏 卢氏 医蝴 文挚 凤纲

秦

医缓

晋侯有疾,求医于秦。秦伯使医缓为之。未至,晋侯梦疾化为二竖子,曰:"彼良医也,惧伤我焉,逃之。"其一曰:"居膏之上,肓之下,若我何?"。医至,曰:"疾不可为也,在膏之上,肓之下,药不能达,针不能及。"侯曰:"良医也。"厚礼而遣之。

医和

《国语》晋平公有疾,秦伯使医和视之。文子曰:"医及国家乎?"对曰:"上医医国,其次医人,固官,医也。"乃谓赵孟曰:"疾不可为也,是谓近女室,疾如虫,非鬼非食,惑以丧志。"赵孟曰:"何谓虫?"对曰:"淫溺惑乱之所生也,于文皿虫为蛊,在《周易》女惑男,风落山谓之蛊,皆同物也。"赵孟曰:"良医也"。

长桑君

扁鹊少为舍长,舍客长桑君过,扁鹊奇之,常谨遇之。长桑君曰:"我有药方,年老欲传与子。"乃出怀中方,饮以上池之水三十日,当知物矣。扁鹊如其言,从此视病尽见五脏之癥结。

神应王扁鹊

秦越人,号扁鹊,卢国渤海人,得《素问》《灵枢》之旨,设为问答,作《八十一难》以释疑义,其间荣卫度数,尺寸部位,阴阳旺相,脏腑虚实,脉法证病与夫经络流注,针刺俞穴,莫不该备。为医之祖焉。

传曰："越人至虢，虢太子暴死，越人曰：'此尸厥也，可活。'乃针维会穴，随手而起。"

扁鹊见齐桓侯曰："君疾在腠理，不治将深。"桓侯曰："寡人无疾"。后五日复见，曰："君疾在血脉，不治将深。"五日复见，曰："君疾在肠胃，不治将深。"后五日，望见桓侯即退走。曰："疾居腠理，汤熨之所及也。在血脉，针石之所及也。在肠胃，酒醪之所及也。今在骨髓，虽司命无奈之何。"后五日，桓侯召之，扁鹊逃去，桓侯遂死。然则学未至医，可易言哉！

《名医图》赞曰：

秦神扁鹊　精研医药　编集《难经》　古今钦若

安期生

安期先生，琅琊阜乡人也。卖药于东海边，时人皆言千岁翁。秦始皇东游，请见，与语三日三夜，赐金璧度数千万出，于阜乡亭皆置去，留书以赤玉舄一双为报，曰：'后数年求我于蓬莱山。'始皇即遣使者徐市、卢生等数百人入海，未至蓬莱山，辄逢风波而还，立祠阜乡亭海边。

《列仙传》赞曰：

寥寥安期　虚质高清①　乘光适性　保气延生

聊悟秦始　遗宝阜亭　将游蓬莱②　绝影清泠

崔文子

崔文子者，太山人也。世好黄老事，居潜山下，后作黄散赤丸。成石父祠，卖药都市，自言三百岁后，有疫气，民死者万计。长吏之文所请救，文拥朱幡，系黄散以徇人门。饮散者，即愈，所活者万计。后去在蜀卖黄散，故世宝崔文赤丸黄散，实近

---

① 高清　原作"幽灵"，据《列仙传》卷上改。

② 蓬莱　原作"蓬岛"，据《列仙传》卷上改。

于神。

《列仙传》赞曰：

崔子得道　术兼秘奥　气疠降丧　仁心攸悼

朱旛雷麾　神药捷到　一时获全　永世作效

按《历代名医图》 有秦三人

太医令李醯　李豹　子阳扁鹊弟

西汉

仓公淳于意

太仓令淳于意，精穷医道。齐王太后病，召意入诊，脉曰：风瘅客脬，难于大小便，溺赤。意饮以火齐汤，一饮即前后溲通，百饮病已，溺如故。病得之流汗出潃潃者，去衣而汗息也，所以知太后病者，诊其脉，切其太阴之口，湿然风气也，脉法曰：沉之而大坚，浮之而大紧者，病主在肾，切之而相反也。脉大而躁，大者，膀胱气也。躁者，中有热而溺赤。见《史记》淳于意传。

《名医图》赞曰：

汉淳于意　时遇文帝　封赠仓公　名传万世

淮南子

按《汉书》纪云：淮南子，姓刘名安，乃厉王之长子。文帝十六年，安绍封淮南王。为人好读书，精医术，招宾客方士，作《内书》二十一篇，《外书》甚众，又著《洪烈解》，本草药性，多经其注。武帝元狩年，淮南国废改为九江郡，因号淮南子也。

楼护

《本草补助》序有云，旧说《本草经》神农所作，而不经见《汉书》艺文志亦无录焉，平帝纪云："元始五年，举天下通知方术本草者，在所为驾一封轺传诣京师。"楼护少诵诸医经、本草、方术数十万言，本草知名，盖见于此。

按《历代名医图》 西汉有

元里公杨度　秦信　王遂　宋邑　公孙光　冯信　高期
王禹　唐安　杜信　玄谷

东汉

张仲景

张机，字仲景，南阳人也，为长沙太守，深于医道，称为亚圣，录本草药性作《神农本草经》三卷，又广《汤液》为《伤寒卒病论》，合十六卷，垂万世不易之法，然后医乃大备，先圣后圣，若合服节。至晋王叔和，以仲景之书撰次成叙，得成全轶，遂为众方之祖，今世但传《伤寒论》十卷，杂病未见其书，或于诸家方中载其一二矣，如《金匮方要》亦有遗意焉。

《名医图》赞曰：

汉张仲景　伤寒论证

表里实虚　载名亚圣

郭玉

郭玉，广汉人也，后汉和帝时为侍郎。为人善别脉，知人生死。帝令童男衣女子之衣，诈云其病，使玉诊脉，玉曰："此女谁言病，据脉状，阳盛阴虚，臣谓非女。"帝善之，迁五官中郎将。

按《历代名医图》 东汉有
程高　涪翁　沈建　杜度　魏沉　张伯祖

魏

华佗

魏志曰：甘陵相夫人有娠，腹痛不安①，方得六月，佗视脉曰："胎已死矣。"使人手摸知所在，在右则女，在左则男。其人曰在左，于是为汤下之，果下男形而愈。又有人病，腹中攻痛十余日，鬓发坠落，佗曰："是脾半腐，可刳腹治也。"使饮药，令卧，破腹就视，脾果半腐坏，以刀断之，割去恶肉，以膏敷之即差。② 魏太祖闻而异之，召佗常在左右，太祖苦头风，每作心乱目眩，佗针鬲随手而愈。汉魏已来，名医益众，张机华佗辈，始因古学附以新说，通为编述，本草由是见于经录，然《旧经》才三卷，药止三百六十五种，谓之《神农本经》

《名医图》赞曰：

魏有华佗　剔骨疗疾

设立疮科　神功巧多

李当之

李当之，华佗弟子也，修《神农旧经》作《药录》。

吴普

吴普，亦华佗弟子也，广陵人，撰《本草》一卷，作《药录》。

封君达

封君达，魏国人，善医，号青牛道士。

按《历代名医图》　魏有樊阿、韩康。

---

① 腹痛不安　《三国志》魏书卷二十九作"六月腹痛不安"。

② 按：刳腹案《三国志》未见。

吴

吕广

吕广，吴人，为太医令，重编《难经》。按丁德用《补注难经》，历代传之一人，至魏华佗，乃烬其文于狱下。于晋宋之间，虽有仲景、叔和之书，然各示其文而滥觞其说。虽吴吕广重编此经，而尚文意差迭，按此则《难经》为烬余之文，其编次重复，经吕广之手，故不能无缺失也。按《名医图》有吕博，无吕广，予疑博即广也。

负局先生①

负局先生者，不知何许人，语似燕代间人。常负磨镜局循吴市中，衒②磨镜一钱。因磨之，辄问主人，得无有疾苦者，即出紫丸药以与之，得者莫不愈，如此数十年。后大疫，病家至户到与药活者万计，不取一钱。吴人乃知其真人也，后主吴山绝崖头，悬药下与人，将欲去时语下人曰："吾还蓬莱山，为汝曹下神水。"崖头一旦有水，白色，流从于石间，取饮之多愈疾，因立祠。

《列仙传》赞曰：

负局神湍③　披褐含秀　术兼和鹊　心托宇宙

引彼蓬泉④　灌此绝岫　欲返蓬莱⑤　以齐天寿

---

①　负局先生　《列仙传》卷下未记时间，《山西通志》卷一百五十九作北魏人。

②　衒　叫卖，卖。《楚辞·天问》："妖夫曳衒，何号于市？"苏轼《种茶》诗："百饼衒私斗。"

③　湍　《列仙传》作"端"。

④　蓬泉　《列仙传》作"莱泉"。

⑤　蓬莱　《列仙传》作"莱山"。

董奉①

董奉，吴人，居庐山，治病无不应效。病重者种杏五铢，轻者一株，遂成林，号董仙杏林。

蜀②

唐慎微③

唐慎微，不知何许人，传其书者，失其邑里族氏，避御讳，改谨微。因其见闻之所迫，博采而备载之。于《本草图经》之外，又得药数百种，益以诸家方书与经子传记，佛书道藏，凡该明乎物品功用者，各附于本草之左。其为书，三十有一卷，目录一卷，六十余万言，名曰《经史证类备急本草》。查其为力，亦勤矣。而其书不传，世罕言之。迨宋大观中，集贤孙公德其本而善之，邦计之，暇命官校正，与《本经》及《名医别录》、《唐本图经》与勘定重定，会集成一募工镂板，以广其传，谓之《大观本草》

韩保升

韩保升，伪蜀人，为翰林学士。蜀主孟昶尝令保昇等以《唐本图经》参比为书，稍或增广，世谓之《蜀本草》

按《历代名医图》　蜀有

---

① 董奉　《百越先贤志》作"生汉时，不知其岁。"《江南通志》卷一百七十一作"汉董奉，居钟离"。

② 蜀　若按本书体例，此"蜀"当为三国蜀汉（公元221～263年）但此处记载人物为五代十国后蜀（公元925～965）之人（韩保昇、孟昶），当为作者误。

③ 唐慎微　唐慎微当为宋人，《宋史》卷二百三七艺文志"唐慎微《大观经史证类备急本草》三十二卷"，晁公武《郡斋读书志》后志卷二"《证类本草》三十二卷，右皇朝唐慎微纂合两本草为一书，且集书传所记单方附之于本条之下，殊为详博"。

李譔　伪蜀王孟昶

西晋

王叔和

王叔和，西晋高平人也，为太医令，性度沉静，尤好著述，博通经方，精意诊切。洞识修养之道。其行事具唐甘伯宗《名医传》中。撰《脉经》十卷，《脉诀》数卷，《脉赋》一卷。

《名医图》赞曰：

晋王叔和　方脉之科　撰成要诀　普济沉疴

李子豫

陶隐居序《本草》有云：李子豫，善医，尝合赤丸，能祛鬼邪病传入脏腑，服之随即瘥。

皇甫谧

皇甫谧，字士安，号玄晏先生。博古通今，聚书万卷，精于医术，作《甲乙经》。

《名医图》赞曰：

皇甫士安　治法千般　经言甲乙　造化是难

张苗

《晋书》云：张苗，雅号医术，善消息，诊处陈廪秋得病，服药数汗，汗不出。众医云："汗不出者死。"苗乃烧地布桃叶于上蒸之，即得大汗，便于被下傅温粉，候身极燥，乃起即差。

张华

晋尚书张华字茂先。经穷医道，善观察天文地理。尝见斗见有异气，谓雷焕曰："宝剑之精，当在丰城。"华举焕为丰城令，掘狱基入地，得石函，中有宝剑二题曰龙泉、太阿，送一与华。及华被诛，失剑所在。焕卒，其子佩经延平津，忽腰间跃水，使人求之，但见两龙相绕。惧而还，乃知异物，终当化去。

宫泰

刘德

史脱

靳邵

赵泉

阮德

裴颜

裴颛

陶隐居云：自晋代已来，有张苗、宫泰、刘德、史脱、靳邵、赵泉、李子豫等，皆一代良医，其贵胜阮德，如张茂先、裴逸民、皇甫士安及江左葛洪、蔡谟、商仲堪诸名人等，并研精药术。

东晋

葛洪

葛洪，字稚川，丹阳人士，晋为勾漏令。览究典籍，尤好神仙道养之法。隐居罗浮山，炼丹得仙，号曰葛仙翁。在山积年，优游闲养，著述不辍，撰经效方三卷，名曰《肘后救卒方》又曰《肘后备急方》。又著神仙书，名曰《内篇》《外篇》凡一百六十篇，又号抱朴子，因以名书云。终年八十一，殡入棺后，举棺轻，发棺视之，惟衣而已，世以为尸解云。

范汪

范汪，东晋时人。尝注本草药品，有方百余卷，无传。名医图作"范注"。陶隐居云：余世祖已来，务敦方药，本有《范汪方》一部，斟酌详用，多获其效，内护家门，傍及亲族。其有虚心告请者，不限贵贱，皆摩踵救之。凡所救活数百千人，自余投缨宅岑，犹不忘此，日夜玩味，尝觉欣欣焉。

蔡谟

商仲堪

按《历代名医图》 西晋有

蔡谟　商仲堪　仰道士　支法存

东晋有　程拯

今据陶隐居云，蔡谟、商仲堪、江左人等移东晋。

南宋①

徐熙

徐熙，字秋夫，善医，为射阳令。常闻鬼呻吟，甚凄苦。秋夫曰："汝是鬼，何如此？"答曰："我患腰痛死，虽为鬼，犹痛苦，尚不可忍。闻君善医，愿相救。"秋夫曰："鬼类无形，何由措置？"鬼云："君但缚草作人，子依之，但取孔穴针之。"秋夫如其言，针腰俞二穴、肩井二穴，设祭而埋之。明日一人来谢曰："蒙君医治疗，复为设祭，病今已愈，感惠实深。"忽然不见。秋夫曰："夫鬼为阴物，病犹告医，既愈矣，尚能感激来谢，况于人乎？"其鬼姓斛名斯。

徐文伯

宋太子善医书，出苑。见一有孕妇人，太子自为诊之，是一女。令徐文伯亦诊之，乃一男一女。太子性急，欲剖腹视之，伯曰："自请针之令落。"于是泻足三阴交，补手阳明合谷，胎应针而落，果如文伯之言也。愚按：宋太子即少主元徽。又按《南史》记：范云初为陈武帝属官，武帝宠之，将有九锡之命在

---

① 南宋　此"南宋"指南朝宋（公元420～479年）。

旦夕矣。云忽感伤寒之疾，恐不得，预召徐文伯诊视，以其事实告，愿得速愈。文伯曰："便差甚易，只恐二年后不复起耳。"云曰："朝闻道夕死犹可矣，况二年乎？"文伯以火烧地，布桃叶，设席置云于上，顷刻间汗解，扑以温粉，翌日愈。云甚喜，文伯曰："不足喜也。"后二年果卒。

少主元徽

胡洽

秦承祖

羊欣

陶隐居云：宋有羊欣、元徽、胡洽、秦承祖。齐有尚书褚澄、徐文伯、嗣伯群从兄弟，疗病十愈八九。凡此诸人，各有所撰方，观其指趣，莫非本草者乎？或时有别药，亦循其性度，非相踰越。

按《历代名医图》　南宋有

道度秋夫长子　叔向秋夫次子　薛伯宗　徐仲融　僧深　刘娟子

齐

褚澄

齐光禄大夫褚澄，仕至尚书。建平孝王妃姬寺皆嬖，无子。择良家未笄女入御，又无子。知澄善医，问曰："求男有道乎？"澄对曰："合男女必当其年，男虽十六而精通，必三十而娶。女虽十四而天癸至，必当二十而嫁。皆欲阴阳完实，然后交合，则交而孕，孕而育，育而为子，坚壮强寿。今未笄之女，天癸始至而已近男色，阴气早泄，未完而伤，未实而动。是以交而不孕，孕而不育，育而子脆不寿。此王之所无子也。大王诚能访求多男妇人媒至宫府，有男之道也。"王曰："善"。未再期，生六男。

徐之才

徐之才，精明医药，作《本草药对》。长子林卿，次子同卿皆善于医。

徐嗣伯

《齐书》曰：秣陵人张景，患腹胀面黄，医莫能治。嗣伯曰："此石蚘尔，极难疗，当死人枕煮服。"既往古冢中取枕煮服之，得大利并蚘虫头坚如石者五升，即差。有妪人患滞冷，嗣伯诊之曰："尸注也。"亦教之煮死人枕而愈。后沈僧慧①患眼痛，多见鬼物。嗣伯曰："邪气入肝，可煮死人枕服。"亦就愈。王晏问曰："三病不同治则一何也?"曰："石蚘者，久蚘。医疗既癖，其蚘转坚，世间药不能遣。须鬼物驱之而散。尸注者，鬼气也。伏而不起，令人沉滞，须得鬼物促之。夫邪气入肝，使眼痛而见魍魉，应须鬼物以钩之。是故三者皆用死人枕也。气因枕去，故令埋于塚间也。"

按《历代名医图》 南齐有

张子信　马嗣明　张远游

北齐有

龙树王菩萨　顾欢　李元忠　崔季舒　李密　祖挺　邓宣文　颜光禄

梁

正白先生陶景

正白先生，初不知何许人，亦不知姓氏，《名医图》作"贞白先生"。

---

① 慧 《南史》卷三十二作"翼"。

按《开宝重定本草》序云：《本草旧经》三卷，至梁正白先生陶景乃以别录参其本经，朱墨杂书，时谓明白。而又考彼功用，为之注释，列为七卷。南国行焉，未必陶景号正白先生耶，恐只一人矣。《名医图》梁列贞白先生，次苏恭，次陶弘景，各自是一人矣。

今按《书林广记》梁陶景谥正白先生，况苏恭唐人，则名医图之误也，明矣。

一作陶弘景，重选本草药品三百六十五种，增入旧经，作七卷，谓之《名医别录》自号隐居先生。按段成己题葛氏《肘后备急方》序有曰：华阳陶弘景曰，葛之此制，利世实多，但行之既久，不无谬误，乃著《百一方》，疏于备急之后。讹者正之，阙者补之，附以炮制服食诸法，纤悉备具，开卷见病，备急益宜。观葛陶二君，世共知为有道之士，于学无不贯，于术无不通，故谓之《华阳陶隐居补缺肘后百一方》。

后魏

按《历代名医图》　后魏有

王显　徐謇　徐雄謇之子

后周

按《历代名医图》　后周有

徐之范　杜善方　姚僧坦

隋

巢元方

巢元方为太医博士。隋炀帝大业六年，奉敕撰《病源候论》五十卷，今谓之《巢世病源》。

杨上善

杨上善，隋朝人。精通内经素问，纂为《太素》。

全元起

《隋志》全元起训解《黄帝内经》一十八卷，《素问》即其经之九卷，《针经》九卷，共十八卷，即《内经》也。杨玄操云：《黄帝内经》二帙，帙各九卷。《隋书经籍志》谓之《九灵》，王冰名为《灵枢》。

按《历代名医图》 隋有

徐敏齐　许智藏

唐

药上真人孙思邈

孙思邈，京兆华原人也。七岁就学，日诵千言，及长盛谈庄老百家之说。周宣帝时，以王室多事，隐于太白山学道。练气养形，求度世之术。知晓天文推布，精究医药，审察声色，迥韵仁慈。凡所举动，务行阴德，用心自固，济物为功。偶出路行，见人欲杀小青蛇，已伤血出，思邈求其人，脱衣赎而救之，以药封裹，放于草间。后出行，见一白衣少年，仆马甚盛，下马迎，拜谢言："小弟昨蒙所救，父母欲相见。"以别马载思邈偕行，到一城郭，门庭焕赫，人物繁盛，俨若王者之居。少年延思邈入，见一人端美，白帢帽绛衣，侍从甚重，欣喜相接，谢曰："前小儿偶出，忽为愚人所伤，赖道者救赎，获全其命，感再生之恩。"乃命女子领一青衣小儿出，拜。思邈省思尝救青蛇，但不知此何所也，心甚异之，潜问左右，曰："此泾阳水府也。"帢帽乃命设酒馈妓乐以宴思邈，辞以辟谷服气，惟饮酒耳，遂以轻绡珠金赠与思邈，坚辞不受。乃取龙宫所颁药方三十首与思邈，谓曰："此真可以济世救人。"俄命仆马送归。思邈深自以为异，历试诸方，皆有神效。① 后著《千金方》三十卷，散龙宫之方在其内，又著《脉经》② 一卷，皆盛行于世。隋文帝徵为国子博士，不就。唐高宗招拜谏议大夫，复固辞，年九十余，视听不衰。永徽三年二月十五日③，晨起沐浴，俨其衣冠，端坐而化。月余，颜色不变，举尸入棺如空，已尸解矣。

《名医图》赞曰：

唐孙真人　方药绝伦　扶危拯弱　应效如神

药王韦慈藏

药王韦氏，名讯道，号慈藏。医中之圣，药中之王，灵应如神人，皆仰之，今医家皆图绘其像而祀之。

《名医图》赞曰：

大唐药王　德号慈藏　老师韦讯　万古名扬

启玄子王冰

按唐《人物志》冰士唐为太仆令，年八十，号启玄子。笃好医术，精通素难，按《黄帝内经》十八卷，《素问》即其经九卷，内阙第七卷，《针经》九卷，共十八卷。《隋书》经籍志：《针经》九卷谓之《九灵》，王冰改名《灵枢》，冰乃精勤博访，询谋得失，得先师张公秘本，一以参详，因而撰注，用传不朽。兼旧岁之卷，合八十一篇，分二十四卷，于是《内经》圣意燦然。昭明《素问》玄言，豁然敷畅，后之学者，何其幸欤！

---

① 按：此事正史不载。

② 《脉经》　《宋史》艺文志、《新唐书》艺文志，均未见孙思邈《脉经》，疑误。

③ 永徽三年二月十五日　《旧唐书》卷一百九十一作"永淳元年"，当从。

杨玄操

杨玄操，大唐人①，明方脉，好直言。尝注解《八十一难经》

苏恭

苏恭，唐高宗显庆中，为朝议郎，行右监同府长史骑都尉，与许孝崇等采执本草差谬，表请判定。

许孝崇

孝崇为太中大夫行尚药奉御。

李世绩

唐司空英国公李世绩，与苏恭、许孝崇等参考本草得失，又增一百一十四种，分部门类广为二十卷，世谓之《唐本草图经》。

孟诜

孟诜仕唐，为光禄卿，精于医，著《食疗本草》刊行于世。

李含光

李含光，唐人，著《本草音义》，号玄静先生。

陈藏器

陈藏器，唐人，著《本草拾遗》

时贤

唐翰林学士，撰《胎前十八证》

---

① 杨玄操 杨玄操，不详何朝人，正史无传，仅见《宋史》艺文志"杨玄操《素问释音》"，《医籍考》"考开元中张守节作《史记正义》，于《仓公传》采录杨序及说，则知为初唐人。"

何若愚

何若愚，南唐人①，字宫务。少习医业，即得针法，撰《指微论》三卷，探经络之原，瞋针刺之理，又作《指微针赋》，贞元初，常山阎明广为之注解，今载针灸四书之首。

周顾

《明皇杂录》有黄门奉使交广回，周顾谓曰："此人腹中有蛟龙。"上惊，问黄门曰："卿有疾否？"曰："臣驰马大庾岭时，当大困且渴，遂饮水，觉腹中坚否如石。"顾遂以硝石及雄黄煮服之，立吐一物，长数寸，大如指，视之鳞甲具。投之水中，俄顷长数尺，以苦酒沃之如故，明日已生一龙矣，上甚讶之。②

梁新

唐崔魏工铉夜暴亡，召良医梁新诊之，曰："食毒"仆曰："常好食竹鸡。"新曰："竹鸡多食半夏苗，必是半夏毒。"乃命捣生姜汁而灌之，即活。

按《历代名医图》　有

宋侠　张文仲　兰陵处士萧炳　许胤宗　李卢缝　王方庆　甄权元珠先生　甄立言　杨损之　秦鸣鹤　张鼎　陈仕良

五代

日华子

日华子，按《名医图》作五代时人，本草药性多经日华子注，姓陈氏。

---

① 何若愚　何若愚，当为元人，《四库全书提要》"何若愚添《流注指微赋》一卷，若愚爵里无考"。《医籍考》"按此赋在于《子午流注针经》卷首，题云'南唐何若愚撰，常山阎明广注'，考赋中有'范九思疗咽于江夏，闻见言希'之语，盖范宋嘉佑中人，然则此非南唐人所撰者。"

② 按：此事未见于《明皇杂录》。

宋

刘翰

马志

宋开宝中，两诏医工刘翰、道士马志等相与编集本草。又取医家常用有效者一百三十种而附益之，仍命翰林学士卢多逊、李昉、王祐、扈蒙等重为判定，由是本草乃有详定重订之目，并镂版摹行，由此医者用药遂知适从。

掌禹锡大明极宋部载刘禹锡，刘，唐人也，恐字误，今改刘作掌，盖掌禹锡宋人也。

宋光禄卿直秘阁校理，同校正医书。

林亿

宋尚书祠部郎中秘阁校理，同校正医书。

苏颂

宋太常博士集贤校理，同校正医书。

张洞

高保衡

秦宗古

朱有章

宋仁宗庆历间，诏命儒臣尚书都官员外郎孙奇、高保衡、林亿等重校《神农本经》纂次神医，普救太平圣惠，重订针艾俞穴，校正《内经素问》《脉经》《千金》《外台》《伤寒论》《玉函》《金匮》等书。嘉祐间，又诏掌禹锡[①]、林亿、苏颂、

---

① 掌禹锡 原作"刘禹锡"，盖前注刘禹锡唐人，与史实不符，今改。

610

张洞、高保衡等相次被选，仍领医官秦宗古、朱有章等，编译连年，作《庆历善救方简要》，《济众方》，既而补注本草成书。

孙兆

孙兆，宋仁宗朝将仕郎守殿中丞，习通《内经素问》重加改正刊误，又有《伤寒脉诀》

王纂

传曰：王纂少习医方，犹精针石，远近知名。嘉祐中，县人张方文因暮宿于广陵庙中，其女有一物假作其婿，因被魅惑而病。纂为治之，一针，有一祟从女被中走出而病愈矣。

范九思

传曰：宋仁宗嘉祐中，有太傅程公守于江夏，因母之暴疾，喉中患痈，卒然而长气塞不通，命医者止可用药治之，勿施针以损之。众医不敢措治，召有医博范九思，云："有药可疗，须用未使新笔点之，痈便差。"公遂取新笔与之，九思乃以点药上痈，药到则有紫血顿出，渐气通而差。公曰："此达神圣之妙矣。"命九思饮而求其方，九思大笑曰："其患是热毒结于喉中，塞之气不宣通，病危甚。公坚执用药，不可针，若从公意，则必误命。九思曾用小针藏于笔头中，妄以点药，乃针破其痈而效也。若非如此，何紫血随下也。公方省而叹且善之。

刘元宾

刘元宾，自号通真子，宋神宗熙宁间人。精通方脉，尝补注叔和《脉诀》作《诊脉须知》《伤寒总括》《脉要秘诀》等书刊行于世。

刘温舒

刘温舒，宋哲宗元符时人，为朝散郎太医学司业，作《素问人式运气奥论》刊附《灵枢经》卷末。

许叔微

许叔微，字知可，白沙人，宋翰林学士，年少未遇时，当以登科为祷，一夕，梦神告曰："汝欲登科，须凭阴德。"叔微自念家贫无力，惟医乃可，于是精意方书，久乃通妙。人无高下，皆急赴之，既而所活愈多，声名益著。复梦神授以一诗曰："药有阴功，陈楼间处。堂上呼思，喝六作五。"是年登第六名进士，第上一名陈祖言，下一名楼材，及注阙用升甲，恩如第五，名授职官以归，与诗中之言无差。此则济人之病急者也。后为学士，著《伤寒百证歌集》《本事方》等书并行世。

鲍志大

鲍志大，江南括苍人，官至承直郎博学宏词科，精通医术，编辑《医书会同》

钱乙

宋朝钱乙，字仲阳，汶阳人也，精小方脉，尤得其妙。著《小儿方药直诀》为世传门人阎孝忠所纂集也。按演山省翁《活幼口议》云："晋朝医工钱乙著《小儿方诀》又按《养生必用方》卷末附说阎孝忠议初虞世所著《必用方》谓中风不可吐，小儿疮疹当转泻二说，误人甚多。"盖初虞世乃宋哲宗绍圣时人，虽五代后晋，至此有余年，况前晋年代愈远，则钱氏宋朝人也，必矣。

初虞世

初虞世，宋哲宗绍圣中人，居灵泉山蒲池寺善会院，撰次《古今验录养生必用方》

庞安常

庞安常[①]，宋哲宗元祐时人，自号蕲水道人，以医闻淮甸，

---

① 庞安时 《宋史》卷四百六十二"庞安时，字安常，蕲州蕲水人。"

尝注《伤寒卒病论》有脉法，其略曰：乡人皆以为我能与伤寒，语我能察伤寒与四温辩，其疑似而不可乱也。故定伤寒于喉手，配覆溢于尺寸，寓九候于浮沉，分四温于伤寒。此皆扁鹊略开其端，而余参以《内经》诸书，考究而得其说，审而用之，顺而治之，病不得逃焉。详见《医说》歙人张子充留意于医，长闻蕲水庞安常善医，径往从之游，一日丐者叩门自言为风寒所苦，庞以药济之，丐者问："当用何汤？"庞见其手执败蒲扇，指以此煎汤调服。子充初不省其意，乃曰："岂非本草所谓败蒲扇能止汗者乎？"庞曰："然。"翌日其疾果愈，子充辞归，叹曰："庞君用药真善矣！"

何澄

宣和间，有一士人抱病，经年百治不瘥。闻何澄善医，其妻召至，引入密室中告之曰："妾以良人抱疾，日久典卖殆尽，无以供汤药之资，愿以身相酬。"澄正色拒之曰："小娘子何为出此言，但放心当为调治，取效切不可以此言相污。万一外人知之，非独使澄医药不效，不有人诛，必有鬼责。"未期，其夫疾愈。何澄一夕，梦入神祠，有判官语之："汝医药有功，不于艰急之际以色欲为贪，乱良人妇女，上帝令赐汝钱五万贯，官一资。"未数月，东宫得疾，国医不能治，有诏召草泽医。澄乃应诏，进剂而愈，朝廷赐钱五万贯，与初品官。自后医道盛行，遂置京师，号为何药院家。(见张季明《医说》)

聂从志

仪州华亭人聂从志，良医也。邑丞妻李氏病，垂死，治之得生。李氏美而淫，慕聂之貌。他日，丞出，李伪称疾，邀之，伺其至，语之曰："我几入鬼录，赖君复生，无足以报德，愿以身供枕席之奉。"聂而趋出。迨夜，李复出而就之，聂绝袖脱去。后岁余，仪州推官黄靖国病，阴吏追入，冥证事还。行至河边，见狱吏捽一妇人，剖其腹，涤其肠。问其故，吏曰："此汝同官某之妻也，欲与医聂通，聂不许。聂良医善士，寿止六十，以此阴德。遂延一纪，仍世世子孙一人。官妇人减筭，如聂所增之数。今涤荡其肠胃，洗其淫也。"靖国素与聂善，以其事告之，聂惊曰："方私语时，无一人闻，而奔我处，亦无人知。"因异之。聂后果七十二岁终，一子登科，其孙圖南绍兴中，为汉中雒县丞。（见《夷坚志》）

朱肱

朱肱，宋政和中人，以奉议郎致士，号无求子，著《伤寒百问》。武夷张蕆序其书曰"张长沙南阳人也，著《伤寒论》①，其言虽详，其法难知，奉议公《伤寒百问》盖述其说②，神而明之，以遗惠天下后世，余因揭其名为《南阳活人书》"。

张涣

宋徽宗太子寿王聪慧，幼时常发痫疾，诸大名医莫之能愈。时有北方医士张涣，挟盘货药于都下，召之入内，用药即效，官至翰林正。留方五百有余，逐病叙说其要，近传于世云。

陈承

宋陈承，将侍郎措置药局，检阅方书。

裴宗元

宋裴宗元，试太医令兼措置药局，检阅方书。

陈师文

宋朝奉郎守尚书库部中郎提辖措置药局陈师文与裴宗元等，同选编《太平惠民和剂局方》

---

① 著伤寒论　《南阳活人书》张序未见"著伤寒论"四字，当为衍文。

② 伤寒百问盖　《南阳活人书》张序作"奉议公祖述其说。""伤寒百问盖"五字当为衍文。

寇宗奭

寇宗奭，宋徽宗政和间授承直郎澧州司户，撰成《本草衍义》二十卷，转添差充收买药材所辨验药材通直郎。

陈言

陈言，字无择，宋高宗绍兴中青田鹤溪人。著《三因及一病源论粹》，凡十八卷，一百八十门，得方一千五十余道。

汤民望

汤氏民望，宋南渡时东阳人，精小方脉。求者不择贫富，悉治疗如法。其子麟，登进士第，人以为阴德之报。麟子衡，尤遂于此学，因以得官，遂述其家传。有《明验方》二十卷，刊于会稽。《郡斋》谓之曰《婴孩宝书》。

庄绰

庄绰，字季裕，清源县人，宋高宗建炎中官至朝奉郎前江南道都总官同干公事，以医显于时。熟砭熵之微，乃取膏肓腧穴灸法，著书作图刊行于世，今附《针灸四书》中是也。

李知先

李知先，字元象，号双钟处士，宋孝宗乾道中人，撰《伤寒百问》次韵成歌，便于记诵，名曰《活人书括》

杨倓

杨倓，宋孝宗淳熙间代郡人，世传医业，有《家藏方》三十卷，行于世。

温太明①

温氏太明，五世行医，宋淳熙间人为保议即差充点前司提点诸班医药兼和剂局收买药材官，后弃利名隐居，求志取家传秘

---

① 温太明 《隐居助道方服药须知》序作"温大明"。

方，并生平行用有应效丸散及古今诸方良法，叶韵成诗，谓之《隐居助道方服药须知》。

许洪

许洪，宋宁宗嘉定中仕太医助教瘥充四川总领所检察惠民局。尝增校《和剂局方》具注本草药性于方药逐品之下，附以吴直阁等得效名方，及诸局经验秘方，又编次《和剂指南总论》。

张松

松，字茂之，宋嘉定中授承节郎兼饶州城适税。著《究源方》及《伤寒百问经络图方》十余卷，行于世。

王璆

王璆，宋宁宗庆元中人，号是斋，作《百选一方》。

詹端方

詹端方，宋时建安人，撰次《本草类要》镂版行世。

杜光庭

杜光庭，号广成先生，特进检校太傅太子宾客主管大学士户部侍郎徼国公，选《玉函经》上下卷。

丁德用

丁德用，宋朝人，有《难经选注》。

纪天锡

纪天锡，宋朝人，居岱麓，注解《黄帝难经》三卷。

谢复古

谢复古，宋人，有《难经注》。

钱闻礼

钱闻礼，宋季建宁府通判，作《伤寒百问歌》九十三首。

既以龙溪隐士汤尹才所撰《伤寒解惑论》刊附卷首，合为一书。尹才，乾道时良医也。

郭稽中

郭稽中，宋大观时人，作《产后二十一论》与唐翰林时贤《胎前十八论》合谓之《胎产真经》刊行。

陈文中

陈文中，字文秀，宿州维扬人，为和安郎判太医局兼翰林，良医，著《小儿痘疹经验方》。金亡归宋，处涟水十五年，理宋淳祐中，与保安郎翰林医正郑惠卿同编校《幼幼新书》，陈氏又有《小儿病源方论》一卷。

陈自明

自明，字良甫，临川人。宋理宗嘉熙中为建康府明道书院医，论著《妇人良方》及《管见良方》，又有《外科精要》。宗立续作《妇人良方补遗》刊附各卷。

郑端友

端友，宋理宗淳祐中人，集《全婴方论》行于世。

杨士瀛

杨士瀛，字登父，福州三山人①，号仁斋，宋理宗景定中人。著《直指方》《活人总括》《婴儿秘要》等书刊行。

黎民寿

民寿，字景仁，宋景定中参释氏，号黎居士。初注《玉函经》，后作《简易方》，《断病提纲》，《决脉精要》俗谓之《医家四书》。

---

① 福州三山人 《闽书》作"怀安故县人"。

王惟一

宋咸淳间，翰林医官朝散大夫殿中省尚药奉御骑都尉王惟一奉敕编修《铜人腧穴针灸图经》凡五卷。

朱佐

朱佐，字君辅，咸淳间人。有《集验良方》刊版印行。

严用和

严用和，宋度宗咸淳间人。作《济生方论》凡八十门，制方凡四百余，道厘为十卷，又续方三十四，评论议精，详曲尽其意。

李駉

李駉，字子野号晞范子，宋咸淳间临川人，集注叔和《脉诀》，又有《难经句解》并行世。

按《历代名医图》 宋有

赵从古　孙用和　宋道方　王从蕴　吴复生　曹孝忠　王光祐　陈明遇　安自良　翟煦　贾祐　蒋淮　张素

金

李源

李源，字巨川，金时名医也，《名医图》作李道源。窦太师序《流注指要》后有云："李君巨川，以针法救疾，除疼痛[①]于目前，愈瘵疾于指下，信所谓伏如横弩，应若发机，万举万全，百发百中者也[②]。加以好生之念，素无切利之心。尝谓余曰：天宝不付于非仁，圣道须传于贤者。仆素不求揆[③]，遂伸有求之

---

① 疼痛　原作"疾病"，据《流注指要赋后序》改。
② 者也　原无此二字，据《流注指要赋后序》补。
③ 仆素不求揆　原作"仆不揆"，据《流注指要赋》后序补。

恳，获垂无吝之诚。授穴之所秘者，四十有二①；疗疾而不②瘳者，万千无一。"云云。

窦汉卿

窦氏名杰，字汉卿，古肥人。官至太师，以医学显于世，得针灸法，遂著《针经指南》。大金时人，燕山窦桂芳序《针灸四书》曰："余先君汉卿公，以药与艾见重于当时，士大夫如两岩吴宪与以借补宪司官医助教之职达斋，游宪亲为书其药室曰：燕山活济堂。至元丙子以来余挟父术游于江淮间，得遇至人授以针法，且以《子午流注针经》、窦汉卿《针经指南》三书见遗，余乃拜而受之，珍藏玩味，大有进益，且喜其姓字医术与余先君同也。因事作而言曰：南北有二汉卿，姓同字同而为医亦同也。北之汉卿得时行道针法，精于八穴，以愈疾名显于世，官至太师。南之汉卿，隐居求志，惟以药与艾，推积活人济世之功。由是观之，信矣，南北气质之不同，达则为相，不达则为医，亦其志之出处异矣。"

成无己

成无己，金国人，尝注解仲景《伤寒论》。

张子和

张子和，宛丘人③，大定明昌间以医闻于世，南渡以来，兴定中召补太医，著《儒门事亲》刊印行。

刘守真

刘氏名元素，字守真，大金河间人也，因号河间居士。作《伤寒直格》《素问玄机原病式》及《医方精要》《素问药证》

---

① 二 原作"三"。据《流注指要赋》后序补。
② 不 原作"弗"。据《流注指要赋》后序改。
③ 宛丘人 《金史》方技传作"睢州考城人。"

《宣明论方》等。

张素元

一云张元素，字洁古，因号洁古老人。精通方脉，尤喜著述，有《药注》《脉诀》《难经引经主药》《洁古家珍》《补阙钱氏方》《药性珍珠囊》《产育保生方》等刊行于世。昔许文正公语及近代医术，谓洁古之书，医中王道，然观洁古氏药注，疑其草稿姑立，章指义例未及成书也。今所见者，往往言论于经不相涉，且无文理。既言洁古平日著述极醇正，此绝不相似，不知何自，遂即板行，反为先生之累，岂好事者为之而托为洁古之名耶。

张璧

张璧，号云歧子，洁古之子也。著《医学新书》《保命伤寒论》《叔和百问》已刊附《药注脉诀》内。

按《历代名医图》　金有

何公务　候德和　马宗素　杨从政　袁景安

元

李杲

李杲，字明之，自号东垣先生，洁古老人之门第也，金亡值元，遂为元人。著作甚多，惟有《用药珍珠囊》《脾胃论》《内外伤辩》《医学发明》《五经活法机要》《兰室秘藏》《疮疹论》《医说》《辨惑论》等书刊行。

王好古

王好古，字进之，号海藏先生，东垣弟子也。著《仲景相辨》一卷，《活人节要歌括》《三备集》《医垒元戎》《汤液本草》《斑疹论》《光明论》《标本论》《小儿吊论》，杂著有《伤寒辨惑论》《辨守真论》《十二经药图解》《仲景一集》《此事难

620

知》。

罗天益

天益，号谦甫先生，东垣弟子也。著《卫生宝鉴》《药象图》又有《经验方》。

吴恕

吴恕号蒙斋，元至元中钱塘人，精熟医家。以《伤寒证类书》，列成图，详其证治，名曰《伤寒执掌图》。

僧继洪

继红，号澹寮，汝州释氏，精通方脉，有《淡寮集验秘方》一十五卷，至元时人。

胡士可①

胡士可，宜丰人，元贞时授瑞州路医学教授。以《本草图经》药品三百三十九种，编成节要，叶韵为歌，镂版印行，便于记诵。宗立复取诸医方书常用，而胡氏所阙未编入者八十四种，悉增补歌括纂图附注以全之。

陈泽民

陈泽民，字希元，大德中建阳人，善于医，作《四时治药方》，刊行于鳌峰家塾。

孙允贤

孙允贤，文江人，元仁宗延祐中，选《医方集成》。予先祖彦明公选《宣明》、《拔萃》等方而附益之，是谓《医方大成》。

李仲南

李仲南，号栖碧隐士，元延祐中人。深为医药，作《锡类钤方》，今曰"永类"。

---

① 胡士可 《国史经籍志》、《千顷堂书目》均作"胡仕可"。

冯道玄

冯道玄，元泰定年间人，以医术行于江淮间，尤精小方脉，因集《全婴简易方》刻梓崇川书府。

萨谦斋

谦斋先生，姓萨氏，名字未详，元泰定间为建昌郡守。公隙之时，考订名医方书，尝经验者分门别类为一十五卷，锓梓郡庠目，其书曰《瑞竹堂经验方》，本斋教授王都中序其书云。

危亦林

亦林号达寨，南丰人，充本州医学学录转充他医副提领，集《世医得效方》。自序曰："鼻祖自抚而迁于南丰，高祖云仙，游学东京，遇董奉廿①五世孙京，授以大方脉，还家而医道日行。伯祖子美，复传妇人、正骨、金镞等科。大父碧崖得小方科于周氏，伯熙载进②学眼科及疗瘵疾。至仆③，再参究疮肿、咽喉口齿等科，及储积古方并近代名医诸方。由高祖至仆④，凡五世矣，其随试随效。然而方卷浩若沧海，卒有所索，目不能周。乃于天历初元⑤，以十三科名目，依按古方，参之家传，昕夕弗息，刻苦凡十稔，编次甫成，为十有九卷，名曰《世医得效方》。"

滑寿

滑寿，字伯仁，元至正间许昌人，著《难经本意》。

---

① 廿　原作"二十"，据《得效方》序改。
② 进　原作"惟"，据《得效方》序改。
③ 仆　原作"亦林"，据《得效方》序改。
④ 仆　原作"亦林"，据《得效方》序改。
⑤ 元　原脱，据《得效方》序补。

朱彦修

朱彦修，元至正间人，得东垣海藏之传，医振南方，为一时名医之最重者。

附遗

《斗门方》、《杨师方》、《胜金方》、《广利方》、《灵苑方》、《烟霞方》等，犹未得见，难稽作者姓名。又如《孙用和方》《苏沈方》《姚和众方》《阮民望经验方》、吴月潭《伤寒一览》、演山省翁《活幼口议》、仁存孙氏《活法方》、太监王公《针灸资生经》等，虽有板刻以行，未能详其年代出处。又据《医说》"宋有张子充善能诊脉，知人生死及生平贵贱，祸福吉凶，荣辱克应，如神然。"余观之不过近于相术，未足为诊候之善者，是故未敢编取。

夫医之道，肇自伏羲，流于炎皇尝百草之滋味，始兴医药。以及黄帝之圣，与岐伯等更相问难，垂法后世。于是雷公得以授业相传，而《内经》作矣。追夫商之伊尹论汤液，秦之扁鹊著《难经》，汉仲景启伤寒，晋叔和述《脉诀》，皇甫谧[①]、葛稚川辈，皆著书作方。爰隋唐以来，真人孙思邈、药王韦慈藏等，皆有动天地，感鬼神，惊人骇俗之艺，历代推为名医也。唐甘伯宗撰历代名医，自三皇始而迄于唐，绘列成图。宋许慎斋又录唐及五季、宋金数代之人，如通真子刘元宾、洁古老人张素元等，序次以续乎伯宗所作，名曰《历代名医探源报本之图》。然穷其图，虽显名医之名，而无传文可考，未免不有年代差讹，姓名个别之患。如赵宋之王纂列于南宋，大唐之苏恭赞于南梁，范汪作注，孝崇作宗之类，览者岂无憾焉。予不揣庸愚罔知，窃以前图详加校订，讹者正之，阙者增之，间尝讨寻史子百氏诸医方书，

---

① 谧　原作"醯"，据前文改。

作为传意，以发乎行事之实。复以元人裨续于后，倘或搜求不及，姑阙之矣。惟我皇朝，混一而来，治化文明，雍熙盛世，医林中往往有耸然，高明洞达，敻迈如前人者甚众。国初，徐彦纯、刘宗厚、刘渊然等而接乎王海藏、朱彦修之传，著《玉机微义》及《济阴备急》等方，刊行四方，皆为当时之名医也。宗立徙长山林，识见不广，未敢轻易为说，以俟后之君子而续作焉。是编既成，刊附医书卷首，展卷则见上古圣贤道艺相传，历代名医著方垂训，功名行迹烂然可观。俾人咸知，起敬而不敢忍，则斯道之大而有所自来尔。熊宗立拜手敬书，时景泰新元，庚午岁也。

校勘所据书目及版本

1. 《儒门事亲》二〇〇九年山西科学技术出版社据日本洛阳松下睡鹤堂本重校本

2. 《普济本事方》二〇〇七年中国中医药出版社据一九五九年上海科技出版社新一版点校本

3. 《医学启源》一九七八年人民卫生出版社铅印本

4. 《阴证略例》二〇〇八年中国中医药出版社据清光绪五年己卯归安陆心源刻十万卷楼丛书本点校本

5. 《三因极一病证方论》二〇〇七年中国中医药出版社据日本オリエント出版社二〇〇一年出版《东方医学善本丛刊》第四种点校本

6. 《永类钤方》二〇〇六年人民卫生出版社据上海图书馆元代至顺间刻本点校本

7. 《御药院方》一九八三年中医古籍出版社影印中医研究院图书馆藏日本宽政戊午活字本

8. 《世医得效方》二〇〇六年人民卫生出版社据元至正五年（1345）陈志刻本点校本

9. 《是斋百一选方》二〇〇三年上海科学技术出版社据日本宽政十一年（1799）刊本点校本

10. 《太平惠民和剂局方》二〇〇七年人民卫生出版社据元版宗文书堂郑天泽刊本点校本

11. 《仁斋直指方论（附补遗）》一九八九年福建科学技术出版社点校本

12. 《妇人大全良方》二〇〇六年人民卫生出版社据元勤有书堂陈自明原刻本点校

13. 《济生方》一九九五年海南国际新闻出版中心据四库全书本排印本

14. 《普济方》一九五九年人民卫生出版社据四库全书本排印本

15. 《黄帝素问宣明论方》二〇〇七年中国中医药出版社据《古今医统正脉全书》本点校本

16. 《杨氏家藏方》一九八七年新文丰出版公司点校本

17. 《瑞竹堂经验方》清光绪四年钱塘丁氏当归草堂刻本·《当归草堂医学丛书初编》本

18. 《活人书》二〇〇九年中国中医药出版社据明万历四十四年（1616）徐镕重校本点校本

19. 《幼幼新书》一九八一年中医古籍出版社影印上海图书馆藏明万历十四年陈馥端刻本

20. 《史记》文渊阁四库全书本

21. 《玉机微义》文渊阁四库书全本

22. 《三国志》文渊阁四库书全本

23. 《列仙传》文渊阁四库书全本

24. 《山西通志》文渊阁四库书全本

25. 《百越先贤志》文渊阁四库书全本

26. 《江南通志》文渊阁四库书全本

27. 《宋史》文渊阁四库书全本

28. 《郡斋读书志》文渊阁四库书全本

29. 《南史》文渊阁四库书全本

30. 《新唐书》文渊阁四库书全本

31. 《旧唐书》文渊阁四库书全本

32. 《四库全书提要》文渊阁四库书全本

33. 《明皇杂录》文渊阁四库书全本

34. 《金史》文渊阁四库书全本

35. 《搜神记》文渊阁四库全书本

36. 《闽书》文渊阁四库书全本

37. 《医籍考》二〇〇七年学苑出版社

出版说明

　　中医古籍文献是中医药学继承、发展、创新的源泉，然而，中医古籍文献的整理研究工作，特别是对珍本古医籍全面系统的挖掘、整理研究工作一直较为薄弱。所以，《中医药事业发展"十一五"规划》明确提出："系统开展文献整理研究，重点对500种中医药古籍文献进行整理与研究。"基于此，我社策划了"100种珍本古医籍校注集成"项目，重点筛选出学术价值、文献价值、版本价值较高的100种亟待抢救的濒危版本，珍稀版本以及中医古籍中未经整理排印的有价值的，或者有过流传但未经整理或现在已难买到的版本，进行点、校、注的工作，进而集成出版。

　　珍本古医籍整理出版是中医药继承创新的基础，是行业发展的必需。对中医古籍文献的整理出版工作既可以保存珍贵的中医典籍，又可以使前人丰富的知识财富得以充分的研究与利用，广泛流传，服务于现代临床、科研及教学工作。为了给读者呈献最优秀的中医古籍整理作品，我社组织权威的中医文献专家组成专家委员会，选编拟定出版书目；遴选文献整理者对所选古籍进行精心校勘注释；成立编辑委员会对书稿认真编辑加工、校对。希望我们辛勤的工作能够给您带来满意的古籍整理作品。

"100 种珍本古医籍校注集成"项目得到了国家中医药管理局、中国中医科学院有关领导和全国各地的古籍文献整理者的大力支持，并被列入"十二五"国家重点图书出版规划项目。该项目历时两年，所整理古医籍即将陆续与读者见面。在这套集成付梓之际，我社全体工作人员对给予项目关心、支持和帮助的所有领导、专家、学者表示最真诚的谢意。

中医古籍出版社

2012 年 3 月